K. Protz

Moderne Wundversorgung

Kerstin Protz

Moderne Wundversorgung

Praxiswissen, Standards und Dokumentation

11. Auflage

Zusätzliche Online-Inhalte mit allen Standards, Dokumentationsbögen, Produktübersichten und Zusatzinformationen

Unter Mitarbeit von: Jan Hinnerk Timm

ELSEVIER

Elsevier GmbH, Bernhard-Wicki-Str. 5, 80636 München, Deutschland
Wir freuen uns über Ihr Feedback und Ihre Anregungen an kundendienst@elsevier.com

ISBN 978-3-437-25159-7 eISBN 978-3-437-05691-8

Aus Gründen der Barrierefreiheit sind die Bilder in elektronischen Ausgaben dieses Buches mit Alt-Text-Beschreibungen (Alternativ-Text) versehen, die von Elsevier bereitgestellt werden. Mehr Informationen erhalten Sie unter https://www.elsevier.com/about/accessibility.

Bücher und Zeitschriften, die von Elsevier veröffentlicht werden, entsprechen den geltenden Produktsicherheitsanforderungen. Für etwaige Bedenken oder Fragen zur Produktsicherheit wenden Sie sich bitte an unseren autorisierten Vertreter, Elsevier B.V., productsafety@elsevier.com.

Elsevier nimmt eine neutrale Position in Bezug auf territoriale Meinungsverschiedenheiten oder Zuständigkeitsansprüche in seinen veröffentlichten Inhalten ein, einschließlich Landkarten und institutionellen Zugehörigkeiten.

Wichtiger Hinweis: Die medizinischen Wissenschaften unterliegen einem sehr schnellen Wissenszuwachs. Der stetige Wandel von Methoden, Wirkstoffen und Erkenntnissen ist allen an diesem Werk Beteiligten bewusst. Sowohl der Verlag als auch die Autorinnen und Autoren und alle, die an der Entstehung dieses Werkes beteiligt waren, haben große Sorgfalt darauf verwandt, dass die Angaben zu Methoden, Anweisungen, Produkten, Anwendungen oder Konzepten dem aktuellen Wissensstand zum Zeitpunkt der Fertigstellung des Werkes entsprechen.
Der Verlag kann jedoch keine Gewähr für Angaben zu Dosierung und Applikationsformen übernehmen. Es sollte stets eine unabhängige und sorgfältige Überprüfung von Diagnosen und Arzneimitteldosierungen sowie möglicher Kontraindikationen erfolgen. Jede Dosierung oder Applikation liegt in der Verantwortung der Anwenderin oder des Anwenders. Die Elsevier GmbH, die Autorinnen und Autoren und alle, die an der Entstehung des Werkes mitgewirkt haben, können keinerlei Haftung in Bezug auf jegliche Verletzung und/oder Schäden an Personen oder Eigentum, im Rahmen von Produkthaftung, Fahrlässigkeit oder anderweitig übernehmen.

Für die Vollständigkeit und Auswahl der aufgeführten Medikamente übernimmt der Verlag keine Gewähr.
Geschützte Warennamen (Warenzeichen) werden in der Regel besonders kenntlich gemacht (®). Aus dem Fehlen eines solchen Hinweises kann jedoch nicht automatisch geschlossen werden, dass es sich um einen freien Warennamen handelt.

Bibliografische Information der Deutschen Nationalbibliothek
Die Deutsche Nationalbibliothek verzeichnet diese Publikation in der Deutschen Nationalbibliografie; detaillierte bibliografische Daten sind im Internet über https://www.dnb.de abrufbar.

26 27 28 29 30 5 4 3 2 1

In ihren Veröffentlichungen verfolgt die Elsevier GmbH das Ziel, genderneutrale Formulierungen für Personengruppen zu verwenden. Um jedoch den Textfluss nicht zu stören sowie die gestalterische Freiheit nicht einzuschränken, wurden bisweilen Kompromisse eingegangen. Selbstverständlich sind **immer alle Geschlechter** gemeint.

Planung: Julia Lux; Projektmanagement: Karin Kühnel
Redaktion: Ulrike Frühwald, Hamburg
Herstellung: Dietmar Radünz, Leipzig
Satz: Thomson Digital, Noida/Indien
Druck und Bindung: Drukarnia Dimograf Sp. z o.o., Bielsko-Biała/Polen
Umschlaggestaltung: SpieszDesign, Neu-Ulm
Titelfotografie: Hartmann AG, Heidenheim

Aktuelle Informationen finden Sie im Internet unter **www.elsevier.de**

Vorwort

Liebe Leser der 11. Auflage der „Modernen Wundversorgung“ von Kerstin Protz und Jan Hinnerk Timm,

wer glaubt, dass es nichts Neues zum Thema Wunden und deren Versorgung gibt, wird durch die neue Auflage des Buchs „Moderne Wundversorgung“ von Kerstin Protz und Jan Hinnerk Timm schnell eines Besseren belehrt.

Kapitel für Kapitel, Seite für Seite haben die Autoren ihr sowieso schon sehr aktuelles und umfangreiches Buch komplett aktualisiert. Neue und überarbeitete Leitlinien und Expertenstandards wurden eingearbeitet, Definitionen der ICW und – besonders wichtig – aktuelle rechtliche Entwicklungen.

Erfreulicherweise begleitet uns ab jetzt die 11. Auflage durch die nächsten herausfordernden Jahre der Wundversorgung, in denen Personalmangel, schlechtere Qualifikation, fehlende Ressourcen und manchmal einfach nur Sprachprobleme neue Herausforderungen schaffen. Die „Moderne Wundversorgung“ ist dabei aus der Ausbildung, den vielen fachlichen Schulungen und der Versorgung von Wundpatienten gar nicht mehr wegzudenken. Dabei ist das neue Buch nicht nachgedruckt, sondern komplett runderneuert – dem Einsatz neuer Methoden, Aspekten der Edukation, des Selbstmanagements, der Lebensqualität und bezüglich neuer Produkte sowie z. B. der leidigen Diskussion, was denn nun die Kasse noch bezahlt, geschuldet.

Ich danke Kerstin Protz und Jan Hinnerk Timm für ihre aktuellen Informationen. Mögen sie auch weiterhin so viel Spaß beim Aktualisieren und Recherchieren haben und uns Versorgern auch zukünftig einen aktuellen Informationsstand zur Verfügung stellen.

Allen Nutzern und Lesern wünsche ich viel Erfolg mit dieser 11. Auflage

Quickborn, im März 2026
Werner Sellmer
Fachapotheker für klinische Pharmazie

Die Autorin und der Autor

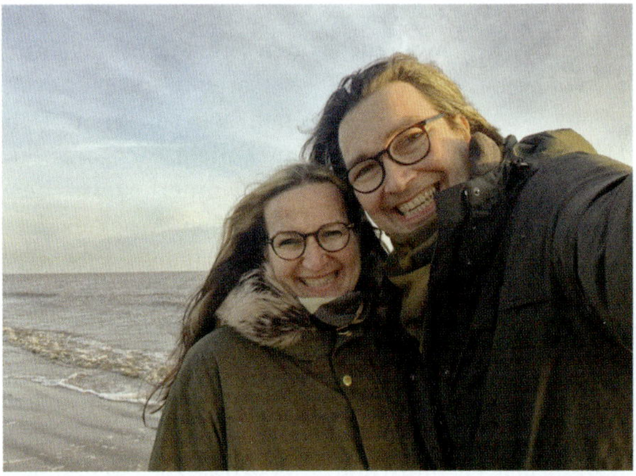

Kerstin Protz (Jahrgang 1969): examinierte Krankenschwester, Studium zur Managerin im Sozial- und Gesundheitswesen (MSG), Projektmanagerin Wundforschung im Institut für Versorgungsforschung in der Dermatologie und bei Pflegeberufen (IVDP) des Universitätsklinikums Hamburg-Eppendorf, u. a. Mitglied der Arbeitsgruppen des nationalen Expertenstandards (DNQP) „Pflege von Menschen mit chronischen Wunden“ und „Erhaltung und Förderung der Hautintegrität in der Pflege“ sowie der AWMF-Leitlinien „Palliativmedizin für Patienten mit einer nicht heilbaren Krebserkrankung“, „Medizinische Kompressionstherapie der Extremitäten“ und „Diagnostik und Therapie des Ulcus cruris venosum“ sowie des International Compression Club (ICC), Dozentin und Beraterin im Themenbereich „Pflege und Versorgung von Menschen mit chronischen Wunden“, Autorin von Fachliteratur, Vorstandsmitglied im Wundzentrum Hamburg e. V. und Beiratsmitglied der Initiative Chronische Wunde (ICW) e. V.

Mitarbeit: Jan Hinnerk Timm (Jahrgang 1972), Fachjournalist

Danksagung

Wir danken Werner Sellmer recht herzlich für das sehr schöne Vorwort zur 11. Auflage. Für die Bereitstellung von Fotos sowie wertvollen Hinweisen und Praxistipps danken wir Liane Beyer, Anke Bültemann, Bernd von Hallern, Astrid Probst, Britta Steenfatt, Stephanie Tams, Barbara Temme, Kathrin Windel, Annedore Winter und der Paul Hartmann AG.

Zudem verdanken wir Werner Sellmer wichtige notwendige Ergänzungen, konstruktive Anmerkungen und insbesondere die Kostenübersicht (siehe Online-Inhalte).

Prof. Dr. med. Matthias Augustin und PD Dr. Christine Blome danken wir für die Erlaubnis zur Nutzung der Lebensqualität-Assessment-Bögen sowie für Inspirationen und Anregungen.

Zudem danken wir allen Kolleginnen und Kollegen, die uns immer wieder Tipps und Tricks sowie Anregungen und Erfahrungen aus ihrem Praxisalltag mitteilen.

Hamburg, im März 2026
Kerstin Protz, Jan Hinnerk Timm

Abkürzungen

24/7	24 Stunden, 7 Tage (rund um die Uhr)
A.	Arterie; Auflage
ABCDE	Anamnesis, Bacteria, Clinical Examination, Defective Vascular System, Extras (Anamnese, Bakterien, klinische Untersuchung, Durchblutung, Extras)
ABI	Ankle Brachial Index (Knöchel-Arm-Druck-Index)
ABS	Antibiotic Stewardship
AEMP	Aufbereitungseinheit für Medizinprodukte
Ag	Argentum (Silber)
AIDS	Acquired Immune Deficiency Syndrome (erworbenes menschliches Abwehrschwächesyndrom)
AIK	apparative intermittierende Kompressionstherapie
AMG	Arzneimittelgesetz
AM-RL	Arzneimittel-Richtlinie
AOK	Allgemeine Ortskrankenkasse
APW	aktive periodische Wundreinigung
AQL	Acceptable Quality Level (erlaubte Ausschussquote)
Art.	Artikel
ASS	Acetylsalicylsäure
AVO	ärztliche Verordnung
AWMF	Arbeitsgemeinschaft der Wissenschaftlichen Medizinischen Fachgesellschaften
Az.	Aktenzeichen
BDSG	Bundesdatenschutzgesetz
BESD	Beurteilung von Schmerzen bei Demenz (Assessmentinstrument)
BfArM	Bundesinstitut für Arzneimittel und Medizinprodukte
BGB	Bürgerliches Gesetzbuch
BGH	Bundesgerichtshof
BGW	Berufsgenossenschaft für Gesundheitsdienst und Wohlfahrtspflege
BIA	bioelektrische Impedanzanalyse
BISAD	Schmerzmanagement bei alten Menschen mit Demenz (Assessmentinstrument)
BMG	Bundesministerium für Gesundheit
BMI	Body-Mass-Index
BMR	Basal Metabolic Rate (Grundumsatz)
BPS	Behavioral Pain Scale (Assessmentinstrument)
BSG	Blutsenkungsgeschwindigkeit
BVerfG	Bundesverfassungsgericht
BZ	Blutzucker
CAVK	cerebrale arterielle Verschlusskrankheit
CBB Score	Control Score of Compression Bandaging (Kompressionsscore)
CE	Conformité Européenne (Europäische Gemeinschaft)
CEAP	Clinical Conditions, Etiology, Anatomic Location, Pathophysiology (klinische Zeichen, ätiologische Aspekte, anatomische Lage, pathophysiologische Aspekte)
CICATRIX	Gemeinschaft für Menschen mit Verbrennungen und Narben
CLI	Critical Limb Ischemia (kritische Extremitätenischämie)
CLTI	Chronic Limb-Threatening Ischemia (chronische gliedmaßenbedrohende Ischämie)
CMC	Carboxymethylcellulose
CNO	Charcot-Neuro-Osteoarthropathie

COPD	Chronic Obstructive Pulmonary Disease (chronisch-obstruktive Lungenerkrankung)
CRP	C-reaktives Protein
CT	Computertomografie
CVI	chronische venöse Insuffizienz
DACC	Dialkylcarbamoylchlorid
DDG	Deutsche Diabetes Gesellschaft
DFS	diabetisches Fußsyndrom
DFU	diabetisches Fußulkus
DGE	Deutsche Gesellschaft für Ernährung
DGfW	Deutsche Gesellschaft für Wundheilung und Wundbehandlung
DGHM	Deutsche Gesellschaft für Hygiene und Mikrobiologie
DGKH	Deutsche Gesellschaft für Krankenhaushygiene
diabetesDE	Deutsche Diabetes-Hilfe
DNA	Desoxyribonukleinsäure
DNOAP	diabetische Neuro-Osteoarthropathie
DNQP	Deutsches Netzwerk für Qualitätsentwicklung in der Pflege
DRG	Diagnosis Related Groups (diagnosebezogene Fallgruppen)
DSA	digitale Subtraktionsangiografie
DSGVO	Datenschutz-Grundverordnung
EBM	Einheitlicher Bewertungsmaßstab
EDTA	Ethylendiamintetraacetat
EDV	elektronische Datenverarbeitung
EKG	Elektrokardiogramm
EPS	extrazelluläre polymere Substanz
EPUAP	European Pressure Ulcer Advisory Panel
EU	Europäische Union
EWMA	European Wound Management Association
FAH	Flüssigkeit-assoziierter Hautschaden
FFP	Filtering Face Piece (partikelfilternde Halbmaske)
FgSKW	Fachgesellschaft Stoma Kontinenz und Wunde
FKDS	farbkodierte Duplexsonografie
FLQA-w	Freiburg Life Quality Assessment – Wunden (Assessmentinstrument)
G-BA	Gemeinsamer Bundesausschuss
GG	Grundgesetz
GKV	gesetzliche Krankenversicherung
GLOBIAD	Ghent Global Incontinence-Associated Dermatitis Categorisation Tool
GSAV	Gesetz für mehr Sicherheit in der Arzneimittelversorgung
GU	Grundumsatz
GVSG	Gesundheitsversorgungs-stärkungsgesetz
H_2O_2	Wasserstoffperoxid
HbA1c	Hämoglobin-A1c-Wert (glykiertes Hämoglobin)
HBV	Hepatitis-B-Virus
HCV	Hydrokolloidverband
HDL	High Density Lipoprotein (Lipoprotein hoher Dichte)
HHVG	Heil- und Hilfsmittelversorgungsgesetz
HIV	humanes Immundefizienzvirus
HKP-RL	Richtlinie über die Verordnung von häuslicher Krankenpflege
HOCl	hypochlorige Säure
i. m.	intramuskulär
i. v.	intravenös
IAD	Inkontinenz-assoziierte Dermatitis
IADIT-D	Inkontinenz-assoziierte Dermatitis Intervention Tool – Deutsch
ICC	International Compression Club
ICD	International Statistical Classification of Diseases and Related Health Problems
ICW	Initiative Chronische Wunden
IDSA	Infectious Diseases Society of America

IgA	Immunglobulin A
IPK	intermittierende pneumatische Kompressionstherapie
IQWiG	Institut für Qualität und Wirtschaftlichkeit im Gesundheitswesen
IRAN	Infektionskontrolle, Revaskularisation, Amputation, Nachsorge
IRAS	Infektsanierung, Revaskularisation, Amputation, Schulung
IRBESA-PP	Infektionsmanagement, Revaskularisation, Begleiterkrankungen, Entlastung, stadiengerechte Wundversorgung, (Grenzzonen-)Amputation, Physiotherapie und psychosoziale Unterstützung, Prävention inkl. Podologie
ISTAP	International Skin Tear Advisory Panel
IVDR	In-vitro Diagnostics Regulation
IWGDF	International Working Group on the Diabetic Foot
J	Joule
KADI	Knöchel-Arm-Druck-Index
KBE	koloniebildende Einheit
KBV	Kassenärztliche Bundesvereinigung
kcal	Kilokalorie
KHK	koronare Herzkrankheit
KIS	Krankenhausinformations-system
KK	Krankenkasse
KKL	Kompressionsklasse
KOF	Körperoberfläche
KPE	komplexe physikalische Entstauungstherapie
KRINKO	Kommission für Krankenhaushygiene und Infektionsprävention am Robert Koch-Institut
KV	Kassenärztliche Vereinigung
LDL	Low Density Lipoprotein (Lipoprotein geringer Dichte)
LKV	lymphologischer Kompressionsverband
LOPS	Loss of Protective Sensation (Verlust der schützenden Wahrnehmung)
MAK	medizinisches adaptives Kompressionssystem
MARSI	Medical Adhesive-Related Skin Injuries (durch medizinische Klebstoffe bedingte Hautverletzungen)
MASD	Moisture-Associated Skin Damage (feuchtigkeitsassoziierte Hautschäden)
MBO-Ä	Musterberufsordnung für die deutschen Ärztinnen und Ärzte
MD	Medizinischer Dienst
MDR	Medical Device Regulation
MERS-CoV	Middle East Respiratory Syndrome Corona Virus (Mittlerer-Osten-Atemwegs-syndrom-Coronavirus)
MF	Mitglieder und Familienversicherte
MKS	medizinischer Kompressionsstrumpf
MLD	manuelle Lymphdrainage
mmHg	Millimeter Quecksilbersäule
MMP	Matrixmetalloproteinase
MNA	Mini Nutritional Assessment (Assessmentinstrument)
M. O. I. S. T.	Moisture Balance, Oxygen Balance, Infection Control, Support, Tissue Management (Exsudatmanagement, Sauerstoffzufuhr, Infektionskontrolle, Unterstützung des Heilungsprozesses, Gewebemanagement)
MP	Medizinprodukt
MPBetreibV	Medizinprodukte-Betreiberverordnung
MPDG	Medizinprodukterecht-Durchführungsgesetz
MR	Magnetresonanz
MRE	multiresistente Erreger
MRGN	multiresistente gramnegative Bakterien
MRI	Magnetic Resonance Imaging (Magnetresonanztomografie)
MRSA	Methicillin-resistenter Staphylococcus aureus

MRT	Magnetresonanztomografie
MUST	Malnutrition Universal Screening Tool (Assessmentinstrument)
NaCl	Natriumchlorid (Kochsalz)
NaOCl	Natriumhypochlorit
NMF	Natural Moisterizing Factor (natürlicher Feuchthaltefaktor)
NO	Stickstoffmonoxid
NOSF	Nano-Oligosaccharid-Faktor
NPIAP	National Pressure Injury Advisory Panel
NPWT	Negative Pressure Wound Therapy (lokale Unterdrucktherapie/ Vakuumtherapie)
NRS	Nutritional Risk Screening (Assessmentinstrument)
NYHA	New York Heart Association
o. B.	ohne Befund
ÖGE	Österreichische Gesellschaft für Ernährung
OP	Operation
ORC	oxidierte regenerierte Zellulose
OTC	over the Counter (frei verkäuflich)
O/W	Öl in Wasser
PAIC 15	Pain Assessment in Impaired Cognition 15 (Assessmentinstrument)
PAL	Physical Activity Level (körperliche Aktivität)
PAT	Perineal Assessment Tool (Assessmentinstrument)
pAVK	periphere arterielle Verschlusskrankheit
PCP	Polychloropren (Neopren)
PDGF	Platelet-derived Growth Factor (Thrombozytenwachstumsfaktor)
PE	Probeexzision
PEDIS	Perfusion, Extent/Size, Depth/Tissue Loss, Infection, Sensation (Durchblutung, Wundfläche, Wundtiefe, Infektion, Wahrnehmung/ Empfinden)
PEG	perkutane endoskopisch kontrollierte Gastrostomie
PEMU	Pflegerische Erfassung von Mangelernährung und deren Ursachen (Assessmentinstrument)
PflBG	Pflegeberufegesetz
PG	Produktgruppe
PHMB	Polyhexamethylenbiguanid (Polihexanid)
PKV	phlebologischer Kompressionsverband
P-LA-C-E	Pressure, Layers, Components, Elasticity (Druck, Lagen, Komponenten, Elastizität)
PMV	polymerer Membranverband
PNP	Polyneuropathie
PPPIA	Pan Pacific Pressure Injury Alliance
PPW	passive periodische Wundreinigung
P-STIM	Electrical Point Stimulation (elektrische Vagusstimulation)
PTA	perkutane transluminale Angioplastie
PTS	postthrombotisches Syndrom
PU(R)	Polyurethan
PVC	Polyvinylchlorid
PVP	Polyvinylpyrrolidon
PZN	Pharmazentralnummer
R	Rentner
RKI	Robert Koch-Institut
ROS	Reactive Oxygen Species (reaktive Sauerstoffspezies)
SAP	superabsorbierendes Polyacrylat
SARS-CoV	Severe Acute Respiratory Syndrome Corona Virus (Schweres-akutes-Atemwegs-syndrom-Coronavirus)
SCID	Severe Combined Immunodeficiency (schwerer kombinierter Immundefekt)
SCS	Spinal Cord Stimulation (epidurale Rückenmarkstimulation)
SEM	Subepidermal Moisture (subepidermale Feuchtigkeit)
SGB	Sozialgesetzbuch
SGE	Schweizerische Gesellschaft für Ernährung

SINBAD	Site, Ischemia, Neuropathy, Bacterial Infektion, Area, Depth (Lokalisation, Ischämie, Neuropathie, bakterielle Infektion, Fläche, Tiefe)
SSB	Sprechstundenbedarf
SSD	Silbersulfadiazin
SSI	Surgical Site Infection (postoperative Wundinfektion)
StGB	Strafgesetzbuch
TBI	Toe Brachial Index (Zehen-Arm-Index)
TCC	Total Contact Cast (Vollkontaktgips)
$tcpO_2$	transkutane Sauerstoffpartialdruckmessung
TEE	Total Energy Expenditure (Energieumsatz)
TENS	transkutane elektronische Nervenstimulation
TFH	Thrombozytenfunktionshemmer
TILI	therapeutischer Index für lokale Infektionen
T. I. M. E.	Tissue, Infection, Moisture, Edge (Gewebe/Wundgrund, Infektion/Inflammation, Exsudatmangement/Feuchtigkeit, Wundrand)
TLC	Thin Layer Chromatography (Dünnschichtchromatografie)
TNP	Topical Negative Pressure (Vakuumtherapie)
T. R. A. C.	Therapeutic Regulated Accurate Care
TRBA	Technische Regeln für Biologische Arbeitsstoffe
TÜV	Technischer Überwachungsverein
UAW	ultraschallassistierte Wundreinigung
UCA	Ulcus cruris arteriosum
UCV	Ulcus cruris venosum
UE	Unterrichtseinheit
USB	Universal Serial Bus
UV	ultraviolett
V.	Vena (Vene)
V. a.	Verdacht auf
VAC	Vacuum Assisted Closure (Vakuumtherapie)
VAH	Verbund für Angewandte Hygiene
VAS	Visuelle Analog Skala (Assessmentinstrument)
VDP	Verband Deutscher Podologen
VRE	Vancomycin-resistenter Enterokokkus
VRS	Verbale Rangskala
Vv.	Venae (Venen)
VVS	Vakuumversiegelungstherapie
W. A. R.	Wounds at Risk (Assessmentinstrument)
WAS-VOB	Wittener Aktivitätenkatalog der Selbstpflege bei venös bedingten offenen Beinen (Assessmentinstrument)
WHO	World Health Organization (Weltgesundheitsorganisation)
WIfI-Score	Wunde, Ischämie, Fußinfektion (Assessmentinstrument)
W/O	Wasser in Öl
Wound-QoL	Questionnaire on quality of life with chronic wounds (Assessmentinstrument)
Wund-D. A.CH	Deutsch-Österreichisch-Schweizerische Wundheilungsorganisation
WWS	Würzburger Wundscore (Assessmentinstrument)
ZFD	Deutscher Verband für Podologie
zit. n.	zitiert nach
ZNS	zentrales Nervensystem
ZOPA	Zurich Observation Pain Assessment (Assessmentinstrument)
ZSVA	zentrale Sterilgutversorgungsabteilung

Online-Inhalte

1_Assessmentinstrumente
Ernährung
01_Nutritional Risk Screening NRS
02_Mini Nutritional Assessment MNA
03_Malnutrition Universal Screening Tool MUST
04_Pflegerische Erfassung von Mangelernährung und deren Ursachen PEMU
Wunde
01_Fragebogen Lebensqualität bei Wunden FLQA-w
02_Wittener Aktivitätenkatalog der Selbstpflege bei venös bedingten offenen Beinen WAS-VOB
02a_Auswertung Wittener Aktivitätenkatalog der Selbstpflege bei venös bedingten offenen Beinen
03_Würzburger Wundscore WWS
04_Fragebogen Lebensqualität bei chronischen Wunden Wound-QoL
04a_Kurzanleitung Wound-QoL
05_Einführung Wound-Act
05a_Wound-Act
06_Wounds at risk/WAR-Score – Einstufung von Risikowunden
07_Inkontinenz-assoziierte Dermatitis Intervention Tool IADIT-D
2_Standards
26 verschiedene Standards von **A** wie Aktivkohlekompresse bis **W** wie Wundspülung
3_Standards Wundzentrum Hamburg e. V.
01_Wunden nach Verbrennung
02_Hautpflege und Hautschutz bei Menschen mit chronischen Wunden
03_Hautschädigungen durch klebende Verbandmittel – MARSI
04_Hauteinrisse – Skin Tears
05_Auswahl sinnvoller Materialien in der Wundversorgung
06a_Verbandwechsel chronischer Wunden – stationär
06b_Verbandwechsel chronischer Wunden – ambulant
07_Intermittierende pneumatische Kompression
08_Abrechnungsfähige Heilmittelverordnung für podologische Therapie
09_Inkontinenz-Assoziierte Dermatitis
10_Schmerzbehandlung bei Patienten mit chronischen Wunden
11_Schmerzvermeidung beim Verbandwechsel
12_Digitale Fotodokumentation
13_Negativprodukte und Methoden in der Behandlung chronischer Wunden
14_Dekubitus
15_Schmerzerfassung bei Menschen mit chronischen Wunden
16_Verordnung von manueller Lymphdrainage
4_Produktübersichten
01_Übersicht Mehrkomponenten-Kompressionssysteme
02_Übersicht MAK-Systeme
03_Übersicht zweiteilige Ulkus-Kompressionsstrumpfsysteme
04_Preise moderner Wundverbände (von Werner Sellmer)
5_(Wund-)Dokumentationsformulare
Alle Wunddokumentationsbögen aus dem Buch und Fußdokumentationsbogen der AG Fuß
6_Patienten- und Angehörigenbroschüren
01_Fußgesundheit bei Diabetes mellitus, Wundzentrum Hamburg e. V.
02_Kompressionstherapie einfach – tragbar, Wundzentrum Hamburg e. V.
03_MRE Multiresistente Erreger Wundzentrum, Hamburg e. V.
04_Wundwissen einfach – praktisch Wundzentrum, Hamburg e. V.

So finden Sie die Online-Inhalte[1]

Sie haben ein **gedrucktes Buch:**

- Rubbeln Sie den Code auf der Innenseite des Buchumschlags frei.
- Gehen Sie auf www.plus-im-web.de
- Registrieren Sie sich mit dem freigerubbelten PIN-Code (detaillierte Anweisungen auf der Umschlaginnenseite).

Sie haben ein **eBook:**
Wenden Sie sich bitte an:
elsevier.support/de-de/elsevierebooksplus
Ihre Anfrage wird durch unseren Kundendienst werktags binnen 24 Std. geprüft . Sie werden per E-Mail uber die Freischaltung benachrichtigt.

Fehler gefunden?

An unsere Inhalte haben wir sehr hohe Ansprüche. Trotz aller Sorgfalt kann es jedoch passieren, dass sich ein Fehler einschleicht oder fachlich-inhaltliche Aktualisierungen notwendig geworden sind.
Sobald ein relevanter Fehler entdeckt wird, stellen wir eine Korrektur zur Verfügung. Mit diesem QR-Code gelingt der schnelle Zugriff.

https://else4.de/9783437251597

Wir sind dankbar für jeden Hinweis, der uns hilft, dieses Werk zu verbessern. Bitte richten Sie Ihre Anregungen, Lob und Kritik an folgende E-Mail-Adresse: kundendienst@elsevier.com

---

[1] Angebot freibleibend

Inhaltsverzeichnis

KAPITEL

1 Haut – Aufbau und Funktionen, Schutz und Pflege, Wundentstehung

1.1 Aufbau der Haut

Die Haut ist mit einer Fläche von 1,5–2 m^2 und einem Gewicht von 7–10 kg das größte Organ des menschlichen Körpers. Je nach Körperregion verfügt die Haut über eine unterschiedliche Dicke. Die Gesichtshaut ist vergleichsweise dünn, von zahlreichen Gefäßen durchzogen und mechanisch wenig belastbar. Im Gegensatz dazu ist die Haut am Rücken wesentlich dicker und unempfindlicher. Die ausgeprägteste Hornschicht weisen die Hautareale an Fußsohlen und Handinnenflächen auf. Diese Gebiete neigen am stärksten zur Schwielenbildung und haben keine Talgdrüsen.

Die Haut ist in drei Schichten unterteilt: Oberhaut (Epidermis), Lederhaut (Dermis oder Corium), Unterhaut (Subcutis) (➤ Abb. 1.1). Darunter begrenzt die Körperfaszie aus festen Kollagenfasern diese Region zum Sehnen-, Muskulatur-, Knochen- und Knorpelbereich.

Folgende fünf Schichten bilden die **Oberhaut:** Hornschicht (Stratum corneum), Glanzschicht (Stratum lucidum), Körnerzellschicht (Stratum granulosum), Stachelzellschicht (Stratum spinosum) und Basalschicht (Stratum basale). Die gefäßlose und nervenfreie Epidermis erneuert sich alle 27–30 Tage, erkennbar am Abschuppen. Dieser Effekt entsteht dadurch, dass die Zellen der

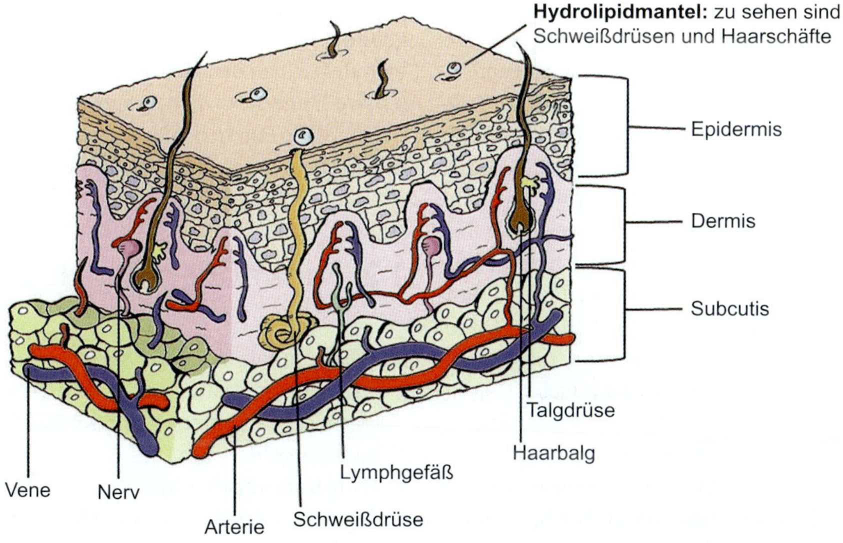

Abb. 1.1 Schematische Darstellung der Hautschichten und ihrer Anhangsgebilde [O453]

tiefer liegenden Oberhautschichten beständig zur Hautoberfläche wandern.

- **Hornschicht:** Im Stratum corneum lagern sich die verhornten, abgestorbenen Zellen dachziegelartig in bis zu 20 Schichten übereinander ab. Nur die oberste Schicht wird jeweils abgeschuppt.
- **Glanzschicht:** Die Zellen verfügen weder über Zellkerne noch Organellen. Sie erzeugen einen lichtbrechenden Effekt, der dem Stratum lucidum seinen Namen gibt. Da diese Schicht fett- und eiweißreich ist, schützt sie vor dem Eindringen von Wasser.
- **Körnerzellschicht:** Im Stratum granulosum beginnt die allmähliche Verhornung der Zellen, die sich in die oberen Schichten weiterschieben.
- Die **Stachelzell**- und die **Basalschicht** bestehen aus lebenden Zellen. Durch die Abgabe dieser Zellen an die drei darüber liegenden Hautschichten regeneriert sich die Epidermis. Ein Wundverschluss wird durch die Produktion neuer Hautzellen von der Basalschicht der intakten Haut (dann langsames Einsprießen über die gesamte Wunde) initiiert.

Die **Lederhaut** besteht zwar nur aus zwei Schichten, der Zapfen- oder auch Papillarschicht (Stratum papillare) und der Netz- oder auch Geflechtschicht (Stratum reticulare), ist aber trotzdem deutlich dicker als die Epidermis. Sie erhält ihre typische Flexibilität durch das locker vernetzte Bindegewebe. In ihr befinden sich die für die Kollagensynthese verantwortlichen Fibroblasten. Bestandteile der Lederhaut sind: Haare, Duft-, Schweiß- und Talgdrüsen, Gefäße, Nervenzellen und Nägel.

- **Zapfenschicht** (Papillarschicht): Das Stratum papillare nennt man auch Zapfenschicht, weil es zapfenartig in die Oberhaut hineinragt und dadurch eine feste Verbindung herstellt. Durch diesen Kontakt wird auch die Versorgung der Basalschicht durch die Blutgefäße der Lederhaut mit Nährstoffen gewährleistet. Der Zellzwischenraum (Interstitium) der Zapfenschicht ermöglicht den Transport von vielen für die Immunfunktion und Infektabwehr wichtigen Zellen wie Makrophagen, Lymphozyten, Monozyten und Granulozyten, die für die Wundheilung von großer Bedeutung sind.
- **Netzschicht** (Geflechtschicht): Das Stratum reticulare gewährleistet durch die enthaltene Bündelung von verflochtenen Kollagenfasern die Elastizität und Stabilität der Haut.

Die **Unterhaut** (Subcutis) ist nicht klar von der Lederhaut abgegrenzt. Sie besteht aus lockerem Bindegewebe und ermöglicht die Verschiebbarkeit der Haut. Die Subcutis dient als Fettspeicher und stellt einen Wärme- und Aufprallschutz dar. Je nach Lokalisation ist sie unterschiedlich fest mit dem Muskulatur- und Knochengewebe verbunden.

Gemäß der Beschaffenheit ihrer Oberflächenstruktur wird die Haut in Felder- und Leistenhaut unterschieden. Die rhombisch gefurchte **Felderhaut** bedeckt 96 % der Körperoberfläche und enthält die Hautanhangsgebilde. Die haarlose **Leistenhaut** (4 %) befindet sich an den Handinnenflächen inklusive Fingern sowie den Fußsohlen und hat parallele Furchen. Sie besitzt Schweißdrüsen, aber keine Talg- und Duftdrüsen.

1.2 Funktionen der Haut

Die Haut hat folgende Funktionen:

- Schutz vor mechanischen, chemischen, thermischen Einflüssen und Krankheitserregern
- Temperaturregulierung
- Regulation des Wasser- und Elektrolythaushalts
- Immunfunktion und Infektabwehr

- Sinnesorgan: Temperatur-, Vibrations- und Schmerzempfinden durch verschiedene sensorische Rezeptoren wie Merkel-Zellen (Oberhaut) für die Wahrnehmung längerer Berührung, Meißner-Tastkörperchen (Lederhaut) als Berührungsrezeptoren für feinste Druckwahrnehmung, Krause-Endkolben (Lederhaut) für Kälteempfinden, Ruffini-Körperchen (Unterhaut) für Wärmeempfinden, Vater-Pacini-Körperchen (Unterhaut) für Vibrationsempfinden
- Kommunikationsfunktion: Haare aufstellen, z. B. bei Schreck oder Angst, Erröten, Erblassen
- Aussendung von Geruchsbotschaften (Pheromonen)
- Absorbierung von Sonnenlicht: Aktivierung der Melanozyten in der Oberhaut und dadurch braune Hautfärbung; Synthese von Vitamin D

Ein dünner Säureschutzmantel, auch Hydrolipidmantel genannt, der aus Schweiß, Fettsäuren, Cholesterin und Talg besteht, hat einen schwach sauren pH-Wert von ca. 5,5 und schützt die Haut vor Bakterien. Durch die spezielle Struktur der Hautschichten können Substanzen wie ätherische Öle oder Arzneistoffe resorbiert werden. Das ist nur z. T. gewollt, z. B. bei transdermalen Opioidpflastern oder Produkten mit Urea (Harnstoff), meistens jedoch unerwünscht wie bei Bestandteilen von Verbandmitteln und lokalen Wundtherapeutika wie Jod.

Das Erscheinungsbild der Haut gibt wesentliche Hinweise auf den Ernährungs- und Flüssigkeitszustand und ist zudem Indikator für diverse Grunderkrankungen. Für den Patienten bedeuten Störungen der Hautintegrität oft unangenehmen Juckreiz, Schmerzen und Spannungsgefühle. Daher stellen sie eine psychische und physische Belastung dar, die im Verlauf zu Beeinträchtigungen in der Lebensqualität führt. Hautbezogene Probleme haben Auswirkungen auf die Gesundheit und das Wohlbefinden.

Die Haut verändert sich mit zunehmendem Alter. Sie atrophiert, und insbesondere das subkutane Fettgewebe und die Epithelschicht werden dünner. Dadurch nimmt die Druck- und Zugfestigkeit der Haut ab. Dies bedeutet, dass sich der Hautturgor mindert und die Wasserspeicherkapazität abnimmt. Die Kollagenbildung reduziert sich, es kommt zu einer vermehrten Faltenbildung, und die Pigmentierung der Haut ändert sich (Altersflecken). Die Reduktion der Schweiß- und Talgproduktion führt zur Einschränkung der Wirksamkeit des Säureschutzmantels. Insgesamt ist die ältere Haut eher dünn, trocken und unelastisch (➤ Abb. 1.2). Daraus resultieren ein erhöhtes Verletzungsrisiko und eine langsamere Wundheilung.
Die Haut von Neugeborenen dagegen ist noch nicht voll entwickelt. Sie ist sehr dünn und enthält weniger stabilisierende Fibrillen in der Schicht zwischen Epidermis und Dermis, der sogenannten *dermoepidermalen Junktionszone.* Deshalb können diese Hautschichten bei Scherkräften oder mechanischer Krafteinwirkung leichter aufeinanderreiben und einreißen. Ein entsprechend hohes Risiko besteht bis zu einem Alter von 3 Jahren.

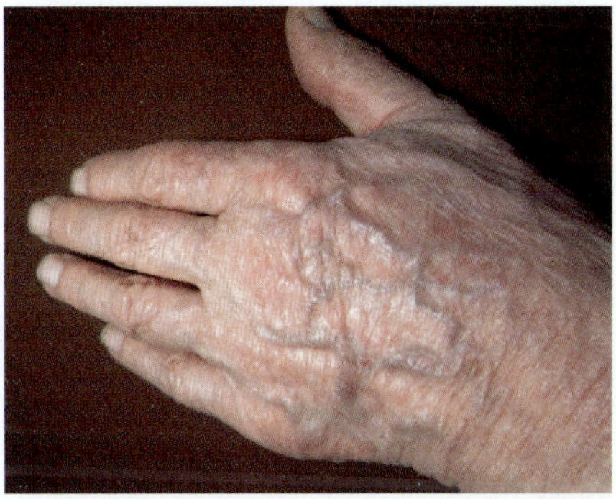

Abb. 1.2 Haut eines alten Menschen [M291]

1.3 Hautschutz und -pflege

1.3.1 Ursachen für eine gestörte Hautintegrität

Bei **Xerosis cutis** (➤ Abb. 1.3) liegt eine Trockenheit der Hautoberfläche vor, die meist auf eine Entfettung oder Austrocknung der Epidermis zurückzuführen ist. Dies kann eine normale Begleiterscheinung des Alterungsprozesses (v. a. an den Unterschenkeln) sein, aber auch durch Erkrankungen wie Diabetes mellitus, chronische venöse Insuffizienz (CVI) und Medikamente (z. B. Kortikosteroide, Diuretika) bzw. Flüssigkeitsmangel hervorgerufen werden.

Die permanente Feuchtigkeit stark exsudierender Wunden kann zu Mazeration, dem flüssigkeitsbedingten Aufweichen bzw. Aufquellen der Haut führen (➤ Abb. 1.4). Wundrand und -umgebung sind durch hohes Exsudataufkommen sowie Ausscheidungen wie Schweiß, Urin und Stuhl entsprechend gefährdet. Zudem treten häufig Hautprobleme als Begleitsymptome der Grunderkrankung, z. B. periphere arterielle Verschlusskrankheit (pAVK), Diabetes mellitus, CVI, auf. Auch Klebeflächen von Verbandmitteln, insbesondere (Poly-)Acrylatkleber, können Hautirritationen auslösen. Solche Schädigungen werden als Medical Adhesive-Related Skin Injuries (MARSI, ➤ Kap. 1.3.3) bezeichnet. (➤ Tab. 1.1; *3_Standards Wundzentrum Hamburg e. V., 02_Hautpflege und Hautschutz bei Menschen mit chronischen Wunden, 03_Hautschädigungen durch klebende Verbandmittel – MARSI*).

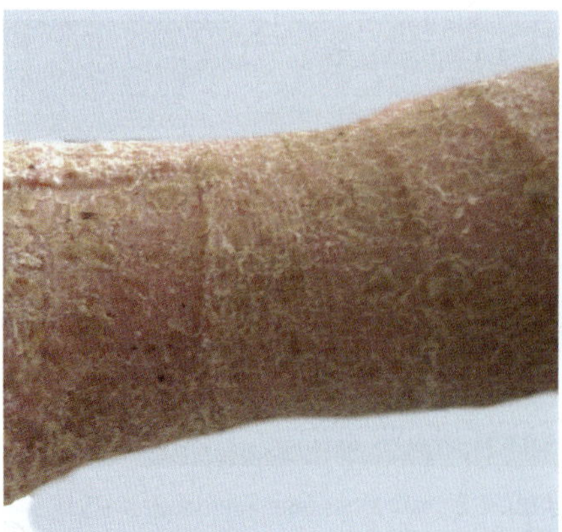

Abb. 1.3 Xerosis cutis bei chronischer venöser Insuffizienz [M291]

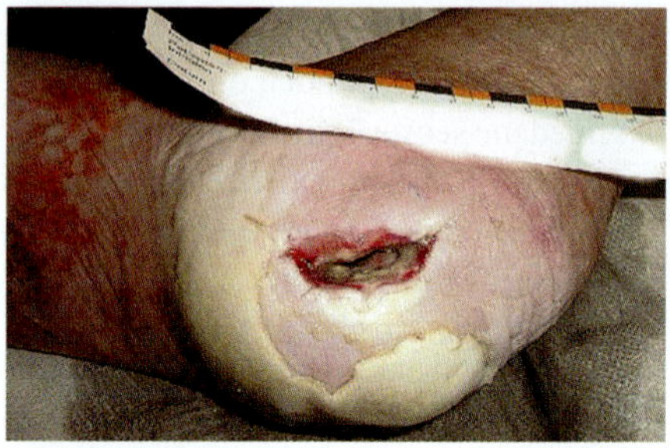

Abb. 1.4 Mazeration von Wundrand und -umgebung durch zu späten Wechsel der Wundauflage bei einem Fersenulkus [M291]

Schädigungen der Hautintegrität durch Körperflüssigkeiten wie Wundexsudat, Schweiß, Stuhl und Urin werden als Flüssigkeit-assoziierte Hautschäden (FAH) bezeichnet. Sie lassen sich, wie in ➤ Tab. 1.2 dargestellt, klassifizieren.

1.3.2 Anamnese und Diagnostik von Hautproblemen

Eine Ersteinschätzung von hautbezogenen Problemen und Risiken erfolgt im Rahmen der initialen pflegerischen und medizinischen Anamnese. Nachfolgende Fragen, die sich an den Betroffenen bzw. seine Angehörigen richten und sich am DNQP-Expertenstandard „Erhaltung und Förderung der Hautintegrität in der Pflege" (2024) orientieren, können dabei helfen:

- Haben Sie aktuell Hautprobleme oder bestanden in der Vergangenheit welche?
- Wie und womit reinigen und pflegen Sie Ihre Haut?
- Haben Sie in letzter Zeit Veränderungen an Ihrer Haut beobachtet?

Tab. 1.1 Häufige Ursachen für Hautprobleme

Ursachen für eine gestörte Hautintegrität	Symptome und Befunde	Risiken
Hautprobleme als Begleitsymptom der Grunderkrankung		
Diabetes mellitus	• Haut: trocken, juckend, Anhidrose *(Eczéma craquelé)* • Geschwächte Immunabwehr • Bei 80 % der Patienten Pilzinfektion *(Tinea pedis)* • Schwielenbildung *(Malum perforans)* • Rhagaden	Durch gestörte Hautschutzbarriere und hieraus folgende Hautverletzungen können vermehrt Erreger eindringen → Infektionsgefahr
Chronische venöse Insuffizienz (CVI)	• Haut: trocken, schuppig, gespannt (➤ Abb. 1.3) • Stauungsekzem, Beinödeme, Dermatoliposklerose, Atrophie blanche, Hyperpigmentierung/Purpura jaune d'ocre • Juckreiz, Nässen, Mazeration • Kleine Hautrisse • Hautreizung oder -austrocknung durch Kompressionsversorgung	Erreger können durch Risse oder ekzematisierte Hautstellen eindringen → Infektionsgefahr
Periphere arterielle Verschlusskrankheit (pAVK)	• Haut: livide, trocken, kühl, dünn, glänzend • Schlechte Hautversorgung aufgrund der Durchblutungsstörung • Rarefizierung der Hautanhangsgebilde, Nagelmykosen, Hyperonychie	Lokale Minderversorgung der Haut → Infektionsgefahr
Hautprobleme verursacht durch Körperflüssigkeiten		
Schweiß, Urin, Stuhl	• Erytheme (➤ Abb. 1.5), Ödeme, Blasen • Mazeration • Erosion: nässende, blutende Wunden • Brennen, Juckreiz, Schmerzen • Entzündung der Haut durch direkten Kontakt mit Körperflüssigkeiten (irritative Kontaktdermatitis)	Durch gestörte Hautschutzbarriere und hieraus folgende Hautverletzungen können vermehrt Erreger eindringen → Infektionsgefahr (Pilze, Bakterien)
Wundexsudat	• Mazeration: weißlich aufgeweichte Epidermis (➤ Abb. 1.4) • Erosion: Verlust der Epidermis durch Einwirkung von Wundexsudat • Kumulativ toxisches Kontaktekzem: Juckreiz, Nässen, Rötung, Schuppung durch längeren oder wiederholten Kontakt mit Wundexsudat	Vergrößerung der Wunde, Schmerzen, Infektionsgefahr
Hautprobleme verursacht durch die Therapie		
Haut- und Verbandmittel	• Allergisches Kontaktekzem (Typ-IV-Allergie, ➤ Abb. 1.6; abzugrenzen vom kumulativ toxischen Ekzem) • Kumulativ-toxisches Ekzem (immer wiederkehrender Einfluss eines reizenden Stoffs, keine Allergie, ➤ Abb. 1.7) • Haut: Papeln, scharf begrenzte Rötung, Schuppung, Nässen, Juckreiz	Entzündung der Haut kann Wundheilung stören und unangenehme Symptome wie Juckreiz und Schmerzen verursachen

Tab. 1.1 Häufige Ursachen für Hautprobleme *(Forts.)*

Ursachen für eine gestörte Hautintegrität	Symptome und Befunde	Risiken
Hautschädigungen durch klebende Verbandmittel (MARSI)	• Abziehen der Epidermis (epidermales Stripping) • Spannungsblase und -läsion (➤ Abb. 1.8) • Skin Tears (Einrisse fragiler Haut, ➤ Abb. 1.9) • Toxisches Kontaktekzem (➤ Abb. 1.7) • Allergisches Kontaktekzem (Kontaktallergie, ➤ Abb. 1.6) • Mazeration durch Feuchtigkeitsansammlung unterhalb der Klebefläche • Follikulitis durch Abreißen von Haaren	Schmerzen, Infektionsgefahr, Vergrößerung der Wunde, Wundheilungsstörung
Hautprobleme verursacht durch das Alter		
Alter (> 65 Jahre und < 3 Jahre)	• > 65 Jahre – Verfärbungen der Haut durch Störungen im Melaninstoffwechsel (Altersflecken) – Wasser- und fettarm – Sehr dünn, trocken, unelastisch, faltig und verletzungsanfällig; verminderte Druck- und Zugfestigkeit – Reduzierte Schweiß-, Talgproduktion und Kollagenbildung • < 3 Jahre – Junge, noch nicht voll entwickelte Haut – Sehr dünn und mit weniger stabilisierenden Fibrillen in der dermoepidermalen Junktionszone	Erhöhtes Verletzungsrisiko, langsamere Wundheilung, Hautrisse und Mikroblutungen sowie Verletzungsgefahr durch klebende Verbandmittel

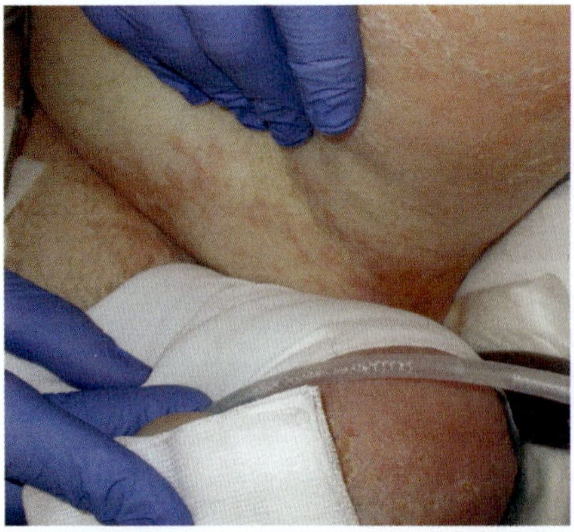

Abb. 1.5 Erythem bei Intertrigo in der linken Leiste. Zur Behandlung ist ein mit Silber imprägniertes Tuch (InterDry®) eingelegt [M291]

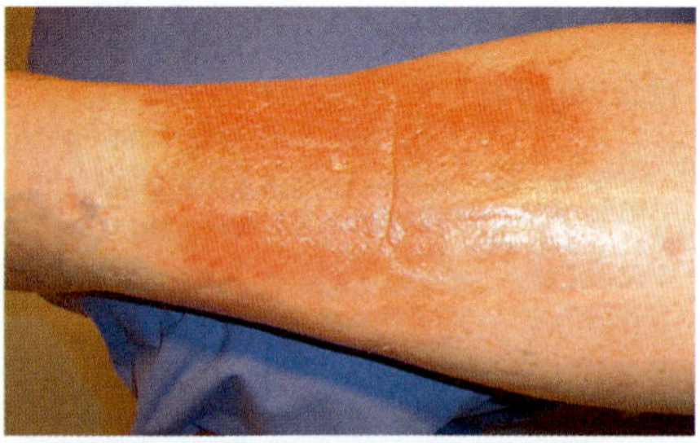

Abb. 1.6 Allergisches Kontaktekzem [M291]

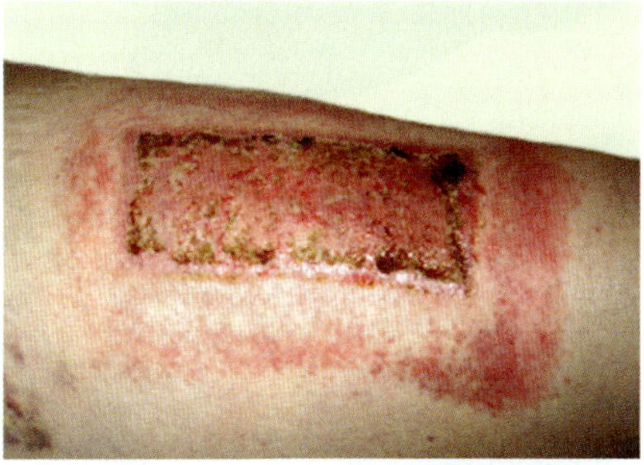

Abb. 1.7 Kumulativ-toxisches Kontaktekzem [M291]

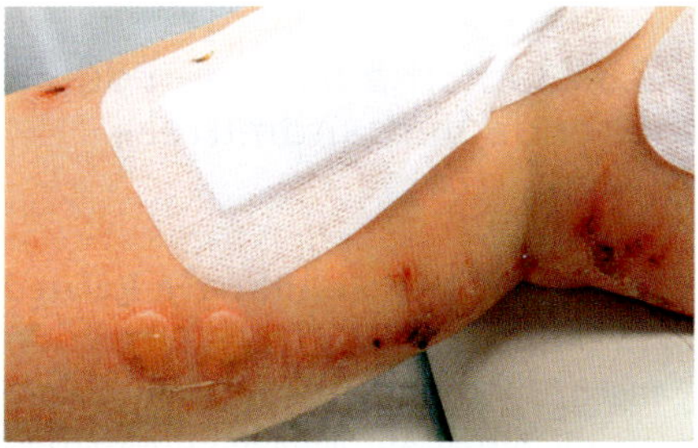

Abb. 1.8 Spannungsblasen bei einer Wundversorgung mit Wundschnellverband [M291]

- Haben Sie Kontaktallergien oder Unverträglichkeiten?
- Schwitzen Sie oft und stark?
- Schuppt Ihre Haut oder haben Sie vermehrten Juckreiz?
- Brennt oder schmerzt Ihre Haut?
- Treten oft Blutergüsse/Einblutungen (➤ Abb. 1.10) oder Hauteinrisse auf?
- Sind Ihnen wunde Stellen oder Wunden auf Ihrer Haut aufgefallen?
- Verspüren Sie ein Spannungsgefühl Ihrer Haut?

Wenn hautbezogene Risiken sowie Hautprobleme erkannt wurden, erfolgt anschließend eine vertiefte Einschätzung des Hautzustands. Hierbei werden ggf. Angehörige miteinbezogen. Die Einschätzung umfasst z. B. Fragen zu Körperpflege (Hygiene, Waschverhalten, verwendete Produkte), pflegerischen Unterstützungsbedarf, Ernährungsgewohnheiten und -zustand sowie familiären, beruflichen und weiteren individuellen Ein-

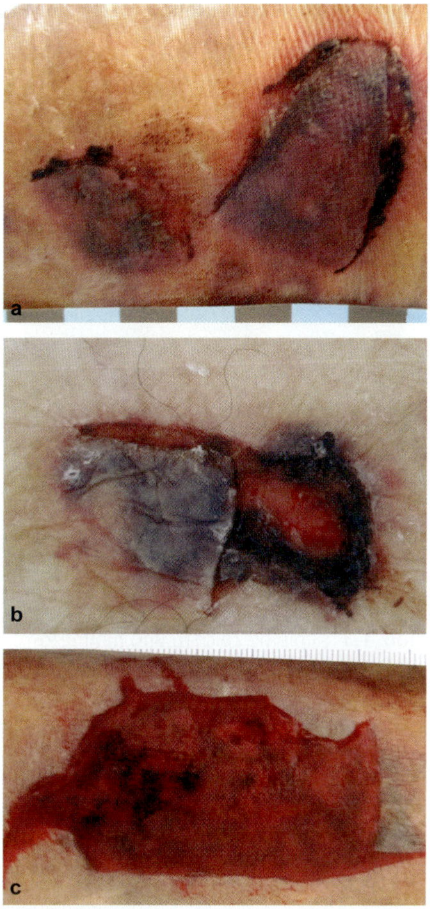

Abb. 1.9 Skin Tears: a) Kategorie I, b) Kategorie II, c) Kategorie III [O1087]

Tab. 1.2 Klassifikation der Flüssigkeit-assoziierten Hautschäden (FAH; Quelle: Wund-DACH 2021)

Kategorie	1 – Erythem/Ekzem ohne Erosion/Ulzeration	2 – Erythem/Ekzem mit Erosion/Ulzeration
A	Ohne klinische Zeichen einer lokalen Infektion	Ohne klinische Zeichen einer lokalen Infektion
B	Mit klinischen Zeichen einer lokalen Infektion	Mit klinischen Zeichen einer lokalen Infektion

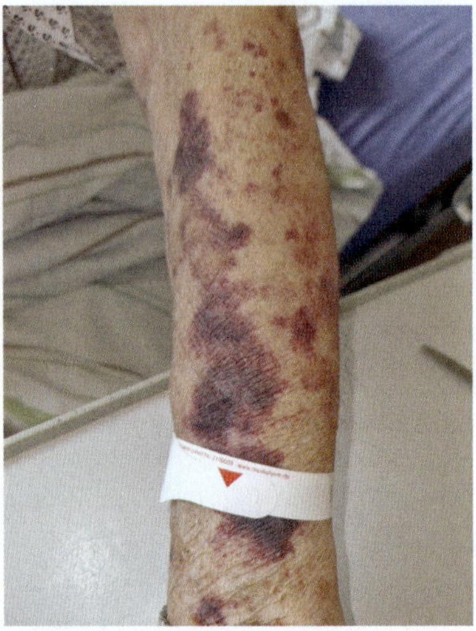

Abb. 1.10 Einblutungen aufgrund von Medikamenten (Cortison) am Arm bei Altershaut [M291]

Tab. 1.3 Klinische Zeichen und hautbezogene Symptome

Klinische Zeichen	Farbe: z. B. rot, bräunlich, bläulich Feuchtigkeit der Haut Erhabenheiten, z. B. Papeln, Bläschen Schuppen, Erosionen
Hautbezogene Symptome	z. B. Schmerzen, Juckreiz, Brennen, Spannungsgefühl

flussfaktoren und Ressourcen. Zudem sollte eine vertiefte Hautinspektion durchgeführt werden (DNQP 2024, ➤ Tab. 1.3).

Liegt ein klinischer Befund vor, erfolgt eine weiterführende Diagnostik, um geeignete Therapiemaßnahmen zu ermitteln. Der Verdacht auf eine klinische bakterielle Infektion ist durch eine Abstrichentnahme (Levine-Technik, ➤ Kap. 3.1.2) und ggf. durch eine Blutentnahme zu sichern. Bei Verdacht auf eine Pilzinfektion sind Schuppen abzukratzen (Schuppendiagnostik) und ins Labor zu senden (➤ Abb. 1.11). Eine eventuelle Kontaktallergie wird durch eine Epikutantestung ermittelt. Bei anhaltenden Hautproblemen ist eine dermatologische Untersuchung angeraten.

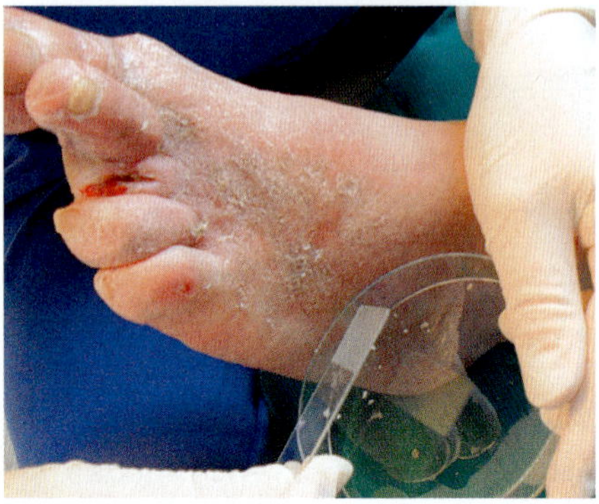

Abb. 1.11 Schuppendiagnostik [M291]

1.3.3 Hautschädigungen durch klebende Verbandmittel – MARSI

Der Begriff **Medical Adhesive-Related Skin Injuries (MARSI)** fasst alle Schädigungen und Irritationen der Haut zusammen, die durch Aufbringen und Ablösen von klebenden Verband-/Hilfsmitteln (z. B. Stomaplatten) entstehen können. MARSI beeinträchtigen die Integrität der Haut und können als Rötungen, Blasen, Erosionen, Risse oder Hauteinrisse *(Skin Tears)* in Erscheinung treten, die länger als 30 Minuten nach Entfernung des Verbandmittels persistieren. Im Praxisalltag ist es allerdings in der Regel weder möglich noch sinnvoll, eine Wunde, einen Zugang oder ein Stoma 30 Minuten offen zu lassen und die Irritationen entsprechend zu beobachten.

Orientiert an der jeweiligen Entstehungsursache lassen sich drei MARSI-Arten unterscheiden: mechanische MARSI, MARSI durch eine oberflächliche Entzündung der Haut (Dermatitis) und MARSI aufgrund sonstiger Ursachen.

Mechanische MARSI

Epidermales Stripping

Das Abziehen der Epidermis (epidermales Stripping) beim Entfernen von Pflasterstreifen oder Verbandmitteln, z. B. Wundauflagen mit Kleberand (speziell Polyacrylatkleber), führt zum Verlust einer oder mehrerer Schichten des Stratum corneum. Wenn nach der Entfernung von klebenden Verbandmitteln mögliche Klebstoffreste nicht sorgfältig entfernt werden, kann sich die Klebkraft aufaddieren, wenn ein neues Verbandmittel aufgeklebt wird.

Spannungsblasen und -läsionen

Spannungsblasen und -läsionen entstehen durch Scherkraft infolge der Hautdehnung beispielsweise unterhalb eines unnachgiebigen Verbandmittels oder einer Klebefläche, wodurch sich die Dermis von der Epidermis ablöst (➤ Abb. 1.8). Bei der Applikation von Verbandmitteln ist darauf zu achten, dass dehnbare Produkte nicht unter Spannung aufgebracht werden. Beim Anlegen von Verbandmitteln über Gelenken sollten diese entsprechend nicht gestreckt, sondern gebeugt sein. Zudem sind Verbandmittel grundsätzlich faltenfrei zu applizieren.

Der Umgang mit Blasen wird in ➤ Kap. 4.6.3 beschrieben.

Skin Tears (Einrisse fragiler Haut)

Einrisse fragiler Haut, sogenannte Skin Tears, sind akute traumatische Wunden, die oft bei älteren Menschen, aber auch bei Neugeborenen auftreten, da deren Haut nicht mehr oder noch nicht voll belastbar bzw. entwickelt ist. Laut International Skin Tear Advisory Panel (ISTAP) werden hierbei die Hautschichten Epidermis und Dermis voneinander und ggf. vom darunter liegenden Gewebe getrennt, z. B. durch Scherkräfte, Reibung und/oder stumpfe, mechanische Krafteinwirkung. Teilweise ist noch ein Hautlappen vorhanden, der repositioniert werden kann.

Im Praxisalltag werden derzeit viele unterschiedliche Formulierungen für Skin Tears genutzt, z. B. Abschürfung, Ablederung, Lazerationen, Abrasionen, Erosionen oder „nur ein kleiner Riss". Oft werden Skin Tears unterschätzt und als vermeintliche „Bagatellwunden" gar nicht erst erfasst oder nicht korrekt diagnostiziert (z. B. als Dekubitus Kategorie II).

Klassifikation

Ein Skin Tear kann als teilweiser oder als vollständiger Haut-/Gewebeverlust klassifiziert werden. Bei einem teilweisen Gewebeverlust wurde die Epidermis von der Dermis getrennt, bei einem vollständigen Gewebeverlust wurden Epidermis und Dermis auch vom darunter liegenden Gewebe abgelöst. Anhand der Hautschädigung unterscheidet die Klassifikation des ISTAP drei Kategorien von Skin Tears:

- **Kategorie I – kein Gewebeverlust** (➤ Abb. 1.9 a): gradliniger, klar abgegrenzter Einriss fragiler Haut oder eines Hautlappens, der repositioniert werden kann, um die Wunde abzudecken
- **Kategorie II – teilweiser Gewebeverlust** (➤ Abb. 1.9 b): teilweiser Verlust des Hautlappens, der nicht mehr positioniert werden kann, um die Wunde abzudecken
- **Kategorie III – vollständiger Gewebeverlust** (➤ Abb. 1.9 c): vollständiger Hautlappenverlust, sodass die Wunde komplett frei liegt

Skin Tears können an jeder Körperregion auftreten. Sie befinden sich am häufigsten (ca. 80 %) an den Armen, vor allem am Unterarm, Handrücken und Ellenbogen. 15 % der Skin Tears sind an den unteren Extremitäten, z. B. Schienbein und Fußrücken, lokalisiert. Nur 5 % entstehen an anderen Körperregionen.

Therapie

Die Therapie beginnt mit einer dreistufigen Akutbehandlung:

1. **Blutung stoppen:** Durch gleichmäßigen, konsequenten Druck auf den Hauteinriss wird z. B. mit einfachen sterilen

Vlieskompressen die Blutung gestillt. Bei etwas stärkerer Blutung kann ggf. Kalziumalginat zum Einsatz kommen (➤ Kap. 2.2.5). Unterstützend ist die verletzte Extremität erhöht zu positionieren.
2. **Wunde reinigen:** Nach der Blutstillung erfolgt eine vorsichtige, sanfte Reinigung von Wunde und Umgebungshaut, z. B. mit physiologischer NaCl-0,9 %-Lösung oder einer konservierten Wundspüllösung (➤ Kap. 2.1.1).
3. **Eingerissenen Hautlappen repositionieren:** Ist der vorhandene Hautlappen noch vital, sollte dieser vorsichtig repositioniert werden, z. B. mit einer sterilen anatomischen Pinzette. Ein vorheriges Anfeuchten (2–3 Minuten) mit einer sterilen Vlieskompresse, die mit physiologischer Kochsalzlösung getränkt ist, erleichtert die Repositionierung.

Je nach Kategorie des Skin Tear sind Verbandmittel auszuwählen, die ein feuchtes Wundmilieu gewährleisten und so die Abheilung unterstützen. Zudem ist auf einen Schutz der Wundumgebung zu achten. Optimal sind lediglich sanft haftende, nicht klebende Verbandmittel, z. B. mit Silikonbeschichtung, die einen atraumatischen, schmerzarmen Verbandwechsel ermöglichen. Alternativ ist der Einsatz einer Hydrogelplatte ohne Kleberand möglich. Bei einer Fixierung der Verbandmittel ist darauf achten, dass es keine Ab- oder Einschnürungen gibt, z. B. durch elastische Mullbinden oder selbsthaftende Fixierbinden. Empfehlenswert ist der Einsatz elastischer (Frottee-)Schlauchverbände (➤ Abb. 1.12). (➤ Kap. 2.2.3; *3_Standards Wundzentrum Hamburg e. V., 04_Hauteinrisse_Skin Tears*)

MARSI aufgrund von oberflächlichen Entzündungen der Haut (Dermatitis)

Toxisches Kontaktekzem

Ein toxisches Kontaktekzem tritt nach (wiederholtem) Kontakt mit meist chemischen Reizstoffen (z. B. Klebstoffen von Verbandmitteln) auf. Es erscheint als klar abgegrenzte Fläche (z. B. Rötung), die meist deckungsgleich mit den verwendeten Verbandmitteln ist (➤ Abb. 1.7). Es liegt keine Allergie vor.

Allergisches Kontaktekzem

Ein allergisches Kontaktekzem (Kontaktallergie) ist eine überschießende Reaktion des Immunsystems auf eine bestimmte Substanz, z. B. Komponenten des Trägermaterials vom Verbandmittel oder der Klebebeschichtung. Der betroffene Bereich ist gerötet, juckt, nässt, bildet Bläschen aus und kann über die Auflagefläche des Verbandmittels/Pflasterstreifens hinausgehen (➤ Abb. 1.6).

Sonstige MARSI

Mazerationen

Mazerationen entstehen durch Quellung und Aufweichung der Epidermis bei län-

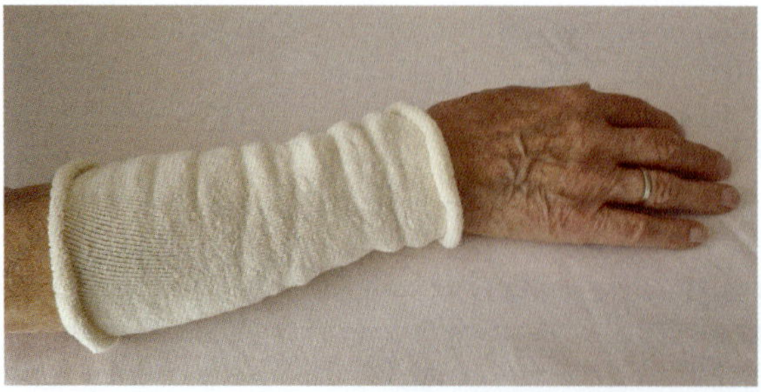

Abb. 1.12 Fixierung der Verbandmittel mit einem elastischen Frotteeschlauchverband [M291]

gerem Kontakt mit Feuchtigkeit, die sich unterhalb der Klebeflächen sammelt. Folienbeschichtete Verbandmittel dürfen daher nicht übereinandergeklebt werden. Dies führt zur Okklusion und Ansammlung von Feuchtigkeit und der Ausbildung einer infektgefährdeten feuchten Kammer.

Follikulitis

Eine Entzündung der Haarfollikel *(Follikulitis)* wird durch Verbandwechsel und Pflasterentfernung bei frisch rasierter Haut verursacht. Das Abreißen von Haaren oder der Einschluss von Bakterien führt zu kleinen entzündeten Erhebungen *(Papeln)* am Haarfollikel. Störende Haare werden deshalb optimalerweise schonend mit einer elektrischen Haarschneidemaschine (Clipper) gekürzt statt rasiert (→ Irritationsgefahr). Dies ist allerdings in der ambulanten Versorgung eher nicht zu gewährleisten. Verbandmittel werden immer in Richtung des Haarwuchses abgezogen.

1.3.4 Hautintegrität – Prophylaxe und Therapie

Eine angepasste Hautpflege sowie bei Bedarf der Einsatz eines Hautschutzmittels ergänzen die indikationsbezogene Wundversorgung. Hautschutz und -pflege dienen zur Erhaltung oder Wiederherstellung der Hautschutzbarriere und der Vermeidung von Komplikationen. Der Markt bietet eine unübersichtliche Vielfalt an Pflege- und Reinigungsmitteln zur Anwendung auf der Haut aus den Bereichen Kosmetik, Medizinprodukte und Arzneimittel. Bezeichnungen, wie Creme, Lotion, Salbe, Duschbad oder Pflegeseife sind hierbei weder einheitlich noch aussagekräftig. Der DNQP-Expertenstandard (2024) bezeichnet alle Produkte, die auf der Haut angewendet werden, als Hautmittel. Unterschieden wird zwischen Mitteln, die auf der Haut verbleiben, z. B. zum Schutz oder zur Pflege, und solchen, die wieder von der Haut entfernt werden, z. B. zur Reinigung. Hautmittel werden nach folgenden Kriterien unterschieden:

- pH-Wert (wenn angegeben)
- Viskosität (Verteilbarkeit/-fähigkeit)
- Polarität: hydrophil (z. B. Öl-in-Wasser-Produkt, O/W) oder lipophil (z. B. Wasser-in-Öl-Produkt, W/O)

Bei der Entscheidung für ein Hautmittel sind Unverträglichkeiten zu beachten, z. B. gegenüber Duft-, Konservierungsstoffen und Feuchthaltefaktoren. Typische Symptome sind Hautreaktionen wie Rötungen, Juckreiz und Entzündungen bis hin zur Kontakt- oder allergischen Dermatitis. Das entsprechende Hautmittel ist in solchen Fällen nicht mehr zu nutzen. Zur Hautpflege sollten dermatologisch geprüfte Hautmittel mit geringem Allergierisiko eingesetzt werden. Antibiotika und viele Pflanzentherapeutika sind zu meiden. Die Aufklärung der Patienten und ihrer Angehörigen ist maßgeblich für eine erfolgreiche Prävention von Hautschädigungen. Im ambulanten Bereich sind Hautmittel Selbstzahler-Produkte. Daher sind die Präferenzen des Betroffenen mit zu berücksichtigen.

TIPP

Für die Hautpflege gilt der Merksatz: **„Feucht auf feucht und fett auf trocken."** Entsprechend wird feuchte Haut mit eher „wässrigen" (hydrophilen) Hautmitteln versorgt, während bei Hauttrockenheit eher „fettige" (lipophile) Hautmittel zum Verbleib verwendet werden.

Hydrophile Produkte sollten bei trockener Haut nicht zum Einsatz kommen, da der sogenannte Dochteffekt beim Verdunsten des enthaltenen Wassers mehr Feuchtigkeit entzieht, als das Pflegeprodukt mitbringt (Austrocknung). Solche oft eher wässrigen Zubereitungen finden bei floriden, nässenden Ekzemen Verwendung.

Grundsätzlich sind die Begriffe Hautpflege, Hautschutz und Hautreinigung zu differenzieren.

- **Hautreinigung:** Bei der Hautreinigung werden u. a. Urin, Stuhl, Schweiß, Verband- und Hautmittelreste von der Haut entfernt. Bei Menschen, die sehr oft eine Hautreinigung benötigen, z. B. aufgrund von Inkontinenz oder starkem Schwitzen, kann der zu häufige Kontakt mit Wasser bestehende Hautprobleme verstärken. In der Folge werden die natürlichen Feuchtigkeitsfaktoren der Haut sozusagen ausgespült, der pH-Wert der Haut kann sich erhöhen und der Säureschutzmantel wird beeinträchtigt. Als Alternative zum Waschen mit Wasser und abzuspülenden Hautmitteln können sogenannte No-Rinse-Produkte zum Einsatz kommen. Dies sind weiche Einmaltücher mit Hautmitteln, die gleichzeitig reinigen und pflegen (➤ Abb. 1.13). Sie hinterlassen oft einen Lipidfilm, der die Haut zusätzlich schützt. **Cave:** Es können aber auch irritierende Inhaltsstoffe zurückbleiben. No-Rinse-Produkte bieten hygienische Vorteile gegenüber Mehrfachprodukten, z. B. Handtüchern, Waschlappen. Generell sollte sich der Einsatz aller Einmalprodukte zur Hautreinigung an den Vorlieben und der Akzeptanz der Betroffenen orientieren. Oft ist das Waschen mit körperwarmem Wasser ohne Seifenzusätze völlig ausreichend. Der Verzicht auf Duschgel oder Ähnliches widerspricht allerdings dem subjektiven Sauberkeitsempfinden. So bevorzugen viele Menschen das vertraute Waschen mit Wasser und die Schaumentwicklung bei Seifen. Zudem sind finanzielle Aspekte zu berücksichtigen, denn ambulant sind die Kosten für solche Produkte selbst zu tragen.
- **Hautpflege:** Einsatz von Hautmitteln zum Verbleib zum Erhalt der Hautintegrität oder zur Regeneration bereits geschädigter Haut.
- **Hautschutz:** Hautmittel zum Verbleib beugen Schädigungen durch Urin und/oder Stuhl, Schweiß und anderen Ausscheidungen (z. B. Trachealsekret) vor, z. B. transparente, filmbildende Produkte, die Polymere wie Dimethicone, Siloxane oder Acrylate enthalten.

Hautreinigung

Indikationsbezogenes Vorgehen

Bei hautbezogenen Risiken ist auf lange, heiße Vollbäder zu verzichten, stattdessen ist Duschen mit lauwarmem Wasser zu bevorzugen. Wenn Hautreinigungsmittel zum Einsatz kommen, sind pH-hautneutrale Produkte zu nutzen. Um die Haut nicht weiter zu reizen, erfolgen Waschen und Abtrocknen nur mit sanftem Druck und vorsichtig tupfend mit weichen Materialien. Ein besonderes Augenmerk liegt dabei auf den Zehenzwischenräumen und Hautfalten.

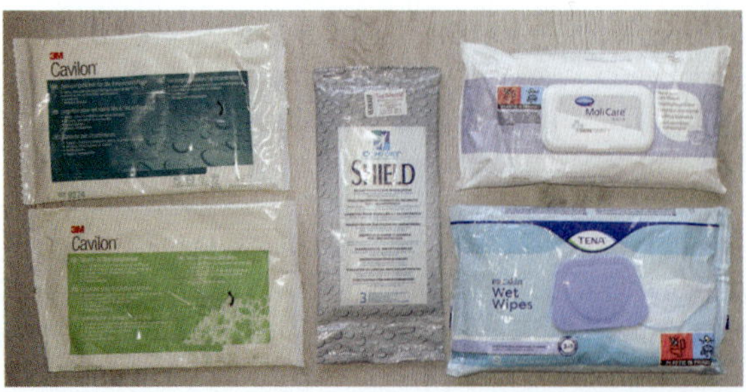

Abb. 1.13 Beispiele für No-Rinse-Produkte [M291]

Bei **Xerosis Cutis** (➤ Kap. 1.3.1) ist Wasser grundsätzlich nur sparsam einzusetzen, z. B. zur Reinigung von Achseln/Genitalbereich. Besonders trockene Hautareale sind bevorzugt mit No-Rinse-Produkten zu reinigen. Hautreinigungsmittel sollten vermieden und nur auf ausdrücklichen Wunsch verwendet werden. Die Haut ist mit lipophilen Hautmitteln mit Feuchthaltefaktoren wie Urea oder Laktat je nach Ausmaß der Trockenheit mindestens täglich zu pflegen: je trockener, desto öfter!

Zur Vermeidung von **Mazeration** (➤ Kap. 1.3.1) oder zur Minderung bereits bestehender Hautdefekte sollten bei gefährdeter, feuchter oder mazerierter Umgebungshaut sowie bei bestimmten Krankheitsbildern transparente Hautschutzmittel als Spray oder Applikatorstab zum Einsatz kommen. Zudem gibt es Produkte, die schützen und pflegen. Bei Applikation von Hautschutzmitteln sind auch intakte Hautareale innerhalb der Wunde wie Stege oder Inseln zu schützen. Die Präparate sind dünn zu applizieren und die Antrocknungszeit von meist mind. 30 Sekunden ist zu beachten (➤ Abb. 1.14 a). Die Transparenz dieser Produkte gewährleistet die Beobachtung der Haut. Entsprechend ist die Verwendung undurchsichtiger Hautmittel zum Verbleib möglichst zu vermeiden. Öle, Fette und Pasten decken zudem die Hautporen regelrecht ab und behindern dadurch den Gasaustausch der Haut. Verstärkend kommt hinzu, dass auf ihnen Verbandmittel nicht mehr haften können. Transparente Hautschutzmittel (➤ Abb. 1.14 b), z. B. auf Acrylat-(Co)Polymer-Basis wie 3M™ Cavilon™ (3M Medica), SECURA® (Smith & Nephew), Askina® Barrier Film (B. Braun), Cutimed® protect (BSNmedical), ESENTA™ (Convatec) oder CORYT Barrier Spray (coryt Health & Care), werden diesen Anforderungen gerecht. CORYT Barrier Spray enthält zusätzlich eine hautpflegende Komponente. Diese Hautschutzmittel haben je nach Produkt eine Barrierewirkung von 3 bis 4 Tagen und ermöglichen nicht nur den Gasaustausch, sondern verstärken auch die Haftung der Verbandmittel. Ergänzend erfolgt bei hautbedingten Problemen durch ein erhöhtes Exsudataufkommen ein entsprechendes Exsudatmanagement. Hierbei sind Verbandmittel mit ausreichend Aufnahmevermögen und guter Retention zu verwenden sowie die Verbandwechselintervalle anzupassen.

Bei **Kontaktekzemen** (➤ Kap. 1.3.1) ist grundsätzlich der auslösende Stoff zu meiden. Ggf. ist das Kontaktekzem zu Beginn (meist für 14 Tage) mit kortisonhaltigen/calcineurininhibitorhaltigen Pflegemitteln zum Verbleib zu behandeln. Bei ausgeprägtem Befund oder Nichtansprechen kann eine weiterführende Diagnostik und Therapie erforderlich sein (Kortisonstoßtherapie). Hierfür sollte unbedingt eine dermatologische Konsultation erfolgen.

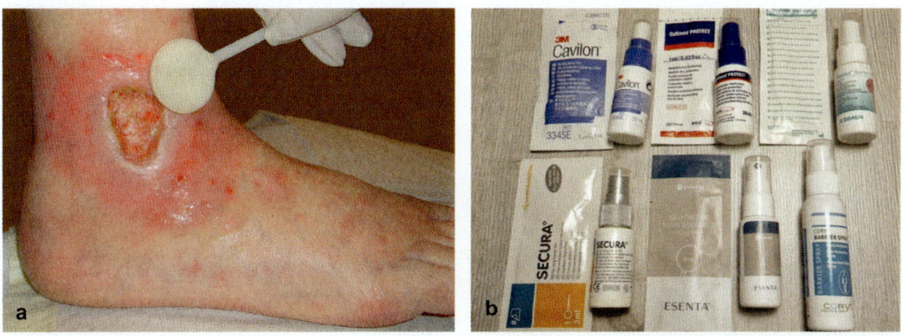

Abb. 1.14 a) Applikation eines transparenten Hautschutzmittels. b) Beispielhafte Produktübersicht über transparente Hautschutzmittel [M291]

Bei **Intertrigo** (➤ Kap. 4.7.3) liegt der Fokus darauf, den Kontakt von Haut auf Haut zu vermeiden. Dies kann durch Einlegen von weichen Vlieskompressen, Leinenstoffstücken oder speziell mit Silber imprägnierten Textilien (z. B. InterDry®, Coloplast, ➤ Abb. 1.5) in die gefährdeten Hautfalten erfolgen. Solche Textilien sollten weich und ausreichend groß sein, nicht mit der Haut verkleben und regelmäßig gewechselt werden. Zudem ist atmungsaktive und nicht zu warme Kleidung zu empfehlen, die auch in den Hautfalten gut anliegt, ohne dass es zum Kontakt von Haut auf Haut kommt: z. B. Suspensorien, Baumwollunterhemden unter dem BH, eng anliegende Unterhosen mit Beinen statt Slips, Pyjamas statt Nachthemden. Die Hautreinigung erfolgt mit No-Rinse-Produkten oder weichen Materialien/Einmalwaschlappen sowie lauwarmem Wasser ohne Zusätze. Je nach Präferenzen sind pH-hautneutrale Hautmittel ein möglicher Kompromiss. Anschließend ist die Haut nur vorsichtig mit weichen Handtüchern trocken zu tupfen. Gegebenenfalls sind transparente Hautschutzmittel präventiv einzusetzen. Allerdings ist vorab unbedingt Pilzbefall auszuschließen!

Zur Vermeidung von **Skin Tears** (➤ Kap. 1.3.3) erfolgt die Hautreinigung und -trocknung wie bei Intertrigo. Bei Menschen über 75 Jahre sollten lipophile Hautpflegemittel zum Verbleib mind. 2 ×/Tag genutzt werden. Zudem sind weitere Risikofaktoren auszuschließen, z. B.:

- Bei Bedarf auf Sturzprophylaxe achten, z. B. bei Gangunsicherheit geschlossene Schuhe tragen, rutschende Teppiche sichern
- Verwendung von Schienbein-/Armschützern, Kleidung mit langen Ärmeln und Beinen

TIPP

Insbesondere weiche und polsternde Frotteeschlauchverbände (➤ Abb. 1.12) sowie alternativ spezielle Silikongittermanschetten (YATHAN SECOND skin® für Arme und Unterschenkel, ➤ Abb. 1.15) sind zur Prophylaxe von Skin Tears geeignet.

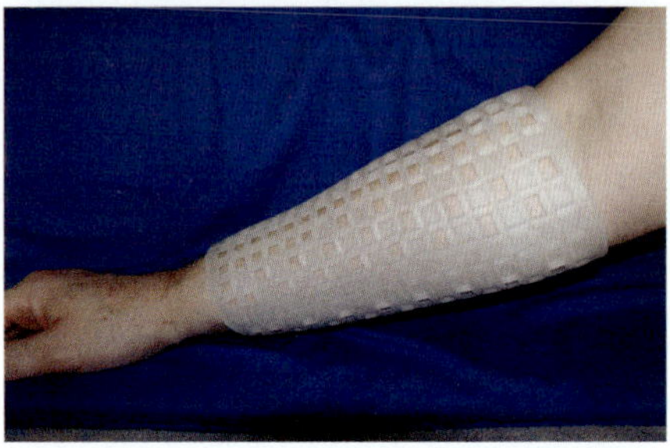

Abb. 1.15 Beispielhafte Versorgung zum Schutz des Unterarms mit einer Silikongittermanschette (YATHAN SECOND skin®) [M291]

- Persönliche Umgebung ausreichend beleuchten, ggf. Ecken/Kanten abpolstern
- Verzicht auf scharfkantigen Schmuck und lange Fingernägel
- Unterstützung bei der Mobilisation durch spezielle Transfertechniken, Gleittücher

Hautschutz- und Hautpflegemaßnahmen

Empfehlenswert:

- **Lipophile Hautmittel (Wasser-in-Öl-Emulsionen) zum Verbleib mit Feuchthaltefaktoren,** wie Harnstoff (Urea), Milchsäure, Glycerin, Kollagen oder Elastin, z. B. bei Xerosis cutis, Alters- oder Kortisonhaut.
- **Schutz von Wundrand und -umgebung:** Einsatz von transparenten Hautschutzmitteln (➤ Abb. 1.14); auch zur Intertrigoprophylaxe in den Hautfalten (**cave:** Pilzbefall vorab ausschließen); alternativ ggf. den Wundrand mit Transparentfolie/dünnem Hydrokolloidverband, Hydrofaser/Hydrofiber, Stomapaste/-modellierstreifen schützen.
- **Schutz vor Intertrigo:** Ein weiches, feuchtigkeitstransportierendes, unsteriles Textil mit antimikrobiellem Silberkomplex (InterDry®) kann in Hautfalten eingelegt werden und dort Flüssigkeit ableiten sowie Reibung vermindern (➤ Abb. 1.5). Zudem gibt es eine sogenannte multifunktionale Präventionskompresse (curea® InterCare), die in Körperfalten eingelegt wird und beidseitig in einem Superabsorber Nässe

(z. B. Schweiß), Keime und Gerüche einschließt.

- **Pflasterspray** zum Schutz frisch genähter Wunden, insbesondere in unmittelbarer Nähe einer Stomaanlage.
- **Analtampons** (z. B. Peristeen®, Firma Coloplast), **Stuhldrainagesysteme** (z. B. Flexi-Seal™, Firma Convatec), **Fäkalkollektoren:** Damit wird einer möglichen Unterwanderung der Versorgung vorgebeugt, die zu Hautirritationen führt und ein Infektionsrisiko birgt. **Cave:** Analtampons (z. B. Peristeen®, Firma Coloplast) sind mehrfach täglich zu wechseln (Herstellerinformationen beachten) → Ileusgefahr!
- **Verbandmittel ohne Klebeflächen oder mit hautfreundlichen Beschichtungen,** z. B. Silikon, bei gereizter Umgebungshaut. **Cave:** Unbeschichtete feinporige Polyurethanschaumverbände können bei nur wenig Exsudation durch die Saugwirkung ihrer feinen Poren mit dem Wundgrund verkleben!
- **Silikonbeschichtete Verbandmittel oder unbeschichtete Hydrogelkompressen** bei Pergament-, Kortison- oder dünner Altershaut. **Cave:** Bei diesen Wunden kein Einsatz von Wundauflagen mit (Poly-)Acrylatkleber!
- **Randfixierung von Verbandmitteln:** Da Wundauflagen in der Sakralregion durch Ausscheidungen häufig unterwandert werden oder sich aufrollen, ist es hilfreich, den Rand zusätzlich mit semipermeablen Transparentfolienstreifen zu umkleben.
- **Silikonbeschichtete/r Fixierverband/ Folie/Fixiervlies/Wundschnellverband** (z. B. Mepitac®, Mepitel® Film, Mepilex® Border Post-Op, Cosmopor® silicone, Leukomed® skin sensitive, Leukomed® T plus skin sensitive, OPSITE® FLEXIFIX GENTLE, Siltape® Silikon-Pflaster, Vellafilm®, Omnifix® Silicone, DracoFixiermull® sensitiv oder Fixomull® skin sensitive (➤ Abb. 1.16): speziell bei Pflasterunverträglichkeiten/-allergien sowie empfindlicher, fragiler Haut. Diese Produkte haften lediglich an der Haut und lassen sich atraumatisch entfernen.

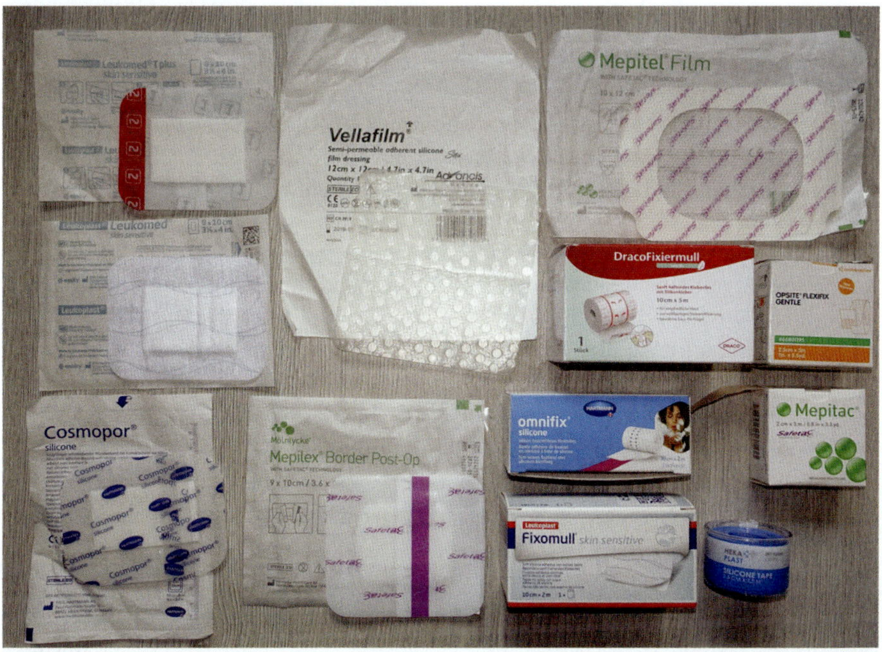

Abb. 1.16 Beispielhafte Übersicht über silikonbeschichtete Fixierverbände, Post-OP-Verbände und sterile Folienverbände [M291]

Nicht empfehlenswert

- **Hautmittel** in offene Wunden reiben.
- **Konservierungsstoffe oder Duftzusätze,** da diese ein allergisches Potenzial haben.
- **Alkohollösungen** wie Franzbranntwein, da sie die Haut reizen und austrocknen.
- **Abdichtende Pasten,** die keine Hautbeobachtung zulassen.
- **Reine Fette und Öle,** die den Gasaustausch durch Verkleben der Poren behindern und die Haut dadurch austrocknen.
- **Farbstoffe,** die keine Hautbeobachtung zulassen und zudem die Haut gerben/austrocknen.
- **Puder,** die durch Reibe- und Scherkräfte Hautreizungen hervorrufen und die Haut austrocknen.
- **Massagen** gefährdeter Hautstellen, da der erzeugte Druck zur Beschädigung kleiner Gefäße führen kann.

3_Standards Wundzentrum Hamburg e. V., 02_Hautpflege und Hautschutz bei Menschen mit chronischen Wunden

1.4 Wundentstehung

Eine Wunde (griech.: *trauma,* lat.: *vulnus*) ist ein durch Zellschädigung, Zerstörung oder Trennung von Körpergewebe bedingter pathologischer (krankhafter) Zustand, oft verbunden mit einem Substanzverlust sowie einer Funktionseinschränkung. Die Initiative Chronische Wunden (ICW) e. V. definiert eine Wunde als „Barriereverlust zwischen dem Körper und der Umgebung durch Zerstörung von Gewebe“ (Dissemond et al. 2017, S. 81). Entstehungsursache und Erscheinungsbild einer Wunde können sehr unterschiedlich sein. Eine genaue Wundklassifikation ist grundlegend für die Art der Behandlung.

Akute Wunden entstehen unmittelbar durch äußere Einflüsse, z. B. durch Schnitt-, Stich- oder Bissverletzung. Sie heilen meist unkompliziert ab. Auch Verbrennungen und sogenannte Skin Tears (➤ Kap. 1.3.3) sind akute Wunden.

Für **chronische Wunden** gibt es unterschiedliche Definitionen. Die AWMF-S3-Leitlinie der Deutschen Gesellschaft für Wundheilung und Wundbehandlung (DGfW) e. V. definiert eine chronische Wunde „[…] als Integritätsverlust der Haut und ggf. einer oder mehrerer darunter liegenden Strukturen mit einer fehlenden Abheilung innerhalb von acht Wochen“ (DGfW 2023, S. 197).

Laut ICW ist eine Wunde, die nach 8 Wochen nicht abgeheilt ist, chronisch. Wobei die ICW darauf hinweist, dass unabhängig von dieser Definition einige Wunden vom Zeitpunkt ihrer Entstehung an als chronisch anzusehen sind. Dies gilt für Wunden, bei denen eine Behandlung der Grunderkrankung erforderlich ist, z. B. Dekubitus, diabetisches Fußulkus, Ulcus cruris venosum.

In Deutschland leiden ca. 1 Million Menschen an chronischen Wunden (DAK 2024).

Anhand therapeutischer Möglichkeiten und Zielstellungen lassen sich chronische Wunden in heilende, schwer heilende und nicht heilbare Wunden unterscheiden (➤ Tab. 1.4), für die es drei übergeordnete

Tab. 1.4 Klassifikation chronischer Wunden anhand therapeutischer Möglichkeiten und Zielstellungen

	Heilende Wunde	Schwer heilende Wunden	Nicht heilbare Wunden
Ursache der Wunde	Wird behandelt	Kann potenziell behandelt werden	Kann nicht behandelt werden
Übergeordnete Zielstellung	Kurativ	Bedingt bzw. nicht kurativ	Palliativ

Behandlungsziele gibt (Dissemond et al. 2022a):

- **Kurativ:** vollständige Abheilung der Wunde; Kausaltherapie auf Basis adäquater Diagnostik, unterstützend lokale Wundtherapie
- **Bedingt/Nicht kurativ:** Wundabheilung kann nicht dauerhaft erzielt werden; z. B. wegen persönlicher Aspekte, Umgebungsfaktoren, fortschreitender/nicht behandelter Grunderkrankung; es stehen andere Behandlungsansätze im Vordergrund, z. B. bestmögliche Lebensqualität, gesundheitsbezogenes Selbstmanagement
- **Palliativ** (➤ Kap. 2.6): Symptomlinderung/-kontrolle unter Beachtung der Wünsche des Betroffenen

Beispiele für chronische Wunden, die nicht kurativ behandelt werden können:

- Wunden bei kritischer Ischämie ohne Möglichkeit einer Revaskularisation
- Diabetisches Fußulkus ohne Möglichkeit bzw. Fähigkeit zur Druckentlastung
- Wunden am Ende des Lebens, z. B. Dekubitus im Sterbeprozess
- Maligne Wunden

Die Wundheilung kann neben den zugrunde liegenden Ursachen auch durch diverse Kofaktoren oder Komorbiditäten negativ beeinflusst werden. So sind auch immer patientenspezifische Aspekte zu beachten, warum Wunden schwer oder ggf. gar nicht abheilen. Hierzu gehören z. B.:

- Finanzielle Belastung, Armut
- Artifizielle Wunden
- Suchterkrankung
- Frustration bis hin zur Depression
- Unzureichende oder keine Adhärenz
- Keine oder nicht sachgerechte Edukation
- Intelligenzminderung, Demenz
- Ablehnung von Interventionen, z. B. erforderlichen Operationen, Kompressionstherapie, Wundreinigung
- Unzureichende körperliche Hygiene

Der Behandlung einer chronischen Wunde gehen immer eine umfassende Diagnostik sowie Abklärung und Therapie der Grunderkrankung (Kausaltherapie) voraus. **Cave:** Die Wundauflage alleine kann keinen Heilungsprozess initiieren (➤ Kap. 1.7).

1.4.1 Entstehungsursachen von Wunden

Die Entstehung einer Wunde kann verschiedene Ursachen haben, z. B. Gewalteinwirkung von außen durch mechanische, chemische und thermische Verletzung.

Eine sehr verbreitete Wundart ist die **mechanische Wunde.** Sie tritt infolge einer Gewalteinwirkung auf. Typische mechanische Wunden sind: Ablederung, Amputation, Blase, Biss-, Riss-, Schnitt-, Stich-, Schussverletzung, Schürfwunde.

Thermische Wunden treten ebenfalls häufig auf und entstehen durch eine pathologische Temperatureinwirkung auf die Haut.

Eine weitere Wundursache kann die **beabsichtigte Verletzung** durch einen ärztlichen **invasiven Eingriff** zu therapeutischen oder diagnostischen Zwecken sein. Hierzu gehören z. B. im OP gesetzte Wunden, Amputationen und Gewebeentnahmen (z. B. Spalthautentnahme, Probeexzision).

Chemische Wunden entstehen durch Säuren, Laugen und Gase. Nach ihrer Neutralisierung werden sie wie Verbrennungswunden eingeteilt und therapiert.

Ulkuswunden (lat. Geschwür) werden meist nicht durch Gewalteinwirkung hervorgerufen. In der Medizin ist damit ein tief liegender Gewebedefekt gemeint, der auf trophisch bedingte Störungen der Haut wie Durchblutungs- und Stoffwechselstörungen, aber auch auf systemische Erkrankungen wie Magen-/Darmgeschwüre, Tumoren oder Hautinfekte zurückgeführt werden kann. Es liegt eine tiefe Wunde vor, die mindestens bis in die Dermis/Unterhaut reicht.

1.4.2 Die thermische Wunde

Temperatur, Dauer und Intensität sind ausschlaggebend für das Ausmaß der Gewebsschädigung einer thermischen Wunde. Es liegt ein teilweiser oder kompletter Gewebeuntergang durch die Einwirkung von Flammen, heißen Flüssigkeiten, Dampf, Gasen, Strahlung (Sonne, iatrogen), heißen Stoffen oder Kontaktflächen, Explosionen, Reibung sowie durch die Exposition gegenüber elektrischem Strom vor. Die Haut und ihre Anhangsgebilde sowie tiefer liegende Gewebeschichten werden geschädigt. Thermische Wunden sind häufig Alltagswunden, verursacht durch Strom, heißes Wasser (➤ Abb. 1.17) oder heißes Fett, Bügeleisen oder Feuerquellen. Ebenso können Sonnenbrand, Erfrierungen und Strahlenschäden (z. B. Radioaktivität, Bestrahlung bei Karzinompatienten) Auslöser sein.

Auswirkungen

Auf die Haut

- Zunehmende Denaturierung des Eiweißes (ab einer Lokaltemperatur > 52 °C) in allen Gewebestrukturen inklusive Blutgefäßen, Nerven und Hautzellen
- Tod der Hautgewebestrukturen
- Ödementstehung durch Freisetzung verschiedener Mediatoren, u. a. Histamin und Prostaglandin

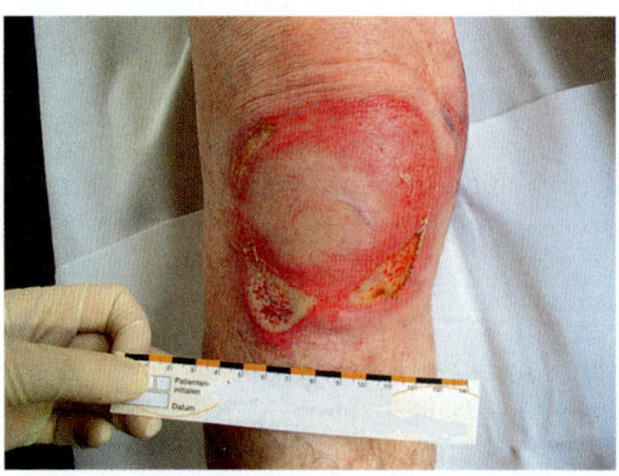

Abb. 1.17 Thermische Wunde. Verbrühung des rechten Knies durch heißes Wasser [M291]

Auf den Gesamtorganismus

- Volumenmangelschock: Freigesetzter, eiweißreicher Zellinhalt zieht Wasser ins Gewebe (Interstitium)
- Capillary-Leak-Syndrom durch Freisetzen von Mediatoren im gesamten Organismus: Ödemausbildung auch an anderen Organsystemen wie Lunge, Darm und Niere, „Verbrennungskrankheit“

Beurteilung des Schweregrads einer Brandverletzung

Einschätzung der Verbrennungstiefe, orientiert an der Gradeinteilung (➤ Tab. 1.5).

Die Schweregradeinteilung orientiert sich an Ausmaß und Tiefe der verbrannten Körperoberfläche (KOF). Die verbrannte KOF wird mit der sogenannten Neuner-Regel nach Wallace und/oder Handflächenregel berechnet.

Nach der **Neuner-Regel** werden der Kopf (mit Hals) und Arme mit jeweils 9 %, der komplette Rumpf mit 36 %, die unteren Extremitäten mit jeweils 18 % und das Genitale mit 1 % der KOF berechnet. Die Regel ist ab dem 6. Lebensjahr anwendbar. Eine Verbrennung 1. Grades (Erythem, s. u.) wird nicht zur Berechnung der verbrannten KOF herangezogen. Bei weniger umfangreichen Flächen (< 15 % KOF) oder fleckig verteilten Verbrennungen wird die Fläche mit der Handflächenregel erfasst. **Handflächenregel:** Die Fläche der Hand inklusive der Finger des Patienten macht ca. 1 % der KOF aus. Bei einer sehr großen verbrannten KOF kann so auch die nicht verbrannte Fläche bestimmt und von 100 % abgezogen werden. Weitere notwendige Daten zur Bestimmung des Schweregrads sind Informationen über die Tiefe der Verbrennung (➤ Tab. 1.5), innere Verbrennungen bzw. chemische/toxische Schäden (z. B. Inhalationstrauma, Säure-/Laugeningestion), Begleitverletzungen (z. B. Frakturen).

Tab. 1.5 Gradeinteilung nach Verbrennungstiefe (Quelle: DGV 2021)

Grad I („superficial")	
Befund	• Rötung (Erythem) • Lokales Ödem • Keine offenen Gewebedefekte • Starke Schmerzen wie bei Sonnenbrand
Verbrennungstiefe	• Epidermis • Oberflächliche Epithelschädigung ohne Zelltod
Pathophysiologie	• Hyperämie • Vasodilatation
Grad II („partial thickness-superficial")	
Dieser Grad wird in IIa „oberflächliche dermale Verbrennung" und IIb „tiefe dermale Verbrennung" differenziert.	
IIa Oberflächliche dermale Verbrennung	
Befund	• Blasenbildung • Ödemausbildung durch „Capillary Leak" • Wundgrund feucht-nass und rekapillarisierend (rosig) • Starke Schmerzen • Haare fest verankert
Verbrennungstiefe	• Oberflächige Dermis • Schädigung der Oberhaut und oberflächlicher Anteile der Lederhaut mit Sequestrierung
IIb Tiefe dermale Verbrennung	
Befund	• Blasenbildung oder zerstörte Blasenreste • Wundgrund eher trocken, blass und nicht oder schwach rekapillarisierend (blassrötlich) • Sensibilität wird schwächer → reduzierte Schmerzen • Haare leicht zu entfernen
Verbrennungstiefe	• Tiefe Dermis (mit Hautanhangsgebilden) • Weitgehende Schädigung der Lederhaut
Pathophysiologie	• Denaturierung von Protein (weißliches Corium) • Zunehmende Zerstörung der Nervenendigungen und der ver- und entsorgenden Kapillaren
Grad III („partial thickness deep")	
Befund	• Nekrose: nach Wundreinigung weiß-gelblich • Trockener, weißer, lederartig harter Wundgrund • Keine Schmerzen • Keine Rekapillarisierung nach Fingerdruck • Haare nicht mehr vorhanden
Verbrennungstiefe	• Komplette Dermis: vollständige Zerstörung von Ober- und Lederhaut
Pathophysiologie	• Denaturierung der Haut und ihrer Anhangsgebilde
Grad IV	
Befund	• Verkohlung bzw. Nekrosen aller Hautschichten und der darunter liegenden Strukturen, z. B. Muskeln, Sehnen, Knochen
Verbrennungstiefe	• Zerstörung weitgehender Schichten mit Unterhautfettgewebe, evtl. von Muskeln, Sehnen, Knochen und Gelenken
Pathophysiologie	• Lyse bei chemischer Schädigung • Verkohlung des Gewebes

Schweregradspezifische Therapiemöglichkeiten

Lokaltherapie

Erstgradige Verbrennungen und Verbrennungen des Grads IIa werden konservativ behandelt. Ab Grad IIb sollte, abhängig vom Gesamtzustand des Betroffenen, zeitnah eine operative Behandlung erfolgen.

Grad I

Medizinisches Fachpersonal ist angehalten, keine aktive Kühlung von Verbrennungen durchzuführen. Eine lokale Kühlung im Rahmen der Laienhilfe dient der Analgesie, birgt jedoch das Risiko der Hypothermie. Stattdessen erfolgt eine verbandfreie Versorgung mit pflegenden lipophilen Hautmitteln zum Verbleib.

Grad IIa

- Débridement bzw. Reinigung mit antiseptischen Lösungen, z. B. mit den Wirkstoffen Octenidin oder Polihexanid (➤ Kap. 2.1.1); bei großflächigen Verbrennungen ggf. Einsatz von Lokalanästhesie oder Analgetika
- Bei Bedarf Blasenabtragung zur genauen Diagnose des Wundgrunds und Entfernung von Hautresten bei beschädigtem Blasendach
- Erstverband für 24 Stunden mit trockenen, konventionellen Verbandmitteln, z. B. Wunddistanzgitter (➤ Kap. 1.7.1) und sterilen Kompressen sowie antiseptischen Lösungen oder Zubereitungen, z. B. Polihexanid-Gel 0,04 % (Apothekenzubereitung)
- Erster Verbandwechsel nach 24 Stunden; Kontrolle der Wunde auf Afterburning (Nachbrennen) bzw. Abtiefen der Wunde durch lokale thermische Überhitzung
- Ggf. Abdeckung der gereinigten Wundfläche mit semiokklusiven Verbandmitteln; bei geschlossenen Brandblasen keine antiseptischen Produkte oder hydroaktive Verbandmittel anwenden – im Inneren einer unversehrten Blase befinden sich keine Keime
- **Cave:** Auf keinen Fall in der Akutphase am ersten Tag warm haltende folienbeschichtete Verbandmittel einsetzen, da Gefahr des Afterburnings!

Grad IIb

- Wie bei Grad IIa bei kleineren Verbrennungsflächen (< 1 % der Körperoberfläche)
- Abhängig vom Gesamtzustand des Verletzten möglichst frühzeitig operative Behandlung, z. B. sterile Blasenabtragung im OP, Nekrosenabtragung oder zügige Hauttransplantation
- Schnellstmögliche Verlegung in ein Brandverletztenzentrum
- Versorgung bis zur Verlegung: steriler Verband, ggf. kühlend und nicht mit der Wunde verklebend; trockene Verbandmittel wie Wunddistanzgitter und sterile Kompressen bevorzugen

Grad III und IV

- Steriles Abdecken der Wunde
- Nach Stabilisierung der Vitalfunktionen und Herstellen der Transportfähigkeit des Patienten schnellstmögliche Verlegung in ein Brandverletztenzentrum
- Frühzeitige operative Behandlung, z. B. Nekrosenabtragung, zügige Hauttransplantation

Indikationen zur Verlegung in ein Brandverletztenzentrum

- Alle Patienten mit Verbrennungen an Gesicht, Hals, Händen, Füßen, Anogenitalregion, Achselhöhlen, Bereichen über großen Gelenken oder sonstiger komplizierter Lokalisation
- Patienten mit mehr als 10 % zweitgradig verbrannter Körperoberfläche
- Alle Patienten mit Verbrennungen 3. Grades

- Alle Patienten mit Verbrennungen durch Elektrizität inklusive Blitzschlag
- Alle Patienten mit Verätzungen durch Chemikalien
- Patienten mit mechanischen Begleitverletzungen
- Alle Patienten mit Inhalationsschaden
- Patienten mit schweren Vorerkrankungen z. B. der Lungen oder des Herz- und Gefäßsystems wie COPD, Herzinsuffizienz, Hypertonie, Patienten < 8 Jahre und > 60 Jahre
- Alle Patienten mit Verbrennungen, die eine spezielle psychologische, psychiatrische oder physische Betreuung benötigen

Organisation der Verlegung in ein Brandverletztenzentrum

Anruf beim nächsten Brandverletztenzentrum, der nächsten Rettungsstelle oder der zentralen Bettenvermittlung über die zentrale Anlaufstelle für die Vermittlung von Betten für Schwerbrandverletzte (ZA-Schwerbrandverletzte) in Hamburg, Telefon: 040/428 51–49 50, Fax: 040/4 28 51–42 69; E-Mail: einsatzmeldungen@feuerwehr.hamburg.de

Unterstützende und begleitende Maßnahmen

1. Schockbehandlung
2. Vermeidung von Körperwärmeverlust
3. Adäquate Schmerztherapie
4. Ausreichende Flüssigkeitszufuhr. Für Schwerstbrandverletzte gilt für die ersten 24 Stunden post Trauma die Baxter-Formel: 4 × Körpergewicht in kg × verbrannte KOF in % = ml Ringerlaktat (i. v.) in 24 Stunden
5. Nachversorgung
   - Haut- und Narbenpflege mit Narbenpflegemitteln wie Narbenpflaster, Narbengel (z. B. Contractubex®-Gel), Narbencreme, silikonbeschichteten Auflagen (z. B. Mepiform®, Cica-Care®) und durch eine Fachperson angepasste Narbenkompressionsbekleidung bei Grad-IIb- und Grad-III-Verbrennungen sowie bei Schwellneigungen
   - Bei Bedarf plastisch-chirurgische Nachbehandlung z. B. von funktionsbehindernden Narben und bei fehlender Belastbarkeit
   - Bei Bedarf ästhetische Korrekturen an der Haut
   - Stationäre und/oder ambulante Rehabilitation
   - Vermeidung von Sonnenexposition
   - Physio- und Ergotherapie
   - Bei Bedarf psychologische Nachbetreuung
   - Kontakt zu Selbsthilfegruppen herstellen (z. B. CICATRIX e. V.)
   - Langfristige Kontrollen

CAVE!

- Keine (Brand-)Salben, Lotionen, Gele oder Hausmittel wie Zahnpasta, Quark etc. auf offene Verbrennungsareale aufbringen.
- Kein Auskühlen des Körpers im Rahmen der Wundkühlung zulassen.
- Wunden sind insbesondere nach Verbrennungen infektionsgefährdet.

Erste-Hilfe-Maßnahmen

- Hitzequelle bzw. schädigende Ursache (Agens) beseitigen
- Strom abschalten
- Heiße, schwelende bzw. verätzte Kleidung entfernen
- Prüfung der Vitalfunktionen
- **Cave:** Immer Selbstschutz beachten!

3_Standards Wundzentrum Hamburg e. V., 01_Wunden nach Verbrennung

1.5 Art und Tiefe der Gewebsschädigung

Zusätzlich zur Ursache der Wundentstehung sind Art und Tiefe der Gewebsschädigung zu definieren.

- **Geschlossene Wunden:** Die Haut ist nicht durchtrennt, allerdings sind das Gewebe und die Strukturen, welche unterhalb der Haut liegen, geschädigt. Äußerlich sind diese Verletzungen durch Hämatome und Weichteilschwellungen sichtbar, die häufig extrem schmerzhaft sind (➤ Abb. 1.18). So können etwa Blutgefäße, Nerven, Knochen, Sehnen- und Gewebeanteile geschädigt sein. Typische Verletzungen: Luxationen, Quetschungen, geschlossene Frakturen oder Commotio cerebri.
- **Oberflächliche Wunden:** Diese werden auch epitheliale Wunden genannt und sind in der gefäßlosen Epidermis lokalisiert. Sie heilen narbenfrei ab. Eine typische Verletzung ist die bewusst invasiv gesetzte Spalthautentnahmestelle (➤ Abb. 1.19).
- **Perforation:** Hierbei ist die gesamte Haut durchtrennt. Typische Schädigungen können Biss- und Risswunden, Quetschungen sowie Schnittverletzungen sein.

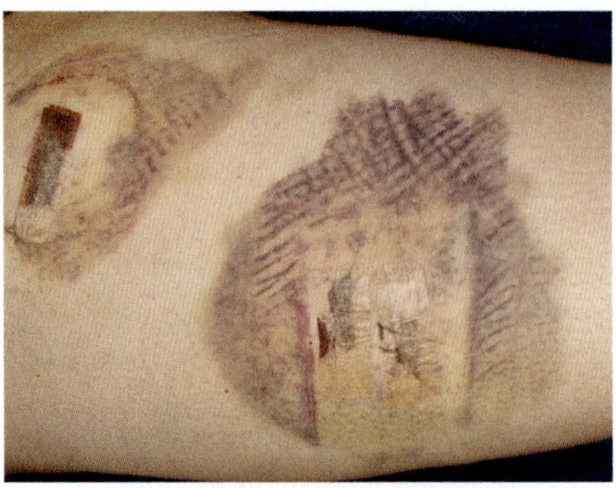

Abb. 1.18 Hämatome am Oberschenkel nach einem invasiven Eingriff [M291]

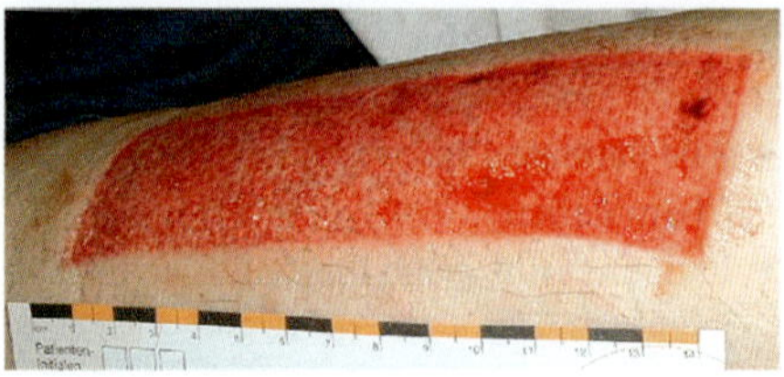

Abb. 1.19 Spalthautentnahmestelle [M291]

- **Komplizierte Wunden:** Dies sind sehr tiefe, offene Wunden mit Beteiligung von Muskel- bzw. Knochengewebe und/oder inneren Organen. Es besteht die Gefahr von weiterführenden Schädigungen wie Infektion oder Durchblutungsstörungen bis hin zur Ischämie. Auslöser kann eine Amputationsverletzung, z. B. durch eine Sägearbeit, eine offene Fraktur oder eine ausgeprägte Weichteilverletzung sein.

1.6 Wundheilung und -phasen

Eine Wundheilung findet erst ab 28 °C statt, da ab dieser Temperatur die Mitose (Zellteilung) beginnt. Deshalb stellt ein feucht-warmes Milieu die optimale Grundlage für die Wundheilung dar. Auch ermöglicht eine feucht-warme Umgebung, dass die neu entstehenden Zellen schneller wandern und sich anordnen. Die für den Zellaufbau notwendigen Substanzen werden bereitgestellt, und die Immunabwehr wird aktiviert. Der dicke, feste Schorf, typisch für die trockene Wundheilung, kann sich im feuchten Milieu nicht entwickeln und die Granulation und Migration der Epithelzellen behindern.

CAVE!

Es gibt allerdings Wunden, bei denen eine feucht-warme Wundversorgung kontraindiziert ist, z. B. unbehandelte Nekrosen bei pAVK

(➤ Kap. 2.1.2), akute Verbrennungswunden am 1. Tag (➤ Kap. 1.4.2), maligne Wunden (Förderung des Tumorwachstums, ➤ Kap. 2.6) und infizierte Wunden, da Erreger vom feucht-warmen Milieu profitieren (➤ Kap. 2.2.2).

Es werden zwei Arten der Wundheilung unterschieden. Die **primäre Wundheilung** findet z. B. bei aseptischen OP-Wunden oder frischen (nicht älter als 4–6 Stunden) infektionsfreien Verletzungen statt. Die Wundränder liegen dicht aneinander bzw. wurden zuvor adaptiert und sind gleichmäßig oder glatt durchtrennt (z. B. Schnittwunde). Die primäre Wundheilung ist nach ca. 10 Tagen abgeschlossen, komplikationslos und lässt nur eine minimale Vernarbung zurück.

Wunden, bei denen ein primärer Wundverschluss nicht möglich ist, müssen **sekundär** verheilen. Dies bedeutet, hier findet ein narbiger Ersatz der Gewebslücke durch die Auffüllung von Granulationsgewebe statt. Hierzu gehören infektionsgefährdete, infizierte, großflächige Wunden, z. B. der sogenannte Platzbauch oder Verbrennungswunden, sowie alle chronischen Wunden, z. B. Dekubitus, diabetisches Fußulkus und Ulcus cruris.

Beide Arten der Wundheilung laufen in drei ineinander übergehenden Phasen ab. In der **Reinigungs-, Inflammations-** oder **Exsudationsphase** findet die Ausschwemmung von Bakterien und Zelltrümmern statt. Zelleigene Substanzen bewirken zunächst die Engstellung der geschädigten Gefäße zur Vermeidung eines weiteren Blutverlusts. Anschließend wird das Gerinnungssystem aktiviert. Ein Zusammenwirken von etwa 30 verschiedenen Faktoren ermöglicht die in Etappen ablaufende Blutgerinnung, bei der letztendlich ein Fibrinnetz ausgebildet wird. Der durch die Engstellung der Zellen verminderte Blutfluss kommt nun durch Gerinnung ganz zum Stillstand. In dieser Phase treten die typischen Symptome einer Entzündungsreaktion auf: *rubor, tumor, dolor, calor, functio laesa* (➤ Abb. 1.20).

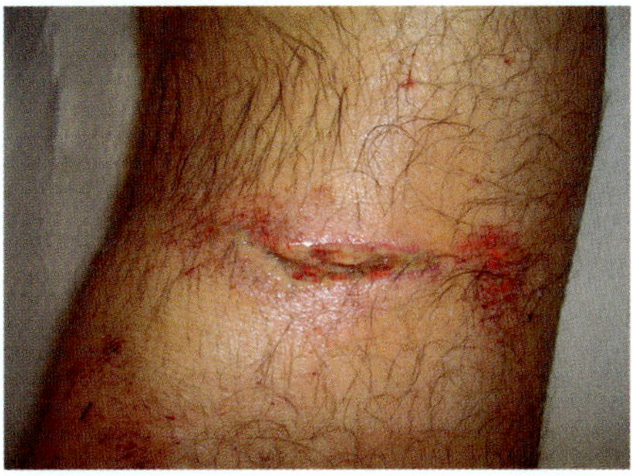

Abb. 1.20 Akute Verletzung in der Reinigungsphase mit typischer Entzündungsreaktion, hier bei Wadenverletzung beim Fußball durch Stollen vom Sportschuh [M291]

Dies ist die Immunantwort des Organismus auf externe Reize, wie Fremdkörper, Hitze oder Druck. Da diese Inflammation jedoch eine Abwehrreaktion ist, tritt sie ausschließlich in der Reinigungsphase auf. Infolge der Exsudation von Blutplasma in das Interstitium kommt es zur Einwanderung von Leukozyten, insbesondere neutrophiler Granulozyten und Makrophagen (Fresszellen). Letztere dringen in die Wunde ein und beginnen mit dem Abbau von Bakterien, abgestorbenen Gewebeteilen und anderen Fremdkörpern durch Phagozytose. Sie dienen auf diese Weise der Infektabwehr. Darüber hinaus sondern sie für die Wundheilung wichtige Wachstumsfaktoren ab. Diese Wundheilungsphase ist bei akuten Wunden normalerweise nach 2–3 Tagen abgeschlossen.

In der **Granulations-** oder **Proliferationsphase** werden die Substanzverluste durch neu entstehendes Gewebe aufgefüllt. Fibroblasten, die durch Makrophagen aktiviert werden, bilden unter Nutzung des bei der Gerinnung entstandenen Fibrinnetzes ein Gerüst. Dieses ermöglicht eine Struktur für die Neuansiedlung von Zellen im Wundbereich. Eine weitere Aufgabe der Fibroblasten ist die Produktion von Kollagen, wodurch das neu entstehende Granulationsgewebe gefestigt wird. Migrierende Endothelzellen bilden nach der Vorlage dieser

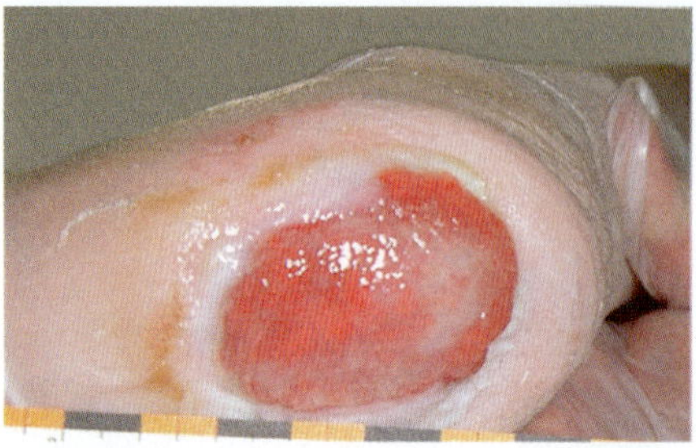

Abb. 1.21 Granulierende Wunde an der Ferse [M291]

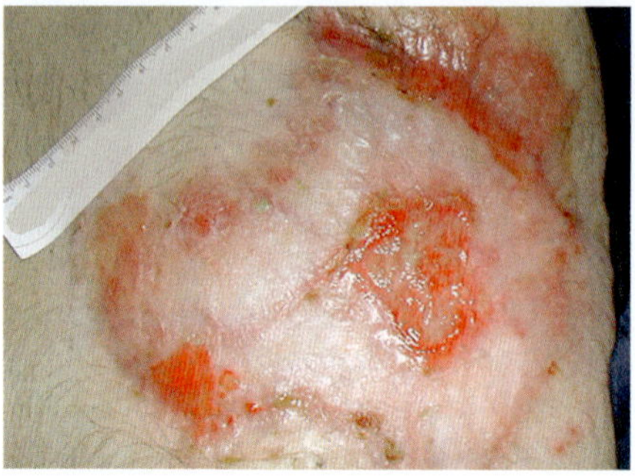

Abb. 1.22 Restgranulation mit etwas Fibrinbelag und fortschreitender Epithelisierung, hier bei Zustand nach Platzbauch [M291]

Matrix Kapillaren aus, die sich mehr und mehr verzweigen, bis sie in ein Blutgefäß einmünden. In einer gut durchbluteten Wunde befinden sich zahlreiche Gefäße, die den wundspezifisch gesteigerten Stoffwechsel ermöglichen. Die Ansammlung von Kapillaren gibt der Wunde in der Granulationsphase ihre typische Erscheinungsform. Das Gewebe ist gut durchblutet, erscheint tiefrot gefärbt, gekörnt und feucht glänzend (➤ Abb. 1.21). Diese neuen Kapillaren sind noch äußerst empfindlich gegenüber traumatischer Einwirkung. Es ist daher erforderlich, die Wunde in der Granulationsphase mit entsprechenden Verbandmitteln besonders zu schützen und feucht zu halten. Die Granulationsphase beginnt bei akuten Wunden frühestens ab dem 2. Tag und kann bis zu 14 Tage andauern.
Abschließend wird in der **Regenerations-** oder **Epithelisierungsphase** faserreiches Narbengewebe ausgebildet. Das Granulationsgewebe verliert Wasser und bildet Gefäße zurück. Gleichzeitig nutzen die einwandernden Epithelzellen die feuchte Oberfläche des Granulationsgewebes, auf der sie langsam vom Rand her einwachsen. Die Zellschicht verdickt sich zusätzlich durch Mitose und führt so zum vollständigen Wundverschluss (➤ Abb. 1.22). Die Epithelisierungsphase beginnt bei akuten Wunden ab dem 4. Tag und kann bis zu 21 Tage dauern.

Bei der Heilung chronischer Wunden laufen die hier aufgeführten Mechanismen wesentlich langsamer ab und können sogar Wochen, Monate bis Jahre andauern.

Innerhalb dieser Phasen treten unterschiedliche Wundzustände auf: z. B. Nekrosen (trocken/feucht), infizierte Wunden, belegte Wunden, tiefe/unterminierte, granulierende und epithelisierende Wunden.

1.7 Grundlagen der Wundversorgung

Grundsätzlich gilt: Zuerst ist die Ursache der Wundheilungsstörung zu beheben (Kausaltherapie), bevor ein Heilungsprozess initiiert werden kann. Hierzu bedarf es einer umfassenden Diagnostik. Bei der peripheren arteriellen Verschlusskrankheit (pAVK) bedeutet dies z. B., dass zuerst die Durchblutungsstörung durch revaskularisierende Maßnahmen zu beseitigen ist, z. B. durch Dilatation (PTA = perkutane transluminale Angioplastie) oder Bypass. Im Falle einer chronischen venösen Insuffizienz (CVI) ist eine sachgerechte Kompressionstherapie für die Heilung eines Ulcus cruris venosum ausschlaggebend. Liegt ein Dekubitus vor, sollte zunächst das Risiko von Druck, Reibe- und Scherkräften minimiert werden. Leidet der Patient an einem diabetischen Fußulkus, stehen die Einstellung der Stoffwechselsituation sowie die adäquate Druckentlastung im Vordergrund.

Compliance und Adhärenz

Compliance ist ein veralteter Ausdruck für die Rolle des Patienten in der Therapie. Die Weltgesundheitsorganisation (WHO) definierte Compliance im Jahr 2003 als das „Ausmaß, in welchem der Patient medizinische Instruktionen befolgt". Diese Definition sieht die Verantwortung für ein Scheitern der Therapie einseitig beim Patienten. Der Therapieerfolg ist laut dieser Definition nur gewährleistet, wenn der Betroffene kritiklos die Verordnungen befolgt. Seine individuellen Möglichkeiten, Sorgen und Probleme werden dabei nicht mit einbezogen. Zudem wird nicht beachtet, ob der Patient die Therapie versteht oder damit einverstanden ist.

Die Beziehung zwischen Patienten und Versorger wird heutzutage durch den Begriff der **Adhärenz** definiert. Dies ist das Ausmaß, in dem der Patient „die gemeinsam mit dem Therapeuten beschlossene Therapie in seinen Lebensalltag" integriert (Dissemond et al. 2017, S. 82). Die Basis hierfür ist sein individuelles Krankheitsverständnis.

Nur wenn der Patient die Notwendigkeit zur Mitarbeit erfassen kann und gleichzeitig ausreichend Antrieb hat, ist die Basis für eine Adhärenz bereitet und somit eine Grundlage für den Behandlungserfolg gelegt (➤ Tab. 1.6).

Weitere Einflussfaktoren

Auch **systemische Einflussfaktoren** (den gesamten Organismus beeinflussende Faktoren) müssen beachtet werden, um den Heilungsprozess in Gang zu setzen:

- **Arzneimittel,** die die Wundheilung beeinflussen können, z. B. durch Hemmung von Entzündungsprozessen

Tab. 1.6 Faktoren, die die Adhärenz beeinflussen

Sozioökonomische Faktoren	• Analphabetismus, niedriges Bildungsniveau • Kulturelle Vorstellungen • Weite Wege zu medizinischen Einrichtungen • Armut, hohe Reise-/Materialkosten
Behandlungsteam und Gesundheitssystem	• Unstrukturiertheit im Team • Fehlende oder inkompetente Beratung, kurze Sprechzeiten • Kritik an Vorbehandlern • Keine Förderung des individuellen Selbstmanagements • Schlechte Zugänglichkeit zu benötigten Medikamenten/Material
Krankheitsbedingte Verfassung des Patienten	• Wirkt in Verbindung mit der Schwere der Symptome (physisch, psychisch, sozial, beruflich) • Art/Schwere des Krankheitsverlaufs • Unzureichende/Schlechte Verfügbarkeit einer effektiven Therapie • Erkrankungen wie Demenz, Depression oder Sucht haben zusätzlichen Einfluss
Therapiebezogene Faktoren	• Dauer der Behandlung: kein schneller Erfolg • Damit verbundene Kosten • Nebenwirkungen, schlechte Therapieerfahrungen
Patientenbezogene Faktoren	• Ressourcen, Wissen, Vorstellung und Erwartung der Patienten • Vergesslichkeit, Stress, Angst, unverständliche Therapieanweisungen, fehlende Akzeptanz der Krankheit • Schlechte Erfahrungen mit Behandlern

bzw. Beeinflussung der Immunabwehr, Einfluss auf die Blutgerinnung und die Zellproliferation. Beispiele: Antibiotika, Antikoagulanzien (z. B. Heparin, Marcumar), Zytostatika, Diuretika, Chemotherapeutika, Kortikosteroide, Barbiturate. Oft sind diese Medikamente nicht ohne Weiteres einfach abzusetzen. Hier ist eine Risiko-Nutzen-Bewertung erforderlich.
- Mit zunehmendem **Alter** nimmt die Wundheilungsfähigkeit des Körpers ab. Außerdem wird die Arbeitsleistung des Herz-Kreislauf-Systems herabgesetzt. Durch eine Verlangsamung der Durchblutung vermindert sich die Versorgung der Haut mit Sauerstoff und Nährstoffen. Zusätzlich verliert die Haut im Alter durch einen Abbau von Kollagen- und elastischen Fasern an Festigkeit, wird dünn und durch einen Rückgang der Schweißsekretion trocken. Sie ist mechanisch weniger belastbar und kann schneller einreißen. Entsprechend erhöht sich das Verletzungs- und Infektionsrisiko (➤ Kap. 1.3.1).
- **Psychische Verfassung:**
  - Eine stabile Psyche wirkt sich positiv auf den Heilungsprozess aus.
  - Der gesundheitliche Zustand verschlechtert sich bei Patienten infolge einer drastischen Änderung der Lebensumstände.
  - Angst vor Einsamkeit: Patienten manipulieren selbst an ihrer Wunde (Artefakte), damit nach erfolgreicher Wundabheilung die regelmäßige Betreuung, z. B. durch den Pflegedienst, nicht eingestellt wird.
  - Abhängigkeit von anderen: Der Patient empfindet Termine und Behandlungen als Stress sowie als Einschränkung seines selbstbestimmten Lebens und fühlt sich zunehmend als Belastung, z. B. für Angehörige.
  - Demente Patienten arbeiten nicht mit, da sie die Aufklärung und Anweisungen vergessen oder durcheinanderbringen.
  - Depressive Patienten benötigen Zuspruch und Motivation.
- **Bewegungsförderung (aktiv und passiv)** sorgt maßgeblich für eine gute Durchblutung des Körpers. Eine ausreichende Sauerstoffzufuhr wird gewährleistet und wirkt sich entscheidend auf die Wundheilung aus.
- Ein **Immunstatus,** der durch Erkrankungen wie HIV und Krebs geschwächt ist, schränkt den Heilungsablauf stark ein bzw. verhindert ihn. Die mangelnde Anzahl an Leukozyten reicht nicht aus, um den Wiederherstellungsprozess auszulösen.
- Der **allgemeine Gesundheitszustand** kann die Wundheilung negativ beeinflussen, z. B. durch Stress, Rauchen, Alkohol, Drogen, Adipositas, Kachexie, Bewegungsmangel, Arteriosklerose.
- **Störungen im Herz-Kreislauf-System:** z. B. pAVK, CVI, Lymphödeme.
- **Stoffwechselstörungen** können ebenfalls einen negativen Einfluss auf die Wundheilung haben, z. B. Diabetes mellitus, Niereninsuffizienz, Rheuma, Morbus Crohn.
- Eine ausgewogene **Ernährung** ist ein unerlässlicher Bestandteil der Wundheilung (➤ Kap. 7.3). Sie beinhaltet sowohl eine ausreichende **Flüssigkeitszufuhr** als auch die Substitution von Nährstoffen und Vitaminen. Insbesondere Vitamin C ist für den Kollagenaufbau unerlässlich. Auf eine eiweißreiche und zinkhaltige Ernährung ist zu achten.
- **Schmerzen** (➤ Kap. 8) beeinflussen und hemmen die Wundheilung. Sie führen zu einer reduzierten Beweglichkeit und Mobilität des Patienten und wirken sich negativ auf seine Stimmungslage aus. Die individuelle Belastung durch Schmerzen greift die Psyche des Patienten an. Empfindet der

Patient Schmerzen bei der Behandlung, wird er sich bewusst oder unbewusst gegen die Maßnahmen der Therapie, z. B. Verbandwechsel oder Bewegungsförderung, sperren. Schmerz wird immer individuell empfunden und daher mit einer Schmerzskala (➤ Kap. 8.2) abgefragt. Vielfach sind Schmerzen, z. B. beim Verbandwechsel, durch einfache Maßnahmen wie dem vorherigen Anwärmen der Spüllösung oder dem Vermeiden unnötigen Berührens von Wunde und Wundumgebung zu minimieren.

Zusätzlich zu den systemischen können **lokale Störfaktoren** die Abheilung der Wunde stören oder gefährden, z. B. Hämatome (➤ Abb. 1.18), Nekrosen, Ödeme, Schorf, Auskühlung oder Austrocknung der Wunde, Hypergranulation (s. Kasten, ➤ Abb. 1.23), vorgeschädigtes Gewebe (z. B. durch Bestrahlung), hypertrophes Narbengewebe (s. Kasten), Dehiszenz/Klaffen der Wunde (Aufgehen oder Auseinanderweichen von zusammengehörenden Gewebsstrukturen, z. B. Nahtdehiszenz), ungenügende Ruhigstellung der geschädigten Region oder Druck, Fremdkörper innerhalb der Wunde, Artefakte, Infektion.

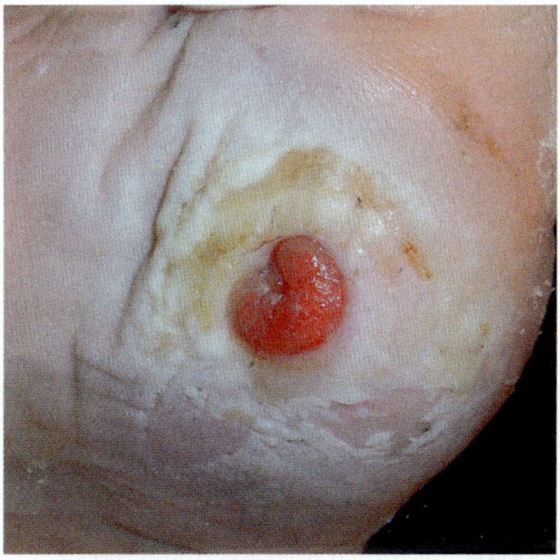

Abb. 1.23 Hypergranulierende Wunde aufgrund von zu viel Feuchtigkeit [M291]

Maßnahmen bei Hypergranulation

Es gibt leider kein Patentrezept für die Behandlung von Hypergranulation (überschießendes Gewebe über Hautniveau). Die Therapie mit Silbernitrat („Höllenstift") gilt heute als unzeitgemäß, da das rosige, frische Gewebe durch Verätzen wieder zerstört wird. Oft schädigt diese Behandlungsform auch die Wundumgebung. Zudem ist durch die entstehende Schwarzfärbung (im Gewebe bildet sich elementares Silber) keine Wundbeobachtung mehr möglich. Auch der Off-Label-Einsatz (ein Einsatz, der über die Indikationen laut Packungsbeilage hinausgeht bzw. dort nicht aufgeführt ist) von Kortisoncremes wird kritisch gesehen. Oft ist das Hypergranulationsgewebe schäumig und sehr weich, es fehlt die körnige Struktur. Meist reicht es, dieses Gewebe mechanisch abzutragen (Kompresse, Kürette), um danach festeres Granulationsgewebe zu erhalten. Eine Alternative, die gute Erfolge zeigt, ist die Umstellung der Versorgung von feucht-warm auf konventionell-trocken, denn zu viel Feuchtigkeit und Wärme können eine Hypergranulation bedingen. Deshalb sind feucht und warm haltende Versorgungen wie Hydrokolloid- oder feinporiger Polyurethanschaumverband gegen trockene Versorgungen z. B. mit sterilen Kompressen auszutauschen. Um ein Verkleben mit dem Wundgrund zu vermeiden, empfiehlt es sich, ein zeitgemäßes Wunddistanzgitter (➤ Kap. 1.7.1) unterzulegen. Unterstützend kann eine leichte Kompressionstherapie angebracht werden. Häufig zeigen sich unter dieser Therapieform gute und schnelle Erfolge.

Maßnahmen zur Narbenreduktion

Es gibt verschiedene Produkte (z. B. Narbenpflaster, Gel, Creme, Silikonauflagen), die auf das frisch vernarbte, geschlossene Gewebe aufgebracht werden. Grundsätzlich sollte die Anwendung zeitnah und regelmäßig erfolgen. Allerdings ist auch bei länger bestehenden Narben, vor allem bei hypertrophem Narbengewebe und Keloiden, der Einsatz von Narbenreduktionsprodukten empfehlenswert.

Die Tragezeit variiert zwischen 12 und 24 Stunden/Tag. Der komplette Behandlungszeitraum wird je nach Produkt und Narbe mit 2–12 Monaten angegeben. So bietet der Markt z. B.

1

Silikonverbände wie Mepiform®, Cica-Care® sowie Produkte zum Einreiben wie Contractubex®-Gel an. Die Produkte sollen u. a. eine erhöhte Wasserbindung im Narbengewebe bewirken und das Gewebe gleichzeitig ebnen und geschmeidiger machen.

1.7.1 Traditionelle Wundversorgung

Die Produkte der traditionellen oder auch konventionellen, trockenen Wundversorgung haben folgende Aufgaben: Aufnahme von Wundexsudat, Polsterfunktion, Schutz gegen äußere Einflüsse. Darüber hinaus können sie auch Träger für Arzneimittel sein.

Mullkompressen

- Mehrlagiges Baumwollgewebe (bis zu 32-mal übereinandergelegt), fein oder grobmaschig, je nach Fadendichte
- Saugt Wundexsudat bei Kontakt mit Wundgrund auf
- Anwendung: häufige Verbandwechsel in der Reinigungsphase stark exsudierender Wunden, Erstabdeckung postoperativer Wunden, zum Auswischen der Wunde und zur Säuberung des Wundrands bei der Wundreinigung (➤ Kap. 2.1)
- Kontraindikationen: schwach exsudierende, granulierende, epithelisierende und sekundär heilende Wunden (z. B. Dekubitus). Hier besteht Verklebungsgefahr!

Vlieskompressen

- Herstellung durch Verfestigung von Viskose, Baumwolle oder synthetischen Fasern
- Drapierfähig, sehr weich und anschmiegsam; dadurch insbesondere bei schmerzempfindlichen Patienten besser zur Wundreinigung geeignet als Mullkompressen
- Anwendung/Kontraindikationen: siehe Mullkompressen

Saugkompressen

- Hülle: Vliesstoff (meist wasserabweisende, hydrophobe Fasern), der im direkten Kontakt zum Wundgrund steht
- Innen: hydrophile Materialien, z. B. Zellwolle, Watte zur Resorption von Wundexsudat; ggf. sind Superabsorber enthalten
- Anwendung: postoperative Wunden (Erstabdeckung), stark exsudierende Wunden in der Reinigungsphase (bei häufigen Verbandwechseln)
- Kontraindikationen: als Primärabdeckung bei tiefen, unterminierten Wunden, schwach exsudierenden Wunden, Wunden in der Granulations-/Epithelisierungsphase

Eine Weiterentwicklung sind Vlieskompressen mit Superabsorber (➤ Kap. 2.2.7), die enorm saugfähig sind. Diese sind speziell bei stark exsudierenden Wunden indiziert und haben den Vorteil, dass sie nach Exsudateinlagerung insbesondere auch unter Kompressionstherapie kaum mehr Feuchtigkeit abgeben, d. h., sie verfügen über eine gute Retention.

Wundschnellverbände (haushaltsübliches Pflaster)

- Haftendes Trägermaterial, auf der Innenseite saugende Auflage
- Zeitsparende Fixierung
- Anwendung: primäre postoperative Wunden, Handwunden, Erstversorgung kleinerer akuter Wunden (Bagatellverletzungen)
- **Cave:** Klebefläche muss Saugschicht umschließen, sonst kein ausreichender Schutz vor Keimbefall
- Kontraindikationen: tiefe, sekundär heilende Wunden

Beim Einsatz dieser Produkte als Post-OP-Verbände kommt es häufig zu Komplikationen, wie Spannungsblasen (➤ Abb. 1.8) und damit verbunden zu Schmerzen und Hautläsionen. Zudem sind tägliche Verbandwechsel erforderlich. Moderne Alternativen wurden speziell für die Anforderungen von Post-OP-Wunden entwickelt. Sie können bis zu 7 Tage (Herstellerinformationen beachten!) auf der Wunde verweilen und vermeiden die Ausbildung von Spannungsblasen durch Silikonbeschichtung (z. B. Mepilex® Border Post-Op, Cosmopor® silicone, Leukomed® skin sensitive, Leukomed® T plus skin sensitive; ➤ Abb. 1.16).

Beschichtete Wundgazen und Wunddistanzgitter

- Wundgazen (Fettgazen) sind grobmaschige Netze, die je nach Produkt aus natürlichen Fasern oder Kunstfasern mit aufgetragener hydrophober Fettsalbe (z. B. Vaseline) oder Öl-in-Wasser-Emulsionen, um ein Verkleben mit dem Wundgrund zu verhindern, bestehen. Bei ihrer Anwendung sind tägliche Verbandwechsel erforderlich.
- Wunddistanzgitter (➤ Abb. 1.24) sind eine zeitgemäße Alternative zu den beschichteten Wundgazen. Sie sind feinmaschiger und entweder gar nicht beschichtet oder mit hautfreundlichen Beschichtungen aus Silikon oder gelbildenden Partikeln versehen. Dadurch wird einem Verkleben mit dem Wundgrund vorgebeugt. Zudem können diese Produkte meist bis zu 7 Tage, ggf. sogar bis zu 14 Tage auf der Wunde verweilen (Packungsbeilage beachten). Durch die längere Verweildauer sind sie in der Anwendung zudem kostengünstiger als die klassischen Fettgazen.
- Beschichtete Gazen und Wunddistanzgitter sind immer mit sterilen Kompressen zur Aufnahme des Wundexsudats abzudecken.
- Anwendung: oberflächliche Schürf- und Risswunden, Meshgraft-Plastiken (➤ Abb. 1.25), maligne Wunden (um schmerzhaftes Verkleben mit Kompressen zu vermeiden), Verbrennungs-

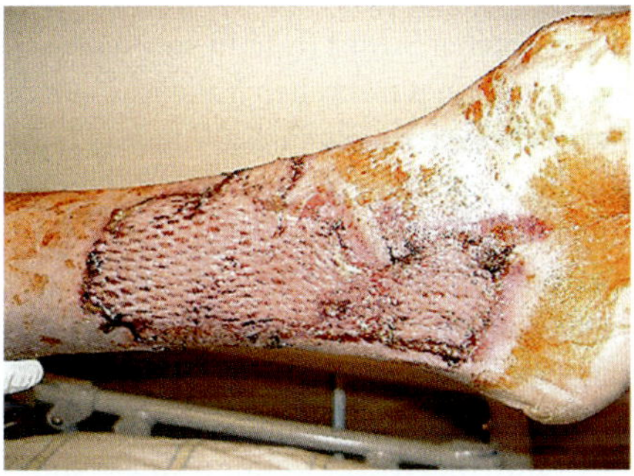

Abb. 1.25 Meshgraft-Plastik [M291]

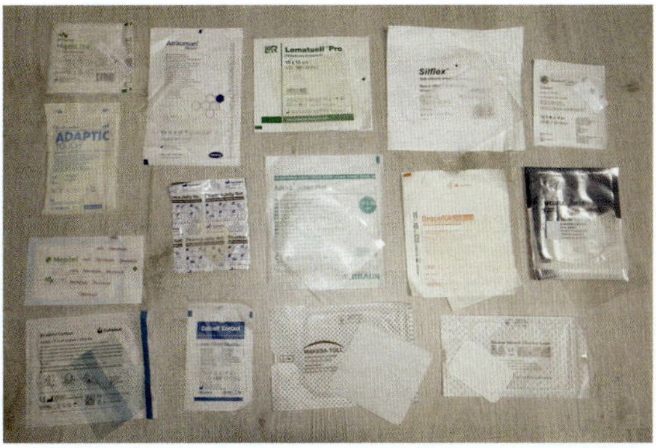

Abb. 1.24 Beispielhafte Produktübersicht über Wunddistanzgitter [M291]

wunden, zum Abdecken von Hydrogelen bei täglichen Verbandwechseln. Bei letzteren sind Fettgazen aus Kostengründen angeraten.

CAVE!

- Einige Produkte verkleben bei geringer Exsudatmenge mit dem Wundgrund.
- Gefahr der feuchten Kammer, wenn Produkte doppelt gelegt werden → Risiko der Wundinfektion.
- Zähere, klebrige Exsudate können durch feinmaschige Gitter nicht oder nur schlecht abfließen.

Fazit

Die Verbandmittel der konventionellen, trockenen Wundversorgung sollen möglichst viel Wundexsudat aufnehmen. Dies führt zu einer Austrocknung der gesamten Wunde. Es bildet sich ein die Abheilung blockierender, trockener Schorf (bis hin zur Nekrose). Innerhalb eines trockenen Milieus wandern die Epithelzellen nicht in die Wunde ein. Die für die Immunabwehr in der Exsudationsphase wichtigen Makrophagen können ebenfalls nur im Wundrandbereich verbleiben und nicht im gesamten Wundgebiet phagozytisch tätig werden. Eine Kompresse bietet keinen ausreichenden Schutz gegen das Eindringen von Keimen sowie sonstigen Fremdstoffen und isoliert die Wunde in thermischer Hinsicht ungenügend. Meist ist der Verbandwechsel von traditionellen Verbandmitteln (sehr) schmerzhaft. Es wird ein regelrechtes „Wundpeeling“ durch schmerzhaftes Abziehen der in die Wundauflage eingewachsenen Kapillaren und Fibringerüste erzeugt.

1.7.2 Moderne Wundversorgung

Die Anforderungen an die Verbandmittel haben sich unter dem Einfluss der modernen, feucht-warmen Wundversorgung geändert. Entgegen den traditionellen Prinzipien, dass ein Verbandmittel nur als Träger eines Medikaments dient, wirken die modernen Wundauflagen selbst als therapeutisches Mittel. Grundsätzlich verhindern die modernen Verbandmittel der hydroaktiven Wundversorgung das Austrocknen der Wunde.

Kriterien für einen idealen Wundverband

T. D. Turner definierte 1979 den idealen Wundverband folgendermaßen:

- Aufrechterhaltung eines feuchten Milieus im Wundbereich
- Entfernung von überschüssigem Exsudat und toxischen Bestandteilen
- Gewährleistung des Gasaustauschs
- Thermische Isolierung der Wunde
- Schutz vor Sekundärinfektion durch Undurchlässigkeit für Mikroorganismen von außen
- Ermöglichung eines atraumatischen Verbandwechsels
- Keine Abgabe von Fasern oder anderen Fremdstoffen

Verbandmittel, die aktiv in den Heilungsprozess eingreifen, werden als **aktive Wundauflagen** bezeichnet. Bei diesen Produkten (➤ Kap. 2.3.1) liegt das Hauptaugenmerk nicht darauf, die Wunde feucht zu halten, sondern die Mechanismen der Abheilung zu fördern. Sie enthalten Substanzen (oder regen deren Produktion an), die eine Rolle im Heilungsprozess spielen oder ihn initiieren, z. B. Wachstumsfaktoren, Hämoglobin, Kollagen, Chitosan, Silber, Hyaluronsäure.

Diverse Entscheidungskriterien sind maßgeblich für die indikationsbezogene Auswahl von individuell angepassten Verbandmitteln. Die Studienlage zeigt und Fachexperten sind sich darüber einig, dass eine indikationsbezogene Wundversorgung als zeitgemäß gilt. Folgende Kriterien sollten Berücksichtigung finden: Schmerzaufkommen, Wundstadium und -phase, eventuelle Entzündungszeichen oder eine bereits bestehende Infektion, Exsudatmenge und -beschaffenheit, Zustand von Wundrand und -umgebung, Kontinenzsituation des Patienten sowie bestehende Gerüche. Weitere Aspekte sind Wirtschaftlichkeit, Handhabbarkeit, Allergien und Verträglichkeit, Patientenbedürfnisse und -adhärenz sowie die Akzeptanz des Verbandmittels durch den Betroffenen. Das Wechselintervall ist abhängig vom Abheilungszustand der Wunde bzw. dem richtigen Verhältnis zwischen Exsudation der Wunde und Aufnahmefähigkeit der Wundauflage und orientiert sich zudem an den Herstellerangaben.

CAVE!

Der ideale Wundverband allein bedingt noch keine zügige Wundheilung, d. h., eine Lokaltherapie mit Verbandmitteln kann lediglich Symptome lindern und die Heilung unterstützen. Daher sind vor Beginn der Lokaltherapie, also vor der Auswahl der Verbandmittel, die Wundursache und die wunderhaltenden Faktoren zu diagnostizieren. Erst im Zusammenhang mit der Kausaltherapie (z. B. Infektmanagement, Revaskularisation, Kompressionstherapie, Druckentlastung) unter Behandlung und Ausschaltung der Ursachen sowie einer erfolgreichen Patientenedukation ist es möglich, den Heilungsprozess adäquat zu initiieren (➤ Abb. 1.26). Wenn bei chronischen Wunden innerhalb von 4 Wochen – trotz adäquater Kausaltherapie – kein sichtbarer Fortschritt im Heilungsprozess erkennbar ist, sollte eine weiterführende Diagnostik stattfinden, z. B. durch das Hinzuziehen weiterer Facharztdisziplinen oder spezialisierter Versorgungszentren.

Die Grundsätze der lokalen Wundtherapie werden in ➤ Kap. 2 erläutert.

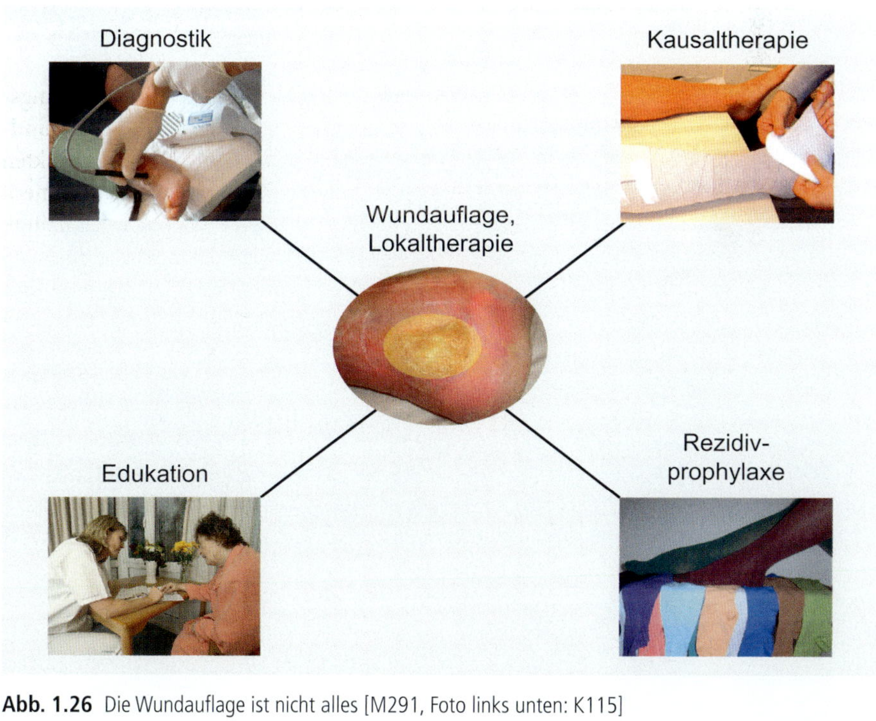

Abb. 1.26 Die Wundauflage ist nicht alles [M291, Foto links unten: K115]

KAPITEL

2 Indikationsbezogene Wundversorgung

Die Anwendung vieler in diesem Kapitel aufgeführten Produktgruppen und Vorgehensweisen ist jeweils in einem Standard (➤ Kap. 9; ☐) detailliert beschrieben.

2.1 Wundreinigung

Eine adäquate Wundreinigung ist die Voraussetzung für eine optimale Wundbeurteilung und die Grundlage für einen Heilungserfolg. Die AMWF-S3-Leitlinie definiert Wundreinigung als „[…] Abtragung von avitalem Gewebe (trocken/feucht), Belägen und/oder Entfernung von Fremdkörpern unter Erhalt von Granulationsgewebe bis an intakte anatomische Strukturen heran" (DGfW 2023, S. 30). Eine Wundbeurteilung ist erst nach umfassender Reinigung der Wunde möglich.

2.1.1 Wundspülung

Die Wundspülung ist Bestandteil der Wundreinigung. Mit sterilen Wundspüllösungen oder durch Ausduschen mit endständigem Wassersterilfilter (s. u.) werden Verbandmittel-, Exsudat- und lockere Gewebereste entfernt. Auch per lokaler Unterdrucktherapie mit Instillation ist eine solche Wundspülung, insbesondere bei infizierten Wunden, möglich (➤ Kap. 2.2.5).

Grundsätzlich ist eine Wundspülung durch zeitgemäße Wundspüllösungen beim Verbandwechsel angebracht. Obwohl eine Wundspülung für den Patienten häufig zusätzlichen Stress und Schmerzen bedeutet, steigert eine sorgfältig gereinigte Wunde die Versorgungsqualität. Sie mindert zudem das Infektionsrisiko und erhöht das Wohlbefinden des Patienten.

Jede Wundspülung stellt einen mechanischen Gewebereiz dar. In der Granulations- und Epithelisierungsphase sollte die benötigte Wundruhe so wenig wie möglich gestört werden, um das Vorhandensein und Gedeihen der wundinternen Wachstumsfaktoren zu gewährleisten und kein frisches Gewebe zu zerstören. Es empfiehlt sich daher, in diesen Phasen die Wundspülung so vorsichtig wie möglich oder ggf. gar nicht mehr durchzuführen.

Eine **schonende Alternative** zu ausführlichen Spülprozessen oder dem Auswischen ist das wiederholte Auflegen steriler angefeuchteter Kompressen mit leichtem Andruck. Beim Abnehmen bleibt etwas Belag an der Kompresse. Dieser Vorgang wird mit jeweils einer neuen sterilen Kompresse wiederholt, bis keine Rückstände mehr haften bleiben. Zudem ist es möglich, mit solchen angefeuchteten Kompressen hartnäckige Beläge an- bzw. aufzuweichen. Hierfür werden die Kompressen 10–20 Minuten auf der Wunde belassen. Die richtige Wahl des Spülpräparats allein verspricht allerdings noch keinen Erfolg, Sicherheit im Umgang und in der Anwendung ist ebenso wichtig. Um die Nachhaltigkeit dieser Ergebnisse zu gewährleisten, ist ein koordiniertes Vorgehen aller an der Versorgung Beteiligten Voraussetzung.

Wundspüllösungen

Wundspüllösungen sollten grundsätzlich steril, physiologisch, farblos, reizlos, erwärmbar sowie atraumatisch sein und keine resorbierbaren Inhaltsstoffe enthalten. Ringer- und physiologische Kochsalzlösung (NaCl-0,9 %-Lösung) erfüllen diese Voraussetzungen optimal.

Ringer- und physiologische Kochsalzlösung unterscheiden sich darin, dass Ringerlösung zusätzlich die Elektrolyte Kalium und Kalzium enthält. Beides sind isotonische (ca. 270–300 mosmol/l), **unkonservierte Lösungen.** Da physiologische Kochsalzlösung kostengünstiger ist als Ringerlösung, sprechen die rein ökonomischen Gesichtspunkte für die Verwendung ersterer. Allerdings können längere Spülanwendungen bis hin zur Dauerbenetzung bei Einsatz von physiologischer Kochsalzlösung zu Elektrolytverschiebungen führen. Deshalb sollte in solchen Fällen bevorzugt Ringerlösung zum Einsatz kommen, da diese die wesentlichen Ionen des Extrazellulärraums enthält und somit vom Gewebe gut vertragen wird.

Unkonservierte Wundspüllösungen, erkennbar an der durchgestrichenen eingekreisten 2 auf der Verpackung (➤ Tab. 3.2), sind direkt nach Anbruch wegen möglicher Verkeimung zu entsorgen. Aufgrund dieser kurzen Gebrauchsfristen kommen vermehrt **konservierte Wundspüllösungen** (➤ Abb. 2.1) zum Einsatz.

So sind u. a. mit Wirkstoffen (z. B. Polihexanid) konservierte Zubereitungen wie Prontosan® (B. Braun), Lavasorb® (Fresenius), Lavanid®-Lösung 1 und 2 (SERAG-WIESSNER), HydroClean® Solution (HARTMANN), Actolind® Solution Plus (ACTO) und Allrinse® Wundspülung (Coloplast) oder auch mit Octenidin konservierte Zubereitungen, z. B. Octenilin® Wundspülung (Schülke & Mayr), erhältlich. Dadurch verlängert sich ihre Verwendbarkeit – unter Voraussetzung hygienisch einwandfreier Entnahme – bis zu mehreren Wochen (siehe Packungsbeilage). Zusätzlich gibt es weitere konservierte Wundspüllösungen, z. B. mit Natriumhypochlorit (NaOCl), hypochloriger Säure (HOCl) und anderen Konservierungsstoffen. Hierzu gehören u. a. ActiMaris® sensitiv/forte (Chemomedica), Granudacyn® Wundspüllösung (Mölnlycke), HYDROCYN aqua® (Schülke & Mayr), KerraSol® Wundspüllösung/Wundspray (Solventum Germany), Lavanox® (SERAG-WIESSNER), Meco Clean Wundspüllösung (meco Store), Microdacyn® liquid (Bamboo Healthcare), UCSol™ Debridement (medi) und MediForte® Wundspüllösung (mediset).

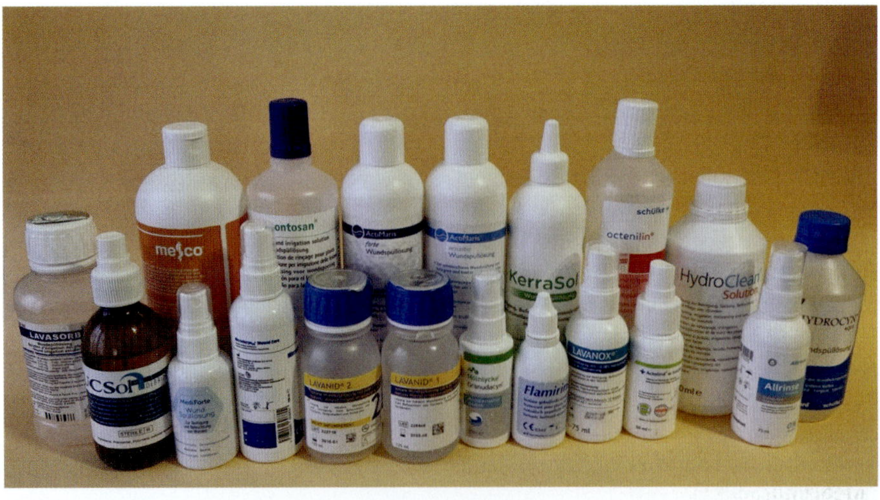

Abb. 2.1 Beispiele für konservierte Wundspüllösungen [M291]

Der Zeitraum, in welchem eine angebrochene konservierte Wundspüllösung aufzubrauchen ist, variiert je nach Produkt:

- Actolind® Solution Plus: derzeit 8 Wochen
- ActiMaris® Sensitiv/Forte: derzeit 3 Monate
- Allrinse® Wundspüllösung: derzeit 3 Monate
- Flamirins®: derzeit bis zum angegebenen Verfallsdatum
- Granudacyn®: derzeit 60 Tage
- HydroClean® Solution: derzeit 8 Wochen
- HYDROCYN aqua®: derzeit 30 Tage
- Kerrasol® Wundspüllösung/Wundspray: derzeit 12 Wochen
- Lavanid®-Lösung 1 und 2: derzeit 2 Monate
- Lavanox®: derzeit 12 Wochen
- Lavasorb®: derzeit 6 Wochen
- Meco® Clean Wundspüllösung: derzeit 3 Monate
- MediForte® Wundspüllösung: lt. Hersteller bis Ablauf des Mindesthaltbarkeitsdatums
- Microdacyn® Wundspüllösung: derzeit 60 Tage
- Octenilin®-Wundspülung: derzeit 8 Wochen
- Prontosan®: derzeit 8 Wochen
- Prontosan® Wound Spray: derzeit 1 Jahr

TIPP

Das Anbruchsdatum handschriftlich auf der jeweiligen Flasche vermerken, um sicherzustellen, dass das Behältnis nach Ablauf der Nutzungsfristen zeitnah entsorgt wird.

CAVE!

Oft werden sowohl in Arzneimitteln als auch in Medizinprodukten identische Wirkstoffe eingesetzt. Wenn Polihexanid, Octenidin oder Natriumhypochlorit/Hypochlorsäure nur als konservierende Stoffe deklariert sind, also als Zusatz der Wundspüllösungen gelten, handelt es sich bei diesen Produkten um **Medizinprodukte.** Medizinprodukte haben im Wesentlichen eine physikalische Wirkung. Trotz antiseptischer Zusätze sind dies Wundspüllösungen und keine Antiseptika, d.h., sie haben keine Indikation für infizierte Wunden und finden somit keine Anwendung bei diesen. Hier kommen stattdessen zeitgemäße Wundantiseptika **(Arzneimittel)** zum Einsatz, die ein Arzneimittelzulassungsverfahren erfolgreich durchlaufen haben. Antiseptika wirken pharmakologisch, metabolisch und/oder immunologisch. Bedingung für ihre Zulassung ist, dass diese Wirkungen durch unabhängige Studien entsprechend belegt wurden.
Tipp: Hypochlorithaltige Wundspüllösungen binden Gerüche und sind daher eine gute Unterstützung bei stark riechenden Wunden, z.B. bei malignen Wunden.

Wundantiseptika

Bei Wundantiseptika steht juristisch der pharmakologische Effekt im Vordergrund. Erreger werden nicht nur ausgespült, sondern nachweislich auch abgetötet. Hierfür ist allerdings die vom Hersteller angegebene Einwirkzeit zu beachten. Wundantiseptika sind sowohl prophylaktisch wie therapeutisch einsetzbar, z.B.:

- Therapie von Wundinfektionen
- Infektionsprävention akuter Wunden z.B. Trauma, Biss- und Schussverletzung
- Vorbeugen von postoperativen Wundinfektionen (Surgical Site Infections, SSI)
- Zur Beseitigung der Keimlast bei Wunden mit multiresistenten Erregern (MRE)
- Vorbereitend zur Wundreinigung bzw. zum Débridement von chronischen Wunden in der ambulanten Versorgung (Kramer et al. 2018)

Wundantiseptika sind also nicht zur Daueranwendung bestimmt, sondern sollten nur zum Einsatz kommen, solange die genannten Risiken bestehen, um die Mikroorganismen auf der Wunde abzutöten. Ihre Anwendung sollte somit zeitlich begrenzt sein. Als Faustregel gilt: Wenn nach 14 Tagen keine Besserung eintritt, ist die Therapie anzupassen. Die zeitliche Begrenzung der Antiseptika liegt in der medizinischen Sinnhaftigkeit begründet, nicht in einer Unverträglichkeit der Inhaltsstoffe. Sie können bakterizid oder bakteriostatisch, fungizid oder fungistatisch sowie viruzid wirken. Grundsätzliche Eigenschaften von Wundantiseptika sind: Wirkung gegen umfassendes Keimspektrum, lange Wirkdauer *(Remanenz),* kein Eiweißfehler, keine Resistenzbildung, farblos, nicht toxisch, nicht wundheilungshemmend, schmerzarm/-frei, körperwarm anwendbar, nicht allergisierend. Einzelne Wirk- und Hilfsstoffe sollten nicht resorbierbar sein.

Geeignete Produkte existieren auf Basis der Wirkstoffe Octenidin (Octenisept®: 0,1 % Octenidin mit 2 % Phenoxyethanol) oder Polihexanid (z. B. Serasept® 1 oder 2: 0,02 oder 0,04 % Polihexanid). Octenidin hat einen schnellen Wirkeintritt (1–2 Minuten). Bei Polihexanid dauert es 10–20 Minuten, bis die letzten Mikroorganismen inaktiviert sind. Polihexanid gilt derzeit als einziges Antiseptikum mit wundheilungsfördernder Wirkung. Der Mechanismus hierfür ist unbekannt, die Relevanz umstritten. Octenisept® ist nach Anbruch maximal 3 Jahre, Serasept® 8 Wochen verwendbar. Bei Polihexanidzubereitungen, die in der Apotheke hergestellt werden, ist die Zeitspanne der Verwendbarkeit nach Anbruch immer den jeweiligen Herstellerangaben zu entnehmen; sie variiert zwischen Tagen und Wochen.

Antiseptika wie Octenisept® oder Serasept® bzw. Polihexanid-Zubereitungen aus der Apotheke eignen sich nicht für alle Einsatzgebiete. ➤ Tab. 2.1 gibt einen Überblick über die Kontraindikationen.

Generell sollten Wundantiseptika nur oberflächlich zur Anwendung kommen, d. h. durch Aufsprühen/-gießen oder durch Auswischen mittels getränkter Kompressen/Tupfer. Oberflächlich bedeutet in diesem Zusammenhang die Anwendung auf der Wundoberfläche, die auch in einer Wundhöhle, z. B. bei einem Dekubitalulkus, liegen kann. Die Konsensusempfehlung zur Wundantiseptik (Kramer et al. 2018) gibt eine Orientierung für den Einsatz verschiedener Wundantiseptika (➤ Tab. 2.2).

Tab. 2.1 Kontraindikationen für Octenisept® und Polihexanid

Octenisept®	• Um Gewebeschäden zu vermeiden, nicht unter Druck, insbesondere nicht mittels Spritze, in das Gewebe einbringen • Bei Spülungen von Wundkavitäten muss jederzeit ein Abfluss gewährleistet sein, z. B. Drainage, Lasche • Nicht für Spülungen in der Bauchhöhle (z. B. intraoperativ), der Harnblase und am Trommelfell verwenden • Keine Anwendung auf vitalem Knorpelgewebe • Nicht in größeren Mengen verschlucken oder in den Blutkreislauf gelangen lassen: nicht injizieren! • Keine gemeinsame Verwendung mit Antiseptika auf PVP-Jod-Basis, da es zu starken braunen bis violetten Verfärbungen kommen kann • Nicht mit anderen Präparaten mischen, nicht verdünnen oder nachspülen • Keine Anwendung bei Überempfindlichkeit gegenüber einem der Inhaltsstoffe
Polihexanid	• Keine Anwendung im Mittel- und Innenohr sowie im Innenauge • Keine Anwendung im Bereich von Knorpeln und Gelenken (Gefahr der Knorpelschädigung) • Keine Anwendung im gesamten Bereich des ZNS und der Meningen • Keine Anwendung intraperitoneal • Keine Anwendung bei Überempfindlichkeit gegenüber einem der Inhaltsstoffe

Tab. 2.2 Einsatz verschiedener Wundantiseptika (Quelle: Kramer et al. 2018)

Indikationen	Antiseptikum erster Wahl	Antiseptikum zweiter Wahl
Kritisch kolonisierte und infektionsgefährdete Wunden	Polihexanid (PHMB)	Octenidin, Hypochlorit*, Silber*
Verbrennungswunden	PHMB	Octenidin, Hypochlorit*
Biss-, Schuss- und Stichwunden	PVP-Jod	Hypochlorit*
Mit MRE kolonisierte oder infizierte Wunden	Octenidin	PHMB, Silber*
Prävention von postoperativen Infektionen	PHMB	Octenidin
Dekontamination von akuten und chronischen Wunden	Hypochlorit*, PHMB	–
Peritonealspülung	Hypochlorit*	–

* Diese antiseptischen Wirkstoffe sind derzeit in Deutschland nur in Medizinprodukten enthalten und haben somit keine Zulassung als Antiseptikum, d. h., bei diesen Produkten steht die physikalische Funktion im Vordergrund.

CAVE!

Eine bekannte Überempfindlichkeit des Patienten gegenüber einem Inhaltsstoff des Produkts ist immer ein Ausschlusskriterium für dessen Anwendung.

Ebenfalls gut und schnell wirksam (3–5 Minuten) sind Produkte auf PVP-Jod-Basis (z. B. Betaisodona®, Braunovidon®), die aber diverse Nachteile haben. Bekanntermaßen verursacht Jod bei der Anwendung Verfärbungen, welche die Wundbeobachtung und -beurteilung erschweren. Zudem können Schmerzen und allergische Reaktionen auftreten. Der sogenannte Eiweißfehler des Jods bewirkt darüber hinaus, dass es bei Kontakt mit körpereigenem Eiweiß wie Blut oder Wundexsudat inaktiv wird. Dies ist äußerlich sichtbar an der Entfärbung des Jods von Braun zu Gelb. Aufgrund der Inaktivierung in chronischen Wunden ist bei Anwendung derartiger Präparate ein häufiger Verbandwechsel sicherzustellen. Zudem wird PVP-Jod vom Körper resorbiert, weshalb es bei Patienten mit Schilddrüsenerkrankungen sowie in der Schwangerschaft und Stillzeit kontraindiziert ist. Auch ist zu beachten, dass sich bei gleichzeitiger oder kombinierter Verwendung mit Octenisept® durch Jodfreisetzung eine lila Verfärbung ergibt. Die dabei entstehenden Dämpfe sind toxisch. Allerdings darf PVP-Jod im Gegensatz zu Octenidin und Polihexanid auf Knorpelgewebe angewendet werden.

Unzeitgemäße Produkte

➤ Kap. 11

Bei dem inzwischen als obsolet (Kramer et al. 2018) geltenden **Wasserstoffperoxid (H_2O_2 3 %)** handelt es sich um einen der traditionellen Stoffe zur Wundreinigung, dessen reinigender Effekt allerdings bedingt durch die rasche Inaktivierung infolge der Reaktion mit Blut und Eiter aufgehoben wird. Durch Aufsprudeln kann Wasserstoffperoxid Krusten von Fibrin oder Blut aufbrechen. Das erhebliche Schmerzaufkommen, die Zytotoxizität und das mögliche Auslösen von Gasembolien spricht gegen die Verwendung von H_2O_2 3 % zur Wundantiseptik und -spülung. **Ethacridinlaktat** (Rivanol®) ist lt. oben genannter Konsensuserklärung ebenfalls obsolet, erschwert die Wundbeurteilung, trocknet die Haut aus und zerstört so frisch gebildete Zellen. Allergische Reaktionen wurden häufig beobachtet. Die früher übliche Anwendung von Rivanol® bei einem Erysipel kann durch im Kühlschrank gekühlte physiologische Kochsalz- oder Ringerlösung ersetzt werden.

2

Anwendungshinweise für Wundspüllösungen und -antiseptika

➤ Tab. 2.3 gibt einen Überblick über die Unterschiede zwischen Wundspüllösungen und Antiseptika.

Um unnötige Schmerzen durch freiliegende Nervenendigungen in der Wunde zu vermeiden und da die Mitose erst ab 28 °C stattfinden kann, empfiehlt es sich grundsätzlich, diese Präparate auf Körpertemperatur zu erwärmen. Dies ist z. B. in einem temperierten Wärmeschrank oder im Wasserbad möglich. Kleinere Behältnisse können auch in der Hosentasche oder unter fließendem Wasser angewärmt werden. Der Einsatz der Mikrowelle birgt Verbrennungsgefahr, da nicht abschätzbar ist, welche Temperaturen sich entwickeln. Die Wärmeverhältnisse innerhalb des Behältnisses können sehr unterschiedlich sein.

Um die Unversehrtheit des umliegenden Gewebes zu gewährleisten, erfolgt der Einsatz von Wundspüllösungen vorsichtig und lediglich mit geringem Druck. Es ist darüber hinaus sicherzustellen, dass ein Abfluss aus der Wunde gewährleistet bleibt. Bei der Verwendung von physiologischer Kochsalz- oder Ringerlösung wird die Flüssigkeit üblicherweise mit einer Spritze und Kanüle oder Spike aufgezogen und per Spritze und ggf. Einmalspülkatheter oder -knopfkanüle auf die Wunde appliziert (➤ Abb. 2.2). Handelt es sich um eine lediglich oberflächliche Wunde, kann die Wundspüllösung auch direkt aus einer Spritze oder den sogenannten Miniplascos, kleinen drückbaren Plastik-

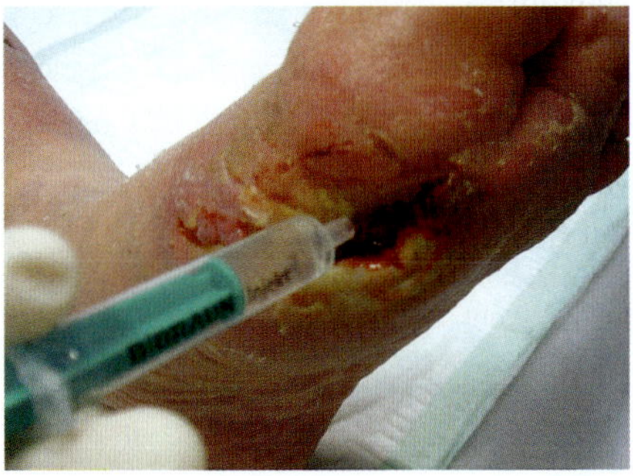

Abb. 2.2 Wundspülung mit NaCl-0,9 %-Lösung per Spritze [M291]

Tab. 2.3 Unterschiede zwischen Wundspüllösungen und Antiseptika

	Wundspüllösung	Antiseptikum
Ziele	Reinigung der Wunde, Ausspülen von Abfallstoffen, Verbandresten, Zelltrümmern etc.	Abtötung von Keimen, gezielte Dekontamination der Wunde
Indikationen	Mechanische Wundreinigung bei jedem Verbandwechsel	Infektgefährdete und infizierte Wunden
Inhaltsstoffe	Isotone Lösungen, z. B. NaCl-0,9 %-/Ringerlösung oder Medizinprodukte mit Konservierungsstoffen, z. B. Octenidin, Polihexanid (PHMB), Natriumhypochlorit (NaOCl) oder hypochlorige Säure (HOCl)	Arzneimittel mit den Wirkstoffen Octenidin, Polihexanid (PHMB), PVP-Jod
Anwendungsdauer	Fortlaufend (wenn erforderlich)	Begrenzt, bis zur erfolgreichen Beseitigung der Entzündungszeichen (sollte spätestens nach 2 Wochen abgeschlossen sein)
Applikation	Spülen, gießen, sprühen, wischen, tupfen, einweichen	Gießen, sprühen, einweichen, wischen, tupfen
Zulassung	Europaweite Zulassung als Medizinprodukt	Nationale Zulassung als Arzneimittel

fläschchen, angewendet werden. Die Verwendung der eigentlichen Flasche mit entsprechendem Aufsatz, z. B. einer Überlaufkanüle, kann ebenfalls zielführend sein. Die konservierten Wundspüllösungen werden meist direkt aus der Flasche gesprüht oder gegossen. Dafür verfügen viele Produkte über entsprechende Aufsätze.

Eine Alternative zur direkten Benetzung der Wunde ist das Herstellen von „sterilen Waschlappen", indem eine sterile Kompresse mit Wundspüllösung getränkt wird und zum vorsichtigen Auswischen der Wunde oder zum Aufweichen von Belägen dient. Um Mazerationen von Wundrand und -umgebung zu vermeiden, ist grundsätzlich darauf zu achten, dass überschüssige Wundspüllösung vor dem Anlegen des Verbands vorsichtig mit einer sterilen Kompresse entfernt wird.

Viele konservierte Wundspüllösungen enthalten Tenside. Dadurch wird die Oberflächenspannung herabgesetzt und der Reinigungseffekt intensiviert.

2_Standards, 26_Wundspülung

Verordnungs- und Erstattungsfähigkeit von Wundspüllösungen und -antiseptika

Im ambulanten Bereich sind Wundspüllösungen und -antiseptika nicht verordnungs- und erstattungsfähig. Der Kostenaspekt spielt also bei der Entscheidung für eine Wundspüllösung eine große Rolle. **Ausnahme:** Die unkonservierten Produkte NaCl-0,9 %-Lösung und Ringerlösung, sofern sie von den Firmen B. Braun oder Fresenius hergestellt wurden und der einmaligen Anwendung dienen, sind u. a. laut Beschluss des Gemeinsamen Bundesausschusses (G-BA) für die Wundspülung verordnungs- und erstattungsfähig (➤ Kap. 14.1.2).

Leitungswasser

Das regelmäßige Ausduschen von Wunden mit Leitungswasser ist eine einerseits kostengünstige, andererseits effiziente Methode zur Wundspülung. Leitungswasser ist einfach verfügbar, Temperatur und Spüldruck sind unkompliziert zu regulieren, und der Patient kann ohne Aufwand ggf. seine Wunde selbst reinigen. Duschen erhöht die Lebensqualität und hat einen guten Reinigungseffekt. Zudem werden mögliche Schmerzen während der Wundreinigung vom Patienten beim Ausduschen oftmals als gemindert oder gar nicht empfunden. Allerdings sind beim Einsatz dieser Methode bestimmte Bedingungen zu erfüllen bzw. zu gewährleisten: Leitungswasser ist nicht keimfrei und somit zur Wundspülung nicht geeignet. Zwar verbietet die Trinkwasserverordnung die Anwesenheit von Escherichia coli, Enterokokken und coliformen Bakterien, erlaubt aber eine Keimbelastung von bis zu 100 Keimen pro Milliliter bei 22 °C und 36 °C. Die tatsächliche mikrobiologische Wasserqualität vom Wasserwerk bis zur Einspeisung in die Hausinstallation liegt weit unter den angegebenen Grenzwerten und wird von den Wasserversorgern regelmäßig publiziert. Sobald eine Einspeisung in die Hausinstallationen erfolgt, verändern sich die Bedingungen (kleinere Leitungen, höhere Temperaturen, geringerer Wasserdruck), und ein Wachstum der vorhandenen bzw. eingespeisten Keime ist unvermeidbar. Für die Hygieneämter besteht keine Verpflichtung, Trinkwasserkontrollen an der Entnahmestelle, z. B. an der Dusche eines Wundpatienten, durchzuführen.

Das Wachstum der Keime erfolgt in den Leitungen in einem sogenannten Biofilm (s. u.). Diese Lebensgemeinschaft schützt die Keime vor Umweltbedingungen (z. B. Heißwasser, Desinfektionsmittel). An Duschköpfen ist oftmals eine vermehrte Ansammlung von Keimen sogar makroskopisch sichtbar (➤ Abb. 2.3). Das Keimwachstum an den Auslässen wird durch Kontamination von außen zusätzlich gefördert. Kalkablagerungen erhöhen die Ausbreitung von Biofilm. Mikrobiologische Trinkwasseruntersuchun-

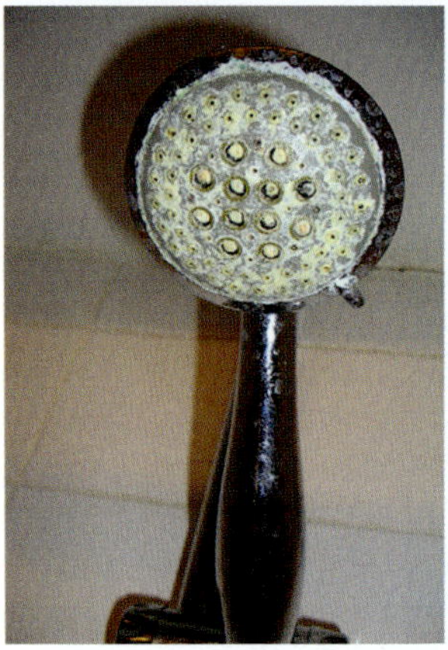

Abb. 2.3 Verkeimter Duschkopf [M291]

gen sind nur Momentaufnahmen, da z. B. der Biofilm Keime nicht kontinuierlich an das vorbeifließende Leitungswasser abgibt.

Abhilfe können spezielle Duschfilter, sogenannte endständige 0,2-µm-Wassersterilfilter, schaffen, die steril filtriertes Leitungswasser liefern, ohne die chemische Zusammensetzung des Wassers zu verändern. Hierbei handelt es sich um Duschköpfe mit integriertem Filtersystem, die über ein Ansatzstück oder direkt auf den Schlauch der Armatur aufgeschraubt werden (➤ Abb. 2.4). Die Produkte sind i.d.R. direkt über die Hersteller erhältlich, z. B. Pall, Aquafree, i3 Membrane, Tandrup und Schülke & Mayr. Sie sind derzeit nicht durch die gesetzlichen Krankenkassen erstattungsfähig, dennoch kann ein Antrag auf Erstattung in Einzelfällen erfolgreich sein. Hierzu wird das Privatrezept des Arztes und die Kaufquittung des Filters mit dem Antrag an die Krankenkasse gesendet. Ein Bezug der Filter ist u. a. über Online-Anbieter für Ärzte- und Pflegebedarf sowie direkt über die Hersteller möglich.

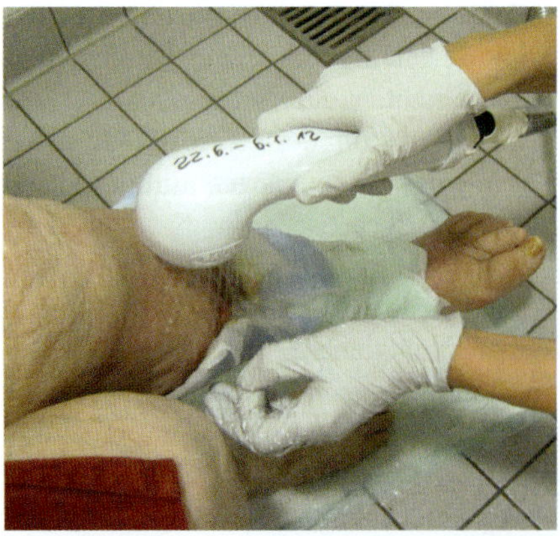

Abb. 2.4 Wunddusche mit endständigem Wassersterilfilter [M935]

Zur Vermeidung von retrograden Kontaminationen (Aufbringen von Keimen aus der Wunde auf den Duschkopf durch „Zurückspritzen" von Wasser) müssen die Herstellerinformationen befolgt werden. Bei den meisten Produkten ist eine Wischdesinfektion der Wanne, der Armaturen und des endständigen Wassersterilfilters vor und nach der Anwendung erforderlich. Zu Beginn des Ausduschens ist ein niedriger Wasserdruck zu wählen, damit kein Spritzwasser entsteht und Keime aus der Umgebung, z. B. vom Wannenboden, nicht auf die Wunde gelangen. Auch die Kleidung der Pflegefachperson und des Patienten ist vor Spritzwasser zu schützen. Die Standzeit variiert je nach Firma und Produkt von mehreren Tagen bis zu 3 Monaten.

Stellungnahmen zum Einsatz von Leitungswasser bei der Wundspülung

Robert Koch-Institut (RKI) in „Infektionsprävention in Heimen" (2005, S. 1070): „Zum Spülen von Wunden dürfen nur sterile Lösungen verwendet werden (Kat. 1 B). […] Jede Spülflüssigkeit muss steril sein. Leitungswasser ist nicht frei von Mikroorganismen."

Initiative Chronische Wunden (ICW) in Informationsleitfaden „Infektionsprävention und Hygiene in der Wundversorgung" (2021, S. 21): „Leitungswasser wird nach der Literatur als Wundspüllösung empfohlen, wobei zu berücksichtigen ist, dass die meisten Studien aus den USA sowie Neuseeland mit entsprechend höherer Chlorung des Leitungsnetzes stammen. […] Daher empfiehlt sich der Einsatz von sterilisiertem Leitungswasser mittels angeschlossenen Sterilfilters mit 0,2 µm Porengröße."

Deutsche Gesellschaft für Wundheilung und Wundbehandlung (DGfW) e. V. (AWMF-S3-

Leitlinie 2023, S. 87): „Durch die Verwendung nicht steriler Lösungen oder nicht steril gefilterten Trinkwassers besteht die Gefahr der Einbringung von Krankheitserregern."
Im Informationsleitfaden "Wundinfektionen chronischer Wunden" gibt WundD.A.CH. (Dachverband für Wundmanagement) folgende Konsensusempfehlung: "Leitungswasser darf entsprechend den aktuellen Empfehlungen der Kommission für Krankenhaushygiene- und Infektionsbekämpfung (KRINKO) in Deutschland nur dann für die Wundbehandlung eingesetzt werden, wenn es mit endständigen Sterilfiltern mit maximal 0,2 µm Porengröße filtriert wird" (WundDACH 2026, S. 19).

Wundbäder

Das Baden von Wunden, indem die betroffene Extremität in eine Wanne gehalten wird, ist nicht mehr zeitgemäß, da es diverse hygienische Risiken mit sich bringt. Keime, Eiter und Wundexsudat können nicht abfließen und gelangen immer wieder an die Wunde. Leitungswasser ist immer keimbelastet – es gibt kein steriles Leitungswasser. Zudem ist das verwendete Gefäß in der Regel ebenfalls nicht steril. Auch der Zusatz eines Antiseptikums garantiert keine Keimfreiheit, da das Antiseptikum durch das Leitungswasser verdünnt wird. Antiseptika sind zudem laut Arzneimittelgesetz gemäß den Herstellerangaben anzuwenden.
2_Standards, 26_Wundspülung

Biofilm

Der Begriff Biofilm bezeichnet eine mehr oder weniger komplexe mikrobielle Gemeinschaft, die sich aus aeroben und anaeroben Bakterien sowie Pilzen der Gattung Candida zusammensetzen kann. Biofilme können von einer oder mehreren Arten von Erregern gebildet werden. Letztere, die polymikrobiellen Biofilme, sind stabiler (Schwarzkopf 2023). Biofilme verfügen über mikroskopisch kleine Strukturen und sind in den frühen Entwicklungsphasen durch Inaugenscheinnahme nicht zu erkennen. Erst wenn der Biofilm unbehandelt heranwachsen kann, ist er mit bloßem Auge erkennbar. Er kann eine Dicke von 2 mm erreichen (Stürmer 2022). Der Wundgrund einer mit Biofilm überzogenen Wunde erscheint meist gelartig glänzend belegt. Ein sicherer Nachweis ist derzeit nur über mikroskopische Untersuchungen möglich.

TIPP

Hinweise auf mögliches Vorliegen eines Biofilms sind, z. B.:
- Grünliche/gelbliche Verfärbung von Belägen
- Verzögerte Wundheilung trotz optimaler Wundbehandlung
- Erhöhte Wundexsudation
- Nach Débridement schnelle Neubildung feuchter Beläge
- Instabile Hypergranulation
- Zögerliche bis stagnierende Granulation

Laut internationalen Untersuchungen sind bis zu 78 % der chronischen, aber nur 6 % der akuten Wunden mit Biofilm belastet (Malone et al. 2017). Eine Stagnation der Wundheilung kann auf Biofilm hinweisen. Der Erfolg der Entfernung des Biofilms zeigt sich entsprechend durch ein Fortschreiten der Wundheilung sowie einer Verringerung der Exsudatmenge und des Wundbelags. Biofilm ist in der Regel nur mikroskopisch erkennbar und kann sich auch in sehr tiefen und nicht einsehbaren Regionen der Wunde befinden. Daher sind eine direkte Erfolgskontrolle und die Bewertung der verfügbaren Débridementverfahren schwierig. Der Einsatz lokaler Antibiotika zur Beseitigung von Biofilm wird aktuell nicht empfohlen.

Entstehung

Bakterien verbreiten sich in zwei Besiedlungsformen. Handelt es sich um Mikroorganismen, die einzeln umhertreiben und sich schnell verbreiten, wird dies als planktonische Form bezeichnet. Häufiger siedeln sie allerdings in mehr oder weniger komplexen Gemeinschaften auf Oberflächen. So kommen beispielsweise auf unserer Haut viele verschiedene Bakterientypen vor. Üblicherweise kann das menschliche Immunsystem mit dieser „normalen" Bakterienlast *(Bioburden)* umgehen. Dies gilt auch für Bakteriengemeinschaften, die sich in einer akuten, vaskularisierten Wunde befinden. Wenn das Immunsystem geschwächt ist, können sich Bakterien leichter ansiedeln und verbreiten. Gründe hierfür sind z. B. Mangelernährung, Gewebeischämie, Nekrosen, Diabetes mellitus, maligne Neoplasie, periphere arterielle Verschlusskrankheit (pAVK) und chronische venöse Insuffizienz (CVI). Unter diesen Voraussetzungen können sich Bakterien dauerhaft festsetzen und eine Gemeinschaft bilden, die sich zu einem Biofilm entwickelt. Hierfür erzeugen sie einen Schutzmantel aus extrazellulärer polymerischer Substanz (EPS), deren Zusammensetzung variiert. Typische Bestandteile sind: Polysaccharide, Proteine, Glykolipide und bakterielle DNA – also alles, was Bakterien benötigen, um zu überleben und sich weiter zu vermehren. Die EPS bildet die Lebensgrundlage, bietet Schutz, z. B. gegen mechanische Einflüsse (z. B. Wundspülung) sowie Temperaturen, erleichtert die Vermehrung und sichert die Anhaftung an den Untergrund, die Wunde. Generell haben es große Strukturen wie Antibiotikamoleküle, aber auch die kleineren Moleküle der Antiseptika schwer, durch die schützende EPS vorzudringen. Bakterien, die tief im schützenden Schleim siedeln, werden nicht ausreichend erreicht.

Der Biofilm hat für die Mikroorganismen nicht nur eine Schutzfunktion, sondern ermöglicht und befördert auch die Symbiose zwischen den anwesenden Keimen, die untereinander Stoffwechselprodukte austauschen. Die Bakterien verständigen und koordinieren sich miteinander durch das sogenannte **Quorum sensing,** dessen Effekt beispielsweise in Form des grünlichen Pyocyanins des Pseudomonas aeruginosa sichtbar wird. Die Koordination kann dazu führen, dass antibiotikaresistente Bakterien ihre DNA an bisher nicht resistente Erreger weitergeben. Eine Besonderheit des Zusammenlebens innerhalb des Biofilms ist, dass sich Teile der Bakterienpopulation in einen Ruhezustand begeben, während andere aktiv bleiben. Solch eine „schlafende" Subpopulation ist ebenfalls vor Antibiotika geschützt, da diese verstoffwechselt werden müssen, um eine Wirkung zu erzielen. Die komplexen, ineinander verzahnten Schutzfunktionen des Biofilms erfordern einen mehrgleisigen Ansatz zur Bekämpfung, Entfernung und nachhaltigen Vorbeugung.

Die Entstehung, die Entwicklung und die Ausreifung eines Biofilms laufen als Zyklus in fünf Stufen ab (➤ Abb. 2.5):

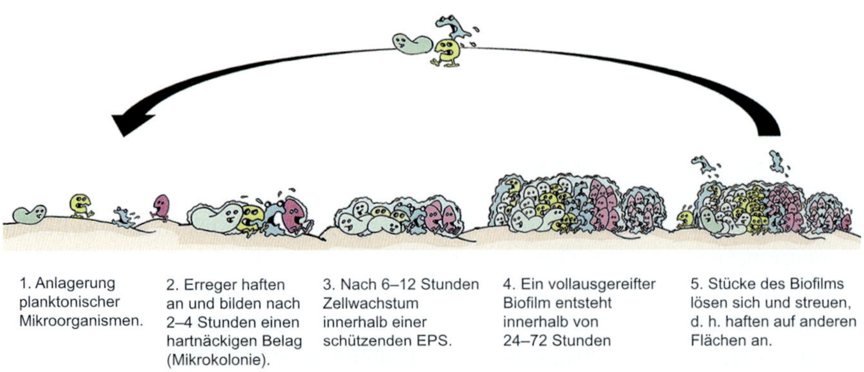

Abb. 2.5 Entwicklungsstufen des Biofilms [O453]

1. Planktonische Mikroorganismen lagern sich auf einer Oberfläche an.
2. Die Bakterienansiedlung haftet und bildet nach 2–4 Stunden einen hartnäckigen dünnen Belag (Mikrokolonie).
3. Es kommt zum Zellwachstum in einer Kolonie, die innerhalb von 6–12 Stunden von einer schützenden EPS umgeben ist.
4. Die Anzahl der Kolonien innerhalb der EPS steigt, und ein voll ausgereifter Biofilm entsteht innerhalb von 24–72 Stunden.
5. Einzelne Mikroorganismen verlassen die Kolonien, oder Stücke reifen Biofilms lösen sich und streuen, d. h. haften auf anderen Flächen an.

Ein alltägliches Beispiel für Biofilm ist der als Plaque bezeichnete, gewöhnliche Zahnbelag. Die Geschwindigkeit, mit der sich dieser entwickelt – üblicherweise ist Zahnbelag nach einem Tag bereits nicht nur sichtbar, sondern auch mit der Zunge ertastbar –, vermittelt einen Eindruck davon, wie rasch Biofilm anwachsen und sich ausbreiten kann. Die Interaktion und das Verhältnis erwähnter Organismen innerhalb des Biofilms sind üblicherweise beständiger Veränderung unterworfen, was die Anpassungsfähigkeit der Gemeinschaft als Reaktion auf äußere Einflüsse fördert.

Behinderung der Wundheilung

Es ist noch nicht umfassend geklärt, durch welche Mechanismen Biofilm im Detail die Wundheilung behindert. Fest steht, dass Biofilme eine chronisch-entzündliche Reaktion als Immunantwort des Körpers auslösen, der versucht, diese aus der Wunde zu entfernen. Dadurch wird der normale Ablauf der Wundheilungsphasen behindert, und die Reinigungsphase stagniert. Dieser beständige Entzündungsreiz führt zudem zu einer übermäßigen Produktion von Entzündungszellen mit einer vermehrten Freisetzung von reaktiven Sauerstoffspezies (ROS), Matrixmetalloproteinasen (MMP) und Elastase. ROS und MMP schädigen auch gesunde Strukturen, z. B. das zur Vorbereitung des Wundverschlusses notwendige entstehende Fibringerüst, die sogenannte extrazelluläre Matrix. Zudem greifen sie das Glykoprotein Fibronektin an, das für die Migration von Epithelzellen erforderlich ist und zerstören wichtige Wachstumsfaktoren (z. B. PDGF). Auf diese Weise wird die Wundheilung vielfach behindert. Die vermehrte Exsudation der Wunde infolge der Entzündungsreaktion verbessert wiederum die Ernährungssituation des Biofilms – ein Teufelskreis entsteht, der die Etablierung des Biofilms in der Wunde fördert.

Behandlungsgrundsätze

Nach bisherigen Erkenntnissen gibt es keine Ein-Schritt-Lösung zur Entfernung des Biofilms. Die Behandlung beruht auf drei Säulen:
1. Reduzierung des Biofilms
2. Verhinderung der Rekonstitution
3. Verhinderung von Rekontamination durch geeigneten Schutzverband

Als therapeutischer Ansatz haben sich die Prinzipien der Wundbettvorbereitung (➤ Kap. 2.1.2) als hilfreich erwiesen. Bisherige Erfahrungen zeigen auch, dass die mechanische Entfernung des Biofilms die größte Aussicht auf Erfolg hat. Hier sind besonders das konsequente scharfe und chirurgische Débridement (➤ Abb. 2.6)

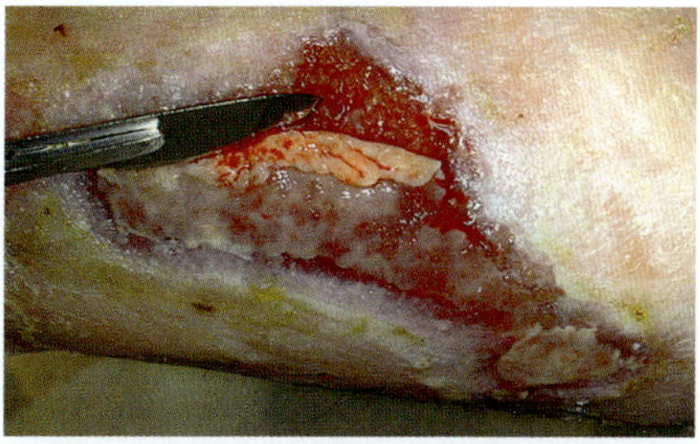

Abb. 2.6 Biofilm, der scharf entfernt wird. Darunter ist Granulationsgewebe sichtbar [O1017]

sowie die ultraschallassistierte Wundreinigung (UAW, ➤ Abb. 2.13) zu nennen. Aber auch den Therapielarven der Gattung Lucilia sericata (➤ Kap. 2.1.2, ➤ Abb. 2.16) wird zugesprochen, dass sie Biofilme verhindern bzw. diese beseitigen können. Erst nach ausführlicher Wundreinigung zur Reduzierung des Biofilms ist eine lokalantiseptische Behandlung (z. B. Octenisept®, Serasept®) der Wunde hilfreich, um dessen schnelle Rekonstitution zu verhindern. Zudem gibt es speziell entwickelte Verbandmittel, die zur Verhinderung der Rekonstitution unterstützend eingesetzt werden können. Einige Produkte greifen die Struktur des Biofilms direkt an. Hierzu gehört Benzethoniumchlorid, das die Oberflächenspannung herabsetzt, sodass sich der Biofilm leichter ablöst. Ethylendiamintetraacetat (EDTA) hat die Fähigkeit, die EPS zu durchbrechen und einer Rekonstitution vorzubeugen. Beide Stoffe sind zusammen mit Silber in einer Produktkombination vereint zu finden (Aquacel® Ag+ Extra). Neben Silber (Ag) wird in einigen Verbandmitteln auch PHMB (Polihexanid) als antiseptischer Zusatz zur Keimabtötung genutzt. Rein physikalisch wirkt DACC (Dialkylcarbamoylchlorid, ➤ Kap. 2.2.2), das Bakterien und Pilze an die Wundauflage bindet, die so beim Verbandwechsel aus der Wunde entfernt werden.

Ein wiederholtes Vorgehen nach diesen Grundsätzen ist insbesondere angeraten, da sich Biofilm bereits innerhalb eines Tages erneuern kann.

2.1.2 Débridementmethoden

> Bei einer chronischen Wunde wird die Reinigungsphase mittels **Débridement** (Wundtoilette, Wundsäuberung, frz. *débridement* „von Zügeln befreien") unterstützt, um u. a. Nekrosen und Beläge zu entfernen.
> Der Begriff **Wundbelag** fasst alle Strukturen und Substanzen zusammen, die den Wundgrund bedecken. Hierzu gehören abgestorbenes Gewebe (Nekrosen), Biofilm und körpereigene Substanzen wie Fibrin. Der Wundbelag kann über den Wundrand hinausreichen und Teile der Wundumgebung bedecken (Dissemond 2025b).

Eine optimale Wundversorgung reagiert phasengerecht auf die Abläufe und Zustände innerhalb der Wunde. Je nach vorliegendem Befund und sich zeitnah an dem Fortschritt der Abheilung orientierend, wird die Versorgung entsprechend angepasst. Wundbeläge, z. B. Nekrosen, Fibrin, Krusten/Schorf (eingetrocknete Flüssigkeiten wie Exsudat, Blut) oder Biofilm sowie Fremdkörper, Abfallstoffe, Verbandmittelrückstände, überschüssiges Wundexsudat oder anderes avitales bzw. schlecht heilendes Gewebe erschweren eine adäquate Beurteilung des Wundgrunds oder machen diese sogar unmöglich. Tatsächlicher Umfang und Zustand der Wunde sind nicht beurteilbar, und Infektionen können sich unbeobachtet ausbilden. Erst nach einem umfangreichen Débridement ist eine ergebnisorientierte lokale Wundtherapie möglich.

In einem Positionspapier der Initiative Chronische Wunden (ICW) e. V. (Dissemond et al. 2022d, S. 370) wird Débridement wie folgt definiert: „[…] die Entfernung von anhaftendem, abgestorbenem Gewebe, Krusten oder Fremdkörpern aus Wunden […]." Die ICW hebt dabei hervor, dass sich das Débridement ausschließlich auf das Areal der Wundfläche bezieht. Es kann ggf. notwendig sein, beim chirurgischen Débridement auch den Wundrand mit einzubeziehen. Andere therapeutische Maßnahmen am Wundrand oder in der Wundumgebung gelten als Wundrand- oder Hautreinigung. Zudem reduziert Débridement Gerüche und Exsudat, mindert die Infektionsgefahr, stimuliert die Epithelisierung und trägt so zu einer Steigerung der Lebensqualität des Patienten bei.

Nekrosen sind avitales Gewebe, das z. B. aufgrund einer Ischämie abgestorben ist,

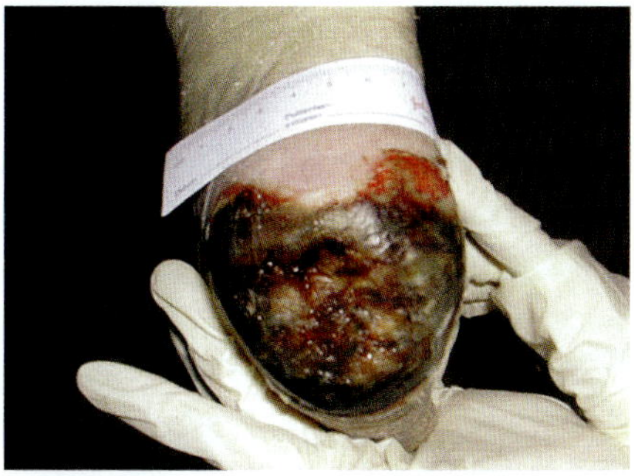

Abb. 2.7 Feuchte Fersennekrose bei pAVK [M291]

und gelten deshalb als Störfaktoren für die Wundheilung. Sie fördern bakterielles Wachstum und unterbinden gleichzeitig die Granulation. Da eine Beobachtung des Wundgrunds nicht möglich ist, lässt sich eine Infektion oder eine Unterminierung tieferer Gewebsschichten nicht frühzeitig erkennen. Die Beschaffenheit von Nekrosen variiert von trocken bis feucht, letztere lassen sich verschieben. Dabei treten farbliche Variationen von Schwarz über Braun, Grün bis Gelb auf (> Abb. 2.7).

CAVE!

Von Nekrosen zu unterscheiden sind Gangräne; dies sind abgestorbene Körperteile.

Nekrosen lassen sich nicht durch ein mechanisches Débridement (s. u.) entfernen, da sie fest mit dem Wundgrund verwachsen sind. Vollständig sind sie nur durch chirurgisches Débridement (s. u.) zu beseitigen.

CAVE!

Trockene Nekrosen bei einer peripheren arteriellen Durchblutungsstörung (pAVK) sind erst im Anschluss an eine erfolgreiche Revaskularisation (z. B. Gefäßbypass oder -dilatation) oder zur Entlastung akuter Infektionen zu entfernen. Sie dürfen keinesfalls vor einem solchen Eingriff hydriert (an-/aufgeweicht) oder abgetragen werden. Ein hierdurch gesetzter Defekt kann aufgrund der Minderdurchblutung nicht abheilen, da Nährstoffversorgung und Sauerstoffzufuhr nicht gesichert sind. Als Folgen drohen Infektion, Sepsis, Amputation. Bis zur Revaskularisation sind daher nur trockene Verbandwechsel durchzuführen!

Tipp: Insbesondere schwarze Nekrosen an der Ferse, die augenscheinlich trocken aussehen, sollten auf ihre Haftung überprüft werden. Sind sie verschiebbar, deutet dies auf eine bereits **feuchte Nekrose** hin, bei der ein hohes Infektionsrisiko besteht. Daher sind solche Nekrosen zeitnah chirurgisch zu entfernen.

Auch **Fibrinbeläge** können den Abheilungsprozess behindern. Fibrin ist ein wasserunlösliches Protein, das als Klebstoff bei der Blutgerinnung und der Wundheilung (Bildung von Bindegewebe, Migration von Zellen) eine wichtige Rolle spielt. Insbesondere auf chronischen Wunden kommt es aufgrund eines beständigen Reizes (z. B. durch begleitende Entzündungsreaktionen) oft zu übermäßiger Bildung von Fibrin, das zu Wundheilungsstörungen führt und entfernt werden muss. Die Konsistenz ist von weicher bis zäher Struktur, die Farbe variiert von Hellgelb bis zu einem leicht bräunlichen Farbton, meist ohne Geruch.

Die Wundreinigung kann auf unterschiedliche Art und Weise erfolgen. Die AWMF-S3-Leitline (DGfW 2023) unterscheidet zwischen aktiver periodischer Wundreinigung (APW) und passiver periodischer Wundreinigung (PPW). Die APW ist eine bewusst wiederkehrende mechanische Wundreinigung im Rahmen des Verbandwechsels, um Beläge, avitales Gewebe, Exsudatreste, Fremdkörper und Erreger bis ans gesunde Gewebe heran zu entfernen. Hierzu werden z. B. sterile Pinzetten und Kompressen sowie Wundspüllösungen genutzt. Bei der PPW findet die Wundreinigung ohne Zerstörung intakten Granulationsgewebes unterhalb des Sekundärverbands statt. Hierfür werden z. B. Hydrogele in Gelform, Alginate, Hydrofaser sowie sterile Fliegenlarven der Gattung Lucilia sericata (s. u.) genutzt.

Es gibt unterschiedliche Débridementmethoden, um Beläge abzutragen. Im Positionspapier der ICW (Dissemond et al.

2022d) werden folgende Débridementmethoden unterschieden:

- Scharfes und chirurgisches Débridement
- Technisches Débridement
- Mechanisches Débridement
- Biochirurgisches Débridement
- Autolytisches Débridement
- Proteolytisches/Enzymatisches Débridement
- Osmotisches Débridement

Die einzelnen Methoden werden nachfolgend beschrieben. Die Entscheidung für eine Débridementmethode orientiert sich an verschiedenen Parametern: Schmerzempfinden und Lebenssituation des Patienten sind hierbei genauso zu beachten wie Kenntnisse und Fähigkeiten des Anwenders sowie vorhandene Materialien und die verfügbare Zeit. Basierend darauf und auf der Art und Ursache des vorliegenden Belags erfolgt eine Einschätzung des zu erwartenden Umfangs der anstehenden Wundreinigung. Voraussetzung ist die Aufklärung und darauf basierend das Einverständnis des Patienten. Die Indikation für eine Débridementmethode orientiert sich an der Wundursache, der Art des zu entfernenden Gewebes, z. B. Nekrose, Fibrin, Schorf, Krusten sowie der vorhandenen Feuchtigkeit.

Mechanisches Débridement

Dabei handelt es sich um verschiedene Therapieformen, bei denen locker haftende Wundbestandteile, z. B. Fibrin, Krusten, weitestgehend atraumatisch aus der Wunde entfernt werden. Mit trockenen oder angefeuchteten sterilen Kompressen, ggf. unter Zuhilfenahme von sterilen Instrumenten wie Pinzetten (➤ Abb. 2.8) oder auch speziellen Reinigungspads, entfernt der Anwender Zelltrümmer, Verbandmittelreste, oberflächliche Beläge und Abfallstoffe von Wunde, Wundrand und -umgebung. Diese Methode kann abhängig von der erzeugten Reibung und des Drucks sowie der damit

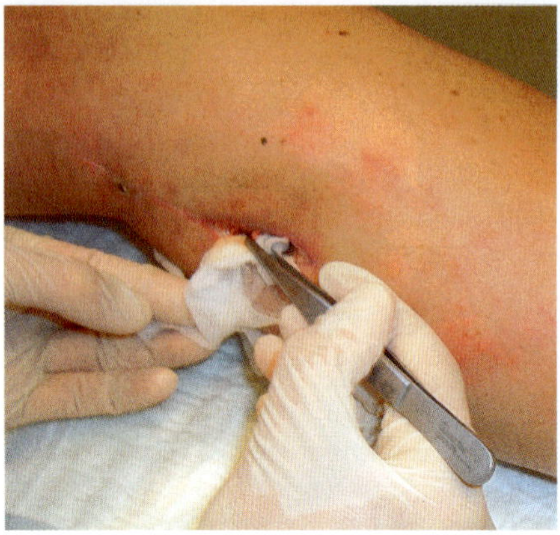

Abb. 2.8 Mechanisches Débridement mit sterilen und mit NaCl-0,9 %-Lösung angefeuchteten Kompressen und Pinzette [M291]

einhergehenden Oberflächenreizung der Wunde für den Patienten mit Schmerzen verbunden sein und zur Traumatisierung von frischem Gewebe führen. Eine schonendere Alternative zum Auswischen ist das wiederholte Auflegen steriler, angefeuchteter Kompressen mit leichtem Andruck auf die Wunde. Beim Abnehmen bleibt etwas Belag an der Kompresse haften. Dieser Vorgang wird mit jeweils einer neuen sterilen Kompresse wiederholt, bis keine Rückstände mehr haften bleiben. Auch ein Anweichen und Lösen von hartnäckigen Belägen und Krusten mit angefeuchteten Kompressen mithilfe der **Nass-/Trockenphase-Methode** ist eine Möglichkeit. Dabei werden in der Nassphase sterile Kompressen mit Wundspüllösung getränkt und großflächig über die Wunde überlappend für 10–20 Minuten (je nach Belagdicke) aufgelegt. Nach dieser Phase wird die Wunde mit derselben Wundspüllösung gereinigt. Anschließend wird in der Trockenphase eine sterile Kompresse für ca. 5 Minuten auf die Wunde aufgelegt. Danach erfolgt die weitere Versorgung. Die AWMF-S3-Leitlinie (DGfW 2023, S. 31) empfiehlt: „Wenn durch eine mechanische Wundreinigung avitale Gewebe (trocken, feucht) nicht ausreichend entfernt werden können, sollte ein chirurgisches Débridement erfolgen, sofern keine Kontraindikation vorliegt."

Die Anwendung nachfolgender Produkte soll das mechanische Débridement unterstützen.

Faserverbund zur mechanischen Wundreinigung

Diese Produkte bestehen, je nach Hersteller, z. B. aus Monofilament-Polyester-Fasern, Monofilament-Mikrofaserschlaufen, einer Rückenbeschichtung aus Polyacrylat oder aus einer reinigenden Mikrofaserseite und einer darüber absorbierenden Schicht (Außenseite). Zwei Produkte verfügen über eine raue Seite für festsitzende Wundbeläge und eine weiche Seite zur Wundreinigung. Diese Produkte zur mechanischen Wundreinigung sind als Reinigungs-Pads bzw. Kompressen (z. B. Debrisoft® Pad/Debrisoft® Duo [Lohmann & Rauscher], Cutimed® DebriClean [BSN medical/Essity], Prontosan® Debridement Pad [B. Braun]) oder als Lolli (Debrisoft® Lolly [Lohmann & Rauscher]) erhältlich. Nach dem Befeuchten mit einer sterilen Wundspüllösung wird die weiche/raue (Faser-)Seite mit sanftem Druck über die Wundoberfläche geführt, sodass die flexiblen Fasern in Wundvertiefungen eindringen und Debris (Abfallstoffe und Zellreste, festhaftende Fibrinbeläge/Schorf) sowie Exsudat schmerzarm von der Wunde lösen können (➤ Abb. 2.9). Ergänzend kann mit den Produkten die Umgebungshaut gereinigt werden. Der Lolli ist zudem für die Reinigung von tiefen Wunden und schwer zu erreichenden Wundlokalisationen, z. B. Zehenzwischenräumen, geeignet. Im Anschluss erfolgt die weitere Wundbehandlung. **Cave:** Diese Produkte dienen lediglich der mechanischen Wundreinigung und sind **keine** Verbandmittel!

Getränkte Wundreinigungstücher

Solche Wundreinigungstücher (z. B. UCS™ Débridement) sind bereits mit einer Reinigungslösung getränkt, die sich aus unterschiedlichen Stoffen zusammensetzt. Zudem enthalten sie ein Tensid, das die Reinigungswirkung verstärkt. Die Reinigungs-

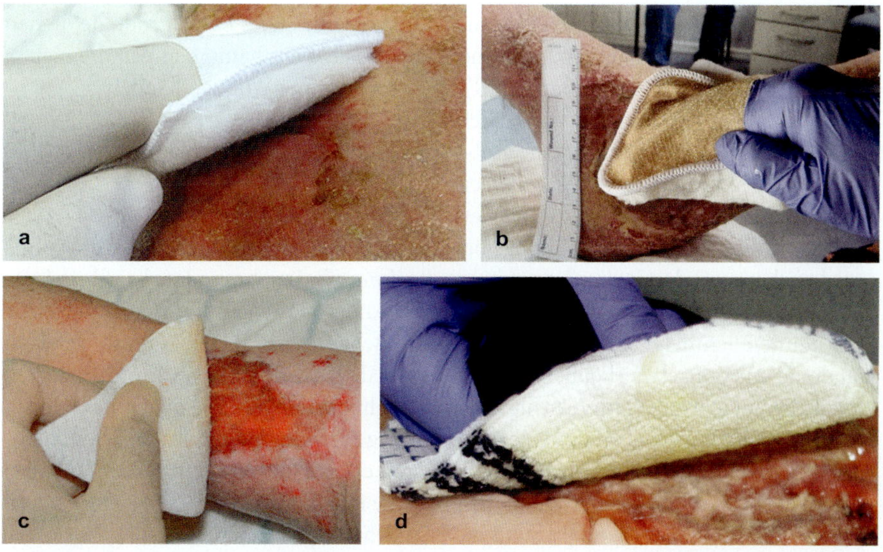

Abb. 2.9 Wundreinigung mit a) Debrisoft® Pad [M291], b) Debrisoft® Duo [M291], c) Prontosan® Debridement Pad [O1014] und d) Cutimed® DebriClean [M291]

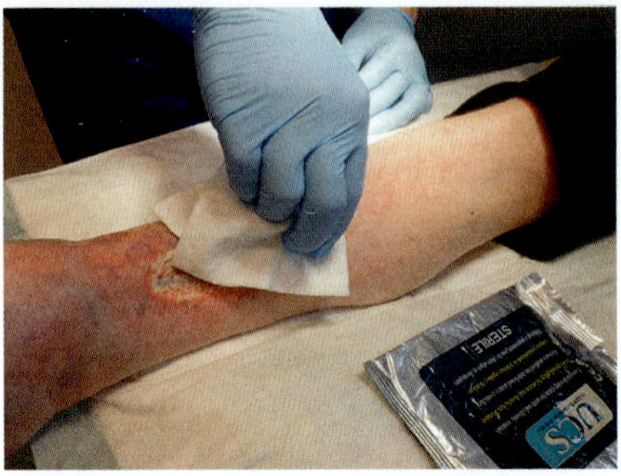

Abb. 2.10 UCS™ Débridement [M291]

lösung soll während des mechanischen Débridements zur Zerstörung des Biofilms beitragen, Hautinfektionen verhindern, Mikroben bekämpfen sowie ein erneutes Bakterienwachstum hemmen. Auch Wundrand und -umgebung können mit dem Produkt gereinigt werden (➤ Abb. 2.10). Im Anschluss erfolgt die weitere Wundbehandlung. **Cave:** Diese Produkte dienen lediglich der mechanischen Wundreinigung und sind **keine** Wundverbände!

Grobporiger PUR-Schaum zur mechanischen Wundreinigung

Diese Produkte, z. B. LIGASANO® Wundputzer®, Schülke® wound pad, bestehen aus einem elastischen, geschäumten, luft- und wasserdurchlässigen Polyurethan (PUR), vorstellbar wie ein dreidimensionales Sieb (➤ Abb. 2.11). Der Schaum hat eine grobe Struktur und eine raue Oberfläche, die einen mechanischen Reiz auf die Kontaktflächen ausübt. Dieser soll lokal durchblutungsfördernd wirken und damit die Granulation unterstützen. Durch die mechanische Reizung können Schmerzen auftreten. Auch Wundrand und -umgebung können mit dem Produkt gereinigt werden. Im Anschluss erfolgt die weitere Wundbehandlung. Je nach Wundzustand und Schmerzwahrnehmung stehen unterschiedlich grobe Produkttypen zur Auswahl. Schülke® wound pad und die LIGASANO® Wundputzer® sind auch in einem Dreier-Set mit grob-, mittel- und

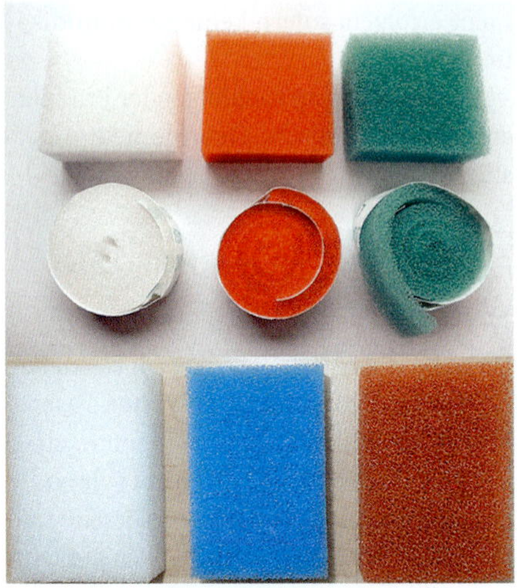

Abb. 2.11 Grobporiger PUR-Schaum zur mechanischen Wundreinigung. Erste Reihe: LIGASANO® Wundputzer®; zweite Reihe: LIGASANO® Wundputzer® interdigital; dritte Reihe: Schülke wound pad [M291]

feinporigem Schaum erhältlich. LIGASANO® Wundputzer® interdigital besitzen die gleichen Eigenschaften wie die bekannten Wundputzer® und dienen der Reinigung von schwer zugänglichen Körperstellen, z. B. von Zehenzwischenräumen, Wundtaschen und Falten bei adipösen Menschen oder bei Lipödemen. **Cave:** Diese Produkte dienen lediglich der mechanischen Wundreinigung und sind **keine** Wundverbände!

Hydroreinigende Polyacrylatwundauflage

UrgoClean® eignet sich für alle Wundheilungsphasen, besonders bei fibrinösen, exsudierenden Wunden und unterstützt die Behandlung lokaler Wundinfektionen (➤ Abb. 2.12). Alle UrgoClean®-Varianten sind hydroreinigende Polyacrylat-Wundauflagen mit Reinigungsfasern. Die Tamponade enthält im Gegensatz zu den Auflagen keine mikroadhäsive TLC-Matrix, sondern besteht hauptsächlich aus Reinigungsfasern und wird mit einer sterilen Applikationshilfe geliefert. In Kontakt mit dem Wundexsudat

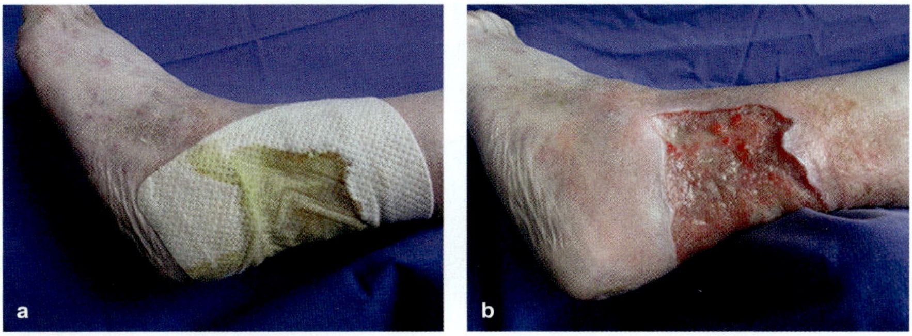

Abb. 2.12 a) Reinigung mit UrgoClean®. b) Wunde nach Anwendung von UrgoClean® [M291]

bilden die reinigenden Fasern ein Gel, das Fibrinbeläge, Exsudat und bakterielle Rückstände absorbiert und für eine schnellere autolytische Wundreinigung in der Wundauflage einschließt.

Die silberhaltige Variante UrgoClean® Ag ist zudem anitbakteriell wirksam. Ferner sind Varianten mit Nano-Oligo-Saccharid-Faktor (NOSF) erhältlich (➤ Kap. 2.3.1). Diese schränken die Auswirkungen von als Matrixmetalloproteinasen (MMP) bezeichneten Enzymen ein, da ein Übermaß an MMP in chronischen Wunden die Wundheilung verzögert. Vor dem Einsatz wird die Wunde wie üblich gereinigt und mit steriler Wundspüllösung gespült (z. B. NaCl-0,9 %-Lösung). Die sanft haftende Seite von UrgoClean® Kompresse wird direkt auf die Wunde aufgelegt. Die Tamponade wird mit dem Applikatorstab lose in die Wunde eingebracht (bei Bedarf zuschneiden und kürzen) und mit einem Sekundärverband abgedeckt. Die Verweildauer beträgt in der Reinigungsphase 1–2 Tage, danach je nach Exsudationsgrad und Zustand der Wunde bis maximal 7 Tage.

Technisches Débridement

Unter diesem Begriff werden verschiedene wundreinigende Maßnahmen zusammengefasst, bei denen technische Geräte zum Einsatz kommen. Hierzu gehören Hydrochirurgie/-Lavage, Shaver, Laser, Leistungs-Ultraschall (siehe Ultraschallassistierte Wundreinigung). Unter bestimmten Voraussetzungen kann auch die lokale Unterdrucktherapie genutzt werden (➤ Kap. 2.3.3). Einige der z. B. in der Hydrochirurgie genutzten Geräte schneiden auch in gesundes Gewebe, was dem chirurgischen Débridement entspricht. Nachteile des technischen Débridements sind der Zeitaufwand für die Desinfektion der Geräte und der kontaminierten Umgebung sowie Schmerzen und höhere Kosten für das technische Equipment.

Ultraschallassistierte Wundreinigung

Die ultraschallassistierte Wundreinigung (UAW) ist eine Form des technischen Débridements. Es handelt sich um ein nicht invasives Verfahren zur Wundreinigung, bei dem niederfrequenter Leistungsultraschall mit bis zu 25 kHz in Kombination mit einer Spüllösung angewendet wird (➤ Abb. 2.13 a). Der Anwender führt eine Sonde (Sonotrode), aus der beständig (2–3 Tropfen/Sekunde) Spülflüssigkeit tropft, über den Wundgrund. Diese Tropfen treten fein dosiert als Feuchtnebel aus dem Sonotrodenkopf aus. Durch einen flexiblen, transparenten Silikonschirm (UAW Clear Shield) (➤ Abb. 2.13 b) werden Spritzer und Verneblungen während der Behandlung in der Umgebung eingedämmt, sodass sich das Risiko einer Keimverbreitung reduziert. Zu

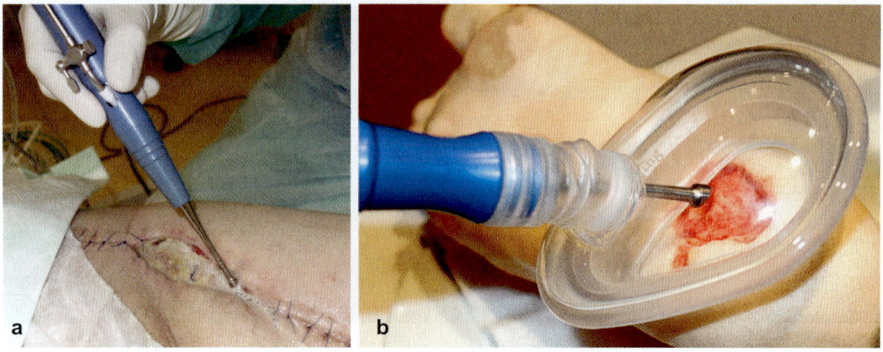

Abb. 2.13 a) Ultraschallassistierte Wundreinigung. b) UAW mit transparentem Silikonschirm als Spritz- und Verneblungsschutz [M291]

beachten ist, dass die Wunde immer mit ausreichend Flüssigkeit benetzt ist und stets ein Film zwischen dem Sondenkopf und dem Wundgrund besteht. Ringer- und NaCl-0,9 %-Lösung sind für die UAW vom Hersteller empfohlene Spülflüssigkeiten. Bei infektgefährdeten oder infizierten Wunden sind Antiseptika, z. B. Serasept® 0,04 %, zu nutzen. Gelöste Keime werden so bereits bekämpft und eine Kontamination der Umgebung vermindert.

Die vibrierende Sonotrode erzeugt Kavitationseffekte (zyklisch implodierende Mikrogasblasen), die Fibrinbeläge, Biofilme, Zelltrümmer und Keime von der Wunde ablösen und gesundes Gewebe nicht beeinträchtigen. Zudem werden Bakterienmembranen geschädigt. Durch den Ultraschallimpuls dringt die Spüllösung tief in die Wunde und in Gewebsspalten. Die UAW fördert die Granulation, regt die Proliferation der Fibroblasten an und stimuliert die Kollagensynthese. Die Kombination aus gewebeschonendem Débridement und effektiver Wundreinigung sowie dem Aufbrechen von Biofilmen ist das entscheidende Merkmal der UAW. Patienten empfinden die UAW manchmal als schmerzhaft. Daher ist es empfehlenswert, die zu behandelnde Wunde vorher lokal zu anästhesieren, z. B. mit EMLA®-Creme oder ANESDERM®. Entscheidend ist das kombinierte Ausspülen der Keime und Beläge mit geeigneten Wundspüllösungen.

2_Standards, 23_Ultraschallassistierte Wundreinigung

Chirurgisches und scharfes Débridement

Laut Positionspapier der ICW (Dissemond et al. 2022d, S. 370) ist das **chirurgische Débridement** die „vollständige Abtragung von avitalem Gewebe bis in intakte Gewebestrukturen. Hierbei kommt es meist zu Gewebe- und Gefäßverletzungen mit Blutungen." Als Abgrenzung dazu geht es beim **scharfen Débridement** um „Interventionen bis an den Rand des avitalen Gewebes in Wunden" (Dissemond et al. 2022d, S. 370, ➤ Abb. 2.14). Es erfolgt keine vollständige Abtragung des avitalen Gewebes. Diese Methode ist auch ambulant durchführbar, und es kommt meist nicht zu Blutungen. An ein scharfes Débridement schließt sich oft eine Behandlung mit anderen Débridementmethoden an.

Die schnellste und effektivste Art der Wundreinigung ist das **chirurgische Débridement.** Mittels Skalpell und Pinzette (➤ Abb. 2.15) oder Ringkürette werden avitale Gewebestrukturen wie Nekrosen und Beläge bis in intakte anatomische Strukturen abgetragen sowie Wundtaschen durch den

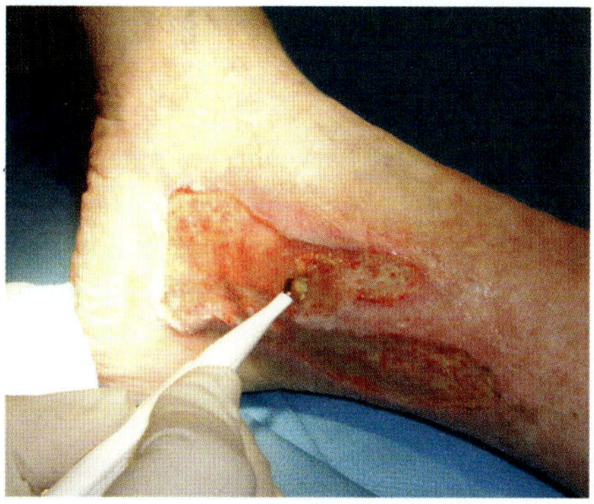

Abb. 2.14 Scharfes Débridement mit Ringkürette [M291]

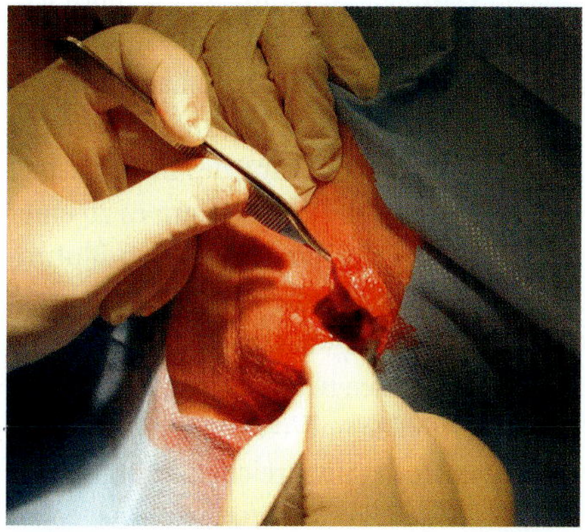

Abb. 2.15 Chirurgisches Débridement mit Skalpell und Pinzette [M291]

Arzt eröffnet. Das Débridement sollte nicht mit einer Schere (Ausnahme: Präparierschere) durchgeführt werden, da diese das Gewebe quetschen und somit schädigen kann. Aus diesem Grund sollte auch der scharfe Löffel nicht zum Einsatz kommen. Er kann ebenfalls zu Gewebsquetschungen führen, da seine „Schneideseite" nicht so scharf ist wie die Klinge einer Ringkürette oder eines Skalpells (Gefahr, durch Gewebsquetschung Keime tief ins Gewebe einzutragen).

Da eine Wundinfektion das Risiko einer Osteitis (Knochenentzündung) birgt, ist manchmal sogar eine Knochenresektion Bestandteil des chirurgischen Débridements. Das chirurgische Débridement kann je nach Ausmaß und Dicke der Beläge eine Vollnarkose oder eine Lokalanästhesie, z. B. mit EMLA®-Creme oder ANESDERM® (Kombination der anästhetischen Wirkstoffe Lidocain und Prilocain mit Zulassung zur Ulcus-cruris-Reinigung; Einwirkzeit 30–60 Minuten unter Folie), erfordern (➤ Kap. 8.4, ➤ Abb. 8.7). Chirurgisches Débridement kommt nicht infrage, wenn kein qualifiziertes ärztliches Personal zur Verfügung steht oder der Zustand des Patienten keine Narkose zulässt. Ebenso sind Gerinnungsstörungen sowie die Einnahme von Gerinnungshemmern vorab abzuklären.

Das chirurgische Débridement ist zwar schnell und effektiv, jedoch invasiv und nicht gewebeschonend. Eine exakte Selektion des zu entfernenden Gewebes ist oft nur schwer möglich, sodass es zu Verletzungen von gesundem Gewebe und Gefäßen mit Blutungen kommt. Zur Blutstillung können neben leichtem Druck, Kompression, auch Alginate oder Kollagenprodukte eingesetzt werden. Zudem wird eine kurzzeitige Blutungskontrolle empfohlen. Die Durchführung des chirurgischen Débridements erfolgt durch erfahrene Ärzte.

Das scharfe Débridement ist nach Einschätzung der ICW (Dissemond et al. 2024a) unter bestimmten Voraussetzungen auch auf Kollegen aus Gesundheitsfachberufen delegierbar, die nachweislich unter ärztlicher Anleitung in der korrekten Durchführung dieser Maßnahme geschult worden sind. Zudem sind folgende Aspekte zu beachten:

- Indikationsstellung durch den behandelnden Arzt
- Schriftliches Konzept einer unmittelbar einleitbaren medizinischen Notfallintervention
- Abwägung der Durchführungsmöglichkeiten unter Berücksichtigung, z. B. des gesundheitlichen Zustands, Medikation (Antikoagulanzien), anatomischer Lage und Tiefe der Wunde
- Bedarfsgerechte und zeitnahe Analgesie

Wesentlich ist, dass im Notfall sofort eine ärztliche Behandlung einsetzen kann, z. B. um eine Blutung zu stillen/Gefäße zu umstechen. Daher ist diese Maßnahme ausschließlich in Einrichtungen delegierbar, wo eine solche Notfallleistung unmittelbar verfügbar ist, z. B. in Kliniken, ärztlich geführten Wundzentren oder Arztpraxen.

Proteolytisches/Enzymatisches Débridement

Beim proteolytischen oder auch enzymatischen Débridement werden biosynthetisch hergestellte proteolytische Enzyme (Chlostridiopeptidase, Streptokinase/Streptodornase, andere Proteasen) zum Abbau von avitalem Gewebe genutzt, um den Heilungsprozess durch Aktivierung körpereigener Reaktionen zu fördern. Enzympräparate (z. B. Iruxol® N) sind derzeit als verschreibungspflichtige Arzneimittel zugelassen. In Interaktion mit Proteinen verflüssigen sie Gewebetrümmer und weichen nekrotisches Material selektiv auf. Enzymverbände müssen mindestens einmal täglich gewechselt werden und bedingen durch das Mehr an Pflegezeit und Material einen erhöhten Kostenaufwand. Enzyme wirken nicht in einer trockenen Umgebung, weshalb sie bei harten, trockenen Nekrosen kontraindiziert sind. Manche Enzyme wirken nur bei bestimmten Proteintypen. Als Nebenwirkungen können Schmerzen, Brennen und Hautreizungen bis hin zu Wundheilungsstörungen oder Allergien auftreten. Enzymatisches Débridement sollte nur so lange angewandt werden, bis die Wunde frei von Gewebetrümmern ist. Anschließend wird auf eine Folgebehandlung umgestellt. Da es inzwischen effektivere, schonendere und kostengünstigere Alternativen gibt, kommen Enzyme in der Wundreinigung immer seltener zur Anwendung (➤ Kap. 11).

Biochirurgisches Débridement – Larventherapie

Steril gezüchtete Larven (Larven der Fliege Lucilia sericata, auch „Gefräßige Lucy“ genannt) finden ihre Anwendung, um mittels biochirurgischen Débridements vor allem hartnäckige Nekrosen abzutragen. Larven kommen bevorzugt dort zum Einsatz, wo Untergewebe für ein chirurgisches Débridement fehlt (Unterschenkel, Fuß, Hand). Sie sondern ihr Verdauungssekret (enzymhaltigen Speichel) auf die Nekrosen und Beläge ab, was zu deren Verflüssigung führt. Diese extrakorporale Verdauung löst avitales Gewebe, Nekrosen, Wundbeläge und Biofilme auf. Anschließend nimmt die Larve die entstandene Bouillon als Nahrungsbrei wieder auf. Durch die Zersetzung des nekrotischen Gewebes oder von Belägen kann es zu einer Vergrößerung der Wunde oder zu Blutungen kommen. **Cave:** Bei Wunden, die leicht zu Blutungen neigen, sich in der Nähe von größeren Gefäßen befinden, die Verbindung zu Körperhöhlen und/oder inneren Organen haben und/oder unzureichend durchblutet sind, sollte daher kein Einsatz von Fliegenlarven erfolgen. Patienten unter Antikoagulanzien dürfen nicht damit behandelt werden.

Lucilia-sericata-Larven beeinflussen den Wundzustand in dreifacher Hinsicht positiv: schonende Reinigung der Wunde, Keimvernichtung (vor allem grampositive Keime, auch MRSA) und Stimulation der Abheilung. Es ist nachgewiesen, dass die Ausscheidungen der Fliegenlarven eine antibakterielle Wirkung haben. Diese Wirksamkeit des Larvensekrets ist bis heute nicht vollständig wissenschaftlich geklärt; gegenüber gramnegativen Bakterien, z. B. Pseudomonas aeruginosa oder Proteus, besteht nur eine eingeschränkte Wirksamkeit. Zudem können Pseudomonaden die Fliegenlarven chemisch abtöten, wenn diese beginnen, Schleim zu bilden, denn Quorum-Signalstoff (Freisetzung von Signalmolekülen) wirkt auf Lucilia sericata letal.

Da das Larvensekret die Wanderung von Fibroblasten und Keratinozyten stimuliert sowie die Sekretion von Wachstumsfaktoren anregt, hat der Einsatz von Fliegenlarven zusätzlich eine heilungsfördernde Wirkung.

Wegen einer möglichen Ekelhemmschwelle der Patienten und auch des medizinischen Personals und der einfacheren Handhabung sind die Larven in einem Polyesternetz (BioBag®, ➤ Abb. 2.16) eingeschlossen.

Die Arbeit der Fliegenlarven in der Wunde kann beim Patienten Kribbeln, Juckreiz oder Schmerzen auslösen. Bei letzteren sollte die Verordnung von einem Analgetikum, ggf. Therapieabbruch, erwogen werden. Da Larven keinen Druck vertragen, kommt die Anwendung unter einer Kompressionstherapie lediglich eingeschränkt infrage und auch nur, wenn die Umgebung entsprechend abgepolstert ist.

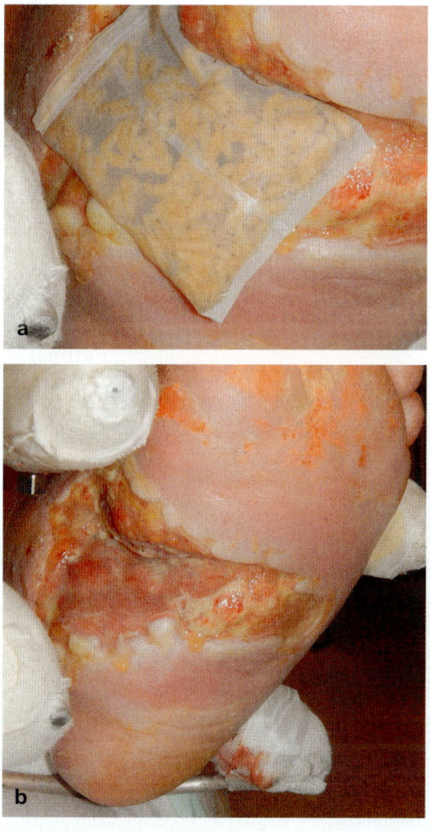

Abb. 2.16 a) Erschöpfter BioBag®. b) Wunde nach Entfernen des BioBags® [M291]

Als Dosierung wird je nach Wunderscheinungsbild empfohlen, pro cm² Wundfläche fünf bis acht Larven einzusetzen. Die Anwendungsdauer beträgt bis zu 4 Tage. Bei starker Wundexsudation sind häufigere Wechselintervalle des Sekundärverbands erforderlich. Ein kombinierter Einsatz von Lucilia sericata, systemischer Antibiotika und Analgetika ist möglich. Lokaltherapeutika überleben die Larven dagegen häufig nicht (Ausnahme: Serasept®-1-Lösung, Polihexanid 0,02 %). Die Wunde muss frei von allen lokalen Medikamenten, z. B. Antiseptika und Anästhetika, sein, bevor die Therapie begonnen wird. Üblicherweise sind ein bis zwei Madenzyklen notwendig, bis das Débridement vollständig ist.

Larven der Fliege Lucilia sericata sind in Deutschland als verschreibungspflichtiges Fertigarzneimittel zugelassen.

2_Standards, 21_Therapielarven

Autolytisches Débridement

Durch die Zuführung von Feuchtigkeit werden die körpereigenen Reinigungsprozesse unterstützt und beschleunigt. Hierbei werden u. a. körpereigene proteolytische Enzyme freigesetzt und Phagozyten aktiviert. Nekrosen und Beläge verlieren durch Autolyse ihre innere Festigkeit und lösen sich vom Wundgrund. Dies ist ein schonender, aber auch langsamer Prozess. Die im Folgenden aufgeführten Produkte unterstützen das autolytische Débridement.

Hydrogele in Gelform oder als Gelplatte

Hydrogele sind in Gelform oder als Gelplatten erhältlich. Sie bestehen bis zu 95 % aus Wasser, weitere Bestandteile sind Gelbildner und teilweise Alginate. Hydrogele

2

sind in Wasser nicht löslich und haben in Gelform eine Wirkdauer von bis zu 3 Tagen, als Gelplatten von bis zu 7 Tagen.

Analog zu konservierten Wundspüllösungen werden zunehmend konservierte Hydrogele in Gelform, z. B. mit Polihexanid, Octenidin oder hypochloriger Säure, angeboten. Ihr ökonomischer Vorteil besteht in der verlängerten Verwendbarkeit nach Anbruch (siehe Packungsbeilage). Diese Produkte sind allerdings im Vergleich zu unkonservierten Hydrogelen in Gelform (erkennbar an dem Piktogramm mit der durchgestrichenen 2, Tab. 3.2) eher flüssiger, was bei der Anwendung entsprechend zu beachten ist.

Hydrogele in Gelform wirken durch ihre Feuchtigkeit und werden deshalb, abhängig von der Konsistenz des Belags, 0,3–0,5 cm dick aufgetragen (➤ Abb. 2.17 a). Sie lassen sich auch an schwierigen Körperstellen, z. B. der Fersenregion, gut applizieren, da sie formstabil sind (gilt nur für unkonservierte Gele). Hydrogele in Gelform erfordern eine Sekundärabdeckung. Dafür wird, je nach Exsudatmenge, z. B. sterile semipermeable Transparentfolie zur Verstärkung der Autolyse bei eher festen Belägen und wenig Exsudat oder ein feinporiger Polyurethanschaumverband zum Aufweichen der Beläge bei vermehrter Exsudation verwendet. Letzterer nimmt allerdings neben der wundeigenen Feuchtigkeit auch einen Teil des Gels mit auf. Der Einsatz ist daher nur bei vermehrter Exsudation angeraten, da eine Folie in diesem Fall „wegschwimmen" würde. Bei täglichen Verbandwechseln ist die oben beschriebene Abdeckung zu kostspielig. In diesem Fall ist die Abdeckung mit Wunddistanzgittern und (Saug-)Kompressen (➤ Kap. 1.7.1) angeraten. Ein transparentes Hautschutzmittel kann Mazerationen an Wundrand und -umgebung verhindern.

Neben dieser autolytischen Wirkung können Hydrogele sowohl in Gelform als auch als Gelplatten (➤ Abb. 2.17 b, ➤ Kap. 2.2.3) zur Feuchthaltung bzw. Rehydration trockener Wunden oder austrocknungsgefährdeter freiliegender Strukturen, z. B. von Sehnen- oder Knochengewebe, zum Einsatz kommen. Ein stagnierender Wundzustand wird so in einen dynamischen Heilungsprozess umgewandelt.

CAVE!
Kein Einsatz bei stark exsudierenden oder blutenden Wunden!

2_Standards, 10_Hydrogelplatte, 11_Hydrogel in Gelform

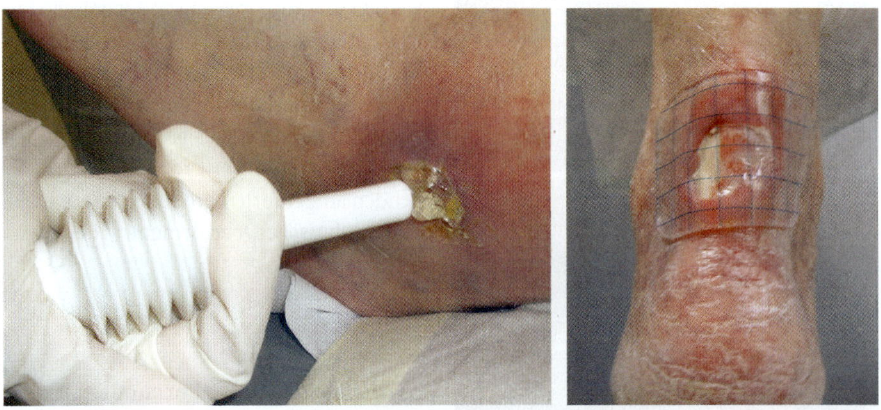

Abb. 2.17 a) Applikation eines unkonservierten Hydrogels in Gelform [M291]. b) Hydrogelplatte zum Feuchthalten einer freiliegenden Sehne [M291]

Enzym-Alginogel

Dieses Produkt enthält hydratisierte Alginatpolymere in einer Polyethylenglycol-Matrix, die in einem antimikrobiell wirkenden Enzymkomplex eingebettet sind. Es ist als Flaminal® Forte für mäßig bis stark exsudierende Wunden und als Flaminal® Hydro für leicht bis mäßig exsudierende Wunden erhältlich. Im Gegensatz zu den oben genannten Hydrogelen ist dieses Produkt nicht nur zum Andauen von Belägen bzw. zum Anfeuchten von austrocknungsgefährdeten Wunden geeignet, sondern kann auch durch den Enzymkomplex Bakterien abtöten und überschüssiges Wundexsudat in seinen Alginatpolymeren einbinden. Durch letztere Funktion sollen zusätzlich Wundränder und Epithelzellen geschützt werden. Das Produkt wird dick (ca. 4–5 mm) auf die Wunde appliziert und verbleibt je nach Wundzustand 1–4 Tage. Eine Sekundärabdeckung ist erforderlich. Da das Produkt konserviert ist, kann es nach Anbruch – bei entsprechend hygienisch einwandfreier Nutzung – bis zum angegebenen Verfallsdatum verwendet werden.

✚ *2_Standards, 04_Enzym-Alginogel*

Polymerer Membranverband (PMV)

Dieser mittelporige Schaumstoffverband (PolyMem®) enthält Glyzerin und das Tensid F68, wodurch die autolytische Wundreinigung unterstützt wird. Er ist mit und ohne Kleberand sowie als Cavity-Variante (PolyMem® WIC) erhältlich. Die Cavity-Variante ist außen nicht mit Folie beschichtet und leitet das Exsudat von der Wunde weg. Zu Beginn kann durch die reinigende Wirkung viel Feuchtigkeit entstehen, sodass der polymere Membranverband ggf. häufiger gewechselt werden muss. Ein Hautschutzmittel kann Mazerationen an Wundrand und -umgebung vorbeugen. Je nach Produkt ist eine Sekundärabdeckung erforderlich. Die Verweildauer beträgt je nach Exsudation bis zu 7 Tage.

➤ Kap. 2.2.3; ✚ *2_Standards, 05_Feinporiger Polyurethanschaumverband und Polymerer Membranverband*

Alginate und Hydrofaser/Hydrofiber

Auch Alginate oder Hydrofaser/Hydrofiber können bei ausreichend Feuchtigkeit (exsudative Reinigungsphase) gut zur Ablösung von feuchten Belägen eingesetzt werden.

➤ Kap. 2.2.5; ✚ *2_Standards, 03_Alginate, 09_Hydrofaser_Hydrofiber_Faserverband*

Hydrokolloidverbände

Bedingt anwendbar im autolytischen Débridement sind Hydrokolloidverbände (HCV). Sie wirken allerdings nur bei eher dünnen, schmierig-feuchten Belägen. Hydrokolloidverbände dürfen nicht bei infizierten Wunden angewendet werden, da das durch sie erzeugte feucht-warme Milieu das Bakterienwachstum extrem begünstigt und zu einer Sepsis führen kann.

➤ Kap. 2.2.3; ✚ *2_Standards, 12_Hydrokolloidverband*

Osmotisches Débridement

Dies ist eine sanfte Débridementmethode, bei der bestimmte Verbandmittel ein Konzentrationsgefälle von Molekülen innerhalb der Wunde schaffen, wodurch mehr Wundflüssigkeit in die Wunde einströmt. Hierbei kommen z. B. hyperosmolare Produkte wie Zuckerderivate (Dextranomer-Pasten), Honigpräparate, Cadexomer-Granulate oder ein Saugspülkörper zur Nasstherapie (s. u.) zum Einsatz. Diese Methode unterstützt schonend die Entfernung von Wundbelägen, kann aber je nach Produkt Schmerzen auslösen.

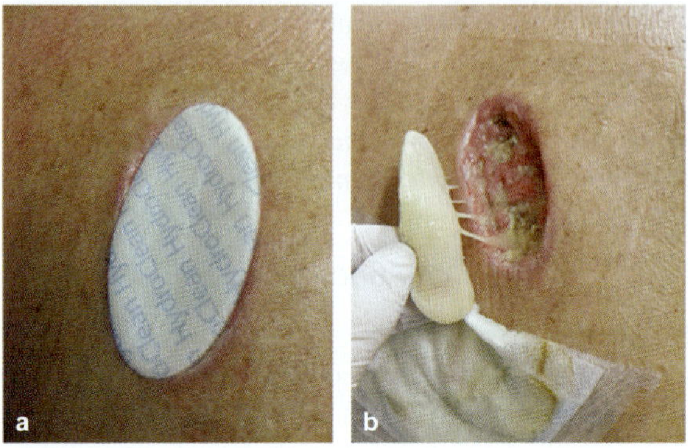

Abb. 2.18 a) Applizierter Saugspülkörper zur Nasstherapie. b) Sichtbare Wundreinigung bei Entfernung [O1017]

Saugspülkörper zur Nasstherapie

HydroClean® ist eine mehrschichtige, kissenförmige Wundauflage (➤ Abb. 2.18) und besteht aus einem Saugkissen aus Zellulose- und Zellstofffasern mit superabsorbierendem Polyacrylat (SAP), das gebrauchsfertig mit Ringerlösung aktiviert ist. Ein Polypropylengestrick mit aufgetragenem Silikonstreifen bildet die Wundkontaktschicht, um ein Verkleben mit dem Wundgrund zu verhindern. In der Wunde gibt dieses Produkt kontinuierlich Ringerlösung ab. Dabei nimmt das Saugkissen gleichzeitig keimbelastetes Wundexsudat auf und bindet es (auch unter begleitender Kompressionstherapie). Zudem werden Toxine und Zelltrümmer mit aufgenommen und beim Wechsel aus der Wunde entfernt. Dieser permanente Saugspülprozess weicht Nekrosen und Beläge schonend auf und hält gleichzeitig die Wunde kontinuierlich feucht. Je nach Exsudation ist das Produkt alle 1–3 Tage zu wechseln. Tiefe Wunden können mit einer Cavity-Variante austamponiert werden. Für diese Produkte ist eine geeignete Fixierung und bei Bedarf eine Sekundärabdeckung erforderlich.

2_Standards, 18_Saugspülkörper zur Nasstherapie

2.2 Versorgungsoptionen in verschiedenen Wundstadien

Die beschriebenen Verbandmittel zur modernen Wundversorgung können nur effizient sein, wenn ein Kontakt zum Wundgrund gewährleistet ist.

2.2.1 Die belegte Wunde

Die Versorgungsoptionen von belegten Wunden, d. h. solchen mit Nekrosen, Fibrinbelägen, Biofilm etc. sind in ➤ Kap. 2.1.2 ausführlich beschrieben.

2.2.2 Die infizierte Wunde

Die häufigste Komplikation bei der Wundheilung ist die lokale Infektion, die im Einzelfall zu einer systemischen Infektion *(Sepsis)* führen kann. Bei einer infizierten Wunde liegt ein bakterielles Wachstum vor. Die Keimbesiedlung ist auf den Wirt übergegangen und führt dort zu einer immunologischen Reaktion. Die Keimanzahl ist mit > 10^5 koloniebildenden Einheiten pro Gramm Gewebe deutlich erhöht. Die Kardinalsymptome sind *rubor* (Rötung), *tumor* (Schwellung), *dolor* (Schmerz), *calor* (Wärme/Überwärmung) und *functio laesa*

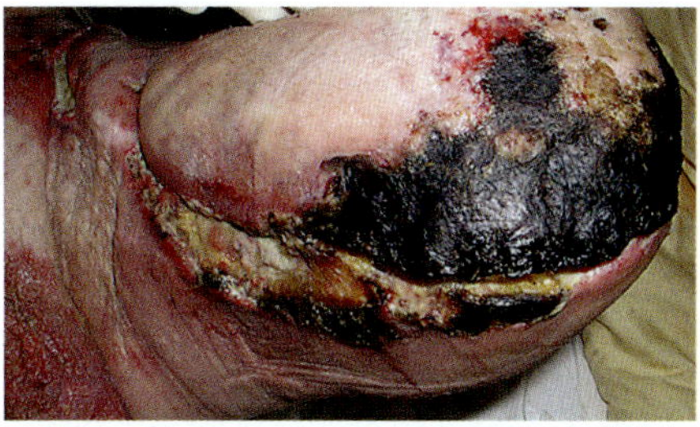

Abb. 2.19 Infizierter Amputationsstumpf [M291]

(Funktionseinschränkung) (➤ Abb. 2.19). Weitere Symptome können eitrige Beläge, hohe Exsudatmengen, ein unangenehmer, keimabhängiger Geruch, zähes Exsudat, bröckeliges Granulationsgewebe, das zu Blutungen neigt, eine stagnierende Wundheilung sowie eine Vergrößerung der Wunde sein. Gegebenenfalls kommt Fieber hinzu. Bei Untersuchungen sind das C-reaktive Protein (CRP) und Leukozyten erhöht (> 15.000). Eine Wundheilung ist erst nach Beseitigung der Infektion möglich. Typische systemische Infektionen sind Abszesse, Phlegmonen oder Erysipele.

Chronische Wunden sind üblicherweise von Mikroorganismen kolonisiert, daher ist eine routinemäßige Bestimmung von Krankheitserregern nicht erforderlich (DGfW 2023). Da die zeitgemäßen Antiseptika wie Octenisept® und Serasept® nachweislich ein umfassendes Keimspektrum bekämpfen (➤ Kap. 2.1.1), ist vor deren Einsatz keine Erregerbestimmung notwendig. Zur Antibiogrammbestimmung bei Verdacht auf einen systemischen Infekt und möglicher Antibiotikatherapie oder zur MRE-Bestimmung sollten Wundabstriche erfolgen (➤ Kap. 3.1.2).

Eine genaue Bestimmung der Keime ist per Probeexzision (PE) aus der Tiefe möglich. Im Gegensatz zum Wundabstrich (➤ Kap. 3.1.2), der zusätzlich zu den Wundkeimen eventuell auftretende Oberflächenkeime einfängt, erbringt die PE ausschließlich den gesicherten Wundkeim. Bei diagnostizierter systemischer Infektion sollte neben der Lokalantiseptik eine systemische Antibiotikatherapie nach Antibiogramm mit Resistenzbestimmung erfolgen.

Lokalantibiotika zur Wundbehandlung gelten nach übereinstimmenden Empfehlungen vieler medizinischer Fachgesellschaften und der Konsensuserklärung zur Wundantiseptik als obsolet, da sie zu einer Resistenzbildung sowie lokalen Unverträglichkeiten und Allergien führen. Bei infizierten Wunden sollte als Kausaltherapie zur Infektbekämpfung mindestens täglich eine Wundreinigung mit Lokalantiseptika wie Octenisept® oder Serasept®/Polihexanidlösung 0,02 % oder 0,04 % (➤ Kap. 2.1.1) erfolgen.

Das Erfassungsinstrument „Einstufung von Risikowunden – Wounds at Risk/W. A. R. Score" (➤ Tab. 2.4, ✚ *1_Assessmentinstrumente, Wunde, 06_Wounds at Risk/WAR-Score*) stellt eine Entscheidungshilfe dar, um abschätzen zu können, in welchen Situationen lokale antimikrobielle Maßnahmen zur Verhinderung von Wundinfektionen eingesetzt werden sollten.

Tab. 2.4 Einstufung von Risikowunden – Wounds at Risk/W. A. R. Score (Quelle: Dissemond et al. 2011)

Risikoklasse 1 → 1 Punkt pro Risikodefinition (Mehrfachnennungen möglich)
Risikodefinitionen
Erworbene immunsuppressive Erkrankung (z. B. Diabetes mellitus)
Erworbener Immundefekt durch medikamentöse Therapie wie Ciclosporin, Methotrexat, Glukokortikoide, Antikörper
Erkrankungen mit soliden Tumoren
Hämatologische Systemerkrankung
Postchirurgische Wundheilungsstörung, welche zu (ungeplanter) Sekundärheilung führt
Durch Lokalisation besonders keimbelastete Wunden (z. B. Perineum, Genitale)
Problematische, hygienische Bedingungen durch soziales oder berufliches Umfeld (z. B. Landwirt, LKW-Fahrer)

Tab. 2.4 Einstufung von Risikowunden – Wounds at Risk/W.A.R. Score (Quelle: Dissemond et al. 2011) *(Forts.)*

Lebensalter des Patienten > 80 Jahre
Geringes Lebensalter des Patienten (Frühgeborene, Babys, Kleinkinder)
Bestandsdauer der Wunde > 1 Jahr
Wundgröße > 10 cm^2
Chronische Wunden aller Kausalitäten mit einer Tiefe > 1,5 cm
Stationärer Langzeitaufenthalt des Patienten > 3 Wochen
Gesamtpunkte:
Risikoklasse 2 → 2 Punkte pro Risikodefinition (Mehrfachnennungen möglich)
Risikodefinitionen
Schwere erworbene Immundefekte (z. B. HIV-Infektion)
Stark verschmutzte Akutwunden
Biss-, Stich- und Schusswunden zwischen 1,5 und 3,5 cm Tiefe
Gesamtpunkte:
Risikoklasse 3 → 3 Punkte pro Risikodefinition (Mehrfachnennungen möglich)
Risikodefinitionen
Verbrennungswunden mit Beteiligung von > 15 % KOF (Körperoberfläche)
Wunden, welche eine direkte Verbindung zu Organen oder Funktionsstrukturen aufweisen (z. B. auch zu Gelenken) bzw. körperfremdes Material enthalten
Schwerste angeborene Immundefekte wie Agammaglobulinämie, schwere kombinierte Immundefekte (SCID) etc.
Biss-, Stich- und Schusswunden > 3,5 cm Tiefe
Gesamtpunkte:
Gesamtergebnis aller Punkte:
Ergebnis-Interpretation Ein **Score ≥ 3 Punkte** bedeutet aus klinischer Sicht das Vorliegen einer infektionsgefährdeten Wunde und bedingt somit die **Anwendung lokaler Antiseptika.**

Der **TILI-Score 2.0** (therapeutischer Index für lokale Infektionen) ist ein Instrument zur Diagnostik lokaler Wundinfektionen (➤ Tab. 2.5). Anhand dieses Scores lässt sich die Notwendigkeit für den Einsatz von Antiseptika ermitteln. Sie ist gegeben, wenn entweder mindestens *fünf* der Aspekte, die unter *keine direkte Indikation* aufgeführt sind, oder *eine* der drei *direkten Indikationen* vorliegen.

Tab. 2.5 TILI-Score zur Diagnostik lokaler Wundinfektionen (Quelle: Dissemond et al. 2021a)

Keine direkte Indikation	Direkte Indikation
• Periläsionales Erythem *(rubor)* • Überwärmung *(calor)* • Ödem, Verhärtung oder Schwellung *(tumor)* • Spontaner Schmerz oder Druckschmerz[1] *(dolor)* • Stagnation der Wundheilung • Anstieg und/oder Änderung der Farbe/des Geruchs des Exsudats	• Nachweis potenziell pathogener Mikroorganismen[2] • Chirurgische septische Wunde • Freier Eiter

[1] Vorsicht bei Patienten mit Polyneuropathie oder bei Einnahme von Schmerzmitteln!
[2] Dies kann in verschiedenen Ländern und Institutionen sehr unterschiedlich sein. Ein Beispiel ist der Nachweis von multiresistenten Bakterien wie dem Methicillin-resistenten Staphylocccus aureus (MRSA).

Per UV-(Taschen-)Lampen lässt sich das Bakterienaufkommen auf der Wunde visualisieren. Bei einigen Keimen wird durch bakterielle Stoffwechselprodukte eine fluoreszierende Reaktion ausgelöst, die unter UV-Bestrahlung sichtbar wird. So leuchten die Stoffwechselprodukte des Staphylokokkus aureus rot, des Pseudomonas aeruginosa cyanblau und weiterer gramnegativer Bakterien leuchtend blau (➤ Abb. 2.20). Auf diese Weise kann gezielt eine Wundreinigung und Keimbekämpfung erfolgen.

Folgende Verbandmittel stehen für die Versorgung von infizierten bzw. infektgefährdeten Wunden zur Auswahl: silberhaltige Wundauflagen mit/ohne Aktivkohle, hydrophobe Wundauflagen, Wundauflagen

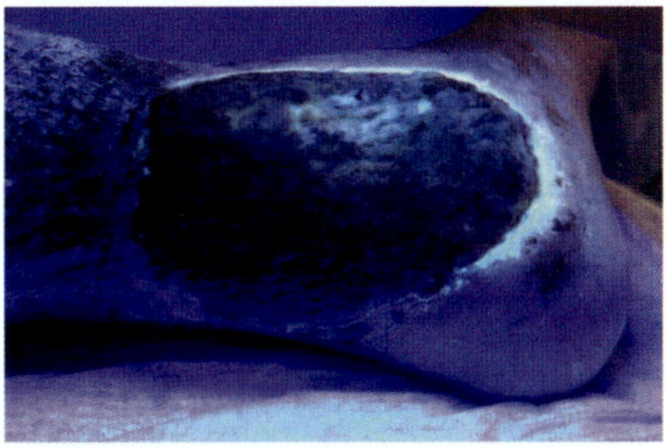

Abb. 2.20 Pseudomonas am unteren Wundrand, sichtbar gemacht durch UV-Licht [M291]

mit Polihexanid (PHMB). Silberhaltige Alginate und Hydrofaser/Hydrofiber, Tamponaden der hydrophoben Wundauflage, Tamponaden der HydroBalance-Wundauflage aus feuchter Zellulose mit PHMB, Mullkompressen mit PHMB oder silberhaltige Cavity-Schäume eignen sich zum Austamponieren infizierter oder infektgefährdeter tiefer, zerklüfteter Wunden und Taschen.

TIPP

Generell sind keimtötende oder -bindende Produkte nur indiziert, wenn Keime in der Wunde erkennbar stören oder die Wunde lokal infiziert ist. Der Einsatz solcher antiinfektiver Verbandmittel sollte nur so lange erfolgen, wie der Infekt besteht. Nach 2 Wochen ist die Versorgung kritisch zu überprüfen. Liegen keine klinischen Anzeichen einer Infektion mehr vor, ist auf wirkstofffreie Verbandmittel umzustellen. Zudem sind solche Produkte wesentlich kostspieliger als Verbandmittel ohne antiinfektive Zusatzwirkung → Wirtschaftlichkeitsgebot beachten (➤ Kap. 14.1.2).

Silberhaltige Wundauflagen

Diese Verbandmittel nutzen die seit der Antike bekannte bakterizide Wirkung des Silbers. Sie unterscheiden sich in Produkte, die Silber freisetzen, um innerhalb der Wunde Keime abzutöten, und solche, die Wundexsudat aufnehmen und die enthaltenen Keime innerhalb der Wundauflage abtöten. Silber hat ein breites Wirkspektrum gegen grampositive und gramnegative Bakterien (darunter auch MRSA, VRE) sowie Pilze. Die Forschung hat aktuell keine relevante Resistenzentwicklung gegenüber Silber beobachten können, obwohl in der Fachliteratur vereinzelt Hinweise zu finden sind. Die Wirkung ist vergleichbar unspezifisch wie bei Jod, und ähnlich wie dort gibt es zum jetzigen Zeitpunkt keine Hinweise auf Resistenzen bei relevanten Wundkeimen. Aufgrund der stetig wachsenden Verwendung von Silber in Haushalt, Freizeit und Medizin wie in Deo, Sport-, Diabetes- und Kompressionsstrümpfen, Zahnbürsten oder Bettwäsche sind Anpassungen bestimmter Mikroorganismen denkbar, echte Resistenzen daher nicht ausgeschlossen. Bisher wenig untersucht und publiziert, aber relevant sind Eiweißfehler freisetzender Silberprodukte (Bindung an schwefelhaltige Aminosäuren).

Viele silberhaltige Verbandmittel geben elementares Silber an die Wunde ab oder setzen bei Kontakt mit Wundexsudat Silberionen frei. Diese lagern sich an die Zellwand der Bakterien an und dringen in die Mikroorganismen ein. Sie stören deren Zellfunktion und beeinträchtigen die Zellteilung durch Behinderung der DNA-Replikation. Einige Silber-Wundauflagen enthalten lediglich gebundenes Silber, die Wirkung tritt katalytisch beim Durchdringen der Keime ein.

Silber bei Wundauflagen

- Elementares Silber: z. B. Silbermetall, nanokristallines Silber
- Anorganische Verbindungen: z. B. Silberoxid, Silberphosphat, Silberchlorid, Silbersulfat, Silber-Kalzium-Natrium-phosphat, Silber-Zirkonium-Verbindung, Silbersulfadiazin (SSD)
- Organische Komplexe: z. B. Silber-Zink-Allantoinat, Silberalginat, Silbercarboxymethylcellulose

Der Silberbestandteil kann auf verschiedene Weise in Verbänden integriert sein:

- Nanokristallines oder elementares Silber als Beschichtung auf einer oder beiden Außenseiten des Verbands
- Silberalginat innerhalb des Verbands als Teil der Struktur
- Elementares Silber, ionisches Silber oder Silberverbindungen als Beschichtung innerhalb des Verbands oder in den Materialzwischenräumen
- Kombination daraus

Zum Teil kann es beim Einsatz von silberhaltigen Wundauflagen durch die Silberfreisetzung zu vorübergehenden Schwarzfärbungen der Wunde und der Wundumgebung kommen, wodurch die Wundbeurteilung erschwert wird (➤ Abb. 2.21). Im Fall von elektronischen Messungen muss sichergestellt sein, dass kein Kontakt zu Elektroden oder leitenden Gels besteht. Auch sind diese Verbandmittel größtenteils nicht kompatibel mit Magnetresonanz-Bildverfahren (MRI) und sollten nicht zusammen mit Produkten auf Ölbasis wie Paraffin eingesetzt werden. Der Einsatz silberhaltiger Verbandmittel bedarf einer klaren Indikationsstellung (infizierte/infektgefährdete Wunde) und ist nicht zuletzt aus ökonomischen Gründen keine Dauerlösung.

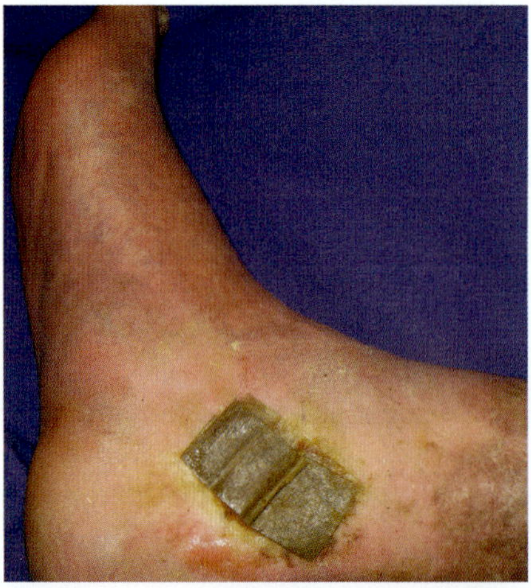

Abb. 2.21 Erschöpfte silberhaltige Wundauflage [M291]

Silberhaltige Verbandmittel unterscheiden sich je nach Hersteller und Produkt bezüglich des Silbergehalts, der freigesetzten Menge, Aufbau und Zusammensetzung sowie Indikation und Kontraindikation. So gibt es u. a. Alginate, Hydrofaser/Hydrofiber, Wunddistanzgitter, Kollagenprodukte, Alginatgele, Polyurethanschaumverbände/Cavity-Polyurethanschaumverbände zum Tamponieren und auf Polyethylengewebe aufgetragenes, nanokristallines Silber. Silberhaltige Verbandmittel können je nach Produkt, Exsudation und Wunde 1–7 Tage auf der Wunde verbleiben. Bei einigen Wundauflagen ist eine Sekundärabdeckung erforderlich. Indikationen und Kontraindikationen sind der jeweiligen Packungsbeilage des Produkts zu entnehmen und unbedingt zu berücksichtigen. Mischungen mit anderen Wirkstoffen/Antiseptika (Jod, Octenisept®, Polihexanid, Kollagen) sind nur im Rahmen der Herstellerangaben vorzunehmen.

2_Standards, 20_Silberhaltige Wundauflage)

Aktivkohleverband mit Silber

Die antiseptische Wirkung des Silbers in Kombination mit der geruchsbindenden Funktion der Kohle ist speziell auf die Anforderungen der aktiven Wundtherapie bei infizierten Wunden zugeschnitten. Um die antiseptische Wirkung des Silbers bei der Bekämpfung von Wundkeimen auszunutzen, wird im Aktivkohleverband mit Silber elementares Silber an ein Aktivkohlegewirk gebunden. Das bedeutet: Es wird kein freies Silber in die Wunde abgegeben. Diese Wundauflage ist weich, anschmiegsam, leicht zu tamponieren und hat eine Wirkdauer von bis zu 3 Tagen. Bei klinisch infizierten Wunden ist die Aktivkohleauflage mit Silber täglich zu wechseln.

Dieser Aktivkohleverband nutzt die antibakterielle Wirkung des Silbers zur

Vernichtung wundtypischer Bakterien wie Staphylococus aureus, Pseudomonas aeruginosa und Escherichia coli. Auch Pilze (Candida albicans) und der Methicilin-resistente Staphylococcus aureus (MRSA) sowie der Vancomycin-resistente Enterococcus (VRE) werden erfolgreich abgetötet. Laut Herstellerangaben wirkt die antibakterielle Eigenschaft des Silbers in vitro gegen 150 bekannte Keime.

Um möglichst viele Keime mit dem gebundenen Silber in Kontakt zu bringen, wird mittels Kompressen das Wundexsudat durch die silberhaltige Aktivkohleauflage hindurchgesaugt. Der Aktivkohleverband mit Silber hat eine extrem große Oberfläche, womit eine hohe Aufnahmekapazität erreicht wird. In dem Kohlegewirk bindet dieser Verband Gerüche, aber auch Toxine und Bakterien. Er ist deshalb gut bei malignen oder anderen stark riechenden Wunden einzusetzen. Toxine, die von lebenden Bakterien permanent abgegeben werden (Exotoxine) oder bei der Zerstörung gramnegativer Keime als Reststoffe in der Wunde zurückbleiben (Endotoxine), werden in der Aktivkohle durch Aufnahme deaktiviert. Die Silberionen töten anschließend die im Kohlevlies gebundenen Keime ab, indem sie Zellmembran und -wand der Keime schädigen. Der Zellstoffwechsel ist nicht mehr möglich, wodurch eine Zellteilung und -vermehrung verhindert wird.

Bei stark exsudierenden Wunden empfiehlt es sich, als Sekundärabdeckung Saugkompressen bzw. Vlieskompressen mit Superabsorber einzusetzen. Bei schwächer exsudierenden Wunden besteht die Gefahr des Verklebens des Verbands mit der Wunde, wodurch das Ablösen für den Patienten schmerzhaft sein kann. Hierzu sollte das Produkt vorsichtig durch Befeuchten mit einer Wundspüllösung abgelöst werden. Infizierte Wunden werden zu Beginn jeder Versorgung mit zeitgemäßen Antiseptika gereinigt, z. B. mit Octenisept® oder Serasept®. Nebenwirkungen der Aktivkohleauflage mit Silber sind nicht bekannt, da sie ausschließlich physikalisch wirkt.

2_Standards, 02_Aktivkohleverband mit Silber

Hydrophobe Wundauflagen

Diese Wundauflage (Cutimed® Sorbact®) hat durch den „Wirkstoff" Dialkylcarbamoylchlorid (DACC) eine grüne Farbe und ist als Kompresse, Gelkompresse, Tamponade, Polyurethanschaum oder Vlieskompresse mit Superabsorber, Saugkompresse und als hydroaktive Wundauflage mit hochabsorbierender Hydropolymermatrix für Exsudatmanagement erhältlich (➤ Abb. 2.22). Die Kompressen bestehen aus imprägniertem Acetatgewebe, die Saugkompresse enthält zusätzlich eine Saugschicht aus Zellulose (weiß!). Die Tamponade besteht aus imprägniertem Baumwollgewebe. Der Polyurethanschaum mit Superabsorber ist mit einer hydrophoben, bakterienbindenden Wundkontaktschicht beschichtet. Durch die hydrophobe

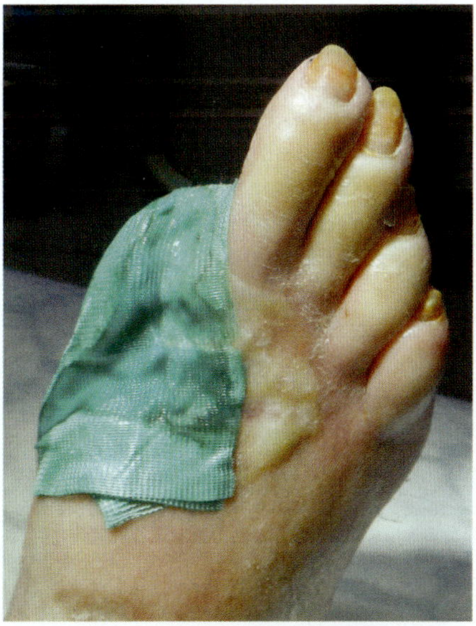

Abb. 2.22 Erschöpfte hydrophobe Wundauflage [M291]

(wasserabweisende) Eigenschaft dieser wirkstofffreien Wundauflage werden die ebenfalls hydrophoben Wundbakterien (z. B. Staphylococcus aureus, Pseudomonas aeruginosa, MRSA) und Pilze an das unlöslich aufgedampfte DACC gebunden. Hierfür benötigt die Wundauflage einen direkten Kontakt zum Wundgrund. Die Bakterien werden zwar nicht abgetötet, aber mit dem nächsten Verbandwechsel aus der Wunde entfernt. So reduziert sich nach und nach die Menge der Keime. Es gibt keine Resistenzentwicklung und keine Zytotoxizität. Je nach Wunde, Exsudation und Produktform können solche Verbandmittel 1–4 Tage verbleiben. Abhängig vom gewählten Produkt ist eine Sekundärabdeckung erforderlich.
2_Standards, 13_Hydrophobe Wundauflage

Keim- und geruchsbindende Wundauflage aus Carbonfasern

Diese antimikrobielle Primärwundauflage (sanaFactur Carbon Zorflex® und Zorflex®LA) besteht aus einem 100 % reinen Aktivkohlegewebe (Carbonfasern) und reduziert Gerüche und Bakterien. Endotoxine und Zerfallsprodukte werden dauerhaft gebunden. Das Produkt hat eine antimikrobielle Wirkung ohne Abgabe von Wirkstoffen, d. h., Keime werden rein physikalisch gebunden. Es werden keine Wirkstoffe freigesetzt bzw. an die Wunde abgegeben. Gegebenenfalls können einzelne Partikel der Carbonfasern auf der Wunde verbleiben, die den Eindruck einer Verfärbung erzeugen. Diese sind durch Wundspülung meist einfach zu entfernen. Das Produkt kann je nach Wundzustand und Exsudation bis zu 7 Tage auf der Wunde verweilen. Eine Sekundärabdeckung ist erforderlich.

Wundauflagen mit Polihexanid (PHMB)

Die nachfolgenden Wundauflagen nutzen die antiseptische Wirkung von Polihexanid, das u. a. Bakterien wie Staphylokokken, VRE oder auch Pilze abtötet (➤ Kap. 2.1.1, Wundantiseptika). Es sind Verbandmittel mit viel oder wenig PHMB in freisetzender oder im Verband verbleibender Form erhältlich.

HydroBalance-Wundauflage aus feuchter Zellulose plus PHMB

➤ Kap. 2.3.2
Die HydroBalance-Wundauflage ist auch mit dem antimikrobiellen Zusatz PHMB (**Poli****hexa****m**ethylen**bi**guanid = Polihexanid) erhältlich, z. B. Supraorb® X+PHMB, ROGG Vulcosan® AMC (➤ Abb. 2.23). Gemäß Herstellerangaben ist dieses Produkt bei infektgefährdeten und infizierten Wunden einsetzbar. Die Verweildauer beträgt je nach Wundzustand bis zu 7 Tage. Eine Sekundärabdeckung ist erforderlich.
2_Standards, 08_HydroBalance Wundauflage aus feuchter Zellulose

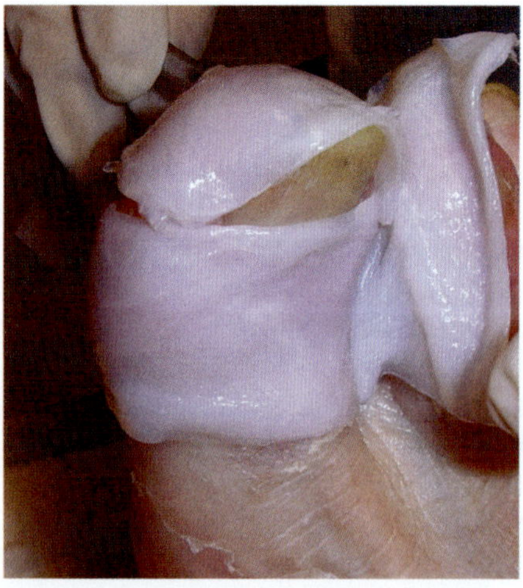

Abb. 2.23 Applikation einer HydroBalance-Wundauflage aus feuchter Zellulose mit PHMB [M291]

Weitere Wundauflagen mit PHMB

Zudem sind auch polihexanidhaltige Polyurethanschäume wie DracoFoam Infekt und Suprasorb® P + PHMB, Kliniderm Foam PHMB (eu-medical), Schaumverband PHMB (Prisoma) sowie polihexanidhaltige Kompressen bzw. gerollter Verbandmull, z. B. KERLIX AMD™, erhältlich.

Lokale Unterdrucktherapie/ Vakuumtherapie

➤ Kap. 2.3.3

Die 3M™-V. A. C.®-Therapie basiert auf dem Grundprinzip, einen Unterdruck auf die Wundoberfläche auszuüben. Durch das geschlossene System werden Exsudat, Bakterien, Abfallprodukte und Zelltrümmer abtransportiert. Diese Therapie fördert die Wundreinigung, reduziert Ödeme, verbessert die Durchblutung und stimuliert die Bildung von Granulationsgewebe. Speziell für die Anwendung bei stark kontaminierten und belegten Wunden wird die 3M™-V. A. C.®-Veraflo™-Therapie empfohlen. Sie verbindet die Vorteile der Unterdrucktherapie mit einer automatisierten, kontrollierten Zufuhr von topischen Wundspüllösungen in und aus dem Wundbett. Die Therapie erfolgt in automatisierten Instillationszyklen. Dabei wird die Wunde wiederholt gereinigt, ohne dass dafür der Verband entfernt werden muss. Als topische Wundspüllösungen können u. a. Hypochlorid- oder Polihexanidlösungen zur Bakterienbekämpfung eingesetzt werden (Octenisept® ist kontraindiziert). Für die 3M™-V. A. C.®-Therapie bei infizierten und infektgefährdeten Wunden bietet der Hersteller einen Polyurethanschaum mit Silber (3M™ V. A. C.® Granufoam™ Silver Dressing) an.

Aufbauend auf diesem Prinzip gibt es inzwischen von diversen Firmen unterschiedliche Materialien: schwarzen (mit/ohne Silber) oder grünen, grobporigen Polyurethanschaum, weißen, feinporigen Polyvinylalkoholschaum oder antimikrobielle/s Füllmaterial/-gaze (mit Polihexanid beschichtet), hydrophobe Wundauflagen zur Keimbindung mit Dialkylcarbamoylchlorid (DACC) beschichtet, Wundeinlagen/Wundschutzgitter, Pumpen, Drainverbinder oder Sensa T. R. A. C.®-Pad, Drainageschläuche, Transparentfolie sowie zum Abdichten Stomamodellierstreifen, Stomapaste, Silikon- oder Gelstreifen. Bei allen Produkten, insbesondere was die Eignung für klinisch infizierte Wunden angeht, sind die Herstellerangaben maßgeblich.

2_Standards, 15_Lokale Unterdrucktherapie, 24_VAC-Therapie

Kaltplasma

Eine zunehmend verbreitete Therapiemethode ist der Einsatz von Kaltplasma (➤ Kap. 2.3.3). Hierbei wird kaltes, atmosphärisches Plasma über die Wunde geführt, das einerseits Erreger (inklusive multiresistenter Erreger) durch leichte UV-Strahlung abtöten und andererseits die Epithelisierung durch Anregung zellulärer Funktionen fördern soll.

CAVE!

Bei einer klinisch infizierten Wunde sollte in den ersten Tagen als Sekundärabdeckung nur eine Kompresse (z. B. Saugkompresse) bzw. eine Vlieskompresse mit Superabsorber verwendet werden, die je nach Exsudation einmal bis mehrmals täglich zu wechseln ist. Antiinfektive Verbandmittel, die in direktem Wundkontakt stehen (z. B. silberhaltige/s/r Alginat/Cavity-Schaum/Hydrofaser/Wunddistanzgitter, Silberaktivkohle, hydrophobe Wundauflage, HydroBalance-Wundauflage aus feuchter Zellulose plus PHMB oder aus Polyethylengewebe mit nanokristallinem Silber), können je nach Angabe in der Packungsbeilage länger verbleiben. Bei silberhaltigen und hydrophoben Wundauflagen mit Folienbeschichtung kann ggf. aufgrund der feucht und warm

2

haltenden Folie trotz Silberfreisetzung oder DACC-Beschichtung eine Verschleppung bzw. Ausbreitung der Infektion erfolgen, da das Keimwachstum durch ein feucht-warmes Milieu gefördert wird (Ausnahme Anaerobier). Zudem sind infizierte Wunden in der Regel stark exsudierende Wunden, sodass häufige Wechsel dieser Verbandmittel erforderlich wären (= unwirtschaftlich). Das Exsudat dieser Wunden ist meist von zäher Struktur. Es kann daher von feinporigen Polyurethanschaumverbänden oft nicht optimal aufgenommen werden, verklebt deren kleine Poren und kann zu weiteren Abflussproblemen führen. Der Einsatz von folienbeschichteten Produkten empfiehlt sich im Anschluss an die Akutphase. Da die einzelnen silberhaltigen sowie hydrophoben Verbandmittel sehr unterschiedlich bezüglich Handhabung, aber auch (Kontra-)Indikationen sind, vorab genau die Packungsbeilage oder die Fachinformation lesen!

TIPP

Generell ist ein Wundkeim nur einmal „umzubringen", d. h., es ist nicht sinnvoll, wenn dieser nach einer Tötung mit einem Antiseptikum noch zusätzlich durch eine silberhaltige Wundauflage „geköpft" oder durch eine polihexanidhaltige Wundauflage „erstochen" und mittels einer hydrophoben Wundauflage „gehängt" werden soll.

2.2.3 Die granulierende Wunde

Granulierende Wunden sind sauber, gekörnt, tiefrot und gut durchblutet. Sie haben ein feucht glänzendes Erscheinungsbild und eine abnehmende Exsudation. Um Läsionen zu vermeiden, sollten granulierende Wunden mit ihrem empfindlichen, gefäßreichen, frischen Gewebe sehr vorsichtig behandelt werden. Ein optimales Wundverhältnis wird durch Feuchthalten der Wunde und Kontakt der Wundauflage mit dem Wundgrund gewährleistet. Es sind Verbandmittel zu bevorzugen, die eine lange Wundruhe und einen atraumatischen Verbandwechsel sowie lange Wechselintervalle ermöglichen. Hierfür stehen verschiedene Versorgungsoptionen zur Auswahl.

Feinporige Polyurethanschaumverbände/Polymerer Membranverband (PMV)

Diese Verbandmittel kommen bei mäßig bis stärker exsudierenden Wunden zum Einsatz. Sie bestehen aus einem feinporigen Polyurethanschaum und nehmen Exsudat auf. Feinporige Polyurethanschaumverbände und PMV verändern dabei nicht ihre Form. Einige Produkte enthalten zusätzlich Superabsorber, um größere Exsudatmengen aufnehmen zu können, oft erkennbar am Zusatz „plus" im Namen. Zudem gibt es sogenannte Lite-Produkte für eher wenig exsudierende Wunden. **Hydropolymerverbände** sind feinporige Polyurethanschäume, die beim Kontakt mit Wundexsudat aufquellen und so die Wunde bzw. kleine Unebenheiten ausfüllen (> Abb. 2.24). Beim Verbandwechsel verbleiben keine Rück-

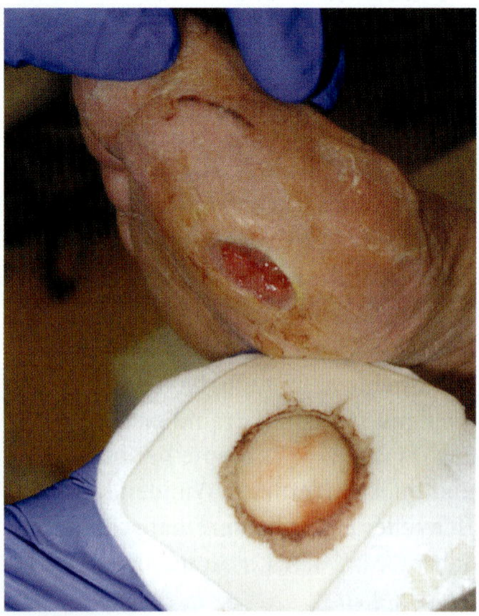

Abb. 2.24 Ein feinporiger Polyurethanschaumverband wölbt sich dem Wundgrund entgegen [M291]

stände in der Wunde. Feinporige Polyurethanschaumverbände haben ein hohes Absorptionsvermögen und können das bis zu 30-Fache ihres Eigengewichts an Exsudat aufnehmen. Gleichzeitig werden Bakterien und Zelltrümmer absorbiert. Allerdings geben diese Verbandmittel unter Druck Flüssigkeit in unterschiedlichen Mengen wieder ab (→ Mazerationsgefahr!). Zudem wird zähflüssiges Exsudat von vielen dieser Produkte nur unzureichend aufgenommen. Der polymere Membranverband (PolyMem®, ➤ Kap. 2.1.2) enthält zusätzlich noch Glyzerin und das Tensid F68, wodurch er einen hohen Reinigungseffekt hat. Zudem soll er Schmerzen und Ödeme reduzieren.

Feinporige Polyurethanschaumverbände/PMV haben polsternde Eigenschaften und schützen das frische Gewebe vor traumatischen Einwirkungen sowie Sekundärinfektionen. Die luftdurchlässige Membran ermöglicht den Gasaustausch und sichert durch ihre thermo-isolierende Funktion ein gleichbleibend warmes und feuchtes Wundklima. Zudem wird durch die feinporige Struktur die Granulation gefördert.

Diese Verbandmittel gibt es mit und ohne Kleberand. Letztere werden bei empfindlicher, schuppiger, gereizter und mazerierter Umgebungshaut verwendet. Produkte mit speziellen Beschichtungen, z. B. mit Silikon, Hydrogel, mikroadhäsiver Lipidokolloidmasse oder einer zusätzlichen Wunddistanzgitterschicht, sind ebenfalls eine Versorgungsoption für beanspruchte Haut.

TIPP

Feinporige Polyurethanschaumverbände ohne Kleberand sind nicht für schwach exsudierende Wunden geeignet. Die Wundauflage kann mit dem Wundgrund verkleben bzw. das Gewebe in die feinen Poren des Schaumverbands einwachsen (➤ Abb. 2.25). Bei nur geringer Exsudation sind grundsätzlich Lite-Produkte zu nutzen. Aufgrund ihrer (Silikon-)Beschichtung beugen diese einem Verkleben mit dem Wundgrund vor.

Die Quellfunktion dieser Produkte ermöglicht es, sie in der Variante eines Cavity-/WIC-Verbands zum Auskleiden von unterminierten, granulierenden Wundhöhlen und Taschen zu nutzen. Dabei darf die Wunde nur höchstens bis zu zwei Drittel aufgefüllt werden, da der Schaum beim Aufquellen frisches Gewebe auseinandertreiben und zerquetschen kann. Es gibt in dieser Produktgruppe Spezialformen für bestimmte Körperregionen wie Ferse, Knie, Sakralregion und Achsel.

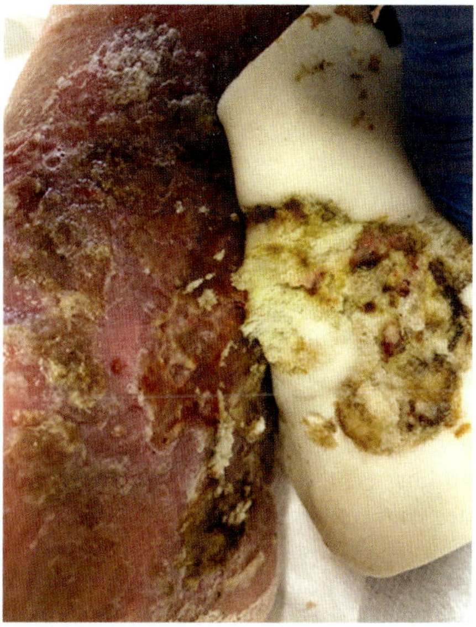

Abb. 2.25 Mit dem Wundgrund verwachsener feinporiger Polyurethanschaumverband ohne Kleberand [O1017]

Feinporige Polyurethanschaumverbände/PMV sind als Primär- und Sekundärabdeckung einsetzbar. Je nach Wundzustand und Exsudation können sie bis zu 7 Tage verbleiben.

2_Standards, 05_Feinporiger Polyurethanschaumverband und Polymerer Membranverband

Hydrokolloidverbände (HCV)

Hydrokolloidverbände (HCV) sind semiokklusive Verbandmittel, die auf mäßig bis schwach exsudierenden Wunden zum Einsatz kommen. Sie bestehen aus einer wasserabweisenden Polymermatrix, in die hydrophile Teilchen aus Pektin, Zellulosederivaten und Gelatine eingebettet sind. Um eine gute Haftung zu ermöglichen, haben einige Produkte einen abgeflachten Rand oder einen Fixierrand aus Klebevlies bzw. Transparentfolie. HCV nehmen nur begrenzt Flüssigkeit auf. Ihre primären Funktionen sind eine Förderung der Granulation, das Feuchthalten der Wunde, die Aufnahme der Zelltrümmer und der Schutz vor einer Kontamination von außen. Bei der Absorption des Wundexsudats bilden sie ein gelbliches, an Eiter erinnerndes Gel. Dieses ist unter der Wundauflage als Blase sichtbar, die sich zunehmend ausdehnt. Durch das Gel haben HCV auch eine leicht autolytische Wirkung (➤ Kap. 2.1.2).

Überschreitet die Blase den Umfang der Wunde, steht der Wechsel des HCV an (➤ Abb. 2.26 a). Beim Verbandwechsel ist eine Wundspülung erforderlich. Diese notwendige häufige Wundreinigung stört die Wundruhe, erzeugt Schmerzen beim Patienten und birgt das Risiko von Schädigungen des frischen Gewebes. Zudem kann es durch die Gelbildung innerhalb der Blase zu Wundrandmazerationen kommen (➤ Abb. 2.26 b). Aufgrund der Blasenbildung sollten HCV großflächig, mindestens 2–3 cm den Wundrand überlappend aufgebracht werden. Um eine möglichst optimale Haftung zu erzielen, empfiehlt es sich, diese Wundauflage körperwarm anzumodellieren. Hydrokolloide gibt es in vielfältigen Sonderformen zum besseren Applizieren, z. B. in der Sakral- oder Fersenregion. Sie sind sowohl als primäre als auch als sekundäre Abdeckung geeignet. Die Verweildauer beträgt je nach Exsudation bis zu 7 Tage; Patienten können damit duschen.

HCV werden inzwischen aufgrund der beschriebenen Nachteile zunehmend durch die oben beschriebenen Lite-Schaumverbände oder hydrokolloidähnliche Wundauflagen abgelöst.

2_Standards, 12_Hydrokolloidverband

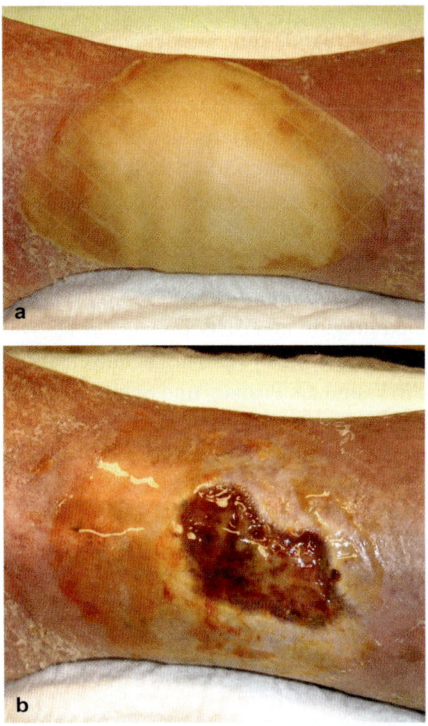

Abb. 2.26 a) Erschöpfter Hydrokolloidverband. b) Hydrokolloidreste auf der Wunde sowie auf mazeriertem/r Wundrand/-umgebung [M291]

Hydrokolloidähnliche Wundauflagen

Diese Gruppe umfasst Produkte, die unterschiedlich aufgebaut sind, aber ein ähnliches Wirkprinzip unterstützen. Sie kommen wie HCV auf schwach bis mäßig exsudierenden sauberen Wunden zum Einsatz. Die meisten verfügen über eine Hydropolymermatrix, in die superabsorbierende Polyacrylatpartikel eingearbeitet sind. Es gibt auch Produkte mit Carboxymethylzellulose und Hydrogeltechnologie. Hydrokolloidähnliche Wundauflagen geben aufgenommenes Exsudat auch unter Druck nicht wieder ab. Als Deckschicht dient eine atmungsaktive, semipermeable Polyurethanfolie. Diese Produkte sind alle relativ dünn, anschmiegsam und hinterlassen im Gegensatz zu den Hydrokolloidverbänden kein gelbes Gel, also keine Rückstände. Einige dieser Produkte sind bei Bedarf zuschneidbar (siehe Packungsbeilage). Die Verweildauer beträgt je nach Exsudation und Wundzustand bis zu 7 Tage.

Zu diesen Produkten zählen z. B. Draco®Hydro Ultra, Tegaderm™ Absorbent.

Transparenter Hydroaktivverband

Dieses Produkt (Tegaderm™ Absorbent) gehört zur Gruppe der hydrokolloidähnlichen Wundauflagen und besteht aus einem anpassungsfähigen Acrylwundkissen, das zwischen zwei Schichten aus semipermeabler Transparentklebefolie eingeschlossen ist. Die Klebefolie, die in direktem Wundkontakt steht, ist perforiert. So kann das Acrylwundkissen Wundexsudat aufnehmen, welches durch die obere, semipermeable Transparentfolie abdunstet. Durch die Transparenz ist die Wundbeobachtung auch nach Absorption von Wundexsudat gewährleistet (➤ Abb. 2.27). Indikationen sind saubere oberflächliche, schwach bis mäßig exsudierende Wunden. Dieses Produkt darf nicht zugeschnitten werden. Die Verweildauer ist abhängig von der Exsudation und kann z. T. sogar deutlich mehr als 7 Tage betragen.

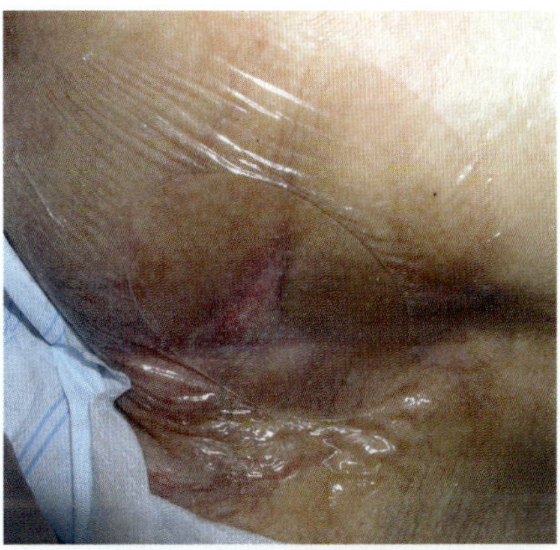

Abb. 2.27 Der transparente Hydroaktivverband ermöglicht eine permanente Wundbeobachtung [M291]

TIPP

Bei sauberen, oberflächlichen Hautschädigungen, z. B. Dekubitus der Kategorie II, die an Körperregionen bestehen, welche erheblichen Scherkräften ausgesetzt sind, z. B. in der Sakralregion, haften insbesondere transparente Hydroaktivverbände durch ihre dünne, anschmiegsame Trägerfolie sehr gut. Hydrokolloide rollen sich an diesen Stellen oft schnell auf, da sie aufgrund ihrer „Dicke" den Scherkräften mehr Angriffsfläche bieten.

2_Standards, 22_Transparenter Hydroaktivverband

Hydrogelplatten

Diese Verbandmittel bestehen zum Großteil aus Wasser. Sie sind semiokklusiv und für die feuchte Wundbehandlung oberflächlicher, granulierender Wunden mit schwacher bis mäßiger Exsudation geeignet. Diese Produkte ermöglichen durch ihre Transparenz eine optimale Wundkontrolle. Sie halten Wunden feucht und können somit auch auf austrocknungsgefährdeten Strukturen, z. B. Sehnengewebe, zum Einsatz kommen (➤ Abb. 2.17 b). Hydrogelplatten ohne Klebebeschichtung sind insbesondere bei dünner Alters- oder Kortisonhaut eine gute Versorgungsoption. Eine hautfreundliche Fixierung ist z. B. mit elastischen (Frottee-) Schlauchverbänden (Abb. 1.12) möglich. Durch ihren kühlenden Effekt haben Hydrogelplatten eine schmerzlindernde Wirkung. Die Verweildauer beträgt je nach Exsudation bis zu 7 Tage.

2_Standards, 10_Hydrogelplatte

Zusätzliche Fixierung von HCV, feinporigen Polyurethanschaumverbänden/ PMV etc.

Feinporige Polyurethanschaumverbände/ PMV, Hydrokolloidverbände etc. können an schwierigen Körperstellen wie der Sakralregion zusätzlich am Rand mit einer unsterilen, semipermeablen Transparentfolie fixiert werden. So wird frühzeitiges Verrutschen oder Aufrollen verhindert. Ein vollständiges Überkleben von folienbeschichteten Verbandmitteln birgt die Gefahr des Verlusts der Semiokklusivität und damit ggf. der Ausbildung einer feuchten Kammer. Diese Folienverbände sind feuchtigkeitsabweisend, sodass sie bei Verschmutzung abgewischt werden können.

Eine verstärkte Haftung erzielt eine spezielle Klebetechnik: Hierbei wird die Wunde zunächst mit Streifen einer semipermeablen Transparentfolie umklebt und darauf der Verband appliziert. Die Klebeflächen der Wundauflage haften auf der Folie statt auf der Haut. Abschließend sorgt die umlaufende Fixierung der Wundabdeckung mit Transparentfolie zusätzlich für einen sicheren Halt.

CAVE!

Die genannten Produktgruppen haben die Aufgabe, Wunden in der Granulationsphase ausreichend feucht und warm zu halten, um die Migration von Zellen und das Einsprießen von Epithelzellen zu unterstützen. In Einzelfällen kann durch dieses Milieu allerdings auch die Ausbildung von Hypergranulation gefördert werden (➤ Kap. 1.7).

2.2.4 Die epithelisierende Wunde

Weist eine Wunde eine neue, sich vom Rand her bildende Hautschicht auf und produziert nur noch wenig Wundexsudat, handelt es sich um eine epithelisierende Wunde. Das Epithelgewebe sieht rosa, hellrosa bis weißlich aus (➤ Abb. 2.28). Es ist besonders wichtig, die Oberfläche feucht zu halten, um die Wanderung der Epithelzellen zu gewährleisten. Die Wundauflage darf also keine Saugwirkung entfalten, da es sonst zu einem Austrocknen der Wunde kommen kann. Damit das frische Epithelgewebe bei einem Verbandwechsel nicht mit abgezogen wird, sollte der Verband auf keinen Fall mit der Wunde verkleben. Das Augenmerk liegt bei der Wundversorgung in dieser Phase auf einer langen Wundruhe und einem schonenden, atraumatischen Verbandwechsel.

Hier sind verschiedene Verbandmittel einsetzbar: transparenter bzw. dünner Hydrokolloidverband, hydrokolloidähnliche Wundauflagen, Hydrogelplatte, Lite-Polyurethanschaumverband, semipermeabler Transparentfolienverband.

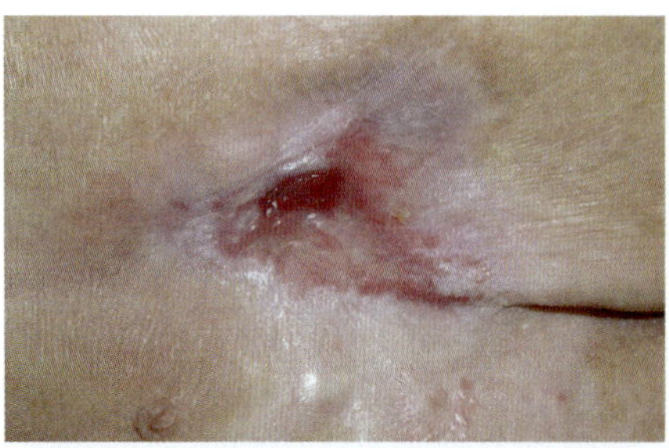

Abb. 2.28 Fortschreitende Epithelisierung mit restlicher Granulation bei einem heilenden Dekubitus der Kategorie II [M291]

Transparente/Dünne Hydrokolloidverbände

Diese Produkte sind eine dünnere, transparente Variante des Hydrokolloidverbands, die z. T. eine gute Wundbeobachtung ermöglichen (➤ Abb. 2.29). Durch ihre elastische Konsistenz sind sie gut anmodellierbar, haben aber nur eine sehr geringe Aufnahmekapazität. Ihre Verweildauer beträgt je nach Exsudation bis zu 7 Tage.

➤ Kap. 2.2.3

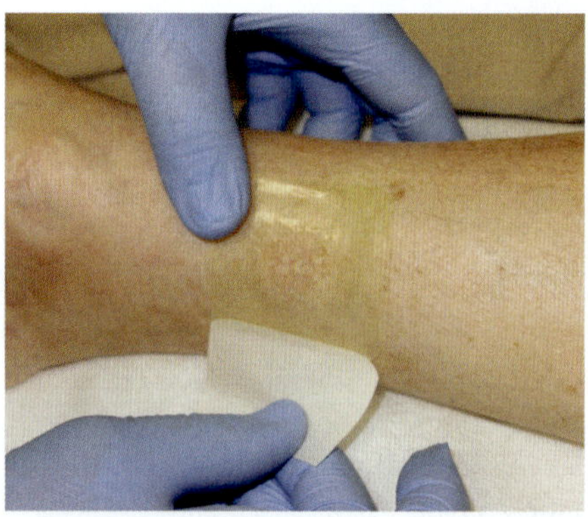

Abb. 2.29 Applikation eines dünnen transparenten Hydrokolloidverbands [M291]

Hydrokolloidähnliche Wundauflagen

➢ Kap. 2.2.3

Transparenter Hydroaktivverband

➢ Kap. 2.2.3

Hydrogelplatten

➢ Kap. 2.2.3

Dünne feinporige Polyurethanschaumverbände (Lite-Varianten)

Für die Anwendung auf schwach exsudierenden Wunden sind diese Produkte auch in einer dünneren speziell beschichteten Variante, meist mit Silikon, erhältlich.
➢ Kap. 2.2.3

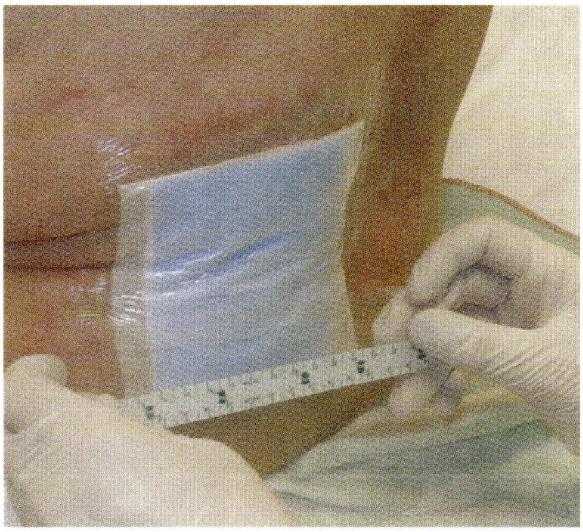

Abb. 2.30 Fixierung der Wundauflage mit unsterilen semipermeablen Transparentfolienstreifen [M291]

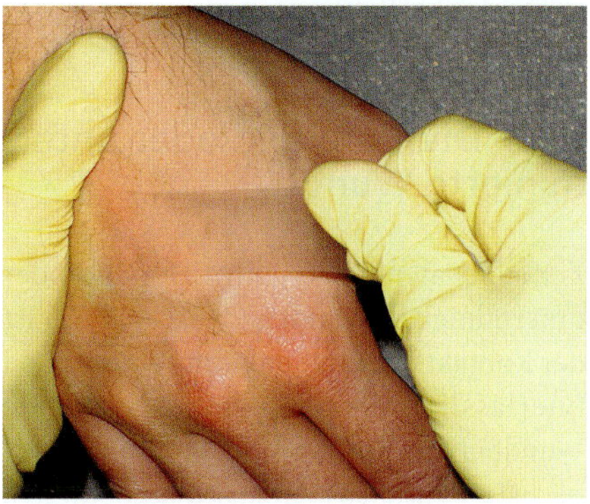

Abb. 2.31 Überdehnen der Folie parallel zur Haut [M291]

Semipermeable Transparentfolienverbände

Semipermeable Transparentfolienverbände gibt es sowohl als unsterile Folie von der Rolle für die Fixierung von Verbandmitteln (➢ Abb. 2.30) als auch als sterile primäre Wundabdeckung oder Sekundärabdeckung. Die halb durchlässige *(semipermeable)* Membran lässt Sauerstoff ein- und Wasserdampf austreten und gewährleistet so einen Gasaustausch. Zudem wirkt die semipermeable Transparentfolie als Keimbarriere und ermöglicht eine gute Wundbeobachtung. Sie besitzt keine Möglichkeit der Exsudataufnahme. Semipermeable Transparentfolien sind in der Regel gut hautverträglich, und iInzwischen sind sie auch mit hautfreundlicher Silikonbeschichtung (z. B. OPSITE® FLEXIFIX GENTLE oder Mepitel® Film) oder hypoallergen ohne Polyacrylatkleber und latexfrei (z. B. XTRATA® Perme-Roll) erhältlich. Sie lassen sich atraumatisch ablösen. Dies geschieht durch stückweises Überdehnen der Folie parallel zur Haut (➢ Abb. 2.31). Um Scherkräfte zu vermeiden, wird die Haut unterhalb der Folie durch Handauflegen gestützt. Die Verweildauer beträgt je nach Exsudation bis zu 7 Tage; Patienten können damit duschen.
2_Standards, 19_Semipermeable Transparentfolie

2

PERGAMENTHAUT/DÜNNE ALTERSHAUT

Einer besonderen Versorgung bedarf die sogenannte Kortisonhaut (Pergamenthaut) oder dünne Altershaut, die extrem anfällig ist, da sie bei kleinsten Berührungen/Druckeinwirkungen ein- bzw. aufreißt (Skin Tears, ➤ Kap. 1.3.3). Die Versorgung ist herausfordernd, weil beinahe alle Materialien verkleben und dann beim Verbandwechsel zum Abreißen weiterer oberflächlicher Hautareale führen. Hydrokolloidverbände, hydrokolloidähnliche Verbände sowie klebende und unbeschichtete feinporige Polyurethanschaum-/Hydropolymerverbände kommen hierfür nicht infrage. Stattdessen sollten **Hydrogelplatten** ohne Haftung und Klebeflächen oder **(silikon-)beschichtete feinporige Polyurethanschaumverbände** genutzt werden.

2_Standards, 10_Hydrogelplatte

2.2.5 Die tiefe und/oder unterminierte Wunde

Zur adäquaten Versorgung tiefer und/oder unterminierter Wunden (➤ Abb. 2.32) ist der Kontakt der Produkte zum Wundgrund unerlässlich. Deshalb sind bestehende Wundhöhlen, Taschen oder Fistelungen zunächst aufzufüllen oder auszutamponieren, bevor sie mit einem geeigneten Sekundärverband abgedeckt werden. Das sachgerechte Austamponieren verhindert, dass sich die Wunde über einem nicht zu beobachtenden Hohlraum schließt und sich unbemerkt eine Infektion entwickelt. Zum Auskleiden der unterminierten Wunde eignen sich Kalziumalginate, Hydrofaser/Hydrofiber oder feinporige Polyurethanschaumverbände/PMV (➤ Kap. 2.2.3) als sogenannte Cavity-/WIC-Produkte.

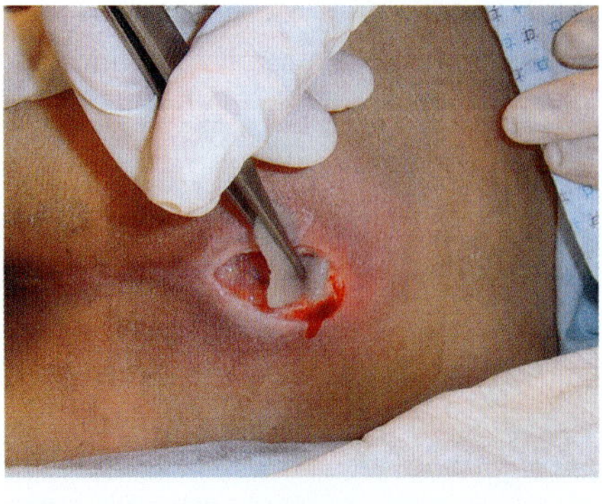

Abb. 2.32 Tamponieren eines unterminierten Dekubitus der Kategorie III mit Alginat [M291]

Alginate

Alginate werden aus gezüchteten marinen Braunalgen hergestellt. Sie enthalten Alginsäure, Kalzium und ggf. Spurenelemente (Zink und Mangan) oder Gelbildner. Alginate sind als Kompressen und Tamponaden erhältlich. Bei Kontakt mit Wundexsudat kommt es zu einem Ionenaustausch: Kalziumionen werden vom Alginat abgegeben, Natriumionen aufgenommen. Die trockene Kalziumalginatfaser wandelt sich dadurch in lösliches Natriumalginat. Das Kalzium wirkt zudem blutstillend. Die Alginate quellen gelartig auf und entfalten so ihre Wirkung. Dieses Gel hat eine hohe Saugkapazität und schließt überschüssiges Wundexsudat, Zelltrümmer sowie sonstige Abfallstoffe ein („Staubsaugereffekt"). Durch diesen Prozess kann es zur Entwicklung unangenehmer Gerüche kommen.

CAVE!

Alginate haben zwar im Verhältnis zu ihrem Eigengewicht ein sehr hohes Aufnahmevermögen, doch geben sie unter Druck die absorbierte Flüssigkeit fast vollständig wieder ab, was insbesondere unter Kompressionstherapie oder bei der Positionierung des Patienten zu Problemen führen kann (Mazeration des Wundrands).

Alginate eignen sich gut zum Auffüllen von unterminierten, tiefen und zerklüfteten Wunden. Sie sind weich und gut drapierbar und passen sich dank ihrer Gelform dem Wunduntergrund an. Da durch den Quellprozess frisches Granulationsgewebe zerdrückt werden kann, sollten sie nur locker tamponiert werden. Dabei ist zu beachten, dass Alginate nicht nur vertikal, sondern in allen Richtungen Flüssigkeit speichern und dadurch aufquellen. Deshalb ist auf ein passgenaues Applizieren zu achten, da ansonsten eine Mazerationsgefahr für Wundrand und -umgebung besteht. Alginat ist ein körperfremder Stoff und daher beim Verbandwechsel vollständig wieder aus der Wunde zu entfernen. Der Einsatz sollte nur an gut einsehbaren Regionen erfolgen.

Alginate sind für den Einsatz bei mäßig bis stärker exsudierenden Wunden indiziert, da sie nur in einem ausreichend feuchten Milieu ihre reinigende Funktion entfalten können. Ansonsten erfolgt die Gelumwandlung nicht. Bei eher mäßig exsudierenden Wunden werden Alginate oft vor der Applikation mit Ringer- oder physiologischer Kochsalzlösung angefeuchtet. Allerdings ist zu beachten, dass sich die Aufnahmekapazität um die Menge der Anfeuchtung entsprechend verringert. Ein routinemäßiges Anfeuchten, insbesondere beim Einsatz auf ausreichend exsudierenden Wunden, ist deshalb nicht angeraten.

Alginate müssen mit einem Sekundärverband abgedeckt werden. Oft reicht ein steriler semipermeabler Transparentfolienverband, ggf. in Kombination mit einer sterilen Saugkompresse. Alginate können je nach Exsudation bis zu 7 Tage (je nach Herstellerangaben) auf der Wunde verbleiben.

CAVE!

Eine Kombination von Alginaten mit Hydrogelen ist weder fachlich noch wirtschaftlich zu empfehlen, da das Alginat das Gel aufsaugt und dann gesättigt ist.

2_Standards, 03_Alginate

Hydrofaser/Hydrofiber/Faserverbände

Diese Wundauflagen bestehen, je nach Produkt, aus Natriumcarboxymethylzellulose, Zellulose-Ethylsulfonat-Fasern oder einem Vlies mit Polyvinylalkoholfasern und sind als Kompresse und Tamponade erhältlich. Sie sind weich, gut drapierbar und wandeln sich bei Kontakt mit Wundexsudat in ein mehr oder weniger transparentes, weiches, formstabiles Gel. Dieses unterstützt zudem die autolytische Wundreinigung. Das Wundexsudat wird nur in vertikaler Richtung aufgenommen. Dadurch quillt die Hydrofaser im Gegensatz zu Alginaten nur in die Höhe, aber nicht in die Breite. Da sich solche Produkte unter Exsudataufnahme zusammenziehen und somit kleiner werden, sind sie großflächig über den Wundrand überlappend – je nach Produkt und Packungsbeilage um 2–3 cm – zu applizieren. Dadurch bleiben Wundrand und -umgebung trocken, da sich die Feuchtigkeit nicht über den Wundgrund hinaus ausbreitet (➤ Abb. 2.33). So wird ein Mazerationsrisiko gemindert. Da Hydrofaser nicht aus körpereigenem Material besteht, sind beim Verbandwechsel eventuelle Gelrückstände aus der Wunde zu entfernen bzw. auszuspülen. Zur Abdeckung ist ein angepasster Sekundärverband, z. B. sterile Saugkompressen und semipermeabler Transparentfolienverband, erforderlich. Die Verweildauer beträgt je nach Wunde und Exsudation maximal 7 Tage.

2_Standards, 09_Hydrofaser_Hydrofiber_Faserverband

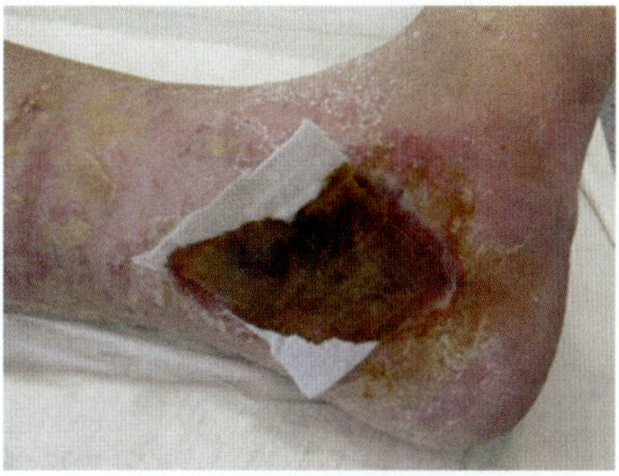

Abb. 2.33 Vertikale Exsudataufnahme bei einer Hydrofaser-Wundauflage [M291]

Cavity-Polyurethanschäume/ WIC-polymere Membranverbände

Kennzeichnend für diese feinporigen Polyurethanschaumverbände ist ihr hohes Absorptionsvermögen. Sie sind insbesondere zum Tamponieren von größeren Wundhöhlen und -taschen mit mittlerer bis etwas höherer Exsudation geeignet. Viele dieser Produkte quellen stark auf und vergrößern dabei ihren Umfang. Deshalb sind sie unter sterilen Bedingungen entsprechend zuzuschneiden, damit sie die Wundhöhle nur zu maximal zwei Drittel ausfüllen. Zu festes Tamponieren birgt das Risiko, dass die aufquellende Auflage das umliegende Gewebe quetscht. Zur Abdeckung ist ein Sekundärverband, z. B. ein steriler semipermeabler Transparentfolienverband ggf. in Kombination mit einer sterilen Saugkompresse, erforderlich. Die Verweildauer beträgt je nach Wunde und Exsudation bis zu 7 Tage.

ANPASSEN DER WUNDAUFLAGE

Für das Ausfüllen von unterminierten Wunden ist das sterile Zuschneiden der Wundauflage in Spiralform eine gute Möglichkeit, um Taschen und Höhlen angepasst auszukleiden.

➤ Kap. 2.2.3

Lokale Unterdrucktherapie/ Vakuumtherapie

Insbesondere größere Defektwunden werden mit dieser Therapieform optimal versorgt. Zeitgemäße Wundfüllungen und Abdeckungen wären hier nach kürzester Zeit erschöpft und somit unwirtschaftlich.
➤ Kap. 2.2.3

2.2.6 Die übel riechende Wunde

Unangenehme Wundgerüche bedeuten für den Patienten eine gravierende Einschränkung seiner Lebensqualität, weil sich dadurch seine sozialen Kontakte mindern und die Gerüche zudem eine erhebliche psychische Belastung bis hin zu Körperbildveränderungen (Ekel vor sich selbst) darstellen können. Insbesondere bei infizierten und malignen Wunden (exulzerierenden Tumorwunden) sind solche Geruchsbelästigungen häufige Begleiterscheinungen. Grundlegend für ein gesteigertes Wohlbefinden des Patienten sind eine adäquate Bekämpfung, Dämmung und Beseitigung des Wundgeruchs. Im Vordergrund steht dabei immer die ursächliche Behandlung, z. B. eine Infektsanierung.

Aktivkohlekompressen mit/ ohne Silber

Unter diesem Begriff wird eine große Gruppe sehr unterschiedlich aufgebauter Produkte zusammengefasst. Als grundsätzliche Gemeinsamkeit verfügen alle über eine geruchsbindende Aktivkohleschicht. Diese Wundauflagen sind mehrschichtig aufgebaut. Sie verfügen je nach Produkt über einen Ethylen-Methyl-Acrylat-Film, ein Absorptionskissen, ein Wunddistanzgitter aus Acrylfaser, eine Schaumkompresse, Hydrofiber, Zellulose oder eine Außenschicht aus Vliesstoff. Zudem sind Aktivkohlekompressen erhältlich, deren Aktivkohlegewebe zusätzlich mit Silber imprägniert ist (➤ Kap. 2.2.2, ➤ Abb. 2.34). Die Aktivkohlekompresse wirkt geruchsbindend, hat aufgrund ihres mehrschichtigen Aufbaus eine große Saugkapazität und bindet Eiweißmoleküle und Bakterien, ohne diese abzutöten. Grundlage hierfür ist die sogenannte Van-der-Waals-Kraft. Zwischen Atomen bestehen, je nach Ladung, geringe Anziehungskräfte. Einzeln sind diese Kräfte

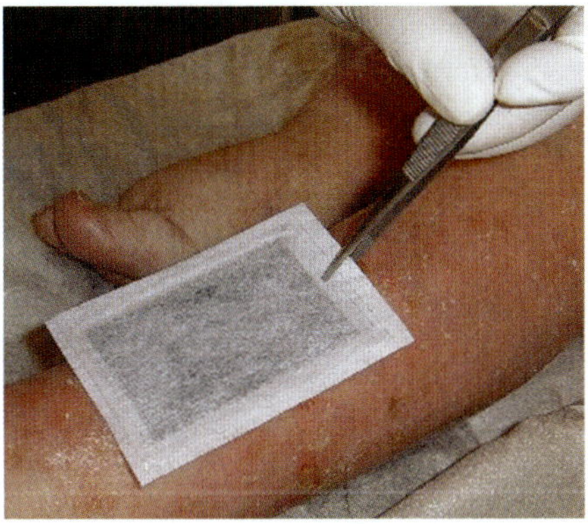

Abb. 2.34 Applikation einer silberhaltigen Aktivkohlekompresse [M291]

schwach, doch wenn eine riesige Oberfläche vorhanden ist, werden sie zu einer starken Bindungskraft. Aktivkohle hat eine große Oberfläche aus vielen Poren, die sich immer weiter verzweigen. Durch diese riesige Oberfläche mit vielen Atomen werden die eigentlich schwachen Van-der-Waals-Effekte in der Summe zu einer sehr starken Kraft: Diese bindet sowohl den Wundgeruch als auch die dafür verantwortlichen Keime.

Aktivkohlekompressen mit/ohne Silber werden insbesondere bei infizierten und übel riechenden Ulzera wie malignen Wunden bzw. exulzerierenden Tumorwunden (➤ Abb. 2.35) eingesetzt. Da bei Beschädigung das Risiko besteht, dass Kohlepartikel in die Wunde gelangen, diese schwarz färben und somit eine adäquate Wundbeurteilung unmöglich machen, darf eine

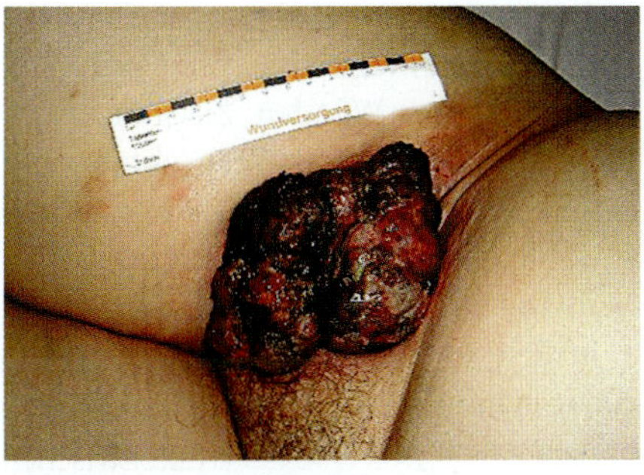

Abb. 2.35 Maligne Wunde (Tumorexulzeration) in der rechten Leiste [M291]

Aktivkohlekompresse nicht zerschnitten oder gerissen werden. Je nach Produkt ist eine Sekundärabdeckung erforderlich. Die Verweildauer liegt je nach Wundexsudation zwischen einem und 3 Tagen.

TIPP

Normalerweise gehen Geruchsmoleküle, die sich einmal aus einer Flüssigkeit gelöst haben, nicht wieder dahin zurück. Daher kann feuchte Aktivkohle auch keine Gerüche binden, denn die Flüssigkeit wirkt wie ein Schutzfilm. Liegt die Aktivkohle allerdings direkt auf der feuchten Wunde auf, bindet sie unmittelbar die Stoffwechselprodukte der Keime, bevor Geruchsmoleküle in die Luft entweichen. Auf diese Weise wird eine Geruchsentwicklung verhindert.

CAVE!

Bei direktem Wundkontakt besteht die Gefahr, dass Aktivkohlekompressen mit dem Wundgrund verkleben. Um unnötige Schmerzen und eine Traumatisierung des Gewebes zu vermeiden, kann kombiniert in direktem Wundkontakt ein Wunddistanzgitter (➤ Kap. 1.7.1) oder je nach Exsudation auch ein Hydrogel in Gelform eingesetzt werden. Grundsätzlich sind diese Verbandmittel feucht zu entfernen, ggf. also vorher entsprechend anzufeuchten.
Bei malignen Wunden sollte keine Abdeckung mit folienbeschichteten Wundauflagen stattfinden. Da diese ein feucht-warmes Wundmilieu fördern und erhalten und damit das Zellwachstum optimal unterstützen, kann so auch das Wachstum der Tumorzellen gefördert werden. Deshalb ist hier eine konventionelle Sekundärabdeckung zu bevorzugen oder lediglich eine Randfixierung mit semipermeabler Transparentfolie zu erstellen (➤ Abb. 2.30). Insbesondere bei starker Wundexsudation ist die Anwendung von Vlieskompressen mit Superabsorber (➤ Kap. 2.2.7) empfehlenswert, um unnötige und vor allem schmerzhafte häufige Verbandwechsel zu reduzieren.

Keim- und geruchsbindende Wundauflage

➤ Kap. 2.2.2; *2_Standards, 01_Aktivkohlekompresse, 02_Aktivkohleverband mit Silber*

2.2.7 Die stark exsudierende Wunde

Die Initiative Chronische Wunden (ICW) e. V. fasst unter dem Begriff Wundexsudat alle Flüssigkeiten zusammen, „[...] die von einer Wunde freigesetzt werden. In Abhängigkeit des Wundzustandes kann dies Lymphe, Blut, Proteine, Keime, Zellen und Zellreste beinhalten" (Dissemond et al. 2017, S. 82). Wundexsudat tritt bei jeder Verletzung von Haut und Gewebe auf und hat eine wichtige Funktion bei der Wundheilung. Eine zu hohe, aber auch zu geringe Wundexsudation kann sowohl für den Abheilungsprozess als auch für den Betroffenen negative Folgen haben. Daher ist das Exsudatmanagement ein wichtiger Bestandteil in der Behandlung von Menschen mit chronischen Wunden.

Wundexsudat ähnelt äußerlich dem Blutplasma und besteht aus Wasser, Elektrolyten, Enzymen, Nährstoffen sowie Leukozyten. Entzündungsmediatoren, Wachstumsfaktoren und Abfallprodukte sind weitere Bestandteile. Die Basis für Wundexsudat ist die interstitielle Flüssigkeit, die sich in den Zellzwischenräumen befindet, üblicherweise aus den Kapillaren austritt und auch zum größten Teil wieder von diesen resorbiert wird. Wenn durch eine Verletzung des Körpergewebes ein entzündlicher Prozess entsteht, bewirkt das Hormon Histamin, dass sich die Durchlässigkeit der Kapillaren erhöht und die interstitielle Flüssigkeit in die Wunde gelangt. Auf ihrem Weg in die Wunde werden weitere Bestandteile aufgenommen, und die Flüssigkeit wird so zum Wundexsudat. Zu seinen Aufgaben gehört der Transport von Nährstoffen, Botenstoffen, der Abtransport von Abfallstoffen und die Ermöglichung der Zellmigration. Zudem übernehmen die einzelnen Bestandteile wichtige Aufgaben:

- Fibrin und Thrombozyten → Blutgerinnung
- Glukose → Energiequelle
- Lymphozyten und Makrophagen → Immunabwehr
- Proteasen → Proteinabbau, Narbenbildung, Zellmigration, Autolyse
- Proteine → Entzündungshemmung, Blutgerinnung, Immunfunktion
- Wachstumsfaktoren → Zellwachstum
- Wasser → Transportmedium

Im Praxisalltag wird Wundexsudat oft als „Wundflüssigkeit", „Nässen der Wunde", „Wundfeuchtigkeit" bezeichnet. Diese Beschreibungen decken allerdings nur einen Teil des Themenkomplexes Wundexsudat ab. Der oft genutzte Begriff „Wundsekret" ist hingegen sachlich unkorrekt, da Sekret aus Drüsen austritt.

Zusätzlich zu den körperlichen Beschwerden bedeutet eine stark exsudierende Wunde für den Patienten eine gravierende Einschränkung seiner Lebensqualität. Vor allem hohe Exsudatmengen schränken die Kleidungswahl ein, mindern die sozialen Kontakte, erhöhen die psychische Belastung und bedingen zusätzlich pflegerische Unterstützung. Bei extrem stark exsudierenden Wunden wie Verbrennungen, venös bedingten Ulzera, lymphatischen Erkrankungen, infizierten Wunden oder malignen Wunden sind viele Verbandmittel schnell erschöpft und bei mehrfach täglichen Verbandwechseln nicht mehr wirtschaftlich. Wundexsudat ist zunächst immer ursächlich zu therapieren, das bedeutet z. B. bei einer chronischen venösen Insuffizienz die Durchführung einer sach- und fachgerechten Kompressionstherapie oder eines Infektmanagements mit Antiseptika bei lokal infizierten Wunden. Zusätzlich sind Wundversorgung und Wechselintervalle entsprechend dem Exsudataufkommen auszuwählen sowie der zeitnahe Einsatz von Hautschutzmitteln zu bedenken.

In diesem Stadium sind bevorzugt Wundauflagen mit Superabsorber, z. B. Vlieskompressen mit Superabsorber, feinporige Polyurethanschaumverbände mit Superabsorber oder Hydrokapillarverbände, zu verwenden.

Vlieskompressen mit Superabsorber

Diese superabsorbierende Wundauflage ist je nach Produkt unterschiedlich zusammengesetzt. Teilweise enthält sie einen Kern aus Zellulose oder Zellstoffflocken, in den der Superabsorber (Natriumpolyacrylat) oder flüssigkeitsspeichernde Polymere eingebettet sind. Zudem ist teilweise eine Lage Aktivkohle eingebettet, um zusätzlich Toxine und Gerüche zu binden. Die Umhüllung besteht aus Vliesstoff. Einige Produkte haben speziell beschichtete „Wundseiten", z. B. aus perforiertem Polyethylen oder Silikon, um ein Verkleben mit dem Wundgrund zu verhindern. Die wundferne Seite verfügt bei einigen Produkten noch zusätzlich über ein Wäscheschutzvlies, um die Kleidung vor dem Durchdringen von Feuchtigkeit zu schützen. Einige dieser Produkte haben zudem einen Haftrand oder einen sanft haftenden Silikonrand. Letzterer versiegelt die Wundränder und beugt Mazeration vor.

Durch den eingeschlossenen Superabsorber besitzt die Vlieskompresse eine hohe und schnelle Saugleistung unter Aufrechterhaltung eines feuchten Wundklimas. Je nach Größe kann die Kompresse einige Hundert Milliliter Flüssigkeit aufnehmen, was ggf. zu einer Druckbelastung der Wunde sowie der Wundumgebung führen kann. Deshalb sollte die Befüllung regelmäßig überprüft und eine zulässige Grenze individuell den Patientenbedürfnissen angepasst werden. Aus der starken Saugleistung resultieren längere Wechselintervalle und dadurch bedingt eine längere Wundruhe. Die Vlieskompresse mit Superabsorber fördert durch Aufnahme von überschüssigem Wundexsudat, Zelltrümmern und Bakterien die Wundreinigung, bindet dadurch Gerüche und schützt je nach Produkt die Wundumgebung mehr oder weniger gut vor Mazeration. Das Produkt darf nicht zugeschnitten oder geöffnet werden. Im Bereich der Schleimhäute oder Augen besteht eine Austrocknungs- und Verklebungsgefahr. Deshalb findet diese Auflage dort keine Verwendung. Die Verweildauer beträgt je nach Exsudation mehrere Tage; spätestens nach 4 Tagen sollte ein Wechsel erfolgen. Bei Gefahr des Verklebens mit dem Wundgrund ist auch ein kombinierter Einsatz mit einem Wunddistanzgitter bzw. der Einsatz eines bereits mit solchem Gitter ausgestatteten Produkts (➤ Kap. 1.7.1) möglich.

2_Standards, 25_(Vlies-)Kompresse mit Superabsorber

CAVE!

- In der Regel kein Einsatz dieser Produktgruppe bei schwach bis mäßig exsudierenden Wunden, da Austrocknungsgefahr besteht.
- Oft ist nicht zu erkennen, mit welcher Seite diese Produkte auf die Wunde zu applizieren sind – Herstellerangaben beachten!
- Wunddistanzgitter erschweren die Aufnahme von zähem Wundexsudat.
- Obwohl alle Vlieskompressen mit Superabsorber in der Größe 10 × 10 cm erhältlich sind, entsprechen derzeit nur zwei Produkte tatsächlich den Größenangaben (➤ Abb. 2.36).

Feinporige Polyurethanschaum-/Hydropolymerverbände mit Superabsorber

➤ Kap. 2.2.3

Diese Produkte können bei stärker exsudierenden Wunden zum Einsatz kommen. Sind jedoch tägliche oder mehrmals tägliche Verbandwechsel erforderlich, sollte die Versorgung aus wirtschaftlichen Gründen auf Vlieskompressen mit Superabsorber umgestellt werden.

Hydrokapillarverband mit Superabsorber

Der Hydrokapillarverband (Biatain® Super) besteht aus einem hydrokapillaren

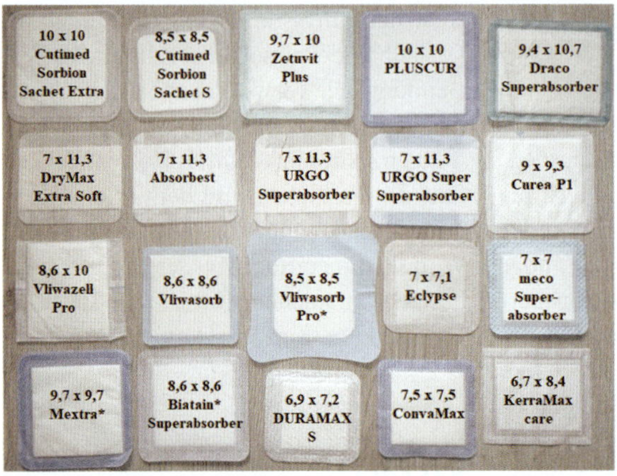

Abb. 2.36 Beispielhafte Übersicht über Vlieskompressen mit Superabsorber inklusive deren Innenabmessungen; Anmerkung: Mextra®*, Biatain® Superabsorber* und Vliwasorb® Pro* sind jeweils 12,5 × 12,5 cm groß; alle anderen Produkte sind 10 × 10 cm groß (Außenmaße) [M291]

Wundkissen mit Superabsorbern, das Zelltrümmer, Bakterien und überschüssiges Wundexsudat absorbiert. Dieses Produkt kann größere Mengen an Exsudat aufnehmen. Bei zu schwach nässenden Wunden besteht die Gefahr, dass das Wundbett austrocknet. Es gibt diese Wundauflage mit und ohne Kleberand. Der Hydrokapillarverband kann je nach Exsudation bis zu einer Woche auf der Wunde verbleiben und sowohl als Primär- wie auch Sekundärabdeckung eingesetzt werden.

Der Exsudatmenge angepasste Wundversorgung

➤ Tab. 2.6 gibt eine Übersicht über die verschiedenen Versorgungsoptionen bei Wunden abhängig vom Exsudataufkommen.

Tab. 2.6 Produkteinsatz nach Wundexsudataufkommen

Produkt	Exsudat			
	viel	mäßig	wenig	nicht vorhanden
Transparentes Hautschutzmittel	✓	(✓)	✗	✗
Semipermeabler Transparentfolienverband	✗	✗	(✓)	✓
Hydrogel in Gelform oder als Gelplatte	✗	✗	✓	✓
Hydrokolloidverband/Hydrokolloidähnliche Wundauflage	✗	✗	✓	✗
Feinporiger Polyurethanschaumverband „lite"	✗	✗	✓	✗
Feinporiger Polyurethanschaumverband „normal"	✗	✓	✗	✗
Feinporiger Polyurethanschaumverband „plus"	(✓)	✓	✗	✗
Vlieskompresse mit Superabsorber, Hydrokapillarverband	✓	✗	✗	✗
Alginat	✗	✓	✗	✗
Hydrofaser	(✓)	✓	✗	✗

2.3 Spezielle Wundauflagen und Therapieformen

Die nachfolgend genannten Verbandmittel und Therapieformen stellen eine Ergänzung bzw. Unterstützung der gängigen „Routineprodukte" bei speziellen Wundproblematiken dar.

2.3.1 Aktive Wundauflagen

Dies sind Spezialprodukte, bei denen der Schwerpunkt nicht darauf liegt, lediglich ein feucht-warmes Wundmilieu aufrechtzuerhalten, sondern aktiv den physiologischen Heilungsprozess zu unterstützen (➢ Kap. 1.7.2). Eine klare Indikationsstellung ist Voraussetzung für einen adäquaten und wirtschaftlichen Einsatz.

Silberhaltige Wundauflagen

➢ Kap. 2.2.2

Kollagen-Wundauflagen und proteasemodulierende Matrix

Der körpereigene Baustoff Kollagen spielt eine wesentliche Rolle beim Wundverschluss. Die poröse Struktur mit ausgeprägter Kapillaraktivität verleiht diesem Produkt ein hohes Aufnahmevermögen von Wundexsudat und Zelltrümmern. Die proteasemodulierende Matrix (Promogran®) ist eine spezielle Form der Kollagen-Wundauflage, die neben Kollagen noch zusätzlich eine sterile, gefriergetrocknete Matrix aus oxidierter regenerierter Zellulose enthält. Dieses Produkt ist auch mit 1 %-Silber-ORC (oxidierte regenerierte Zellulose) als Promogran® Prisma erhältlich. In einer chronischen Wunde findet sich eine deutliche Erhöhung an Proteasen. Während diese in der Reinigungsphase zum Abbau von Nekrosen, Fibrin und Zelltrümmern benötigt werden, stören sie die Granulationsphase erheblich. Proteasen deaktivieren die Wachstumsfaktoren, und es kommt zum Abbau der extrazellulären Matrix. Diese Produkte sollen überschüssige Proteasen, entzündungsfördernde und die Wundheilung unterbrechende Radikale und Zytokine binden, Wachstumsfaktoren schützen und die körpereigene Kollagensynthese unterstützen. Sie werden von der Wunde resorbiert. Zusätzlich haben diese Produkte eine blutstillende Wirkung. Wunden müssen vor Applikation frei von Entzündungszeichen und Nekrosen sein. Kollagen-Wundauflagen dürfen nicht in Kombination mit eiweißausfällenden Substanzen wie Jod, gerbenden Stoffen wie Silbernitrat und bestimmten Desinfektionsmitteln verwendet werden. Die Kollagen-Wundauflage besteht je nach Hersteller aus Pferdemuskel, Schweine- oder Rinderkorium und wird spätestens nach 3 Tagen von der Wunde resorbiert. Eine Sekundärabdeckung ist erforderlich.

2_Standards, 14_Kollagen-Wundauflage und proteasenmodulierende Matrix

Feinporiger Polyurethanschaumverband/Wundkontaktauflage/Polyabsorbierende Fasern mit NOSF (Nano-Oligosaccharid-Faktor)

Dieses Produkt (UrgoStart®) ist in drei Varianten – als feinporiger Polyurethanschaumverband mit/ohne Kleberand, als Wundkontaktauflage und in Kombination mit polyabsorbierenden Fasern (reinigende Fasern) – erhältlich. Der feinporige Polyurethanschaumverband ohne Haftrand ist eine absorbierende, nicht haftende, nicht okklusive Lipidokolloid-Wundauflage, bestehend aus einer wundseitigen Lipidokolloid-Matrix (u. a. mit NOSF beschichtete Polymermatrix) für einen atraumatischen und schmerzfreien Verbandwechsel, einer absorbierenden Polyurethanschaumstoffkompresse in der mittleren Schicht und außen aus einem schützenden Polyurethanträger. Der Schaumverband mit Haftrand enthält zusätzlich zur Schaumstoffkompresse eine hoch absorbierende Schicht sowie einen dampfdurchlässigen und wasserdichten äußeren Überzug mit Silikonhaftrand. Die Wundkontaktauflage (UrgoStart® Tül) besteht aus einem Polyesterfasergitter, das mit der TLC-NOSF-Matrix, bestehend aus Vaseline, Paraffinöl, Natrium-Carboxymethylcellulose (CMC), Kalium-Sucrose-Octasulfat (NOSF) und Polymeren, beschichtet ist. Als weitere beschichtete Variante gibt es die UrgoStart-Plus-Wundauflagen aus der TLC-NOSF-Matrix in Verbindung mit polyabsorbierenden Polyacrylatfasern (reinigenden Fasern). Der Schaumverband und die Wundkontaktauflage mit NOSF sind für die Behandlung folgender Wunden: Ulcus cruris, diabetische Fußulzera, Dekubitus sowie Wunden mit langwieriger Wundheilung oder wiederkehrende Wunden bzw. Wunden mit dem Risiko einer verzögerten Wundheilung. Bei Kontakt mit Wundexsudat geliert die TLC-NOSF-Matrix und trägt so dazu bei, die Auswirkungen von als Matrixmetalloproteinasen (MMP) bezeichneten Enzymen einzuschränken, da ein Übermaß an MMP in chronischen Wunden die Wundheilung verzögert. Die reinigenden Fasern in UrgoStart Plus absorbieren zusätzlich Fibrinbeläge, Exsudat und bakterielle Rückstände.

Die Verweildauer beträgt je nach Exsudation und klinischem Wundzustand 1–4 Tage bis maximal 7 Tage (je nach Produkt). Je nach Exsudat und Lokalisation können diese Produkte einen Sekundärverband benötigen.

2_Standards, 17_Feinporiger Polyurethanschaumverband NOSF; 4_Produktübersichten

Wundauflage mit Stickstoffmonoxid (NO)

Diese Wundauflage (ConvaNiox™) besteht aus zwei Komponenten. Die primäre Wundauflage ist ein feuchtes Wunddistanzgitter, das mittig über der Wunde platziert wird. Es wird mit einem dazugehörigem Sekundärverband abgedeckt, der das Gitter weit überragt, direkt auf der Haut haftet und einen Schutz vor dem Eindringen von Bakterien bietet. Eine zusätzliche Fixierung ist nicht erforderlich. Diese hoch wasserdampfdurchlässige Wundauflage gewährleistet ein feuchtes Wundmilieu. Sie bewirkt einen osmotischen Reiz, der die Exsudation anregt. Zudem werden Wundexsudat und dessen Bestandteile absorbiert, wobei überschüssige Flüssigkeit über das Produkt verdunstet. Im Verband verbliebene Flüssigkeit wird auf ein leicht saures pH-Niveau gepuffert. Innerhalb der Wundauflage freigesetztes Stickstoffmonoxid (NO) tötet aufgenommene Keime innerhalb des Verbands ab. Zudem soll NO der Bildung von Biofilm vorbeugen.

Hyaluronsäure

Hyaluronsäure ist ein Biopolymer, das überwiegend aus Geflügel gewonnen wird und auch im menschlichen Körper einen wichtigen Bestandteil des Bindegewebes darstellt. Dieser körpereigene Stoff unterstützt verschiedene Zellfunktionen, insbesondere die Vermehrung von Fibroblasten und Keratinozyten sowie die Kollagensynthese. Beim Kontakt mit dem Wundexsudat bildet die Hyaluronsäure ein Gel, das sich den Wundkonturen anpasst und das Gewebe schützt. Je nach Produkt wird Hyaluronsäure entweder absorbiert oder beim Verbandwechsel ausgespült. Hyaluronsäurehaltige Produkte sind u. a. als Tamponade, Kompresse, Granulat, Gel sowie in Kombinationen als Fluid mit einem natürlichen Jodkomplex oder als

Wundauflage mit Octendin-Dihydrochlorid erhältlich und benötigen eine Sekundärabdeckung. Je nach Wundart ist ein Verbandwechsel nach 1–3 Tagen erforderlich.

2.3.2 Weitere spezielle Verbandmittel

Feinporiger Polyurethanschaumverband mit Ibuprofen

Dieser feinporige Polyurethanschaumverband (Biatian®-Ibu) enthält pro cm² 0,5 mg Ibuprofen, das bei Kontakt mit dem Wundexsudat freigesetzt wird. In Abhängigkeit zur Exsudatmenge soll eine kontinuierliche Abgabe von Ibuprofen in die Wunde (bis zu 7 Tage) erfolgen. Bei schwach exsudierenden Wunden ist daher die Wundauflage vor Applikation mit Ringer- oder physiologischer Kochsalzlösung anzufeuchten. Durch die stetige Abgabe von Ibuprofen in die Wunde soll eine lokale Schmerzlinderung über die gesamte Tragezeit und während des Verbandwechsels erreicht werden. Der Einsatz ist bei Patienten indiziert, die trotz guter Einstellung mit oralen oder transdermalen Analgetika unter signifikantem Restschmerz leiden. Ibuprofenhaltige Wundauflagen dürfen nur ergänzend eingesetzt werden und ersetzen nicht eine ggf. notwendige systemische Schmerztherapie gemäß Stufenplan der WHO (➤ Kap. 8.5). Diese Produkte dürfen nicht zusammen mit oxidierenden Lösungen, z. B. Wasserstoffperoxid oder Natriumhypochlorid, verwendet werden. Wenn eine Strahlenbehandlung wie Röntgen, Diathermie, Ultraschall, Mikrowellen oder MRT ansteht, ist das Produkt vorab zu entfernen. Weitere Informationen sind aufgrund des speziellen Einsatzgebiets der Packungsbeilage zu entnehmen.

2_Standards, 07_Polyurethanschaumverband mit Ibuprofen

HydroBalance-Wundauflagen aus feuchter Zellulose

Diese Produkte (Suprasorb® X, epicite® balance) bestehen aus einem feinen Netz mehrschichtig verwobener feuchter Zellulosefasern aus biosynthetisch gewonnener Zellulose und Wasser. Die Auflage ist auch als Tamponade verfügbar. Solche Produkte sind auch mit dem antimikrobiellen Zusatz PHMB (➤ Kap. 2.2.2) erhältlich, der einen Einsatz bei infektgefährdeten und infizierten Wunden zulässt (z. B. Suprasorb® X plus PHMB, ROGG Vulcosan® AMC). Die Wundfeuchtigkeit wird laut Herstellerangaben bedarfsgerecht reguliert, indem überschüssiges Exsudat aufgenommen und an zu trockene Wunden Feuchtigkeit abgegeben wird. Die Verweildauer beträgt bis zu 7 Tage. Eine Sekundärabdeckung ist erforderlich.

2_Standards, 08_HydroBalance-Wundauflage aus feuchter Zellulose

Wundauflage aus Fischhaut

Diese Wundauflage (Kerecis™ Omega3 Wound, Coloplast) wird aus der Haut des Atlantischen Kabeljaus (Gadus morhua), auch Dorsch genannt, hergestellt. Das Produkt wird als „ideales Hautäquivalent" bezeichnet, das laut Hersteller über eine ähnliche chemische Zusammensetzung und Struktur wie die menschliche Haut verfügt. Nach einer aufwendigen Aufbereitung der Fischhaut bleibt nur deren Grundstruktur erhalten. In diese verbleibende großporige Matrix können körpereigene Hautzellen einwandern. Bei der Anwendung wird das Produkt entsprechend auf die Wundgröße zugeschnitten, appliziert und mit einem Sekundärverband (z. B. feinporigem Polyurethanschaumverband) abgedeckt. Dieser wird nach Bedarf einmal wöchentlich gewechselt. Möglich ist auch die Anwendung der Fischhaut als Hautersatztransplantat. Derzeit wird das Produkt vor allem bei

Menschen mit Wunden aufgrund von Diabetes mellitus und/oder arteriellen Durchblutungsstörungen angewendet.

2.3.3 Spezielle Therapieformen

Lokale Unterdruck-/Vakuumtherapie

Bei großflächigen Defektwunden, unterminierten Wunden, stark exsudierenden Wunden, Wundhöhlen und -taschen sowie zur Wundkonditionierung vor einer plastischen Deckung ist eine spezielle Form der Wundversorgung, die sogenannte lokale Unterdrucktherapie, eine zusätzliche Versorgungsoption. Es sind inzwischen diverse Anbieter am Markt, die unterschiedliche Bezeichnungen für diese Therapieform benutzen:

- NPWT: Negative Pressure Wound Therapy (Solventum und Smith & Nephew)
- VVS: Vakuumversiegelungstherapie
- VAC: Vacuum Assisted Closure (Solventum)
- CNP: Controlled Negative Pressure (Solventum, Lohmann & Rauscher)
- TNP: Topical Negative Pressure

Insbesondere in Wundtaschen können sich große Mengen an Exsudat ansammeln. Zum Auskleiden von Wundkavitäten eignen sich bei eher kleinen Taschen z. B. Alginate, Hydrofaser/Hydrofiber oder sogenannte Cavity-/WIC-Polyurethanschaumverbände (➤ Kap. 2.2.5). Bei größeren Unterminierungen sind diese allerdings oft zu schnell erschöpft und bedeuten für den Patienten häufigere Verbandwechsel, durchnässte Verbände bis hin zu Wundrandmazerationen und Geruchsproblemen. Bei einer adäquaten Versorgung ist immer zu beachten, dass ein Kontakt zum Wundgrund hergestellt wird.

Eine geeignete Alternative bietet bei diesen Wundformen die lokale Unterdrucktherapie. Unter Verwendung von Wundfüller, Schlauchsystem, Auffangbehälter/Kanister und Therapieeinheit wird lokal in der Wunde ein intermittierender oder konstanter Unterdruck von –25 bis –200 mmHg erzeugt. Aufbauend auf diesem Prinzip bietet der Markt unterschiedliche Materialien: schwarzen bzw. anthrazitfarbenen (mit/ohne Silber) oder grünen grobporigen Polyurethanschaum, weißen feinporigen Polyvinylalkoholschaum oder antimikrobielle/s Füllmaterial/-gaze (mit Polihexanid beschichtet), hydrophobe, mit DACC beschichtete Wundauflagen/Tamponaden, Wundeinlagen/Wundschutzgitter, spezielle Abdominal Kits und spezielle Inzision-Dressings, Drainverbinder oder SensaT. R. A. C. Pad, Drainageschläuche, Transparentfolie sowie zum Abdichten Stomamodellierstreifen, Silikonpaste, Stomapaste oder Gelstreifen. Zum Ausfüllen der Wunde, Fisteln bzw. Kavitäten dient bei einigen Systemen eine antimikrobiell (mit Polihexanid) beschichtete Gaze. Diese wird vorab mit Ringer- oder physiologischer Kochsalzlösung angefeuchtet, locker um die Drainage gewickelt und anschließend in die Wunde eingelegt. Beim Einschalten der Therapieeinheit erzeugt diese Technik einen Unterdruck in der Wunde und infolgedessen eine Wundkonditionierung und -reinigung bei gleichzeitiger Stimulation der Gewebsneubildung und Granulationsförderung. Zudem reduziert sich ein eventuell vorhandenes Wundödem. Das Schlauchsystem ermöglicht das Einsaugen und den Abtransport von Toxinen und der wundinternen Keimbesiedlung. Das geschlossene System beugt gleichzeitig Kreuzinfektionen vor. Ein Sogausfall birgt das Risiko der Ausbildung einer feuchten Kammer (Mazerationsgefahr), in der sich eine Infektion mit der Gefahr einer Sepsis entwickeln kann. Daher verfügen die Therapieeinheiten sicherheitshalber über eine Alarmfunktion, die ein Absinken der Sogleistung anzeigt.

Inzwischen gibt es auch kanisterlose Systeme ohne Auffangbehälter, z. B. PICO

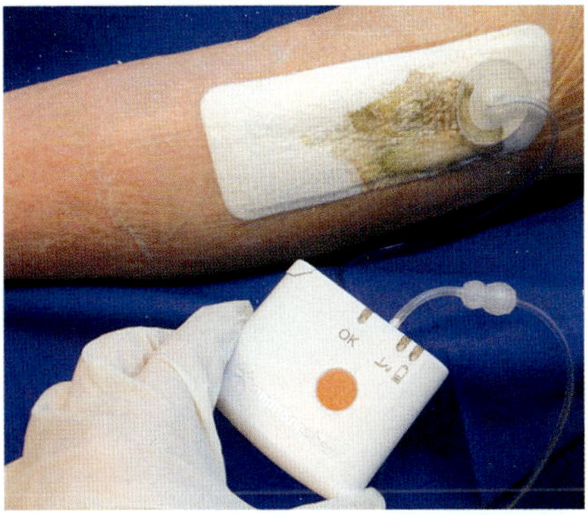

Abb. 2.37 Kanisterlose lokale Unterdrucktherapie mit erschöpfter Wundauflage [M291]

14®, Avelle™, ViVereX®, die für Inzisionen, Hauttransplantate sowie akute und chronische Wunden mit geringer bzw. mäßiger Exsudation indiziert sind. Die Systeme sind elektronisch gesteuert. Die Exsudataufnahme erfolgt direkt in der Wundauflage (➤ Abb. 2.37). Auf diese Weise soll die Wundheilung beschleunigt und das Risiko einer Nahtdehiszenz bzw. einer Infektion reduziert werden. Der Unterdruck dieser Systeme liegt bei –75 bis –125 mmHg. Weitere Einmalsysteme mit Exsudatkanister: 3M™ Snap™ Therapie (rein mechanisch betrieben, 60- und 150-ml-Kartusche), 3M™ Prevena™ Plus 125 mmHg (150-ml-Exsudatkanister) und Avance® Solo mit einem 50-ml-Kanister.

Die lokale Unterdrucktherapie ist seit 2020 auch ambulant erstattungsfähig, wenn ein Heilungsfortschritt durch eine sachgerechte Standardwundbehandlung nicht zu erwarten ist. Die Abrechnung der Wundversorgung mit der Vakuumversiegelungstherapie (NPWT) in der ambulanten Versorgung erfolgt über den Einheitlichen Bewertungsmaßstab (EBM): Die Unterdrucktherapie wird nicht rezeptiert, sondern über den Arzt direkt mit der Kassenärztlichen Vereinigung (KV) abgerechnet. Der Verbandwechsel ist nicht delegierbar und muss vom behandelnden Arzt durchgeführt werden.

2_Standards, 15_Lokale Unterdrucktherapie

CAVE!

Es kann zur Blutungsgefahr durch Schädigung der Gefäßwand beim Versiegeln von freiliegenden Gefäßen im Wundgebiet kommen. Patienten mit einer angelegten lokalen Unterdrucktherapie sind in ihrer Mobilität eingeschränkt.

Produkte (ohne Anspruch auf Vollständigkeit): MV1 Mobiles programmierbares Niedervakuumsystem (Medizinisch-Technische Gerätebau MTG), Mobiles Wunddrainagen-Saugsystem Waterlily von Eurosets (CADITEC Medical und Technic), Invia® Liberty (Medela Medizintechnik), RENASYS GO/TOUCH (Smith & Nephew), Suprasorb® CNP P3 (Lohmann & Rauscher), Vivano®Tec Pro Unterdruckeinheit (Paul Hartmann).

V. A. C.®-Therapie und V. A. C.®-Veraflo™-Therapie

Die V. A. C.®-Therapie ist die etablierteste Methode der lokalen Unterdrucktherapie. Sie ist auch zur Behandlung infizierter Wunden geeignet. Bei ihr wirkt ein Unterdruck auf die Wundoberfläche. Durch das geschlossene System werden Bakterien, Abfallprodukte und Zelltrümmer abtransportiert. Zusätzlich können auch alternierend zeitgemäße Wundspüllösungen wie Polihexanidlösung zur Bakterienbekämpfung eingesetzt werden: Lösungen werden gezielt und kontrolliert an das Wundbett befördert und wieder abtransportiert. Durch den engen Kontakt zwischen Wundoberfläche, Schwammsystem und dem durch eine angeschlossene Therapieeinheit erzeugten Unterdruck kommt es schnell zu einer Stimulation der Gewebsneubildung. Das geschlossene System beugt Kreuzinfektionen vor. Bei der traditionellen V. A. C.-Therapie kommen als Wundauflagen entweder ein schwarzer grobporiger Polyurethanschaum oder ein weißer feinporiger Schaumstoff aus Polyvinylalkohol infrage. Der Hersteller bietet zusätzlich für den Einsatz bei infizierten und infektgefährdeten Wunden einen Polyurethanschaum mit Silber an (➤ Kap. 2.2.2). Der Schaumverband wird mit einer Transparentfolie abgedeckt. Die Anwendung der V. A. C.®-Therapie erfordert Sicherheit im technischen Umgang. Ein unbeabsichtigter Vakuumverlust muss unter allen Umständen vermieden werden.

Produktbeispiele: V. A. C.™ Ulta Unterdruck-Wundtherapie-System, Acti-V. A. C.™-Therapieeinheit, V. A. C. VERAFLO™-Therapie (Solventum).

2_Standards, 24_VAC-Therapie

Kaltplasma

Neben den drei bekannten Aggregatzuständen fest, flüssig und gasförmig stellt das Plasma eine vierte Variante dar. Plasma entsteht, wenn Gas mit Energie angereichert wird. Zur Wundbehandlung wird kaltes Plasma (< 40 °C) eingesetzt, das aus der Umgebungsluft erzeugt wird. Die Behandlung der Wunde mit kaltem Plasma (z. B. kINPen® MED, plasma ONE, CPT®cube/CPT®patch, SteriPlas®, plasma care®, PlasmaDerm®) hat eine keimabtötende Wirkung, auch auf multiresistente Erreger, Viren und Pilze, und trägt zur Reduzierung des Biofilms bei. Zudem wurden weitere positive Effekte auf die Wundheilung beobachtet wie Verstärkung der Mikrozirkulation und Unterstützung der Zellproliferation sowie der Angiogenese (Arndt et al. 2018). Bei dieser nebenwirkungsarmen Therapieform stehen viele unterschiedliche Produkte und Applikationsformen zur Verfügung. In der Regel wird aber, um optimale Ergebnisse zu erzielen, 2- bis 3-mal wöchentlich über einen Zeitraum von 2 bis 3 Wochen ein Handstück, aus dem kaltes Plasma austritt, über die Wunde geführt (➤ Abb. 2.38). Je nach Hersteller verfügen einige der Handstücke über einen Abstandhalter. Diese Methode ist außerhalb von speziellen Versorgungsverträgen nicht zulasten der gesetzlichen Krankenversicherung erstattungsfähig; die Erstattungsfähigkeit wird derzeit im G-BA diskutiert. Aktuell laufen Studien zur Evidenzgewinnung. Im Gegensatz zur Anwendung von Antiseptika und Antibiotika zur Keimbekämpfung sind bisher bei Kaltplasma noch keine allergischen Reaktionen beobachtet worden.

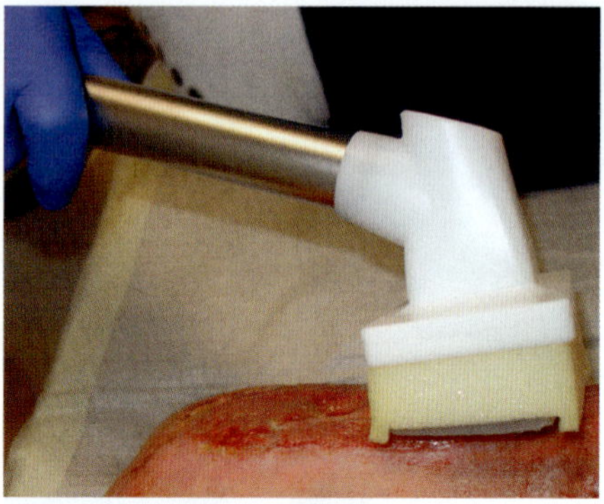

Abb. 2.38 Kaltplasmaeinsatz [M291]

Weitere physikalische Therapieverfahren

Zudem gibt es zunehmend mehr physikalische Therapieverfahren zur Wundversorgung wie die extrakorporale Stoßwellentherapie, Low-Intensity- oder Low-Level-Laser-Therapie, wassergefilterte Infrarot-A-Strahlung, Lichttherapie. Diese sollen nicht nur die Wundheilung unterstützen, sondern zum Teil auch Entzündungen und Schmerzen reduzieren.

Systeme und Produkte zur Verbesserung der lokalen Sauerstoffversorgung

Die Wundheilung geht mit einem hohen Verbrauch an Sauerstoff einher. Dieser wird durch das Blut über die Gefäße an die Wunde geführt. Daher besteht bei Wunden, denen eine Erkrankung mit Gefäßbeteiligung zugrunde liegt, z. B. pAVK, CVI, ein hohes

Sauerstoffmangelrisiko, die sogenannte Hypoxie. Diverse Produkte und Methoden sollen den Sauerstoffgehalt in der Wunde erhöhen. Bei allen Methoden wird Sauerstoff diffusiv zum Wundgrund transportiert, um eine lokale Gewebehypoxie (Sauerstoffmangel) zu verringern. Wundheilungsrelevante Stoffwechselprozesse werden unterstützt und die Heilung beschleunigt.

Hämoglobin-Spray

Dieses Produkt (Granulox®) ist ein Spray, das als Wirkstoff 10 % carbonyliertes Hämoglobin in konservierter wässriger Lösung enthält. Das Hämoglobin nimmt den Sauerstoff aus der Umgebungsluft auf und transportiert ihn bis an den Wundgrund. Das Spray ist einfach und unkompliziert anzuwenden. Eine Sekundärabdeckung ist erforderlich. Die Verweildauer beträgt bis zu 3 Tage.
2_Standards, 06_Hämoglobin-Spray

Therapie mit leichtem Sauerstoffüberdruck

Ein Konzentrator, der annähernd reinen Sauerstoff aus der umgebenden Luft generiert, erzeugt hiermit einen Überdruck in einer eng anliegenden Manschette oder in einer speziellen Druckkonstruktion, die direkt auf der Wunde angebracht ist (O_2-TopiCare®-Wundsystem).

Therapie mit Sauerstoffbegasung

Bei diesem System strömt reiner Sauerstoff ohne jeglichen Druck über die Wundoberfläche. Hierfür wird ein portables Gerät, beispielsweise unterhalb des Knies, befestigt, das aus der umgebenden Luft Sauerstoff generiert und über ein Schlauchsystem und einen Diffusor an die Wundoberfläche leitet (NATROX®).

Tabellarischer Überblick über den Einsatz von Wundauflagen

➤ Tab. 2.7 gewährt eine einfache und schnelle Übersicht der in ➤ Kap. 2.2 und ➤ Kap. 2.3 aufgeführten Wundauflagen und Methoden. Sie spiegelt praxisnah deren Einsatz, orientiert an den jeweiligen Wundstadien und -gegebenheiten, wider.

Die AWMF-S3-Leitlinie (DGfW 2023) empfiehlt, wenn nach 6 Wochen trotz leitliniengerechter Behandlung keine Heilungs-

Tab. 2.7 Erscheinungsbild der Wunde und geeignete Wundauflagen und Methoden (Fotos: [M291])

Aussehen der Wunde	Geeignete Verbandmittel und Methoden
Primäre Wundheilung	
Geschlossene Wunde: glatte, dicht beieinanderstehende Wundränder durch Fäden, Klammerung, Wundkleber oder Pflasterstreifen/Steristrips adaptiert 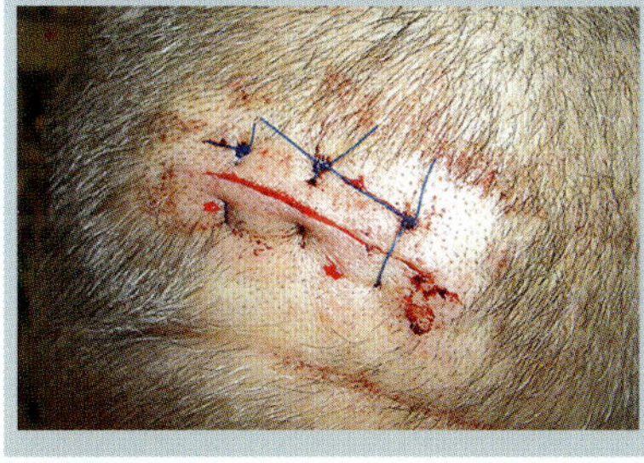	• Steriler Wundschnellverband bzw. moderne Post-OP-Verbände (➤ Kap. 1.7.1) • Sprühpflaster

Tab. 2.7 Erscheinungsbild der Wunde und geeignete Wundauflagen und Methoden (Fotos: [M291]) *(Forts.)*

Aussehen der Wunde	Geeignete Verbandmittel und Methoden
Sekundäre Wundheilung	
Trockene Nekrose 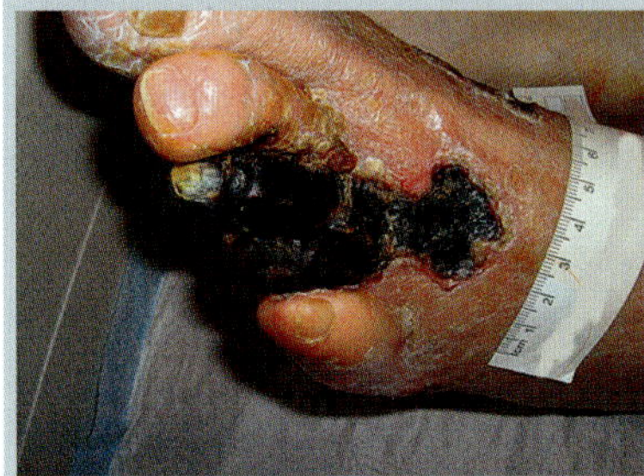	**Cave:** Trockene Nekrosen bei einer pAVK sind erst im Anschluss an eine erfolgreiche Revaskularisation zu entfernen. Sie dürfen keinesfalls vor einem solchen Eingriff angeweicht werden. Bis dahin sind nur trockene Verbandwechsel durchzuführen!
Trockene Beläge 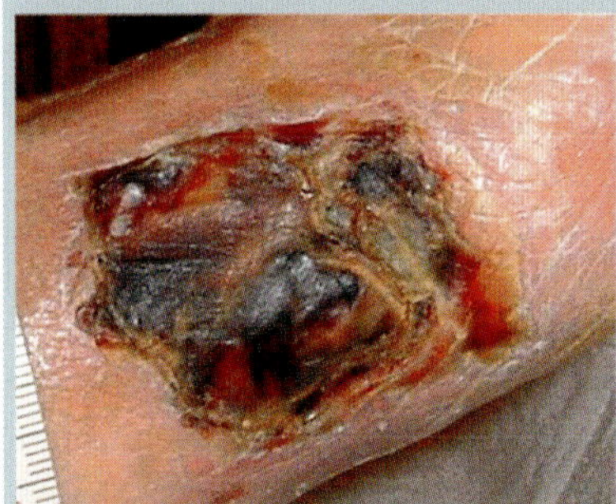	• Hydrogele in Gelform/als Gelplatte • Saugspülkörper zur Nasstherapie • Enzym-Alginogel
Feuchte Beläge 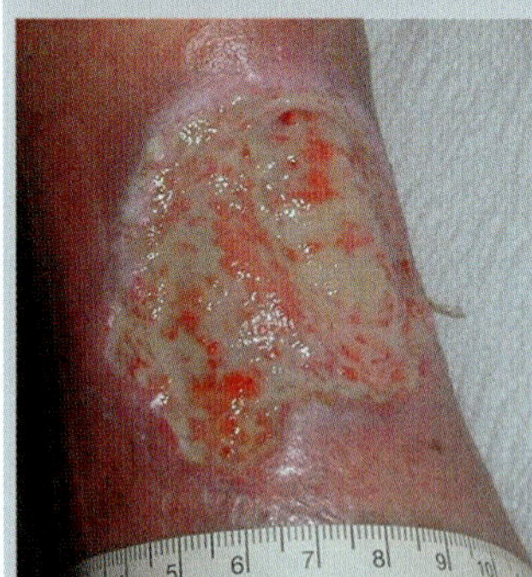	• Enzym-Alginogel • Alginat (nur bei ausreichend Feuchtigkeit!) • Hydrofaser/Hydrofiber (nur bei ausreichend Feuchtigkeit!) • Hydroreinigende Polyacrylatwundauflage (UrgoClean) • Polymere Membranwundauflage (PolyMem)

Tab. 2.7 Erscheinungsbild der Wunde und geeignete Wundauflagen und Methoden (Fotos: [M291]) *(Forts.)*

Aussehen der Wunde	Geeignete Verbandmittel und Methoden
Infizierte Wunde 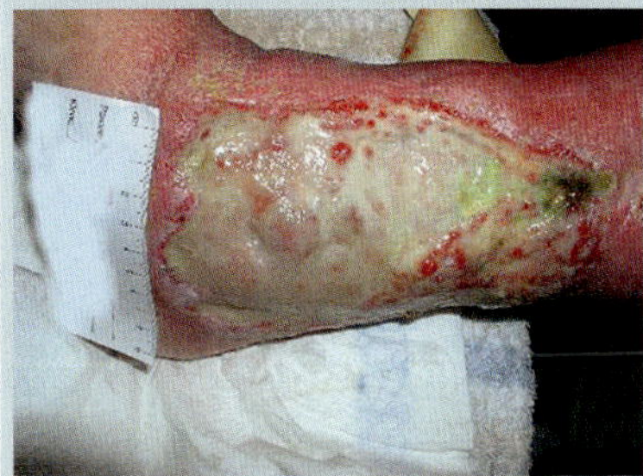	• Antiseptika (flüssig) und als Polihexanid-Macrogolsalbe 0,04 % NRF 11.137 als Apothekenrezeptur • Silberhaltige Wundauflagen • Aktivkohleverbände mit Silber • Hydrophobe Wundauflagen • Keim- und geruchsbindende Wundauflage • Wundauflagen mit PHMB • Lokale Unterdrucktherapie • Kaltplasma
Stark exsudierende Wunden 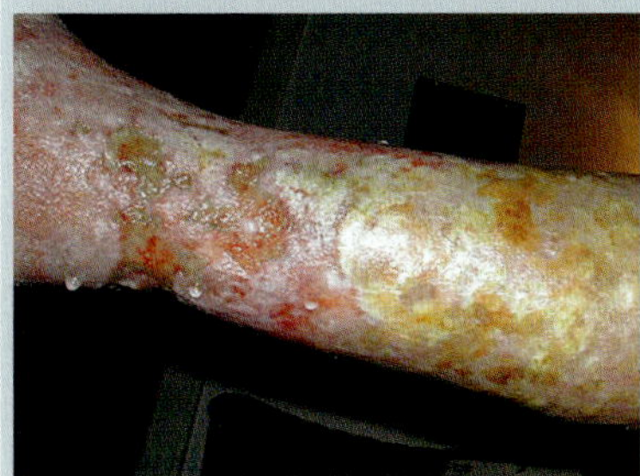	• Vlieskompressen mit Superabsorber • Feinporige Polyurethanschaumverbände mit Superabsorber • Hydrokapillarverband
Wundgeruch 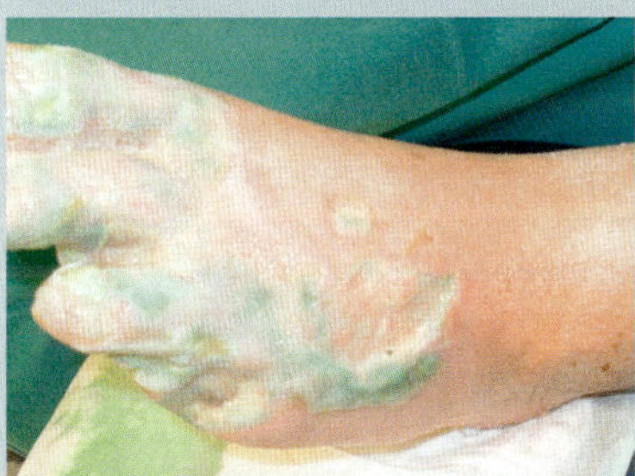	• Aktivkohlekompressen • Aktivkohleverbände mit Silber • Keim- und geruchsbindende Wundauflage
Unterminierte Wunde 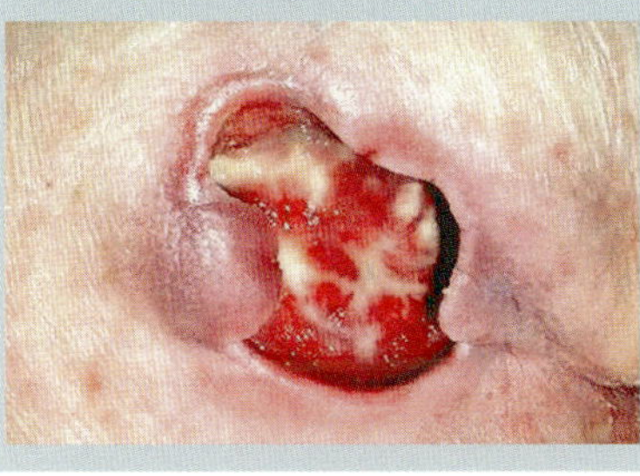	• Alginate • Hydrofaser/Hydrofiber • Cavity-Polyurethanschäume/WIC-polymerer Membranverband • Lokale Unterdrucktherapie

Tab. 2.7 Erscheinungsbild der Wunde und geeignete Wundauflagen und Methoden (Fotos: [M291]) *(Forts.)*

Aussehen der Wunde	Geeignete Verbandmittel und Methoden
Granulierende Wunde 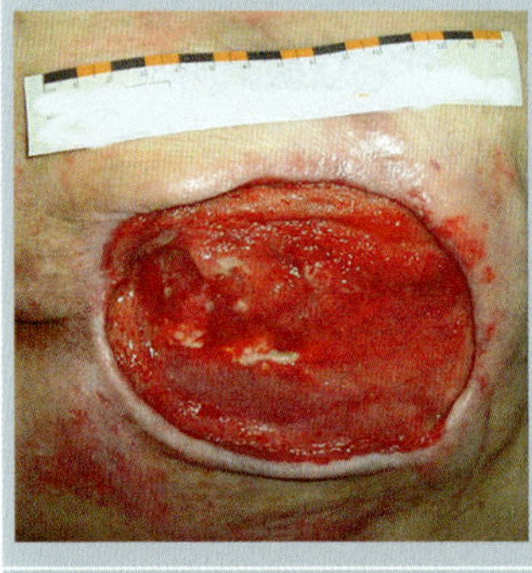	• Feinporige Polyurethanschaumverbände/Polymerer Membranverband • Hydrokolloidverbände • Hydrokolloidähnliche Wundauflagen • Hydrogel als Gelplatte
Epithelisierende Wunde 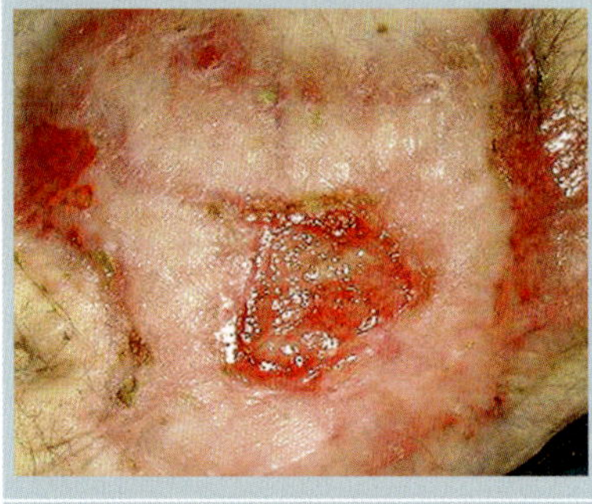	• Dünne/Transparente Hydrokolloidverbände • Dünne oder speziell beschichtete (z. B. mit Silikon oder Hydrogel) feinporige Polyurethanschaumverbände • Hydrokolloidähnliche Wundauflagen • Hydrogel als Gelplatte • Semipermeable Transparentfolienverbände • Ggf. Wunddistanzgitter
Stagnierende Wunde (trotz adäquater Diagnostik und Kausaltherapie)	• Kollagen-Wundauflage/Proteasemodulierende Matrix • Feinporiger Polyurethanschaumverband/Wundgaze mit NOSF • Hämoglobin-Spray, topische Sauerstofftherapie • Hyaluronsäurehaltige Produkte
Hautentnahmestelle 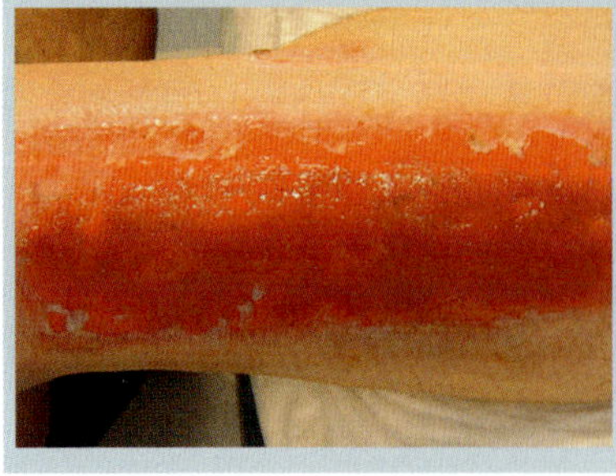	• Silikonbeschichtete feinporige Polyurethanschaumverbände • Alginate und semipermeable Transparentfolienverbände

tendenzen zu erkennen sind, mögliche Komplikationen und/oder andere Ursachen dafür differenzialdiagnostisch abzuklären. Hierzu gehört die Evaluation durch weitere ärztliche Fachdisziplinen und das Einholen einer Zweitmeinung.

2.4 Akronyme in der Wundversorgung

Bei Akronymen handelt es sich um Begriffe, die aus den Anfangsbuchstaben mehrerer Wörter zusammengesetzt sind. Ein solches Akronym führt typische Sachverhalte anschaulich zusammen. In ➤ Tab. 2.8 werden gängige Akronyme im Bereich der Wundversorgung aufgeführt.

Tab. 2.8 Gängige Akronyme

ABCDE-Regel	
Die Diagnostik chronischer Wunden ist immer die Basis einer erfolgreichen Therapie. Die ABCDE-Regel (siehe ICW, www.icwunden.de/wp-content/uploads/2023/09/ABCDE-Regel.pdf) unterstützt dabei, das Konzept einer individualisierten Diagnostik strukturiert zu planen.	
A – Anamnesis *(Anamnese)*	Die Anamnese ist immer der erste Schritt in der Diagnostik. Dabei wird der Patient sowohl zu der aktuellen Wunde als auch zu Wunden in der Vergangenheit sowie Komorbiditäten befragt.
B – Bacteria *(Bakterien)*	Bakterien sind selten die alleinige Ursache chronischer Wunden. Oberflächlich entnommene bakteriologische Abstriche werden meist für Screening-Untersuchungen, insbesondere für den Nachweis von multiresistenten Erregern (MRE) wie Methicillin-resistentem Staphylococcus aureus (MRSA) entnommen. Zudem können Abstriche zur Antibiogrammbestimmung bei systemisch infizierten Wunden erforderlich sein (➤ Kap. 3.1.2). Eine routinemäßige Entnahme von Biopsien für die Erregerdiagnostik ist für die meisten Patienten mit chronischen Wunden nicht notwendig. Biopsien sollten allerdings bei Patienten mit Wundinfektionen und tieferen Ulzerationen, diabetischem Fußulkus, schweren Weichgewebeinfektionen, Fistelgewebe oder V. a. spezifische Erreger wie Mykobakterien, Leishmanien, Aktinomyzeten, Nocardien oder Schimmelpilzen erfolgen.
C – Clinical Examination *(klinische Untersuchung)*	Neben der anatomischen Lokalisation der Wunden sind auch der Wundrand sowie die Wundumgebung bedeutend, da hier wichtige Hinweise auf die zugrunde liegenden Ursachen und Komplikationen diagnostiziert werden können.
D – Defective Vascular System *(Durchblutung)*	Für die Klärung der Durchblutungssituation sind sowohl das venöse als auch das arterielle Gefäßsystem zu untersuchen. Hierzu gehört neben dem Tasten der Fußpulse auch die Bestimmung des Knöchel-Arm-Druck-Indexes (KADI, ➤ Kap. 5.1.5). Ein KADI-Wert von < 0,9 deutet auf eine pAVK hin, sodass eine weiterführende Diagnostik z. B. mittels Duplex-Sonografie durchgeführt werden sollte.
E – Extras *(Extras)*	Insbesondere wenn mit der Basisdiagnostik die Genese der Wunden nicht eindeutig zu klären ist, existieren zahlreiche weiterführende Diagnostikverfahren, die zielgerichtet eingesetzt werden können, z. B. Biopsie, Serologie.

Tab. 2.8 Gängige Akronyme *(Forts.)*

T. I. M. E.-Konzept	
Das T. I. M. E.-Konzept fasst wesentliche Aspekte der Wundbettvorbereitung zusammen. Es wurde speziell für die adäquate Behandlung chronischer Wunden erarbeitet. Aufgrund des sich ständig erweiternden Wissens bezüglich der Vorgänge in der chronischen Wunde ist das Konzept nicht statisch, sondern befindet sich in einem ständigen Wandel.	
T – Tissue *(Gewebe/Wundgrund)* Entfernung von Nekrosen und Wundbelägen	Ziel ist eine schnelle Wundreinigung, d. h., Beläge, Abfallstoffe, nekrotisches und/oder geschädigtes Gewebe sind entsprechend zu entfernen. Hierfür gibt es verschiedene Débridementmethoden (➤ Kap. 2.1.2).
I – Infection *(Infektion/Inflammation)* Infektionsbehandlung und Prophylaxe bei starker Infektionsgefahr	Alle chronischen Wunden sind mit Krankheitserregern kontaminiert bzw. kolonisiert. Ziel ist es, deren Vermehrung zu unterbinden und Biofilm zu entfernen. Zudem stehen die Reduktion der bakteriellen Last, die Kontrolle der Inflammation und somit auch die Kontrolle der Infektion im Fokus. Bei infektgefährdeten oder infizierten Wunden kommen Antiseptika (z. B. Polihexanid, Octenidin, ➤ Kap. 2.1.1) zum Einsatz. Bei systemischen Infekten ist nach Antibiogrammbestimmung der Einsatz eines Antibiotikums (systemisch) zu erwägen.
M – Moisture *(Feuchtigkeit)* Exsudatmanagement	Das Exsudataufkommen ändert sich mit Wundphase und -zustand. Hohe Exsudatmengen, z. B. durch eine Infektion oder CVI, sind stets ursächlich zu behandeln, d. h. mittels Infektmanagement bzw. adäquater Entstauung/Kompressionstherapie. Unterstützend kommt eine indikationsbezogene Wundversorgung zum Einsatz. Zudem sind die Verbandwechselintervalle individuell anzupassen und Hautschutzmaßnahmen zu bedenken.
E – Edge *(Wundrand)* Wundrandschutz	Die Epithelisierung ist kennzeichnend für die Proliferationsphase. Ein adäquates Feuchtigkeitsmilieu ist Basis dieses Prozesses. Dabei ist zu berücksichtigen, dass die Wundexsudation in der Granulationsphase kontinuierlich abnimmt und ggf. durch entsprechend befeuchtende bzw. feuchthaltende Verbandmittel zu unterstützen ist.
M. O. I. S. T. – Lokaltherapie chronischer Wunden	
Siehe ICW (www.icwunden.de/fileadmin/Fachinfos/Standards/MOIST.pdf). Begleitend zu einer kausal ansetzenden Behandlung sollte eine symptomatische, an den Phasen der Wundheilung orientierte, feuchte Wundtherapie durchgeführt werden. Als Orientierungshilfe für die Lokaltherapie chronischer Wunden wurde durch Wund-D.A.CH, den Dachverband deutschsprachiger Wundheilungsgesellschaften, mit M. O. I. S.T ein Konzept für die Lokaltherapie chronischer Wunden entwickelt. M. O. I. S.T baut auf den Aspekten des 2003 erstmalig publizierten und international weit verbreiteten T. I. M. E.-Konzepts (s. o.) auf.	
M – Moisture Balance *(Exsudatmanagement)*	Die Feuchtigkeitsbalance ist seit mehreren Jahrzehnten der Goldstandard für die Behandlung chronischer Wunden. Wunden sollten weder zu feucht noch zu trocken sein. Trockene Wunden können mit Hydrogelen angefeuchtet werden. Bei hohen Exsudatmengen kommen Superabsorber zum Einsatz.
O – Oxygen Balance *(Sauerstoffzufuhr)*	In der Pathophysiologie chronischer Wunden spielt die Hypoxie eine entscheidende zentrale Rolle. Wenn Maßnahmen wie Revaskularisation und Kompressionstherapie keinen ausreichenden Erfolg haben, können Behandlungsoptionen eingesetzt werden, die die Sauerstoffbalance wiederherstellen. Hierfür stehen Verbandmittel, Hämoglobin-Spray sowie weitere, z. B. apparative, Verfahren zur Verfügung (➤ Kap. 2.3.3).

Tab. 2.8 Gängige Akronyme *(Forts.)*

I – Infection Control *(Infektionskontrolle)*	Die Infektionskontrolle beschreibt sämtliche antimikrobiellen Strategien. Systemische Antibiotikatherapie ist meist ausschließlich bei systemischen Infekten indiziert. Zur Infektionsprophylaxe, Eradikation multiresistenter Erreger (MRE) oder Behandlung lokaler Infekte werden Antiseptika wie Polihexanid, Octenidin (➤ Kap. 2.1.1) oder Wundverbände, die beispielsweise Silber (➤ Kap. 2.2.2) enthalten, eingesetzt.
S – Support *(Unterstützung des Heilungsprozesses)*	Wenn Wunden trotz scheinbar adäquater Therapie nicht heilen, können temporär spezifische Wundtherapeutika zum Einsatz kommen, die aktiv in den gestörten Wundheilungsprozess eingreifen. Diese Unterstützung erfolgt z. B. durch eine Modulation von Matrixmetalloproteinasen (MMP), den pH-Wert oder durch Wachstumsfaktoren (➤ Kap. 2.3.1).
T – Tissue Management *(Gewebemanagement)*	Das Gewebemanagement beschreibt alle Maßnahmen der Wundgrundkonditionierung, z. B. mit Verbandmitteln, Biochirurgie oder physikalischen Hilfsmitteln wie Unterdruck, Strom, Plasma oder Ultraschall. Je nach Methode kann das Débridement, die Wundreinigung, die Granulation oder die Reepithelisation unterstützt werden.

2.5 Wirtschaftliche Kriterien des sinnvollen Einsatzes von Produkten und Verbandmitteln

Zur Versorgung von Menschen mit chronischen Wunden steht eine umfassende Palette an Verbandmitteln zur Verfügung. Am deutschen Markt sind derzeit über 6.000 Produkte erhältlich, wenn man alle Anbieter, Reimporte und Größen mit einbezieht. Diese Vielfalt erschwert den Überblick über die zur Verfügung stehenden Versorgungsmöglichkeiten.

Nachfolgend werden Anregungen für eine an Wund- und Patientensituation angepasste Materialauswahl gegeben. In der Praxis liegt der Fokus oft auf der Wundauflage. Wenn die Wundheilung stagniert oder sich keine Heilungstendenzen zeigen, wird daher lediglich von einem Produkt auf ein anderes gewechselt. Aber auch ein Wundverband, der ideal auf die Wundverhältnisse angepasst ist, garantiert noch keinen zügigen Heilungsfortschritt. Diese trügerische Hoffnung führt oft zu Therapiebrüchen und Kostenexplosionen sowie in der Folge zu Frust bei Anwendern, Betroffenen und Kostenträgern. Wundbehandlung hat nur im Zusammenhang mit sachgerechter Kausaltherapie Erfolg.

Laut Wirtschaftlichkeitsgebot (§ 12 SGB V) müssen Versorgungsmaßnahmen „ausreichend, zweckmäßig und wirtschaftlich sein" und „dürfen das Maß des Notwendigen nicht überschreiten" (➤ Kap. 14). In diesem Sinne profitiert die Versorgung von Menschen mit chronischen Wunden von den nachfolgend beschriebenen Vorgehensweisen **nicht,** die ärztlichen Budgets werden aber erheblich belastet.

Verordnungsmengen

Die Häufigkeit der Verbandwechsel orientiert sich am Wundzustand, vorliegender Exsudation sowie den Herstellerangaben. Diverse Gründe wie Wirtschaftlichkeit (Material- und Personaleinsatz), Störung der Wundruhe und somit der Wundheilung,

Schmerzauslösung durch Manipulation an der Wunde sowie Stress für den Patienten sprechen gegen tägliche Verbandwechsel. Ein Einsatz von modernen Wundauflagen ist üblicherweise nur bei mehrtägigen Wechselintervallen gerechtfertigt. Unter bestimmten Aspekten sind dennoch tägliche Verbandwechsel erforderlich. Dies betrifft u. a. infizierte Wunden, stark exsudierende Wunden in der Entstauungsphase, akute Verbrennungswunden sowie maligne Wunden. Die meisten Produkte der modernen Wundversorgung sind darauf ausgelegt, für bis zu 7 Tage auf der Wunde zu verbleiben. Daher sollten wöchentlich nicht mehr als drei Verbandwechsel erfolgen. Während im stationären Bereich Verbandwechsel durch den allgemeinen Pflegesatz abgedeckt sind, werden solche Leistungen in der ambulanten Pflege gezielt verordnet und abgerechnet. So können stationär tägliche Verbandkontrollen auf Sitz, Durchfeuchtung, Druck oder Einschnürung erfolgen, während ambulant solche Leistungen nicht abrechenbar sind. Hier wird daher meist im Abstand von 2–3 Tagen ein Verbandwechsel verordnet, auch wenn er ggf. nicht erforderlich ist.

Da Wunden im Abheilungsprozess verschiedene Heilungsphasen (➤ Kap. 1.6) und Wundstadien durchlaufen, ist eine Verordnung derselben Verbandmittel über einen längeren Zeitraum nicht sinnvoll. Individuelle Wundveränderungen erfordern flexible Reaktionen, z. B. die Umstellung auf ein anderes Produkt. Bei einer Überleitung von Patienten mit chronischen Wunden aus dem klinischen in den ambulanten Bereich sollten daher als Orientierung maximal zehn Wundauflagen verordnet werden.

Materialkombinationen

Generell wird unterschieden zwischen primären Wundverbänden, die einen direkten Kontakt zum Wundgrund haben, Wundfüllern sowie sekundären Wundverbänden, die die Wunde final abdecken bzw. primäre Wundauflagen (zusätzlich) fixieren. Zu den **Primärverbänden** zählen beispielsweise feinporige Polyurethanschaumverbände, Hydrokolloidverbände und Vlieskompressen mit Superabsorber. **Wundfüller** wie Alginate, Hydrofaser und Cavity-Schäume kommen bei tiefen Wunden, Taschenbildungen und Unterminierungen zum Einsatz. Als **Sekundärverbände** können semipermeable Transparentfolienverbände aber auch Kompressen oder feinporige Polyurethanschaumverbände dienen. Fixiervliese, silikonbeschichtete Pflaster, unsterile Transparentfolienverbände oder elastische Schlauchverbände sorgen für eine **zusätzliche Fixierung.** Das Grundprinzip „viel hilft viel" gilt nicht für die Wundversorgung. Das Übereinanderstapeln von Produkten, sogenannte Wundburger (➤ Abb. 2.39), ist weder zweckmäßig noch wirtschaftlich.

Oft ist ein Produkt ausreichend. Aus wirtschaftlichen Gründen gilt als Faustregel: maximal zwei Produkte plus ggf. Fixierma-

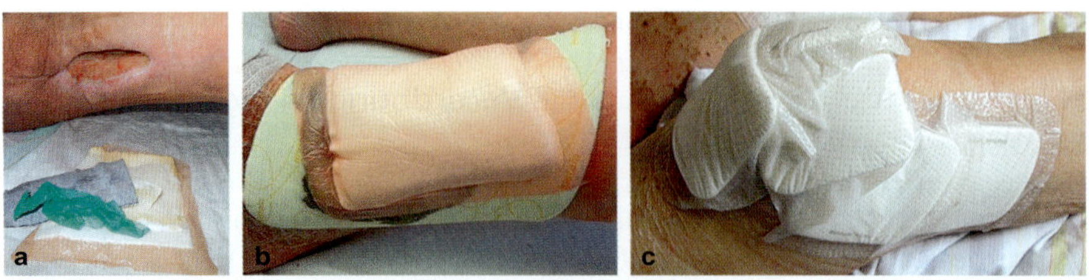

Abb. 2.39 a) Wundburger mit Silikonschaumverband, hydrophober Wundauflage, Aktivkohleauflage und Mullkompressen [M291]. b) Unwirtschaftliche, unsinnige Versorgung mit Schaumverband auf Schaumverband [O1017]. c) Fünf Schaumverbände übereinandergestapelt [O1087]

terial wie elastische Schlauchverbände oder Folienverbände nutzen.

Produkte, die sich in der physikalischen Wirkung aufheben können, sollten nicht kombiniert eingesetzt werden. So saugen beispielsweise Alginate, Hydrofaser, feinporige Polyurethanschaumverbände oder Vlieskompressen mit Superabsorber die Feuchtigkeit von Hydrogelen auf. Begründete Ausnahmen sind in Einzelfällen abzuwägen.

Generell sind alle folienbeschichteten Verbandmittel semipermeabel, also atmungsaktiv, d. h. durchlässig für Wasserdampf und Kohlendioxid. Eine Überklebung mit Folienverbänden darf nicht erfolgen, da dies eine Okklusion zur Folge hat. Daher ist auch immer darauf zu achten, dass die Schutzfolie bei semipermeablen Transparentfolienverbänden entfernt wird (➤ Abb. 2.40). Der Gasaustausch wäre sonst nicht mehr möglich, und es entsteht ein Infektrisiko.

Anwendung

Damit ein Verbandmittel optimal arbeiten kann, ist es korrekt zu applizieren. Die Beschriftung zeigt grundsätzlich nach außen, denn „die Wunde kann nicht lesen" (➤ Abb. 2.41).

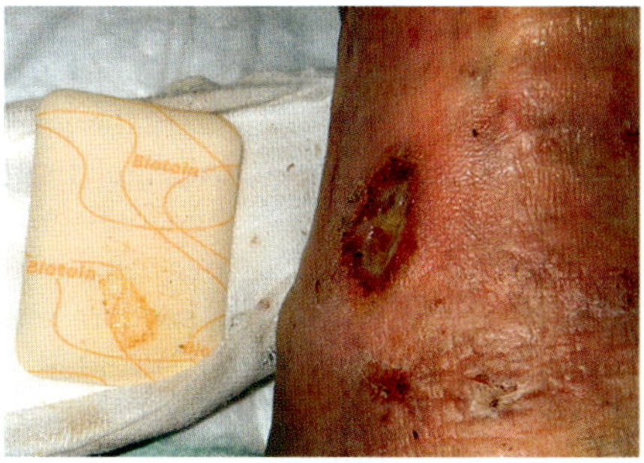

Abb. 2.41 Falsch herum applizierte Wundauflage [M291]

Aus diversen Gründen sind die nachfolgenden Produktanwendungen unwirtschaftlich und sollten nicht zum Einsatz kommen. Unkonservierte Hydrogele zur Einmalanwendung (erkennbar an der durchgestrichenen 2, ➤ Tab. 3.2) sind gegen konservierte Produkte auszutauschen, wenn ein solches Produkt mehrfach benötigt wird. Konservierte Hydrogele (z. B. mit Octenidin, Polihexanid, Hypochlorsäure) sind – je nach Hersteller – nach Anbruch meist mehrere Wochen bis Monate zu verwenden (siehe Packungsbeilage). Bei stark exsudierenden sowie infizierten Wunden sollten keine Hydrogele zum Einsatz kommen. Diese würden das Feuchtigkeitsaufkommen zusätzlich erhöhen und zu Mazerationen sowie zu weiterem Infektpotenzial führen. Aus wirtschaftlichen Gründen sollten Hy-

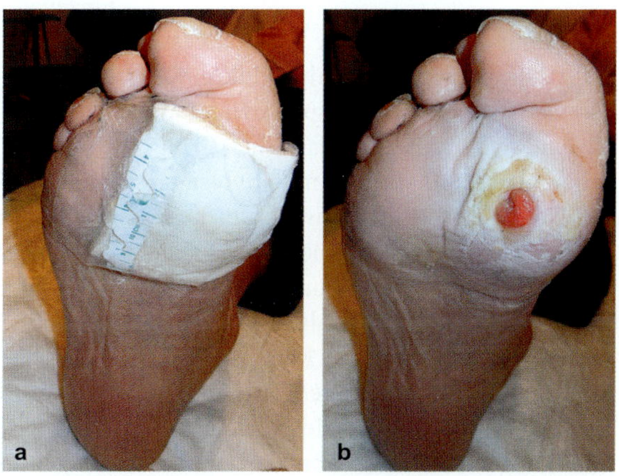

Abb. 2.40 a) Falsche Versorgung, Schaumverband ist komplett mit Folie überklebt, zudem wurde die Deckfolie nicht entfernt. b) Mazeration und Hypergranulation durch okklusive, falsche Versorgung [M291]

drogele, Alginate oder Hydrofaser in der autolytischen Wundreinigung nicht täglich gewechselt werden. Optimal sind 2- bis 3-tägige Wechselintervalle. Solche autolytisch wirkenden Produkte, insbesondere Hydrogele, sollten nicht mit saugenden Sekundärauflagen abgedeckt werden, sondern mit Folienverbänden (➤ Kap. 2.1.2).

Bei kleinen Wundtaschen sind Alginattamponaden/Hydrofasertamponaden als Einmalprodukte zum Austamponieren unnötig kostenintensiv, da große Restmengen verworfen werden müssen. Der Einsatz kleiner Alginatkompressen/Hydrofaserkompressen, z. B. in der Größe 5 × 5 cm, die dasselbe leisten, ist deutlich wirtschaftlicher.

Unterhalb einer Kompressionsversorgung kommen keine Verbandmittel mit schlechten Retentionseigenschaften und geringem oder keinem Aufnahmevermögen wie Hydrokolloid- oder Folienverbände zum Einsatz. Das Exsudat wird durch den Kompressionsdruck unter der Auflage hervorgedrückt und kann zu Hautmazerationen oder Erosionen führen. Alternativ ist, je nach Exsudation, der Einsatz von Vlieskompressen mit Superabsorbern oder feinporigen Polyurethanschaumverbänden, ggf. mit Superabsorbern, zu erwägen.

Umgang mit speziellen Versorgungsoptionen

Mehrkomponentensysteme zur Kompressionstherapie sind Einmalprodukte. Sie kommen in der Entstauungsphase zum Einsatz und sollten aus wirtschaftlichen Gründen mindestens 2–3 Tage am Bein bleiben (➤ Kap. 5.2.3). Auch wenn bei stark gestautem Unterschenkel mit hohem Exsudataufkommen das Material durchnässt ist, ist ein Verbleiben des Materials sinnvoll. Ein frühzeitiges Abnehmen der Kompressionsversorgung unterbricht die Entstauungsphase und kann bereits erzielte Erfolge beeinträchtigen. Stattdessen können saugende Verbandmittel wie Saugkompressen auf dem angelegten Mehrkomponentensystem appliziert werden. Die Exsudation lässt sich nur durch eine konsequente Entstauung stoppen. Der Betroffene ist entsprechend über die Hintergründe dieser Maßnahme zu informieren. Eine Verordnung von mehr als drei Mehrkomponentensystemen pro Woche ist unwirtschaftlich. Die maximale Verordnungsmenge sollte bei sieben bis zehn Packungen im Monat liegen.

Mehrkomponentensysteme kommen nur zum Einsatz, bis die Entstauung erfolgt ist. Danach wird die Kompressionstherapie mit zweiteiligen Ulkus-Kompressionsstrumpfsystemen oder medizinischen Kompressionsstrümpfen fortgesetzt (➤ Kap. 5.2.3). Eine Entstauung sollte bei sachgerechter Versorgung und entsprechender Mitarbeit des Patienten nach 3–4 Wochen erfolgt sein.

Bei hohem Feuchtigkeitsaufkommen sollten zeitnah transparente Hautschutzmittel (als Spray oder Applikatorstäbchen) zum Mazerationsschutz zum Einsatz kommen (➤ Kap. 1.3.4). Die maximale Verordnungsmenge über 4 Wochen sollte zehn Applikatorstäbchen nicht überschreiten. Diese sind mit 1 und 3 ml Benetzung erhältlich, oft sind 1-ml-Stäbchen ausreichend. Generell werden Hautschutzmittel oder Produkte zur mechanischen Wundreinigung nicht routinemäßig eingesetzt, ihre Nutzung orientiert sich an der Wundsituation und ist im Einzelfall abzuwägen.

Anwendung von antiinfektiven Wundauflagen

Die kombinierte Anwendung von mehreren Wundauflagen, die Keime abtöten oder binden, z. B. Produkte mit Silber (z. B. AG, silver, silber), mit PHMB (z. B. AMD, Polihexanid, „Infekt“) oder hydrophobe Wundauflagen (Cutimed® Sorbact®) ist unsinnig und unnötig kostenintensiv. Man kann einen Keim tatsächlich nur einmal „umbringen“. 2017 einigten sich viele Firmen, die silberhaltige Wundauflagen herstellen, auf einen Konsens zur Anwendung dieser Verbandmittel. Danach sollen silberhaltige Wundauflagen nur max. 14 Tage angewendet werden, da ein Infekt spätestens nach dieser Zeit behoben sein sollte. Im Anschluss ist die Wundsituation erneut zu bewerten (➤ Kap. 2.2.2).

Ein Verbandwechsel erfolgt so häufig wie nötig und selten wie möglich. Um Verbandwechseln vorzubeugen, die nur der Wundkontrolle und -beobachtung, etwa bei der Visite, dienen, sind keine undurchsichtigen, sondern durchsichtige bzw. transparente Produkte, z. B. Folienverbände, zu nutzen. Hierbei ist allerdings zu beachten, dass nicht jeder Patient seine Wunde sehen kann und möchte.

3_Standards Wundzentrum Hamburg e. V., 05_Auswahl sinnvoller Materialien in der Wundversorgung

2.6 Aspekte der Wundversorgung im Palliativbereich

Die Begrifflichkeit „palliativ" kommt allen therapeutischen und pflegerischen Maßnahmen zu, die sich nicht auf die Heilung einer Erkrankung beziehen, sondern die Linderung der Beschwerden und die Minderung der Auswirkungen auf die Lebensqualität des Betroffenen an dessen Lebensende im Fokus haben. Der Fachbegriff leitet sich aus dem Lateinischen her, in dem *palliare* bedeutet, etwas mit einem Mantel *(pallium)* zu bedecken bzw. zu umhüllen.

Palliativmedizin ist ein Ansatz zur Verbesserung der Lebensqualität von Patienten und ihren Familien, die mit den Problemen konfrontiert sind, welche mit einer lebensbedrohlichen Erkrankung einhergehen, und zwar durch Vorbeugen und Lindern von Leiden, durch frühzeitiges Erkennen, gewissenhafte Einschätzung und Behandlung von Schmerzen sowie anderen belastenden Beschwerden körperlicher, psychosozialer und spiritueller Art (WHO-Definition nach Sepúlveda et al. 2002). Palliative Care ist der international übliche Fachausdruck. Als deutsche Übertragungen werden Palliativmedizin, -betreuung oder -versorgung verwendet.

Die Wundversorgung legt im Gleichklang mit dem gesamten palliativen Behandlungskonzept einen Fokus auf die Vermeidung und Linderung belastender und einschränkender Symptome. Hieran orientiert sich auch die Auswahl von Material, Methoden und Strategien. Im Vordergrund steht nicht die Wundheilung, sondern die Perspektive des Patienten inklusive Erlangung und Wahrung der Lebensqualität durch Selbstbestimmung, Würde und Schmerzfreiheit.

„Es geht nicht primär darum, dem Leben mehr Tage zu geben, sondern den Tagen mehr Leben!"

Cicely Saunders, engl. Ärztin, Begründerin der modernen Hospizbewegung und Palliativmedizin

Ziele der palliativen Wundversorgung

In der Palliativmedizin liegt der Schwerpunkt der Wundversorgung nicht auf der Abheilung der Wunde. Wichtiger sind eine Symptomlinderung, insbesondere die Vermeidung von Schmerzen, unter Wahrung der Würde und Selbstbestimmung sowie eine möglichst geringe Belastung der Lebensqualität durch die notwendigen Behandlungsmaßnahmen. Der Betroffene erfährt Kontrollverlust, verspürt Hilflosigkeit und ist niedergeschlagen. Zudem droht Vereinsamung bis hin zur sozialen Isolation. Ein Augenmerk liegt daher auf der psychosozialen Betreuung der Patienten und ihrer Bezugspersonen. Zudem gilt es, Wundwachstum bzw. Gewebezerfall sowie Komplikationen hinauszuzögern. Dazu zählt auch die Minderung wund- und therapiebedingter Beeinträchtigungen. Im Palliativbereich sind dies vor allem – insbesondere ausgelöst durch maligne Wunden bzw. exulzerierende Tumoren – Schmerzen, hohes Exsudataufkommen und damit verbundene Hautprobleme, unangenehme Gerüche, Juckreiz, ggf. Blutungen und Körperbildveränderungen.

Durch Exulzerationen wird der Tumor nach außen sichtbar und der Patient täglich an seine unheilbare, voranschreitende Krankheit erinnert. Zudem liegen die Wunden bzw. Exulzerationen häufig an sensiblen Regionen wie der Brust beim Mammakarzinom oder gut einsehbaren und z. T. nicht zu verbergenden Stellen wie Gesicht oder Hals (➤ Abb. 2.42). Auf Basis von persönlicher Zuwendung und Einfühlungsvermögen für ein verständnis- und vertrauensvolles Miteinander wird die Unabhängigkeit der Betroffenen soweit möglich gefördert und Immobilität, Schonhaltungen sowie soziale Isolation werden vermieden.

Wenn eine erfolgreiche kausale Therapie der zugrunde liegenden Krebserkrankung nicht mehr möglich ist, handelt es sich um eine Palliativsituation. Die lokale Wundtherapie ist somit nur eine unterstützende Maßnahme.

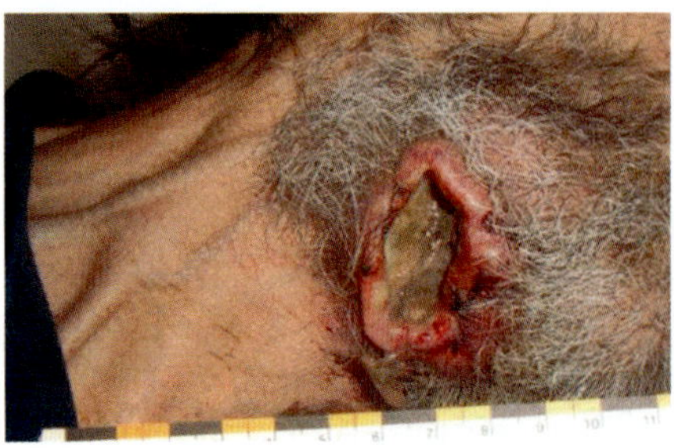

Abb. 2.42 Exulzerierendes Mundboden-Kiefer-Karzinom [M291]

Definition und Ursachen von malignen Wunden

Maligne Wunden entstehen durch eine Läsion der Haut durch Tumorzellen eines primären Hauttumors, einen in darunter liegenden Gewebeschichten einwachsenden Tumor oder Metastasen. Tumorzellen infiltrieren die Haut sowie die nahe gelegenen Blut- und Lymphgefäße.

Wenn das maligne Zellwachstum nicht zeitnah kausal therapiert wird, beispielsweise durch Chemotherapie, Radiotherapie oder chirurgische Verfahren (Operation), besteht die Gefahr der Schädigung des umgebenden Gewebes. Maligne Wunden treten bei 5–14,5 % der Menschen, die von einer fortgeschrittenen Tumorerkrankung betroffen sind, auf (Tilley et al. 2020). Mit 66 % befinden sich die meisten malignen Wunden an der Brust. Weitere Lokalisationen sind zu 24 % jeweils Hals und Kopf sowie zu 3 % Leistengegend, Genitalien und Rücken. 8 % der malignen Wunden befinden sich an anderen Körperregionen (Tilley et al. 2020).

Auswahl des Materials

Im Palliativbereich lassen sich grundsätzlich zwei Arten von Wunden differenzieren. Das Ziel der Behandlung, kurativ oder palliativ, ist vor Therapiebeginn festzulegen. Zum einen gibt es bereits bestehende Wunden, z. B. chronische Wunden wie Ulcus cruris, Dekubitus, oder OP-Wunden mit Sekundärheilung, die auch in dieser Situation noch Heilungschancen aufweisen können. Für diese Wunden ist der Stand des Wissens eine indikationsbezogene, feucht-warme Versorgung. Das Material sollte für den Betroffenen akzeptabel und bequem sein, möglichst keine negativen Auswirkungen auf seinen Alltag haben, einfach handhabbar sein und nicht mit dem Wundgrund verkleben. Die Verbandwechselintervalle orientieren sich an Patientenpräferenzen, Wundsituation und Herstellerangaben.

Zum anderen gibt es Wunden aufgrund einer unheilbaren Grunderkrankung wie Tumoren, die oft nicht mehr heilbar sind. Bei diesen ist das Ziel nicht mehr der Wundverschluss, sondern die Symptomlinderung und die Reduktion von Komplikationen unter Erhaltung einer bestmöglichen Lebensqualität des Betroffenen.

CAVE!

Maligne Wunden sollten nicht mit folienbeschichteten Verbandmitteln abgedeckt werden. Diese fördern und erhalten ein feucht-warmes Wundmilieu und unterstützen somit optimal das Zellwachstum. Gegebenenfalls kann so auch das Wachstum der Tumorzellen gefördert werden. Bei der Versorgung dieser Wunden kommt üblicherweise eine konventionelle Sekundärabdeckung, z. B. Saugkompressen oder Vlieskompressen mit Superabsorber, zum Einsatz. Allerdings gibt es in diesem speziellen Bereich auch Ausnahmen von der Regel. Im Fokus stehen die Lebensqualität und Wünsche des Betroffenen. Beispielsweise möchte dieser mit seinen Angehörigen gemeinsam essen oder Besuch von seinen Enkelkindern empfangen. In solchen Fällen kann es sinnvoll sein, kurzzeitig auch Folienverbände zu nutzen, um Gerüche zu bannen.

Die nachfolgenden Angaben basieren u. a. auf der aktuellen erweiterten AWMF-S3-Leitlinie „Palliativmedizin für Patienten mit einer nicht-heilbaren Krebserkrankung" der Deutschen Gesellschaft für Palliativmedizin (2026), die sich in ➤ Kapitel 15 den Versorgungsoptionen von Menschen mit malignen Wunden widmet. Einen besonderen Schwerpunkt legt die Leitlinie auf die Linderung wundassoziierter Symptome. Hierzu zählen Körperbildveränderungen, Schmerzen, Juckreiz, Gerüche, hohe Exsudation und Blutungen. Zudem wird auf Belastungen von Versorgern und Angehörigen im Zusammenhang mit der Behandlung dieser Patienten eingegangen.

Wie bei jeder Wundversorgung findet zu Beginn eine umfassende wundspezifische Anamnese (➤ Kap. 10.2) statt. Zudem werden das subjektive Erleben der Betroffenen und die Beeinträchtigung der Lebensqualität durch die Wunde ermittelt. Weitere Inhalte sind vorhandenes Wissen über Wunde und deren Versorgung sowie Selbstmanagementfähigkeiten. Das Wundassessment erfolgt anhand standardisierter Wunddokumentationsbögen (➤ Kap. 10.3). Zudem gibt es spezifische Assessmentinstrumente für Menschen mit malignen Wunden. Hierzu gehört HOPE (Hospiz- und Palliativ-Erhebung). Dies ist ein Erfassungsinstrument in der Palliativmedizin, dessen Wundversorgungsmodul die Dokumentation der lokalen Wundsituation und die Festlegung behandlungsrelevanter Ziele unterstützt.

Umgang mit Körperbildveränderungen

Aufgrund des schlechten Allgemeinzustands der Betroffenen nehmen die körperlichen Fähigkeiten sowie die physische Belastbarkeit merkbar ab. In Kombination mit den Symptomen einer Tumorerkrankung sinkt das Vertrauen in den eigenen Körper und dessen Leistungsfähigkeit. Die Folgen sind Distanzierung zu sich selbst, sinkendes Interesse am eigenen Gesundheitszustand, vermindertes Selbstwertgefühl und wachsende Hoffnungslosigkeit. Hinzu kommen die körperlichen Veränderungen. Das Entstehen und das Wachstum exulzerierender Tumoren bis hin zur körperlichen Entstellung machen es schwer, den eigenen Anblick zu ertragen. Die jeweiligen Wunden befinden sich oft an intimen Regionen wie der Brust oder an gut einsehbaren und nicht zu verbergenden Stellen wie Gesicht oder Hals. Zu dem Ekel vor sich selbst gesellt sich also das Schamgefühl gegenüber anderen, zumal dieses Krankheitsbild oft von üblen

Gerüchen sowie erheblicher Exsudation begleitet wird.

Körperbildveränderungen und deren Konsequenzen verstärken sich, wenn der Versorger sich im Rahmen der Therapie im Wesentlichen für die Wunde zu interessieren scheint. Um genannten Konsequenzen vorzubeugen, sollte der Patient nicht auf seine Wunde reduziert werden. Stattdessen geht es darum, Selbstmanagement und Kontrollgefühl zu stärken. Voraussetzung hierfür ist das wertschätzende, empathische Gespräch, in dem der Umgang mit malignen Wunden, die Veränderungen des Körperbilds, der Sexualität und des Selbstbilds sowie die Auswirkungen auf Partnerschaft und soziale Teilhabe aktiv angesprochen werden. Hier sollten die Angehörigen bei Bedarf mit einbezogen werden. Auch diese sind durch Miterleben des Leidensdrucks und des Krankheitsfortschritts betroffen. Die Vorstellungen und Bedürfnisse des Betroffenen stehen bei der Definition der Ziele im Vordergrund, hierzu gehören z. B.:

- Kosmetische Aspekte und Anpassen der Kleidung, z. B. den Verband kaschieren, nicht zu enge bzw. keine einschnürende Kleidung tragen; schwarze und weite Kleidung tragen, um Exsudatflecken zu verbergen
- Verhinderung und Behandlung von Infektionen

Diese Gespräche können nicht nur informativ sein, sie wirken oft zudem befreiend und bieten dem Patienten die Gelegenheit, sich die Last von der Seele zu reden. Zum Körperbild gibt es auch einen Fragebogen: FKB-20.

Schmerzmanagement

Unter den physischen Belastungen stellen Schmerzen für den Patienten die größte Beeinträchtigung dar. Schmerzerleben und -erwartung senken die Lebensqualität. Schmerzen entstehen bei Patienten mit malignen Wunden im Zusammenhang mit Ischämie, Infektion, ausgetrockneter Wundoberfläche, Ödemen, Mazeration des Wundrands und der Wundumgebung oder Druck durch Tumorwachstum auf umgebendes Gewebe. Ein wesentlicher Faktor für die Wiederherstellung und Gewährleistung einer erträglichen Lebenssituation ist daher die adäquate systemische, analgetische Schmerzbehandlung (➤ Kap. 8.5). Dabei ist zu berücksichtigen, dass jeder Mensch Schmerzen individuell anders empfindet. Es ist zu klären, ob die Schmerzmedikation ausreichend ist und ob diese Nebenwirkungen hervorruft, die entsprechend mitzubehandeln sind; ggf. ist ein Schmerztherapeut hinzuzuziehen. Zudem muss überprüft werden, ob die Präparate regelmäßig unter Beachtung des Wirkeintritts eingenommen werden und ob es eine ausreichende Bedarfsmedikation gibt. Die systemische, individuell dosierte Behandlung von Dauerschmerzen sollte sich am Stufenplan zur Behandlung von Schmerzen der Weltgesundheitsorganisation (WHO) orientieren und auch notwendige Adjuvantien beachten, z. B. Laxanzien bei der Gabe von Opiaten.

Die Grundlagen für eine erfolgreiche Schmerztherapie sind Verständnis, Zuspruch und Einfühlungsvermögen, eine gesunde Vertrauensbasis sowie ein wertschätzender Umgang zwischen Patienten und Behandlungsteam.

Der Verbandwechsel bedeutet eine zusätzliche, wiederkehrende Schmerz- und Stresssituation für den Patienten. Um den Verbandwechsel so schmerzarm wie möglich zu gestalten, ist insbesondere bei malignen Wunden ein Augenmerk auf eine atraumatische Wundversorgung zu legen. Hierzu gehört der Einsatz von Verbandmitteln ohne Klebeflächen und/oder mit hautfreundlichen Beschichtungen, z. B. Silikon. Zudem sind Verbandmittel grundsätzlich vorsichtig abzulösen bzw. zu entfernen, z. B. bei angetrockneten oder festsitzenden Verbänden durch vorheriges Befeuchten mit einer Wundspüllösung. Zur vorsichtigen, sanften Wundreinigung empfiehlt sich die Nutzung weicher Vlieskompressen oder Reinigungspads; statt zu wischen kann ggf. auch nur gespült oder die Kompresse sanft angedrückt werden. Wundspüllösungen sind grundsätzlich vorab auf Körpertemperatur anzuwärmen. Abschließend sollten Verbandmittel spannungsfrei und ohne Einschnürungen appliziert werden, z. B. mit elastischen (Frottee-)Schlauchverbänden (➤ Abb. 2.43). Zudem gibt es spezielle Fixierversorgungen in unterschiedlichen Größen als T-Shirt, Hose, für Arme/Beine etc. für den Körper, z. B. Ligamed® Fix Fixierhilfe oder HEKA fix comfort (➤ Abb. 2.44).

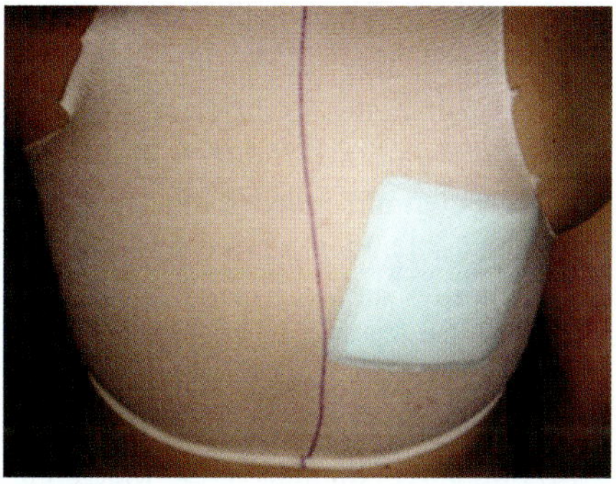

Abb. 2.43 Fixierung einer Wundauflage am Rücken mithilfe eines elastischen Schlauchverbands [M291]

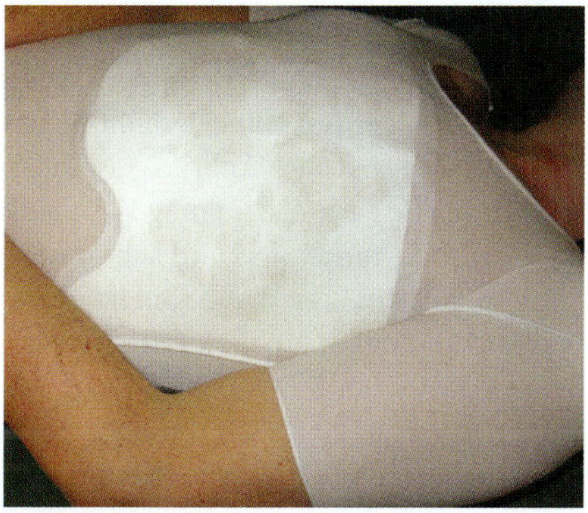

Abb. 2.44 Befestigung einer Wundauflage mittels Fixiershirt HEKA fix comfort [M291]

Bei zu erwartenden Schmerzen ist präventiv zeitnah vor dem Verbandwechsel ein schnell wirksames Analgetikum zu verabreichen. Strategien und Techniken (➤ Kap. 8.4, ➤ Kap. 8.6) helfen, diesen Vorgang für den Betroffenen erträglicher zu machen. Da Bewegungen zusätzlich Schmerzen bedeuten können, sind eine individuell angepasste Positionierung, eine angepasste Versorgung mit Hilfsmitteln und eine entsprechende Bewegungstherapie zu bedenken. Die AWMF-S3-Leitlinie (Deutsche Gesellschaft für Palliativmedizin 2026) empfiehlt zudem bei Wundschmerzen die Nutzung von lokalen Analgetika, z. B. Morphingel 0,1 %, konserviert mit Polihexanid (Off-Label-Use). Allerdings ist dieses mindestens einmal täglich zu applizieren. Zudem ist die Wirkung auf die peripheren Schmerzrezeptoren bei bestimmten Wundzuständen, z. B. bei nekrotischem Gewebe, fraglich. Alternativ können Lokalanästhetika (z. B. EMLA®-Creme oder ANESDERM®) zur Anwendung kommen. Allerdings haben diese nur eine Zulassung für Ulcus-cruris-Wunden; ihr Einsatz bei malignen Wunden gilt als Off-Label-Therapie. Da Druck und Spannungsgefühle durch bestehende Lymphödeme zusätzlich Schmerzen auslösen und die Exsudation erhöhen, empfiehlt die Leitlinie in solchen Fällen eine manuelle Lymphdrainage (MLD). Allerdings wird eine mögliche fortschreitende Metastasierung durch die manuelle Lymphdrainage kritisch diskutiert. Eine Symptomlinderung ist daher individuell abzuwägen und das direkte Tumorgebiet grundsätzlich auszusparen.

Exsudatmanagement

Bei malignen Wunden treten aufgrund der Gewebszersetzung infolge der Selbstreinigungsprozesse hohe Exsudatmengen auf, begleitet von üblen Gerüchen. Hinzu kommt Exsudataustritt als Reaktion auf mechanische Reize und Infektion. Dies belastet die Lebenssituation hinsichtlich Kleidungsauswahl, Freizeitgestaltung sowie des gesellschaftlichen Umgangs und löst psychische Belastungen aus. Infolge von Flüssigkeitsverlust durch erhebliche Exsudation können zudem wichtige Elektrolyte und Proteine ausgeschwemmt werden, die dem Körper verloren gehen und durch angepasste Ernährung (➤ Kap. 7) wieder zuzuführen sind. Ein optimiertes Exsudatmanagement ist daher ein Schwerpunkt der Versorgung dieser Patienten. Integraler Bestandteil ist immer die ursächliche Behandlung des Exsudataufkommens, z. B. durch Beseitigung einer Infektion. Es kommen Verbandmittel zum Einsatz, die viel Exsudat aufnehmen *(Absorption)* und dies auch zuverlässig halten können *(Retention)*, z. B. Vlieskompressen mit Superabsorber (➤ Kap. 2.2.7). Diese sind bei Bedarf zur zusätzlichen Geruchsminimierung auch mit Kohle kombiniert oder mit hautfreundlichen Beschichtungen, z. B. Silikon, erhältlich. Alternativ können Vlieskompressen mit Superabsorber auch kombiniert mit Wunddistanzgittern eingesetzt werden, um einem schmerzhaften Verkleben mit dem Wundgrund vorzubeugen. Bestehende Wundhöhlen sind vorab entsprechend aufzufüllen, z. B. mit Alginaten, Hydrofaser oder Cavity-Schaumverbänden. Die Verbandwechselintervalle erfolgen nach dem Prinzip: So häufig wie nötig, so selten wie möglich.

Ist eine Fistelbildung ursächlich, können Drainagebeutel und Stoma-Materialien die Exsudation auffangen. Zur Geruchsminderung sollten Beutel mit Kohlefilter verwendet oder Süßstofftabletten in den Beutel gegeben werden. Hautschutzmittel beugen Mazerationen von Wundrand und -umgebung vor. Bei hoher Exsudation und gleichzeitig intensiver Geruchsbildung kann eine lokale Unterdrucktherapie erwogen werden. Diese stellt bei Patienten mit malignen Wunden eine rein palliative Maßnahme dar und wird von Herstellerseite in diesem Zusammenhang oft als kontraindiziert bezeichnet. Die lokale Unterdrucktherapie fängt große Mengen an Exsudat auf, schließt dieses und den begleitenden Geruch zuverlässig ein, mindert Wundinfekte und verlängert das Verbandwechselintervall. Bei dieser Therapieform handelt es sich in diesem Zusammenhang jedoch um eine Off-Label-Therapie.

Gerüche minimieren

Ursächlich für Geruch können Zellzerfall des Tumorgewebes sowie Exsudat und geruchsbildende Erreger sein. Durch eine sorgfältige Wundreinigung werden Zelltrümmer, Abfallstoffe, Exsudat und Keime reduziert. Wundspüllösungen, die hypochlorige Säure enthalten, binden zusätzlich Gerüche (➤ Kap. 2.1.1). Bei Infektion kommen zur Keim- und Geruchsreduktion lokale Wundantiseptika zum Einsatz, z. B. auf Octenidin- oder Polihexanidbasis (➤ Kap. 2.1.1). Ideal zur Versorgung sind Verbandmittel, die viel Exsudat aufnehmen und gleichzeitig Keime binden können. Verbandmittel mit Silber als Antiseptikum oder Aktivkohleauflagen mit/ohne Silber sowie hydrophobe Wundauflagen (➤ Kap. 2.2.2) reduzieren ebenfalls Keime und Gerüche. Chlorophyll wirkt auf natürliche Weise geruchsbindend. Es kann in Apotheken als 2- bis 2,5%-ige Chlorophylllösung (Off-Label-Therapie!) zubereitet werden und wird auf die wundabgewandte Kompressenseite geträufelt. Solche unkonservierten Chlorophylllösungen sind nach Anbruch rasch aufzubrauchen (je nach Zubereitung 1–3 Tage), da sie schnell verkeimen und schimmeln können. Ein direkter Wundkontakt ist zu vermeiden. Zudem empfiehlt die AWMF-S3-Leitlinie (Deutsche Gesellschaft für Palliativmedizin 2026) sowohl die lokale* Anwendung direkt im Wundgebiet als auch die systemische* Gabe von Antibiotika (* = Off-Label-Therapie). Eine systemische Antibiotikagabe, z. B. Metronidazol, reduziert die Zahl anaerober Keime insbesondere in den tieferen Wundschichten, die mit keimreduzierenden Produkten nicht erreicht werden können. Da eine lokale Applikation mindestens einmal täglich erfolgen sollte, ist die Belastung durch häufige Verbandwechsel zusammen mit dem Patienten abzuwägen. Gegebenenfalls ist auch ein chirurgisches Débridement (> Kap. 2.1.2) von nekrotischem Gewebe zur Geruchs- und Schmerzreduktion eine Möglichkeit. Allerdings ist auch hier der Nutzen den Risiken und Belastungen durch diese Maßnahme gegenüberzustellen. Bei kurzfristigen sozialen Kontakten reduziert das Abdecken der Wunde mit sterilen Folienverbänden zeitweilig die Gerüche. Eine längerfristige bzw. dauerhafte Anwendung birgt das Risiko der Entwicklung einer feuchten Kammer und erhöht somit das Infektionsrisiko.

Gegen Körper- und Mundgeruch ist ggf. der Einsatz von Chlorophylldragees (z. B. Stozzon®) hilfreich. Zudem lassen sich Gerüche in der direkten Patientenumgebung durch Kaffeepulver, Katzenstreu, Rasierschaum, Essigwasser oder auch synthetische Geruchsbinder sowie Geruchsbinder auf Basis ätherischer Öle reduzieren. Der Raum sollte mehrmals täglich ausreichend gelüftet sowie Kleidung und Bettwäsche regelmäßig gewechselt werden. Auch eine Aromatherapie ist abzuwägen. Allerdings können Duftanwendungen einen unangenehmen Geruchsmix mit dem Wundgeruch erzeugen, der Übelkeit auslöst oder verstärkt.

Blutung stillen

Eine oft begleitende Komplikation von malignen Wunden sind überraschend und heftig einsetzende Blutungen im Wundbereich. Zur Prophylaxe von plötzlichen Kontaktblutungen sollte der Verbandwechsel atraumatisch erfolgen. Die angepasste Medikation ist zudem hinsichtlich gerinnungshemmender Präparate zu prüfen und orientiert sich an einer sorgfältigen Nutzen-Risiko-Abwägung. Wenn möglich, ist eine Verbesserung der Blutgerinnung anzustreben. Bei leichten Blutungen reicht zur Vasokonstriktion ggf. eine lokale Kühlung aus. Zudem kann der Einsatz von Alginaten oder Kollagenprodukten hilfreich sein. Bei stärkeren Blutungen kommen Antifibrinolytika systemisch zum Einsatz, die oral oder intravenös verabreicht werden. Alternativ können lokal auch Hämostyptika*, mit Adrenalin* 0,1 % getränkte Kompressen oder Nasentropfen* (z. B. Otriven®) genutzt werden (* = Off-Label-Therapie). Bei stärkeren Blutungen sind zudem ein Druckverband oder eine Kompression zu erwägen. Grundsätzlich sollte schnell und gut aufsaugendes Material genutzt werden. Zudem ist zu überprüfen, ob eine chirurgische Intervention, d. h. eine Blutstillung durch operative Maßnahmen, möglich ist.

Ein bestehendes Blutungsrisiko sollte vorab mit dem Betroffenen und seinen Angehörigen besprochen werden, damit die psychische Belastung im Ernstfall möglichst gering ist und alle Beteiligten die Blutung korrekt einschätzen und besonnen reagieren. Angeraten sind auch Absprachen über das Verhalten im Blutungsfall, die beispielsweise in einem miteinander vereinbarten schriftlichen Notfallplan festgehalten werden. Zudem besteht die Möglichkeit, Bezugspersonen und andere Versorger im korrekten Verhalten im Notfall sowie in effizienten Vermeidungs- und Behandlungsstrategien zu schulen.

TIPP

Zur Vermeidung einer Panikreaktion des Patienten angesichts großer Blutflecken im Bett können dunkle/farbige Tücher/Bettwäsche verwendet werden.

Juckreiz minimieren

Durch Reizung der Nervenendigungen aufgrund von Dehnung oder Austrocknung der Haut kann Juckreiz *(Pruritus)* ausgelöst werden. Tritt dieser im Bereich einer malignen Wunde auf, sind mögliche Auslöser wie Entzündungsreaktionen, Unverträglichkeiten oder Allergie/n auf Verbandmittel zu ermitteln und entsprechend auszuschalten. Grundlage hierfür ist eine dermatologische Abklärung. Hilfreiche Versorgungsstrategien zur Minimierung von Juckreiz sind z. B. die Kühlung des betroffenen Areals, ggf. der Einsatz von TENS (transkutaner elektrischer Nervenstimulation) zwischen Wunde und Wirbelsäule auf der intakten Haut, Entspannungstechniken und Ablenkung sowie die Nutzung von atmungsaktiver Kleidung und Bettwäsche. Mögliche Unverträglichkeiten auf Verbandmittel sollten im Vorwege abgeklärt werden.

KAPITEL

3 Verbandwechsel und Hygiene

Trotz der hohen Qualität der medizinischen und pflegerischen Versorgung kommt es jährlich in deutschen Krankenhäusern zu 400.000 bis 600.000 nosokomialen Infektionen. Die Anzahl der Todesfälle infolge einer solchen Infektion liegt zwischen 10.000 und 20.000 (RKI 2019). Die häufigsten nosokomialen Infektionen sind mit 24 % postoperative Wundinfektionen, mit 22 % untere Atemweginfektionen und mit 19 % Harnweginfektionen (NRZ 2023). Das Risiko einer nosokomialen Infektion könnte laut Robert Koch-Institut (RKI) durch eine fach- und sachgerechte Hygiene, insbesondere der Hände, vermindert werden. Daher besteht für alle an der Versorgung Beteiligten die Verpflichtung, mit den grundsätzlichen Hygienemaßgaben vertraut zu sein und sie adäquat, angemessen und umfassend durchzuführen. Die Beachtung einer sorgfältigen und fachgerechten Hygiene ist berufliche Pflicht des medizinischen, therapeutischen und pflegerischen Personals. Im Vordergrund steht nicht nur der Schutz von Patienten und Angehörigen, sondern auch der Eigenschutz. Es ist wesentlich, die Gesundheitsrisiken mithilfe von angemessenen Maßnahmen auf ein unvermeidbares Restrisiko zu reduzieren. Eine Voraussetzung für die Abheilung einer Wunde ist das Wissen um die hygienischen Grundsätze und deren Durchführung. Einrichtungen sollten diese in hauseigenen Standards erfassen und umsetzen.

Jede Wundinspektion birgt das Risiko, dass Keime oder Fremdkörper in die Wunde gelangen. Wenn die schützende Hülle der Wundauflage abgelöst wird, liegt die Wunde für Bakterien, Zelltrümmer und Fremdkörper offen. Da diese den Heilungsprozess entscheidend behindern können, ist insbesondere beim Verbandwechsel auf die notwendige Hygiene zu achten.

CAVE!

Jede Wunde ist aseptisch zu behandeln, da Keimbesiedlung bzw. das Einschleppen weiterer Keime die Wundheilung behindert und in einigen Fällen unmöglich macht. Die häufig gehörte Argumentation, die Wunde sei auch nicht steril, rechtfertigt keinesfalls ein Einschleppen zusätzlicher Keime! Eventuelle Gesundheitsgefahren z. B. durch hygienische Maßnahmen auf das viel zitierte unvermeidbare Restrisiko zu reduzieren, ist wesentliche Grundlage jedes pflegerischen und medizinischen Vorgehens.

Wundbesiedelung

Aus der Maxime, das Risiko einer Besiedlung der Wunde durch Keime möglichst gering zu halten, gestaltet sich auch der Ablaufplan bzw. die Reihenfolge der Wundvisiten. Grundsätzlich gilt: von sauber zu unrein. Zu behandeln sind zunächst die aseptischen, dann die kontaminierten und kolonisierten, dann die infizierten/septischen Wunden und zuletzt die mit MRE wie dem Methicillin-resistenten Staphylococcus aureus (MRSA) oder multiresistenten gramnegativen Bakterien (MRGN) besiedelten/infizierten Wunden. Ambulante Pflegedienste sollten ihren Tourenplan nach dieser Prämisse erstellen.

- Als **aseptische Wunden** gelten Wunden, die fast keimfrei und frei von Entzündungszeichen sind. Dabei kann es sich um durch operative Eingriffe oder frische Verletzungen (nicht älter als 4–6 Stunden) entstandene Wunden handeln, die durch Naht, Klammerung oder Kleber verschlossen wurden und primär heilen. Die Wundränder sind glatt durchtrennt und liegen dicht beieinander.

- Der Begriff **Infektionskontinuum** bezeichnet den Verlauf der verschiedenen Besiedlungsstadien (Asepsis, Kontamination, Kolonisation, lokale Infektion) bis hin zur potenziell gefährlichen systemischen Infektion (Dissemond et al. 2025). Es wird zwischen atypischen und typischen Entzündungszeichen unterschieden:
  - **Atypische Entzündungszeichen:** verstärkte bzw. zunehmende Wundexsudation, stagnierende Wundheilung, (zunehmender) Geruch, (zunehmende) Schmerzen, fragiles leicht verletzbares/blutendes Granulationsgewebe, Hypergranulation
  - **Typische Entzündungszeichen:** Rötung, Schwellung, Schmerzen, Überwärmung, Funktionseinschränkung, visköses/eitriges Exsudat
- **Kontaminierte Wunden** sind ebenfalls frei von Entzündungszeichen, werden aber offen behandelt. Es liegt eine Besiedlung von sich nicht vermehrenden Mikroorganismen, allerdings ohne Wirtsreaktion, vor. Diese sekundäre Wundheilung findet z. B. bei Verbrennungen, Spalthautentnahmestellen, Drainageaustrittsstellen sowie bei bewusst gesetzten Öffnungen wie (Tracheo-)Stoma statt.
- In **kolonisierten Wunden** finden sich bereits vermehrungsfähige Bakterien, die die Wundheilung jedoch nicht nachhaltig beeinflussen, d. h., es ist keine klinisch relevante Wirtsreaktion erkennbar. Gegebenenfalls liegen atypische Entzündungszeichen vor.

Da sowohl bei kontaminierten als auch bei kolonisierten Wunden die Heilung durch das Keimaufkommen nicht nachhaltig gestört ist, sind sie per Inaugenscheinnahme nicht zu unterscheiden. Sicherheit über den Besiedlungsstatus gibt eine mikrobiologische Untersuchung. Chronische Wunden, die aufgrund ihrer gestörten Wundheilung schon länger bestehen, gehören daher eher zu den kolonisierten Wunden.

- Bei **lokal infizierten Wunden** liegt ein bakterielles Wachstum vor. Die Keimbesiedlung ist auf den Wirt übergegangen und führt dort zu einer immunologischen Reaktion. Rötung *(rubor)*, Schwellung *(tumor)*, Überwärmung *(calor)*, Schmerzen *(dolor)* und Funktionseinschränkung *(functio laesa)* sind die Kardinalsymptome (siehe TILI-Score 2.0, ➤ Kap. 2.4). Weitere typische Kennzeichen sind hohe Exsudatmengen von zäh-eitriger Beschaffenheit (ggf. auch blutig) und trüber Farbe. Oft treten bei lokal infizierten Wunden unangenehme Gerüche sowie bröckeliges Granulationsgewebe auf, das leicht blutet. Die Wundheilung ist verzögert oder findet gar nicht statt. Bei Gewebeuntersuchungen finden sich hohe Keimzahlen mit über 10^5 koloniebildenden Einheiten (KBE) pro Gramm Gewebe.
- Eine lokale Wundinfektion, die in der Regel auch lokal, z. B. mit Antiseptika (➤ Kap. 2.1.1) behandelt wird, ist klar von einer **systemischen Infektion,** die sich in der Haut, in der Blutbahn und dem Lymphsystem ausbreitet, abzugrenzen. Dabei treten neben den genannten Kardinalsymptomen systemische immunologische Wirtsreaktionen auf, z. B. Fieber/Schüttelfrost, Leukozytose und Anstieg des C-reaktiven Proteins (CRP). Eine systemische Infektion ist nach Blutuntersuchung und Antibiogramm in der Regel systemisch mit Antibiotika nach ärztlicher Verordnung zu therapieren.

Einflussfaktoren, die eine Wundinfektion begünstigen

Neben den genannten Besiedlungsstadien gibt es Wunden, die durch verschiedene Einflussfaktoren infektgefährdet sind:

- **Lokalisation:** z. B. Wunden in Anusnähe, im Sakralbereich (➤ Abb. 3.1)
- **Umgebungsfaktoren:** z. B. Haustiere, mangelnde Hygiene (➤ Abb. 3.2), berufliches Umfeld (z. B. Landwirtschaft, Bau)
- **(Begleit-)Erkrankungen:** geschwächte Immunabwehr, Palliativbereich, Diabetes mellitus, AIDS, Inkontinenz
- **Wundart:** z. B. Verbrennung, diabetisches Fußulkus, maligne Wunde (➤ Abb. 3.3)

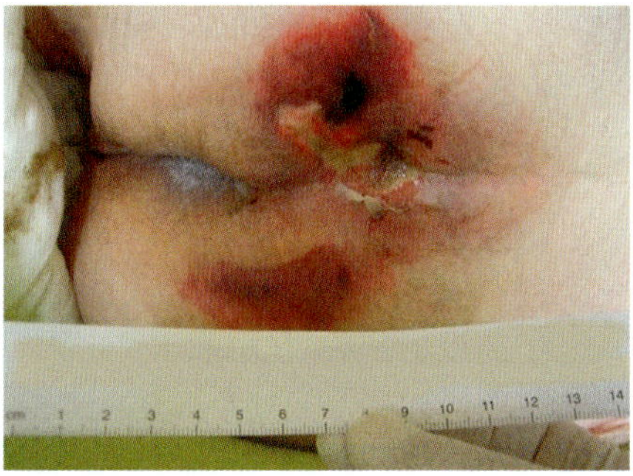

Abb. 3.1 Dekubitus und IAD bei Stuhlresten auf der Haut [M291]

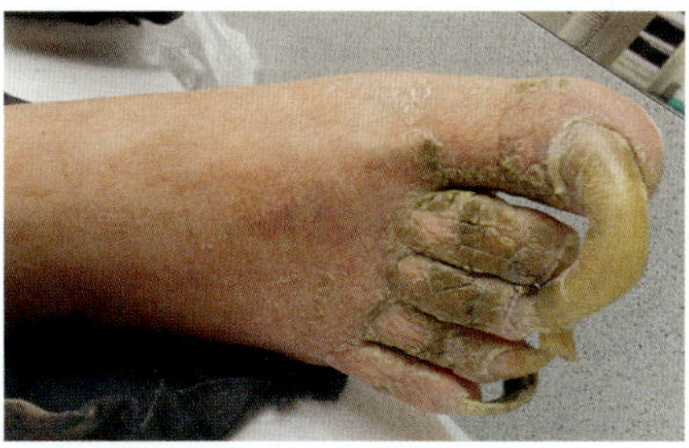

Abb. 3.2 Mangelnde Nagelpflege und Fußhygiene [O1014]

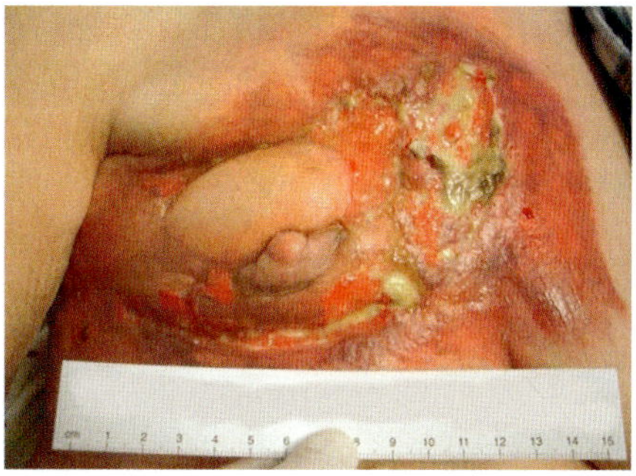

Abb. 3.3 Maligne Wunde rechte Mamma [M291]

Anzeichen, die auf eine Wundinfektion hinweisen

- *Rubor, dolor, calor, tumor, functio laesa*
- Zunehmende Exsudation
- Veränderung des Exsudats von serös zu trübe, zäh-eitrig (➤ Abb. 3.4), ggf. blutig; je nach Erreger Farbänderung, z. B. grün bei Pseudomonas aeruginosa
- Unangenehme Gerüche
- Bröckeliges, instabiles, leicht blutendes Granulationsgewebe
- Taschenbildung, Vergrößerung/Zersetzung der Wunde
- Erythem und Verhärtung
- Ödem
- Stagnation der Wundheilung
- Leukozytose

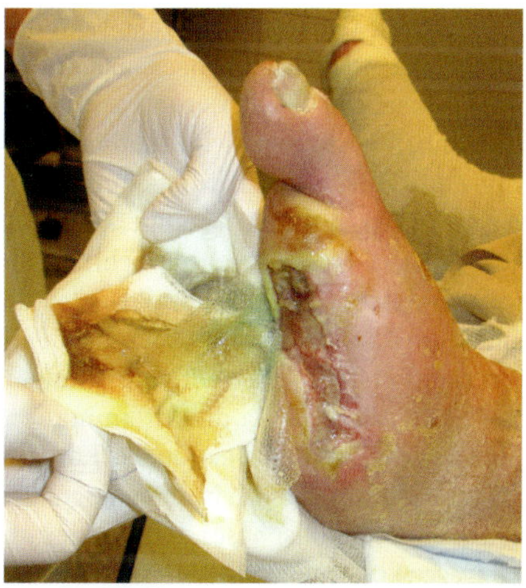

Abb. 3.4 Trübes, zähes Exsudat mit grüner Färbung [M291]

Tab. 3.1 Besiedlungsstadien und Therapieoptionen

Besiedlung	Merkmale	Maßnahmen
Kontaminierte Wunde	Keine Entzündungszeichen, keine Wirtsreaktion; Besiedlung durch sich nicht vermehrende Mikroorganismen	Wundspülung und -reinigung; bei Bedarf Débridement
Kolonisierte Wunde	Vermehrungsfähige Mikroorganismen, die jedoch die Wundheilung nicht nachhaltig beeinflussen; keine klinisch relevante Wirtsreaktion	Wundspülung und -reinigung; bei Bedarf Débridement
Lokal infizierte Wunde	Bakterielles Wachstum, Keimbesiedlung ist auf den Wirt übergegangen und führt zu einer immunologischen Reaktion	Wundspülung und -reinigung; chirurgisches Débridement; **Antiseptika** und **antimikrobielle Lokaltherapie**
Systemische Infektion bei infizierter Wunde	Ausbreitung der Infektion in Blutbahn und Lymphsystem	Wundspülung und -reinigung; chirurgisches Débridement; **Antiseptika** und **antimikrobielle Lokaltherapie;** ggf. **systemische antimikrobielle Therapie** abhängig von Grunderkrankung und Immunstatus

➤ Tab. 3.1 bietet einen Überblick über Besiedlungsstadien und deren Therapieoptionen.

Jede Infektion wird von einer Entzündung begleitet, aber nicht jede Entzündung ist auch eine Infektion.

Infektion oder Inflammation?

Eine Inflammation bzw. Entzündung ist die Immunantwort des Organismus auf externe Reize, wie Fremdkörper, Hitze oder Druck. Im Gegensatz dazu wird die Infektion durch das Eindringen von Mikroorganismen, meist Bakterien, ausgelöst. Sowohl Inflammation als auch Infektion gehen mit den typischen Kardinalsymptomen einer lokalen Entzündung einher: Rötung, Schwellung, Überwärmung, Schmerzen und Funktionseinschränkung. Die lokale Infektion kann sich im schlimmsten Fall zu einem systemischen Infekt bzw. einer Sepsis entwickeln. Da die Inflammation eine normale Abwehrreaktion des Körpers ist, tritt sie ausschließlich in der Reinigungsphase (Exsudationsphase) der Wunde auf. Hingegen können Bakterien in jeder Wundheilungsphase eintreten und eine Infektion verursachen.

Für die lokale Therapie bedeutet dies, dass Antiseptika bei einer Inflammation nicht wirken, da nicht Bakterien der Auslöser sind. Dagegen sind bei einer Infektion Antiseptika unbedingter Bestandteil der Behandlung (Kausaltherapie), um die Bakterienlast zu senken.

CAVE!

Nicht bei jeder infizierten Wunde liegen alle Entzündungszeichen vor. So haben z. B. Menschen mit Polyneuropathie keine Schmerzen und auch keine Funktionseinschränkung. Bei pAVK besteht ggf. keine Rötung, Überwärmung, Schwellung.

Insbesondere Menschen mit Diabetes mellitus haben zum Teil eine Polyneuropathie und pAVK, sodass ggf. trotz vorliegender Infektion keine Entzündungszeichen sichtbar sind. Zudem ist deren Immunantwort oft unterdrückt bzw. reduziert. Ein Indikator einer Infektion, die sich unbemerkt zu einer lebensbedrohlichen Sepsis ausbilden kann, ist bei diesen Patienten ein spontan erhöhter bzw. entgleister Blutzucker. Zur raschen Abklärung sollte zeitnah eine Blutuntersuchung (CRP) erfolgen.

3.1 Verbandwechsel

Ziele des Verbandwechsels sind:

- Wundkontrolle
- Wundbeurteilung und eventuelle Therapieanpassung
- Vorbeugen der Einschleppung von Keimen
- Bekämpfung einer bestehenden Infektion
- Schmerzvermeidung
- Unterstützung der physiologischen Heilungsvorgänge durch geeignete Maßnahmen und Verbandmittel

TIPP

Bei erhöhtem Schmerzaufkommen während des Verbandwechsels sollte der Patient zur Schmerzvermeidung Analgetika nach ärztlicher Verordnung zeitnah vorab erhalten. Bei der Medikation ist die Dauer bis zum Wirkeintritt zu beachten. Die Medikamentengabe erfolgt rechtzeitig vor Beginn des Verbandwechsels.

Die Hygienemaßnahmen beginnen bereits vor dem Verbandwechsel. Das Personal legt Uhren sowie Schmuck ab, bindet sich die Haare zurück und legt die korrekte Schutzkleidung an. Langärmelige Kleidungsstücke wie Jacken, Kittel oder Shirts sind grundsätzlich aus hygienischen Gründen vor dem Verbandwechsel auszuziehen. Obligatorisch sind Einmalhandschuhe wie auch eine Einmalschürze oder ein Einmalschutzkittel, die **nach jedem Patientenkontakt** zu wechseln sind. Bei speziellen Wunden wie hochgradigen Verbrennungen oder einer Besiedlung durch MRE sind umfassendere und weiterreichende Schutzmaßnahmen erforderlich. Bei großflächigen, besonders infektionsgefährdeten (z. B. Verbrennungen) und infizierten Wunden ist die zusätzliche Anlage eines Mund-Nasen-Schutzes erforderlich. In besonderen Pandemiesituationen ist das Tragen eines Mund-Nasen-Schutzes (medizinisch/FFP2/FFP3) grundsätzlich für Personal und Betroffene verpflichtend. Das Anlegen eines Mund-Nasen-Schutzes ist ebenfalls selbstverständlich bei Erkältungen des medizinischen Personals oder wenn während des Verbandwechsels gesprochen werden soll. Bei langen Haaren ist eine Haube angeraten.

Bakterielle Kontamination der Arbeitskleidung

In einer Studie von Wiener-Well et al. (2011) wurden abdominelle Zone, Ärmelenden und Kitteltaschen der Arbeitskleidung von 60 Ärzten und 75 Pflegefachpersonen untersucht. 58 % der Teilnehmenden wechselten ihre Arbeitskleidung nach eigenen Angaben täglich. 77 % bewerteten ihre Kleidung als ziemlich oder sehr sauber. An 63 % der Kleidungsstücke hafteten dennoch pathogene Bakterien. Die Hälfte aller 238 entnommenen Proben war positiv. Bei 14 % der Teilnehmenden aus der Gruppe Pflege und bei 6 % aus der Gruppe ärztliches Personal ließen sich Erreger mit spezifischen Antibiotikaresistenzen nachweisen.

In der zweiten Aktualisierung des Expertenstandards „Pflege von Menschen mit chronischen Wunden“ (DNQP 2025, S. 48) steht zudem Folgendes:

„Zur Durchführung eines hygienischen Verbandwechsels gehören gemäß fachlichen und rechtlichen Grundlagen:

- persönliche Schutzausrüstung für alle beruflich beteiligten Personen;
- regelrechte Händedesinfektion entsprechend nationaler Empfehlungen (Robert Koch-Institut, RKI), eine adäquate persönliche Hygiene, z. B. keine künstlichen Fingernägel/Gelnägel, kein Nagellack sowie Schmuck, der die Händehygiene einschränkt;

- Einmalhandschuhe;
- Non-Touch-Technik, der Einsatz von sterilen Instrumenten (z. B. Pinzetten, Scheren), sterile Kompressen zur Wundreinigung, sterile Verbandmittel und sterile Wundspüllösungen, sowie der korrekte Umgang mit Einmalprodukten gemäß aktuellen RKI-Empfehlungen."

CAVE!

Das Waschen von im Krankenhaus, in Pflegeeinrichtungen oder in der ambulanten Pflege kontaminierter Dienst- oder Arbeitskleidung in der privaten Waschmaschine ist nicht zulässig (DGKH 2016; TRBA Ziffern 4.2.7. und 5.1.1(7)).

Pflegefachpersonen übernehmen im Rahmen der Wundversorgung auf der Grundlage einer ärztlichen Verordnung die Verantwortung für die fachgerechte Durchführung der Maßnahmen. Sollte die ärztliche Verordnung nicht dem aktuellen Wissensstand entsprechen, sind sie verpflichtet, auf diesen Sachverhalt hinzuweisen. Die Pflegefachperson sollte dokumentieren, dass sie mit dem Arzt über die Anordnung gesprochen hat und was das Ergebnis des Gesprächs war. Die Anwendung von unsterilen Materialien oder der mehrmalige Gebrauch von Einmalmaterial ist generell abzulehnen. Die Einrichtungsleitungen haben dafür Sorge zu tragen, dass eine den Vorgaben entsprechende Versorgung des Patienten/Bewohners sichergestellt ist.

Non-Touch-Technik

Bei dieser Technik wird mit unsterilen Handschuhen und sterilen Instrumenten gearbeitet. Die Wunde wird nicht mit den Händen berührt. Eine Variante dieser Technik ist das Arbeiten mit sterilen Handschuhen, was eine zweite Arbeitskraft zum Anreichen der Materialien erfordert. Diese ist in der Praxis aufgrund Personalknappheit meist nicht verfügbar.

Eine wesentliche Orientierungshilfe stellen die Empfehlungen des RKI dar, z. B. „Infektionsprävention in Heimen" (2005) und „Prävention postoperativer Wundinfektionen" (2018), sowie der Deutschen Gesellschaft für Krankenhaushygiene (DGKH), z. B. S2k-Leitlinie „Händedesinfektion und Händehygiene" (2023).

Kostenproblematik

Insbesondere für den ambulanten Bereich bedeutet die hygienisch notwendige Ausstattung eine zusätzliche wirtschaftliche Belastung, da diese Kosten oft bereits über die mit den Krankenkassen geschlossenen Rahmenverträge abgegolten sind und es daher keine zusätzlichen Gelder dafür gibt. Die Einrichtung hat die Pflicht, im Rahmen ihrer Organisationsverantwortung die benötigte Hygieneausstattung ihren Mitarbeitern zur Verfügung zu stellen, damit diese ihre Tätigkeiten sach- und fachgerecht ausführen können. Zum Verbrauch bestimmte Pflegehilfsmittel (PG 54) werden lt. § 40 Abs. 2 SGB XI in Höhe von maximal 40 Euro monatlich durch die Pflegekassen dem Pflegebedürftigen erstattet. Zur Beantragung muss ein Pflegegrad (1–5) vorliegen und der Betroffene entweder zu Hause oder in einer Wohngemeinschaft leben. Die Betreuung erfolgt über eine Privatperson alleine oder zusammen mit einem ambulanten Pflegedienst. Zu den erstattungsfähigen Materialien zählen derzeit Mund-Nasen-Schutz, Handschuhe, Plastikeinmalschürzen, Bettschutzeinlagen zum Einmalgebrauch, Hände- und Flächendesinfektionsmittel.

3.1.1 Vorbereitung des Verbandwechsels

Im stationären Bereich

Verbandwagen

Laut RKI (2018, S. 462) wird Folgendes empfohlen: „[…] Verbandwechsel oder die Entfernung von Nahtmaterial bzw. von Drainagen mit Verbandwagen oder mit Tablettsystem durchzuführen. Die Benutzung unterschiedlicher Verbandwagen für aseptische und infizierte Wunden ist nicht erforderlich – entscheidend ist, den Wagen grundsätzlich vor Kontamination zu schützten [sic!]. Im Übrigen sind bei diesen Manipulationen die Regeln der Basishygiene einzuhalten (Kat. II)." Die DGKH (Popp, Zastrow 2019) bewertet den Verbandwechsel mit Tablettsystem als organisatorisch schwieriger, z. B. durch falsch eingeschätzten Materialbedarf bzw. eine fehlende Ablagefläche. Dadurch kann sich die Maßnahme verlängern und die Wunde liegt länger offen. Durch diese gestörten Abläufe erhöht sich das Infektionsrisiko. Daher empfiehlt die DGKH, vorzugsweise den Verbandwagen zu nutzen.

Der Verbandwagen dient zum Transport und zur Aufbewahrung der benötigten Verbandmaterialien und Hilfsmittel (> Abb. 3.5). Die Arbeitsfläche ist zur Vorbereitung der benötigten Utensilien bestimmt und sollte stets frei sein. Wenn keine Einmalinstrumente zum Einsatz kommen, dient ein Behälter zur Aufbewahrung benutzter Instrumente bis zu deren Aufbereitung. Verfügt das Krankenhaus über eine zentrale Sterilgutversorgungsabteilung (ZSVA), inzwischen oft auch als Aufbereitungseinheit für Medizinprodukte (AEMP) bezeichnet, ist die Aufbewahrung der Instrumente zur Unfallverhütung trocken, d. h. ohne Desinfektionslösung, durchzuführen. **Cave:** „In Krankenhäusern mit einer Aufbereitungseinheit für Medizinprodukte (AEMP) erfolgt ein Transport der kontaminierten Medizinprodukte in geschlossenen Systemen […] zur AEMP. Die Trockenentsorgung ist als schonendere Methode in Richtung Werterhalt immer vorzuziehen. […] Bei der Nassentsorgung werden die Instrumente vorzugsweise in eine Lösung eines Reinigungsmittels oder eines kombinierten Reinigungs- und Desinfektionsmittels eingelegt, welches keine proteinfixierende Wirkung besitzt" (Arbeitskreis Instrumentenaufbereitung 2017, S. 30).

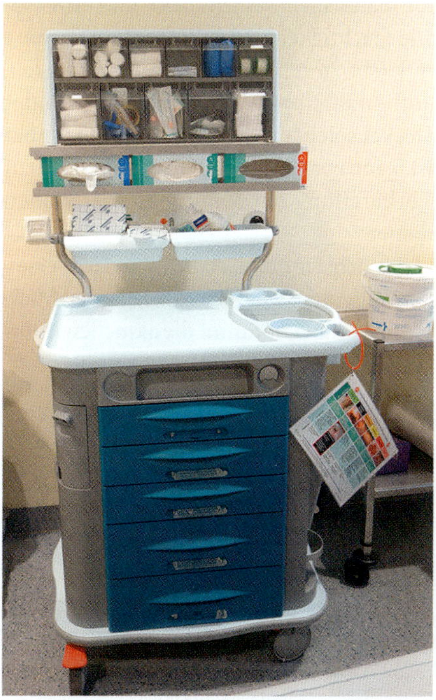

Abb. 3.5 Verbandwagen mit freier Arbeitsfläche [M291]

Die Materialien, welche die Pflegefachperson für den Verbandwechsel benötigt, werden am Verbandwagen vorbereitet. Das Material wird per Verbandwagen oder einem wischdesinfizierten Tablett ins Zimmer gebracht. Bei Bedarf nimmt die Pflegefachperson einen Abwurfbehälter für spitze Gegenstände (z. B. Skalpell, Kanüle) mit ans Patientenbett. Die genaue Planung der Durchführung und die Überprüfung der Vollständigkeit des bereitgestellten Materials beugen unnötigen und unhygienischen Gängen während des Verbandwechsels vor.

Nach jeder Benutzung werden die Flächen des Verbandwagens gereinigt und wischdesinfiziert, alle Materialien aufgefüllt und die gebrauchten Instrumente entweder verworfen oder zur Wiederaufbereitung gegeben. Eine Routinereinigung und die Überprüfung auf Vollständigkeit und Verfallsdatum sollten einmal wöchentlich erfolgen.

Am Patientenbett

Um Ängste abzubauen und den Patienten auf die Maßnahme vorzubereiten, informiert die Pflegefachperson ihn zu Beginn über den durchzuführenden Verbandwechsel und die damit verbundenen Tätigkeiten. Aktuelle Informationen entnimmt sie dazu vorab der Dokumentation. Im Zimmer selbst wird zunächst eine Arbeitsfläche geschaffen und ein Abwurfbehälter bereitgestellt. Sterile Materialien sind immer patientenfern, unsterile patientennah abzulegen (➤ Abb. 3.6). Auf keinen Fall wird das Bett als Ablage genutzt. Als geeignet gilt der Klapptisch am Nachtschrank, da er gut zu desinfizieren ist. Auch hier erfolgt vorab eine Wischdesinfektion.

Eventuell benötigte Analgetika sind zeitnah vor dem Verbandwechsel zu verabreichen (➤ Kap. 8.4). Gegebenenfalls vereinbart die Pflegefachperson mit dem Patienten Stoppsignale. Danach erfolgen eine eventuell notwendige Positionierung, das Unterlegen eines Bettschutzes und das Einstellen des Patientenbetts auf Arbeitshöhe. Hierbei ist insbesondere darauf zu achten, dass die Wunde gut ausgeleuchtet und einsehbar ist.

Fenster und Türen bleiben während des Verbandwechsels geschlossen, Besucher werden gebeten, das Zimmer zu verlassen, und andere Aktivitäten wie Reinigungsarbeiten, Bettenmachen oder das Umpositionieren weiterer Patienten im Zimmer unterbleiben. Angehörige des Patienten können auf Wunsch bleiben und eine wichtige psychische Unterstützung bedeuten. Bei Bedarf wird zum Schutz der Intimsphäre des Patienten während des Verbandwechsels eine Trennwand aufgestellt.

Vor dem Verbandwechsel legt die Pflegefachperson eine Einmalschürze an. Langärmelige Kleidung ist aus hygienischen Gründen vorher abzulegen. Die hygienische Händedesinfektion (➤ Kap. 3.2.1) erfolgt nach den Vorgaben der DGKH und des RKI. Danach zieht die Pflegefachperson Einmalhandschuhe an, und der Verbandwechsel kann beginnen.

Im ambulanten Bereich

Der Patient wird darüber informiert, wie die benötigten Verbandmittel zu Hause bestimmungsgemäß zu lagern sind. Das bedeutet, die Materialien werden staub- und hitze- sowie feuchtigkeitsgeschützt, optimalerweise in leicht zu reinigenden Kunststoffboxen, aufbewahrt (➤ Abb. 3.7). **Tipp:** Da der Deckel solcher Boxen wischdesinfizierbar ist, kann er ambulant auch als Unterlage zur Vorbereitung der benötigten Materialien dienen.

Zunächst informiert die Pflegefachperson den Patienten über die beabsichtigten Maßnahmen und entnimmt die aktuellen Infor-

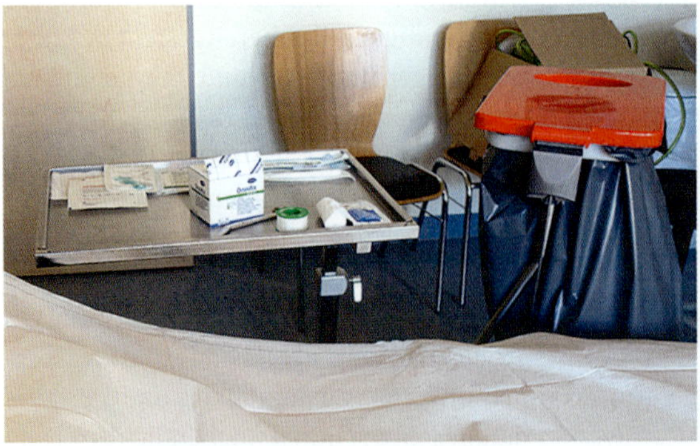

Abb. 3.6 Korrekte Anordnung der Materialien: unsterile Materialien patientennah, sterile Materialien patientenfern [M291]

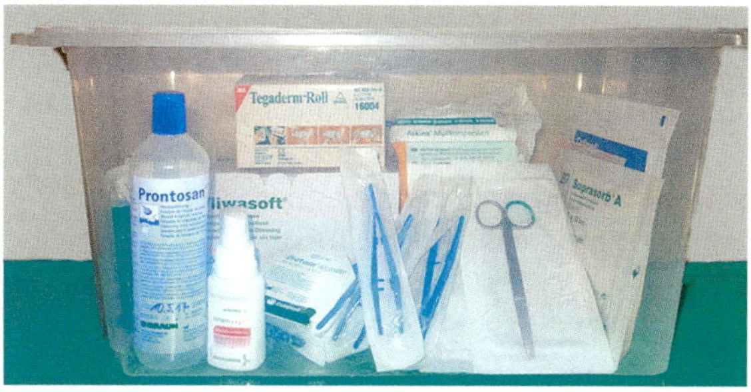

Abb. 3.7 Korrekte Lagerung der Verbandmittel [M291]

mationen der Dokumentation. Anschließend werden Fenster und Türen geschlossen und für eine ausreichende Beleuchtung gesorgt, was im ambulanten Bereich häufig eine Herausforderung darstellt. Eine gute Unterstützung können kleine Taschen- oder Stirnlampen sein. Der Vorteil von Stirnlampen besteht darin, dass beide Hände zum weiteren Arbeiten frei bleiben. Besucher werden aus dem Zimmer gebeten, um die Intimsphäre des Patienten zu wahren. Angehörige können auf Wunsch des Patienten bleiben und eine wichtige psychische Unterstützung bedeuten. Haustiere sollten aus hygienischen Gründen vor dem Verbandwechsel das Zimmer verlassen oder in ihrem Käfig untergebracht sein. Aus hygienischen Gründen trägt die Pflegefachperson keine langärmelige Kleidung wie Jacken, insbesondere Strickjacken/Cardigans, oder langärmelige Shirts.

Die Pflegefachperson legt eine wasserabweisende Einmalschürze an. Anschließend wird eine Arbeitsfläche im Patientenzimmer eingerichtet. Gut geeignet sind dafür z. B. Kunststofftabletts oder -sets, die auch als Unterlagen für Geschirr genutzt werden oder die Kunststoffdeckel der Aufbewahrungsboxen (s. o.). Die Pflegefachperson reinigt diese vorab mittels Wischdesinfektion. Auf keinen Fall sind Bett oder Fußboden als Ablage zu nutzen. Auf der Arbeitsfläche werden die für den Verbandwechsel benötigten Utensilien vorbereitet. Sterile Materialien sind immer patientenfern, unsterile patientennah abzulegen. Für Abfälle steht ein adäquater Abwurfbehälter, z. B. Müllbeutel, bereit. Ein ggf. benötigter Abwurfbehälter für spitze Gegenstände darf der Unfallverhütungsverordnung zufolge nicht aus Glas bestehen. Zu nutzen sind entsprechend zugelassene Kunststoffbehälter, die beim Herunterfallen nicht kaputtgehen und so kein zusätzliches Verletzungsrisiko darstellen.

Der Patient wird entsprechend positioniert, um die Wunde für die Pflegefachperson erreichbar und gut einsehbar zu machen. Ein frisches Handtuch, ein oder mehrere Blätter Haushaltsrollenpapier, eine wischdesinfizierbare Wickel- oder eine Einmal-Krankenunterlage dienen aus hygienischen Gründen als Schutzunterlage. Die Pflegefachperson führt nun die hygienische Händedesinfektion (➤ Kap. 3.2.1) durch und zieht Einmalhandschuhe an.

3.1.2 Durchführung des Verbandwechsels

Eine Wunde wird nicht mit bloßen Händen berührt. Die Pflegefachperson arbeitet unter Anwendung der Non-Touch-Technik (➤ Kap. 3.1). Alle Materialien, die in direkten Kontakt mit der Wunde geraten, müssen steril sein. Ist ein Verbandwechsel aufwendig, z. B. bei lokaler Unterdrucktherapie, sollte er zu zweit durchgeführt werden. Der alte Verband wird mit unsterilen Einmalhandschuhen, tiefer liegende Tamponaden zusätzlich mit einer sterilen Pinzette, entfernt. Nach Abnahme erfolgt eine Inspektion der Verbandmittel auf Auffälligkeiten wie Blut, Eiter, Durchfeuchtung. Dann werden sie im Abwurfbehälter entsorgt. Bei Bedarf erfolgt ein **Wundabstrich** (s. Kasten). Hierzu werden die Handschuhe gewechselt und eine erneute hygienische Händedesinfektion durchgeführt.

Abstrich

Die Durchführung eines Wundabstrichs ist eine ärztliche Tätigkeit, die delegiert werden kann. Im Gegensatz hierzu ist die Bestimmung pathogener Keime und Veränderungen durch eine Biopsie eine nicht delegierbare Tätigkeit, die Ärzten vorbehalten ist. Vorab ist zu klären, was mit dem Abstrich untersucht werden soll:

- MRE-Bestimmung
- Antibiogrammbestimmung bei Verdacht auf systemischen Infekt bei klinischen Zeichen einer Wundinfektion und daraus folgender Antibiotikatherapie

Entnahmetechniken

Die Entscheidung für eine Entnahmetechnik orientiert sich an der Indikation.

Essener Wundkreisel (➤ Abb. 3.8): dient **zum Nachweis bzw. zum Ausschluss multiresistenter Erreger (MRE)** auf der Wunde, z. B. Screening bei/vor Erstvorstellung. Vor der Abstrichentnahme erfolgt keine Wundreinigung, um die Anzahl der tatsächlichen Erreger exakt erfassen zu können. Damit ein möglichst großes Areal der Wunde erreicht wird, erfolgt die Abstrichentnahme kreisend in Spiralform unter leichtem Druck von außen nach innen über die gesamte Wundfläche (Dissemond et al. 2017, 2017a).

Levine-Technik (➤ Abb. 3.9): dient **zum Auffinden kausaler Erreger bei klinisch relevanter Wundinfektion,** d. h. zur Antibiogrammbestimmung bei beabsichtigter Gabe von systemischen Antibiotika. Vorab erfolgt eine mechanische Wundreinigung, z. B. mit steriler NaCl-0,9 %-/Ringerlösung und sterilen Kompressen, um neben dem eigentlichen Wundkeim nicht noch eine Vielzahl von Oberflächenkeimen zu erfassen. Allerdings dürfen keine Antiseptika oder konservierten Wundspüllösungen (z. B. mit Octenidin, Polihexanid oder Hypochlorsäure) zum Anfeuchten der Kompressen genutzt werden, da dies das Abstrichergebnis verfälscht. Die Abstrichentnahme erfolgt in einem

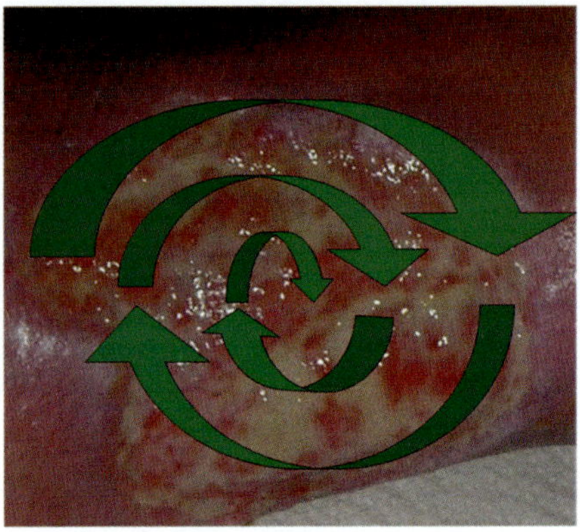

Abb. 3.8 Essener Wundkreisel [M291]

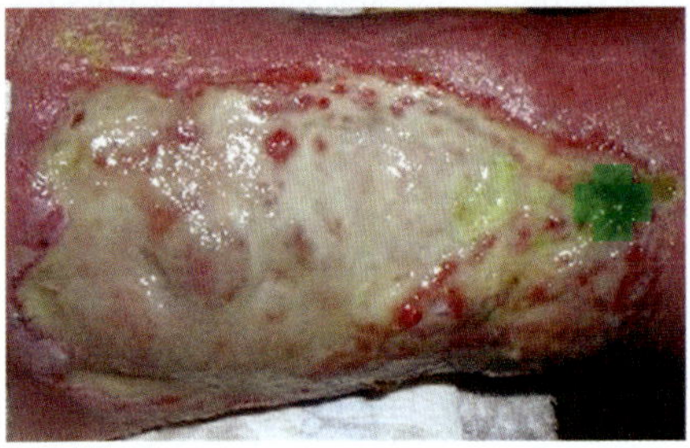

Abb. 3.9 Levine-Technik [M291]

ca. 1 cm^2 großen Areal eines klinisch infiziert erscheinenden Wundbereichs unter leichtem Druck (Dissemond et al. 2017, 2017a).

Notwendige Angaben zur Übersendung ins Labor sind u. a. Entnahmestelle und -zeitpunkt des Abstrichs, Wundart, Grunderkrankung, Fragestellung sowie die eventuelle bisherige Antibiotikatherapie.

Erfolgt kein Abstrich, stehen vor Fortsetzung der Arbeit ein Handschuhwechsel und eine hygienische Händedesinfektion an. Danach beginnt die Pflegefachperson mit der **aseptischen Wundreinigung.** Dafür benutzt sie sterile Instrumente wie eine Pinzette und sterile Kompressen oder Tupfer.

Die Wundreinigung erfolgt grundsätzlich, d. h. bei allen Wunden, aseptisch. Das wesentliche Ziel der Wundbehandlung ist die Reduktion von Keimen in der Wunde, deshalb sollten keinesfalls zusätzliche Hautkeime (z. B. bei der Wischrichtung von außen nach innen wie ehemals bei der Reinigung infizierter/septischer Wunden) eingebracht werden (Schwarzkopf 2017, S. 305).

Die Wundreinigung erfolgt durch Wischen (nicht Tupfen), wobei pro Wischgang eine neue Kompresse oder ein neuer Tupfer zu verwenden ist. Das mehrmalige Anwenden desselben Tupfers beim Wischvorgang führt zur Keimverbreitung und -verteilung. *2_Standards, 26_Wundspülung*

Im Anschluss an die Reinigung erfolgt die **Wundinspektion.** Besonders zu beachten sind Wundumgebung/-rand, Hauttemperatur, Beläge (trocken/feucht und Art), Geruch, Beschaffenheit und Menge des Exsudats, Schmerzen, Entzündungszeichen, Unterminierung, Schwellung und Rötung.

Es erfolgen wiederum ein Handschuhwechsel und eine Händedesinfektion.

Zur Entfernung von Klammern oder Fäden sind neue sterile Instrumente zu nutzen. Auch bei einem chirurgischen oder scharfen Débridement (➤ Kap. 2.1.2) kommen neue sterile Instrumente zum Einsatz. Die Auswahl der Verbandmittel erfolgt nach ärztlicher Verordnung (AVO). Eventuell vorhandene Wundhöhlen und Taschen sowie Fistelungen werden mit entsprechenden Materialien austamponiert. Je nach Art, Phase und Zustand ist die Wunde indikationsbezogen mit sterilen Pflastern, Kompressen oder modernen Verbandmitteln abzudecken. Nach entsprechender Fixierung der Verbandmittel ist die Arbeit an der Wunde abgeschlossen.

Umgang mit Verbandmitteln

- Vor Einsatz der Materialien ist immer das Verfallsdatum zu beachten.
- Die benötigten Verband- und Hilfsmittel müssen bestimmungsgemäß gelagert werden; ambulant z. B. wischdesinfizierbare Kunststoffboxen (➤ Abb. 3.7) beim Patienten nutzen.
- Die im direkten Wundkontakt verwendeten Materialien werden steril eingesetzt.
- Einmal angebrochene Materialien und Verbandmittel finden keine Verwendung beim nächsten Verbandwechsel (gemäß Medizinproduktegesetz), da sie nicht mehr steril sind.
- Anwendungsgebiete und Umgang mit Verbandmitteln sind der Packungsbeilage zu entnehmen (einige Produkte dürfen z. B. nicht zugeschnitten werden).
- Unsteriles Aufbewahren der Verbandmittel ist nicht zulässig; einen Hinweis gibt das Piktogramm (➤ Tab. 3.2, erste Zeile) auf der Verpackung.
- Verbandwechselintervalle richten sich nach Exsudation, Wundzustand sowie Herstellerinformationen und nicht nach z. B. individuellen Vorlieben, hausinternen Standards oder Visiteterminen.

Tab. 3.2 Piktogramme für Wundauflagen/Medizinprodukte und ihre Bedeutung

Piktogramm	Erläuterung
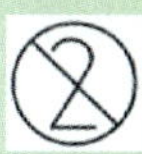	Nur zum einmaligen Gebrauch (nicht wieder/weiter verwenden und aufbewahren!)
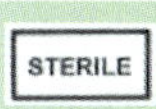	Steril produziert (in Kombination mit der Sterilisationsmethode)
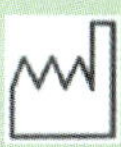	Herstellungsdatum
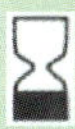	Verfallsdatum (danach ist keine Weiterverwendung gestattet!)
	**Cave:** Packungsbeilage beachten!
	Hinweis beachten!
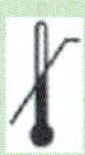	Maximale Lagertemperatur
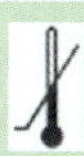	Minimale Lagertemperatur
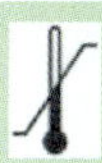	Lagertemperaturbereich
LOT	Chargenbezeichnung
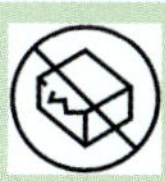	**Cave:** Nicht verwenden, wenn die Verpackung beschädigt ist!

3_Standards Wundzentrum Hamburg e. V., 06a_Verbandwechsel chronischer Wunden – stationär, 06b_Verbandwechsel chronischer Wunden – ambulant

3.1.3 Abschluss des Verbandwechsels

Nach der Entsorgung der Einmalhandschuhe erfolgt eine Händedesinfektion. Erst dann werden Einmalschürze sowie ggf. weitere Schutzkleidung abgelegt. Danach desinfiziert sich die Pflegefachperson erneut die Hände und ggf. die Unterarme. Wenn möglich wird der Patient in eine ihm angenehme Position gebracht. Zusätzlich überprüft die Pflegefachperson, ob die Rufvorrichtung und benötigte Gegenstände, z. B. Trinkbecher, Brille, Lektüre, Fernbedienung, Telefon, in Patientenreichweite sind. Sie erkundigt sich, ob der Verband angenehm sitzt, und bittet den Patienten, wahrgenommene Veränderungen, wie Druckgefühle, Juckreiz, Spannungen, Schmerzen oder eine Lockerung des Verbands, zeitnah mitzuteilen. Die genutzte Arbeitsfläche ist abschließend zu desinfizieren (Flächendesinfektionsmittel), die Müllbeutel sind zu erneuern, benutzte Beutel werden außerhalb des Zimmers entsorgt. Die gebrauchten Instrumente werden in einem geeigneten Auffangbehälter bis zur endgültigen Sterilisation aufbewahrt (➤ Kap. 3.1.1). Anschließend folgen nochmals eine Händedesinfektion sowie die Dokumentation der Wundversorgung und der Wundheilung (➤ Kap. 10). Im stationären Bereich wird nach Beendigung aller Verbandwechsel der Verbandwagen mittels Wischdesinfektion gereinigt und aufgefüllt.

3.2 Hygienemaßnahmen

3.2.1 Hygienische Händedesinfektion

Bereits 1847 wies Ignaz Semmelweis darauf hin, dass die Verbreitung von Keimen in der Medizin hauptsächlich über die Hände des Personals stattfindet. Gerade die zunehmende Anzahl älterer und multimorbider Patienten ist durch eine solche exogene Infektion gefährdet. Die S2k-Leitlinie der DGKH (2023) empfiehlt allen an der Versorgung von Patienten Beteiligten, die von der Weltgesundheitsorganisation (WHO) definierten fünf Momente der Händedesinfektion im klinischen Setting bzw. die vier Momente im ambulanten Setting einzuhalten (s. Kasten „Indikationen für eine hygienische Händedesinfektion“).

Ziele der hygienischen Händedesinfektion sind:

- Eigenschutz sowie Schutz von Patienten und deren Angehörigen
- Beseitigung der transienten (vorübergehenden hautfremden) Besiedlung der Hautflora durch Keime
- Reduktion der residenten Keimflora (Reduzierung von Keimen, die ihren normalen Standort auf der Haut haben)
- Infektionsprophylaxe, Unterbrechung von Infektionsketten, Vermeidung nosokomialer Infektionen
- Reduzierung der Folgekosten vermeidbarer Infektionen

Die Hygienerichtlinie und das Hygienemanagement einer jeden Pflegeeinrichtung sollten eine genaue Anleitung zum Einsatz der Desinfektionsmittel bei der Händedesinfektion bieten. Die Kommission für Krankenhaushygiene und Infektionsprävention am Robert Koch-Institut (KRINKO) weist darauf hin, dass Händehygiene nicht nur die pflegerischen, medizinischen und therapeutischen Versorgergruppen, sondern auch Besucher und Patienten betrifft. Dafür sollte jede Einrichtung ausreichend erreichbare Desinfektionsmittelspender bereitstellen.

Fast alle am Markt erhältlichen Händedesinfektionsmittel enthalten Alkohol, meist n-Propanol, Iso-Propanol und Ethanol. Alkohol zerstört Keime, indem er deren Zellwände nachhaltig schädigt, bis die Mikroorganismen absterben. Es gibt eine Vielzahl von Desinfektionsmitteln, die rückfettende Substanzen enthalten und so die Haut zusätzlich schützen, da sie den Fetthaushalt regulieren. Duftfreie und farblose Mittel sind bei der Händedesinfektion vorzuziehen. Bei der Anwendung sind unbedingt die Herstellerhinweise zu beachten. Händedesinfektionsmittel wirken u. a. gegen:

- Grampositive und gramnegative Bakterien inklusive MRSA
- Pilze
- Hefen
- Behüllte Viren, z. B. Herpes-simplex-Viren, HBV, HIV, Coronavirus (inklusive SARS-CoV, SARS-CoV-2 und MERS-CoV) oder Influenzaviren; unbehüllte Viren (z. B. Noroviren) eingeschränkt

Die DGKH empfiehlt, dass bei einem Kontaminationsrisiko der Hände mit Mykobakterien erregerabhängig Händedesinfektionsmittel mit der Deklarierung „tuberkulozid" bzw. „mykobakterizid" zu nutzen sind.

CAVE!

Nur ausgewählte Präparate sind gegen unbehüllte Viren wirksam! Die Desinfektionsmittelliste des Verbunds für angewandte Hygiene (VAH) stellt die Grundlage für die Auswahl des jeweiligen Präparats. Gegen Sporen erzielt Alkohol keine Wirkung. Das RKI und DGKH empfehlen daher, im Anschluss an die hygienische Händedesinfektion die Hände zu waschen.

Die Hände sind das meistgenutzte Instrument im Kontakt mit den Patienten. Jedes medizinische Instrument wird vor Gebrauch sterilisiert, dieselbe Wertigkeit kommt der Desinfektion der Hände zu.

Alle Versorgergruppen tragen ihre Fingernägel kurz und rund geschnitten, und um sicherzustellen, dass Keime in eventuell nicht benetzten Arealen die hygienische Händedesinfektion nicht überstehen, verzichten auf Armbanduhren, Schmuck (Ringe, Armbänder), Piercings *(Dermal Anchor)* sowie auf lange, lackierte oder künstliche Fingernägel während der Arbeit am Patienten. Laut der Empfehlung des Robert Koch-Instituts (2016) und der S2k-Leitlinie der DGKH (2023) konnte das Tragen künstlicher Nägel als Quelle von Ausbrüchen nosokomialer Infektionen identifiziert werden. Auch natürliche Fingernägel können Rückzugsort für Keime sein. Die S2k-Leitlinie der DGKH (2023) empfiehlt: „Fingernägel sollten kurz- und rund geschnitten sein und mit den Fingerkuppen abschließen" (Empfehlung 59, S. 21). In der Begründung wird darauf hingewiesen, dass kurz geschnittene Fingernägel, die mit den Fingerkuppen abschließen, besser zu reinigen sind und das Risiko der Perforation der Handschuhe an den Fingerkuppen minimieren. In der Empfehlung 60 (S. 21) heißt es: „Künstliche oder gegelte Fingernägel sollen nicht getragen werden." Dies wird damit begründet, dass künstliche Nägel zur Vernachlässigung der Händehygiene verleiten und ebenfalls das Risiko für Perforationen der medizinischen Einmalhandschuhe erhöhen. Insbesondere am Klebesaum entstehen an solchen Fingernägeln mit zunehmender Tragedauer bakterielle Kolonisationen, und die Desinfektionswirkung erreicht den natürlichen Nagel nicht mehr. Zudem wurden künstliche Nägel wiederholt als Quelle für nosokomiale Infektionen bei Immunsupprimierten und für Ausbrüche postoperativer Wundinfektionen identifiziert.

Zudem steht in der „TRBA 250 Biologische Arbeitsstoffe im Gesundheitswesen und in der Wohlfahrtspflege": „Bei Tätigkeiten, die eine hygienische Händedesinfektion erfordern, dürfen an Händen und Unterarmen z. B. keine Schmuckstücke, Ringe, einschließlich Eheringe, Armbanduhren, Piercings, künstliche Fingernägel, sogenannte Freundschaftsbänder getragen werden. Fingernägel sind kurz und rund geschnitten zu tragen und sollen die Fingerkuppe nicht überragen" (BGW 2014, S. 25).

Während eines Arbeitstags ist mehrmalig eine Händedesinfektion notwendig (s. Kasten). Hände werden grundsätzlich zu Arbeitsbeginn, vor und nach jedem Toilettengang und vor und nach jedem Patientenkontakt desinfiziert. Zusätzlich ist es wichtig, nach dem Naseputzen, Husten und Niesen sowie vor und nach dem Kontakt mit Geräten wie Infusomaten, Perfusoren oder PEG-Pumpen und vor und nach dem Kontakt mit Materialien wie Infusionsbestecken, Spritzen, Kathetern, Sonden und Drainagen eine Händedesinfektion durchzuführen.

Indikationen für eine hygienische Händedesinfektion

Eine hygienische Händedesinfektion wird durchgeführt (entsprechend den Richtlinien der WHO, der DGKH und des RKI):

1. **Vor Patientenkontakt,** also bevor ein Mitarbeiter den Patienten berührt, z. B. vor dem Messen von Vitalfunktionen, Palpieren, Auskultieren und vor dem Anlegen der Handschuhe
2. **Vor einer aseptischen Tätigkeit,** z. B. vor Kontakt mit invasiven Devices (Kathetern, Vorbereitung einer i. v. Medikation etc.), vor Kontakt mit nicht intakter Haut (Wunden, Verbänden, Injektionen etc.), vor Schleimhautkontakt (Mundpflege, Absaugen, Verabreichung von Augentropfen)
3. **Nach Kontakt mit potenziell infektiösen Materialien,** z. B. nach Schleimhautkontakt (Absaugen, Mundpflege), nach Kontakt mit invasiven Devices (Wechsel von Sekretbeuteln, Blutentnahme über Katheter etc.), nach Kontakt mit Urin, Stuhl, Blut, Erbrochenem etc.
4. **Nach Patientenkontakt,** z. B. nach dem Waschen, nach dem Ausziehen der Handschuhe, nach klinischen Tätigkeiten wie Messung von Blutdruck/Puls, Palpieren, Auskultieren etc.
5. **Nach Kontakt mit der unmittelbaren Patientenumgebung,** z. B. nach direktem Kontakt mit Bett, Infusomaten, Monitoren am Bettplatz, Beatmungsgerät etc., nach Kontakt mit persönlichen Gegenständen des Patienten

Eine hygienische Händedesinfektion hat auch dann zu erfolgen, wenn Handschuhe getragen werden!

Das Tragen von Einmalhandschuhen (➤ Kap. 3.2.3) macht die Händedesinfektion nicht überflüssig. Bereits Mikroperforationen, also kleinste Schäden an den Handschuhen, die mit bloßem Auge nicht feststellbar sind, bieten eine Eintrittsmöglichkeit für Keime. Zudem besteht beim Ausziehen die Gefahr einer Kontamination. Deshalb ist sowohl vor dem An- als auch nach dem Ablegen von Einmalhandschuhen eine Händedesinfektion notwendig.

In Ausnahmefällen kann laut S2k-Leitlinie der DGKH (2023) auch auf medizinischen Einmalhandschuhen, wenn diese entsprechend vom Hersteller dafür deklariert sind, eine Desinfektion erfolgen. Dies ist möglich, wenn sich dadurch der Arbeitsablauf vereinfacht (➤ Kap. 3.2.3).

Der Arbeitstag des pflegerischen, therapeutischen und medizinischen Personals ist also durch die häufig wiederholte hygienische Händedesinfektion geprägt. Deshalb ist es unerlässlich, am Arbeitsplatz ausreichend Möglichkeiten zur Händedesinfektion vorzuhalten. Der Arbeitgeber hat eine Bereitstellungspflicht, der Arbeitnehmer eine Anwendungspflicht. Waschräume, Verband- und Wäschewagen, Patientenzimmer und alle Räume, in denen diagnostische oder invasive Maßnahmen durchgeführt werden, sollten mit Desinfektionsmittelspendern mit montierter Ellenbogenbedienung oder Sensoren ausgestattet sein.

Es wird empfohlen, nur Einwegflaschen für Desinfektionsmittel zu verwenden. Wenn Händedesinfektionsmittel, die eine Arzneimittelzulassung haben, dennoch in Spenderbehälter umgefüllt werden, soll laut DGKH (2023) die Neubefüllung in einer Apotheke unter Reinraumbedingungen vorgenommen werden. Zudem gilt, dass beim

Umfüllen eines als Biozid zugelassenen Händedesinfektionsmittels der umfüllende Mitarbeitende alle Sorgfaltspflichten zur Gewährleistung der Sicherheit einhalten muss.

Insbesondere für ambulantes Personal ist eine Flasche Desinfektionsmittel in der Kitteltasche angeraten, um von Waschplätzen unabhängig zu sein. Da diese Flasche bei jeder Verwendung die Hände kontaminiert, ist ein Pumpaufsatz empfehlenswert. Allerdings ist ein solcher Aufsatz nur für Flaschen ab 450 ml erhältlich. Bei Kitteltaschenflaschen ist aufgrund der Kontamination regelmäßig eine Wischdesinfektion des Kontaktkopfs angebracht. Optimalerweise werden diese Fläschchen am Ende der Tour einmal komplett wischdesinfiziert. Bei der Verwendung einer Kitteltaschenflasche ist erst eine Hohlhand ausreichend zu füllen, danach mit der anderen Hand die Flasche zu verschließen und wegzustecken und dann die Händedesinfektion durchzuführen.

Es gibt eine Vielzahl von Desinfektionsmitteln, die rückfettende Substanzen enthalten und so die Haut zusätzlich schützen, da sie den Fetthaushalt regulieren. Duftfreie und farblose Mittel sind bei der Händedesinfektion vorzuziehen. Bei der Anwendung sind unbedingt die Herstellerhinweise zu beachten.

Die drei Grundkomponenten der richtigen Händedesinfektion sind **Menge, Zeit** und **Gründlichkeit.** Der Erfolg der Händedesinfektion ist nicht sichtbar. Dies verführt oft zu einer Vernachlässigung der korrekten Vorgehensweise.

Vorgehensweise

Der Vorgang sollte mindestens 15 Sekunden in Anspruch nehmen, da erst dann die empfohlene Menge von mind. 3 ml (je nach Hohlhandgröße) Desinfektionsflüssigkeit aufgetrocknet ist. Dabei ist darauf zu achten, dass die Hände anschließend nicht abgetrocknet werden. Generell ist das Händedesinfektionsmittel so lange zu verreiben, bis die Hände trocken sind, da es seine antiseptische Wirkung von 99,999 % Keimabtötung erst nach dieser Zeit entfaltet. Bei Kontakt mit Problemkeimen erhöht sich die Einwirkzeit (Herstellerangaben beachten!). Die meisten Spender liefern eine Flüssigkeitsmenge von 1,5 ml pro Abgabe. Deshalb gilt als Faustregel: mindestens zweimal Flüssigkeit in die hohle Hand geben, dann mit der Desinfektion beginnen.

Zur effizienten Unterbrechung der Erregerübertragung ist die korrekte Durchführung der hygienischen Händedesinfektion unerlässlich. Besonderes Augenmerk liegt beim Aneinanderreiben der Hände auf der Benetzung der Fingerzwischenräume und -kuppen, der Daumen, der Handgelenke, der Handinnen- und Handaußenflächen sowie der Räume unterhalb der Nägel bzw. der Nagelfalze. Die in ➤ Abb. 3.10 dargestellten sechs Schritte der Händedesinfektion entsprechen dem Standardeinreibeverfahren nach EN 1500.

Laut DGKH (2023) und RKI-Empfehlung der Kommission für Krankenhaushygiene und Infektionsprävention „Händehygiene in Einrichtungen des Gesundheitswesens" (2016) gibt es beim Vergleich der verbreiteten Bewegungsabfolge nach DIN EN 1500 in sechs Schritten mit einer selbst gewählten Einreibetechnik, die den Fokus auf die Benetzung der in der DIN EN 1500 genannten Bereiche legt, keinen Unterschied in der Effizienz. Allerdings betonen DGKH und RKI, dass eine standardisierte Bewegungsabfolge sinnvoll zum Erlernen der Maßnahme ist.

Typische Fehlerquellen bei der hygienischen Händedesinfektion

- Händewaschen anstelle von Händedesinfektion
- Zu kurze Einwirkzeit
- Zu wenig Desinfektionsmittel
- Händewaschen kombiniert mit Händedesinfektion
- Zu seltene Händedesinfektion
- Vorgeschädigte Haut: Hautläsionen lassen sich nur ungenügend desinfizieren

Hygienische Händedesinfektion

Standardeinreibeverfahren für die hygienische Händedesinfektion gemäß EN 1500

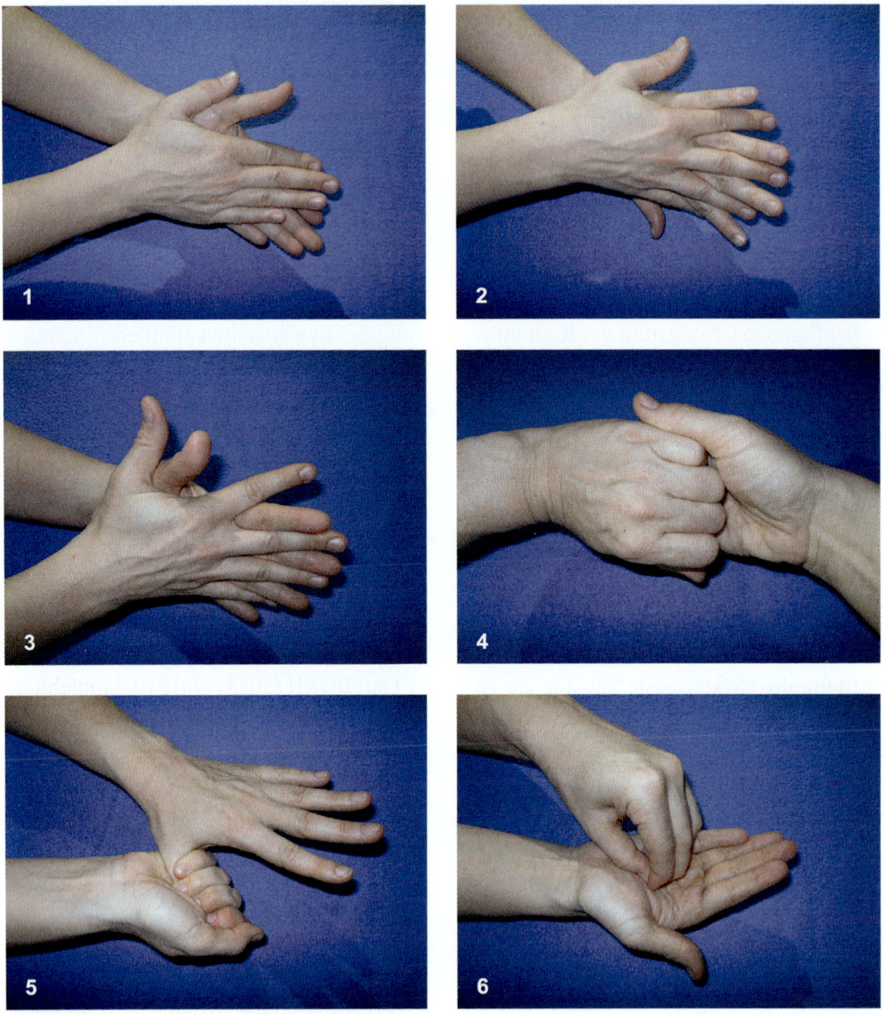

Abb. 3.10 Bewegungsablauf für die hygienische Händedesinfektion (gemäß EN 1500) [M291]:
1. Handfläche auf Handfläche reiben
2. Rechte Handfläche auf linken Handrücken legen, Finger spreizen und verschränken, dann reiben – und umgekehrt
3. Handfläche auf Handfläche mit verschränkten und dabei gespreizten Fingern legen, dabei reiben
4. Außenseite der verschränkten Finger auf gegenüberliegende Handfläche legen und reiben
5. Mit der rechten Handinnenfläche den linken Daumen fassen und kreisend einreiben – und umgekehrt
6. Kreisendes Reiben mit geschlossenen Fingerkuppen der linken Hand in der rechten Handfläche – und umgekehrt

Nur bei sichtbarer Verunreinigung, z. B. mit Blut, Exkrementen und Sekreten, werden die Hände vor der hygienischen Händedesinfektion vorsichtig mit Wasser gereinigt. Ansonsten wäre die Wirksamkeit der Desinfektion nicht gewährleistet. Bevor danach die Händedesinfektion erfolgt, ist die Haut sorgfältig abzutrocknen, um zu vermeiden, dass es zu einer Verdünnung des alkoholbasierten Händedesinfektionsmittels kommt. Generell sollte eine Waschung der Hände aber immer erst nach der hygienischen Händedesinfektion erfolgen. Es wird empfohlen, auf das Waschen so weit wie möglich zu verzichten, da dies die Haut der Hände belastet und zu Austrocknung und Hautschädigungen führt.

CAVE!

Händedesinfektionsmittel sind nicht gegen Sporen, z. B. gegen Clostridium difficile, aber auch nicht gegen Protozoen, Oocysten oder Helminthen wirksam. Besteht ein entsprechendes Übertragungsrisiko, muss nach einer Händedesinfektion noch eine gründliche Händewaschung mit Seife erfolgen.

3.2.2 Hände waschen

Ziel des Händewaschens ist das ästhetische Bedürfnis nach Sauberkeit. Im Gegensatz zur Händedesinfektion ist dieser Effekt beobachtbar. Deshalb wird eine Waschung häufig als ausreichend betrachtet, dies ist jedoch ein Fehlschluss. Das Händewaschen ersetzt nicht die Händedesinfektion. Lediglich 80 % der transienten Keime werden beim Händewaschen entfernt. Die nahezu hundertprozentige Beseitigung (99,999 %) der Erreger kann nur durch eine Händedesinfektion gewährleistet werden. Eine Ausnahme ist der Kontakt mit Sporen (➤ Kap. 3.2.1). In diesem Fall steht zusätzlich eine Händewaschung an, da eine Händedesinfektion nicht gegen Sporen wirksam ist.

Grundsätzlich gilt: **erst desinfizieren, dann waschen!**

Zum einen besteht die Gefahr, dass sich das Händedesinfektionsmittel bei nicht ausreichend abgetrockneten Händen durch das Wasser verdünnt. Hinzu kommt der Effekt der sogenannten Hyperhydration. Im Stratum corneum, der obersten Schicht der Epidermis, lagert sich durch das Händewaschen Wasser für bis zu 10 Minuten ein. Dies führt bei sofort anschließender Händedesinfektion zu Verdünnungseffekten in der Haut.

Die DGKH (2023) empfiehlt, die Hände nur nach Verschmutzung und nach Toilettenbenutzung zu waschen. Dabei sind Seifenreste gründlich abzuspülen und die Hände anschließend sorgfältig mit einem Einmalhandtuch abzutrocknen. Dabei ist zu beachten:

- Alkalische Seifen, zu warmes Wasser und die Verwendung von Bürsten führen zur Entfettung der Haut und begünstigen Hautläsionen. Deshalb werden dem pH-Wert (5,5) der Haut angeglichene pflegende Waschlotionen ohne Duft- und Farbstoffe verwendet. Die zusätzliche Pflege der Haut ist unerlässlich. Hautschutz- und Pflegecreme unterstützen die Regeneration belasteter und sensibler Haut.
- Studien zeigen, dass weniger die Händedesinfektion als das zu häufige Waschen einen Grund für Hautirritationen darstellt. Seifen können dazu führen, dass die Haut Feuchtigkeit verliert und entfettet wird. Der Alkohol des Desinfektionsmittels entfernt das Fett hingegen nicht, sondern sorgt für dessen Verteilung auf der Haut.

3.2.3 Handschuhe

Handschuhe sind Einmal-Medizinprodukte und ein wichtiger und sinnvoller Schutz des Personals. Sie schützen vor Kontamination beim Kontakt mit Exkrementen, anderen Körperflüssigkeiten und beim Verbandwechsel. Auch beim Umgang mit (vermutlich) infektiös belastetem Material, bei der Blutentnahme, beim Absaugen und in der Pflege tracheostomierter Patienten sowie beim Ziehen von Drainagen werden zum zusätzlichen Schutz Handschuhe getragen. Sie vermindern die Keimlast an den Händen des Personals, vor allem bei der Versorgung von Patienten mit MRE, verhindern allerdings nicht die Transmission. Deshalb ist nach Handschuhgebrauch eine Händedesinfektion (➤ Kap. 3.2.1) durchzuführen. Handschuhe sollten nie mit noch feuchten Händen angezogen werden, da sich sonst innerhalb des Handschuhs ein feuchtes Klima entwickeln kann. Dies führt dazu, dass die Haut aufquillt und durchlässig für Keime wird. Derselbe Effekt entsteht bei zu langem Tragen von Handschuhen durch die Feuchtigkeit des Handschweißes. Zusätzlich kann es zu Materialschäden durch Händedesinfektionsmittelreste kommen.

CAVE!

- Auch bei der Nutzung von Handschuhen kann es zu einer Kontamination der Hände kommen, z. B. beim Ablegen oder durch Perforation.
- Bei Gefährdung der Sicherheit und Gesundheit von Patienten, Anwendern oder Dritten durch wiederaufbereitete/-verwendete Handschuhe haftet der Betreiber (= Einrichtung) und/oder der Anwender.
- Medizinische Einmalhandschuhe besitzen einen AQL-Wert (EN-455-1), der angibt, mit welcher Wahrscheinlichkeit eine kleinste Beschädigung besteht. Der verbindliche AQL-Wert darf höchstens 1,5 betragen. Somit haben 1,5 % der Einmalhandschuhe in einem Karton wahrscheinlich Mikroperforationen.

TIPP

Es gibt Situationen, in denen auch die Desinfektion von behandschuhten Händen möglich ist:

- Erleichterung des Arbeitsablaufs, z. B. aufeinanderfolgende Blutentnahmen
- Beim Wechsel von unreinen und reinen Tätigkeiten am selben Patienten

Eine Händedesinfektion auf Einmalhandschuhen ist nur möglich, wenn diese nicht grob verunreinigt oder beschädigt und vom Hersteller entsprechend dafür deklariert sind.

Bei der Wahl des Handschuhs sind ungepuderte Modelle vorzuziehen. Puder erhöht den pH-Wert der Haut und belastet sie durch Reibung (mechanisches Wundreiben). Handschuhe aus Latex sind aufgrund ihrer Elastizität und dem damit verbundenen guten Tastgefühl sehr beliebt. Das Material birgt allerdings wegen der enthaltenen Proteine ein allergisches Potenzial, das sich auch erst nach jahrelanger Anwendung entfalten kann. Besonders hoch ist diese Gefahr bei gepuderten Latexhandschuhen, deren Verwendung deshalb in der medizinischen Versorgung seit 1998 in Deutschland verboten ist. Daher sollten latexfreie Handschuhe, z. B. auf Basis von Nitril (synthetischer Latex) oder Vinyl, verwendet werden. Diese Produkte haben ein geringeres Allergiepotenzial. Handschuhe aus Vinyl (PVC) sind allerdings dicker, dadurch unelastischer und nicht sehr belastbar.

CAVE!

Da bei der Entnahme aus der Handschuhbox weitere Handschuhe nachrutschen können, die möglicherweise kontaminiert werden, ist unmittelbar vor der Handschuhentnahme eine Händedesinfektion durchzuführen.

Wichtige Adressen

- Berufsgenossenschaft für Gesundheitsdienst und Wohlfahrtspflege (BGW), www.bgw-online.de: Auskunft zu speziellen Fragen des Arbeitsschutzes
- Bundesministerium für Gesundheit (BMG), www.bmg.bund.de
- Deutsche Gesellschaft für Hygiene und Mikrobiologie e. V. (DGHM), c/o Medizinische Hochschule Hannover, Institut für Medizinische Mikrobiologie und Krankenhaushygiene, Carl-Neuberg-Str. 1, 30625 Hannover, www.dghm.org
- Deutsche Gesellschaft für Krankenhaushygiene (DGKH) e. V., Joachimsthaler Str. 10, 10719 Berlin, www.krankenhaushygiene.de: u. a. Broschüre „Kleidung und Schutzausrüstung für Pflegeberufe aus hygienischer Sicht" mit wichtigen Informationen zum Umgang und der Pflege mit Arbeits-/Schutzkleidung
- Robert Koch-Institut (RKI), Nordufer 20, 13353 Berlin, www.rki.de

KAPITEL

4 Dekubitus

Der Begriff Dekubitus leitet sich vom lateinischen Wort *decumbere* = niederlegen ab. Dies beschreibt schon die Ursache des Problems, nämlich die nicht vorhandene Bewegung bzw. die Immobilität. Der Plural lautet ebenfalls „Dekubitus", wird zur Unterscheidung von der Singularform allerdings mit langem „u" gesprochen.

Laut Schätzungen (Tomova-Simitchieva 2019) beträgt die Prävalenz (Krankheitshäufigkeit) des Dekubitus in der stationären Langzeitpflege in Deutschland 2–5 % und im Krankenhaus 2–4 % (Kategorie II und höher).

Zur deutschlandweiten Vereinheitlichung der Dekubitusprophylaxe wurde vom Deutschen Netzwerk für Qualitätsentwicklung in der Pflege (DNQP) ein Expertenstandard herausgegeben (2004, aktualisiert 2010 und 2017). Die Aussagen des Expertenstandards umreißen den aktuellen Stand der medizinisch-pflegerischen Erkenntnisse, nach dem die Leistungen des SGB V und SGB XI zu erbringen sind. Eine Kurzversion kann unter www.dnqp.de heruntergeladen werden.

Zudem gibt es internationale Leitlinien, die sich am aktuellen Stand der Wissenschaft orientieren und in der Praxis als Entscheidungshilfe dienen können, wobei immer länderspezifische Aspekte zu beachten sind. Hier ist insbesondere die systematisch entwickelte Leitlinie des European Pressure Ulcer Advisory Panel (EPUAP), des National Pressure Injury Advisory Panel (NPIAP) sowie der Pan Pacific Pressure Injury Alliance (PPPIA) zu nennen. Es handelt sich um eine „lebendige Leitlinie", die beständig kapitelweise aktualisiert wird und im Internet ist unter https://internationalguideline.com einzusehen.

4.1 Entstehung

Wenn ein immobiler Patient zu lange in derselben Position ohne kleinste Eigenbewegungen (Mikrobewegungen) liegt oder sitzt, entwickelt er einen Dekubitus. Die Geschwindigkeit der Entwicklung eines solchen Druckgeschwürs ist individuell unterschiedlich. Dekubitus sind Schädigungen der weichen Haut- und Gewebeschichten, die zwischen harten inneren Strukturen wie Knochen-, Knorpel- und Sehnengewebe und permanenter äußerlich einwirkender Kraft, beispielsweise durch harte Auflageflächen oder medizinische Geräte, unbeweglich liegen und Druck erfahren. Betroffen sind hierbei weiches Haut-, subkutanes Fett- sowie Muskelgewebe. Der andauernde, nicht physiologische Druck auf diese Gewebe unterbricht sowohl den arteriellen als auch den venösen Blutfluss und schädigt die Zellen, bis sie absterben. Zusätzliche Einflussfaktoren sind Reibung und vor allem Scherkräfte. Reibung tritt auf, wenn die Haut über eine feste Unterlage, z. B. Bettlaken, gezogen wird. Scherkräfte entstehen, wenn Gewebeschichten sich horizontal gegeneinander verschieben.

Definition

„Ein Dekubitus ist eine lokal begrenzte Schädigung der Haut und/oder des darunterliegenden Gewebes, typischerweise über knöchernen Vorsprüngen oder im Zusammenhang mit medizinischen Geräten/Hilfsmitteln bzw. Zu- und Ableitungen. Dekubitus entstehen infolge von anhaltendem Druck oder Druck in Verbindung mit Scherkräften. Die Schädigung kann unter intakter Haut oder als offene, meist schmerzhafte, Wunde auftreten" (übersetzt nach NPIAP, EPUAP, PPPIA 2025, S. 1).

Da die Epidermis weder Blutgefäße noch Nerven besitzt, kann sie starkem Druck verhältnismäßig lange standhalten, bevor sie Schaden nimmt. Druckbedingte Schädigungen entstehen daher zuerst in den tieferen Schichten wie Muskulatur oder Fettgewebe und werden erst später als „Spitze des Eisbergs" an der Oberfläche sichtbar.

CAVE!

Ein Dekubitus ist eine Sekundärerkrankung, die infolge von Immobilität, externen Faktoren (z. B. Sonden, Sauerstoffbrillen, Hörgeräte, Schienen) und/oder Sensibilitätsstörung bei gleichzeitig vorliegenden prädisponierenden Faktoren auftritt. Er entsteht nicht in der Epidermis, die sehr viel Druck ertragen kann, sondern in den darunter liegenden Haut- und Gewebeschichten.

Das Dekubitusrisiko steigt, je länger ein Druck oder mechanische Belastungen einwirken. Normalerweise reagiert der menschliche Körper bei einsetzendem Druckschmerz mit einer Lageveränderung. Bei Demenz, unter Narkose, im Koma oder bei Neuropathie reagieren die Patienten nicht mehr auf den Druckschmerz. Die entscheidenden Faktoren für die Entstehung eines Dekubitus sind **Druck** und **Zeit.** Hinzu kommen Scher-, Reibe- und Zugkräfte sowie ein durch Temperatur und Feuchtigkeit geprägtes Mikroklima.

Laut NPIAP, EPUAP, PPPIA (2025, „Definition and Etiology") hängen vier pathophysiologische Faktoren mit der Entstehung eines Dekubitus zusammen: lokale Ischämie, unmittelbare Schäden durch Zellverformung, Reperfusionsschäden und Lymphstau.

An der Druckstelle entsteht durch die anhaltende Gewebebelastung und den dadurch verminderten Blutfluss eine **Ischämie** (Blutleere). Diese hat eine Hypoxie, eine Unterversorgung des Gewebes mit Sauerstoff, zur Folge. Zudem werden Nährstoffe nicht mehr zugeführt und Giftstoffe sowie Abfallprodukte (z. B. Kohlendioxid) nicht mehr abtransportiert. Deren Ansammlung führt zu einer **Azidose** (Übersäuerung) des Gewebes. Die bestehende Ischämie in Verbindung mit der andauernden Unterversorgung mit Sauerstoff führt zum Absterben des Gewebes *(Nekrose)*. Generell ist das üblicherweise gut durchblutete Muskelgewebe anfälliger für eine Ischämie als die Haut.

Hoher Druck schädigt unmittelbar die **Zellen**. Diese werden verbogen und geschädigt. Es kommt zu einem Flüssigkeitsübertritt aus dem Intravasalraum, der eine Ödem- oder Blasenbildung zur Folge hat. Geübte Fachleute können diese Gewebsveränderung ertasten. Die betroffene Region fühlt sich häufig verhärtet und warm an.

Reperfusionsschäden können entstehen, wenn der Druck nachlässt und das Gewebe entlastet wird. Es kommt zu einer Hyperämie, die Sauerstoff- und Kohlendioxid ins Gewebe transportiert. Erhöhte Durchblutung und Gefäßerweiterung sind erkennbar an einer verstärkten Rötung der Haut. Die Wiederherstellung des Blutflusses hat auch eine Freisetzung angesammelter Abfallprodukte zur Folge, was zu Entzündungen führen kann.

Druck belastet auch den Lymphfluss und kann somit die Ausscheidung von Abfallprodukten im Weichgewebe verringern. Das intakte Lymphsystem ist wesentlich für die Beseitigung lokaler Ödeme und den Abtransport von Stoffwechselabfällen und inflammatorischen Zytokinen. Ein **Lymphstau** kann somit einen Dekubitus begünstigen.

CAVE!

Der Druck muss nicht, wie früher angenommen, über einen längeren Zeitraum eingewirkt haben.

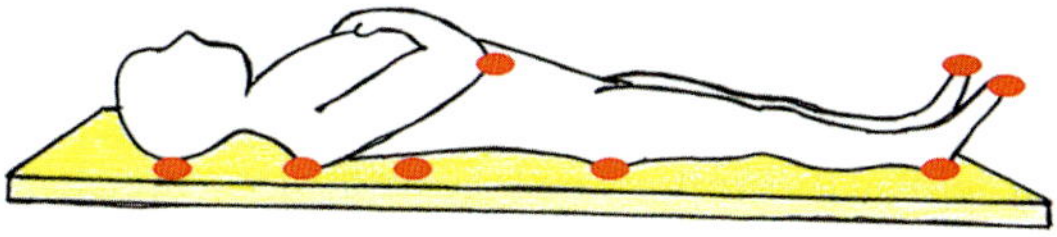

Abb. 4.1 Prädilektionsstellen **in Rückenlage:** z. B. Hinterkopf, Schulterblätter, Ellenbogen, Ferse, Wirbelsäule (vor allem Dornfortsätze), Sakralregion, Zehenspitzen (vor allem bei Bettbrettern) [O453]

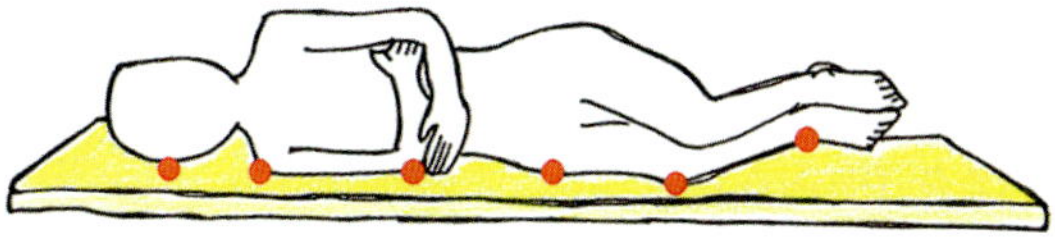

Abb. 4.2 Prädilektionsstellen **in Seitenlage:** z. B. Ohren, Schultern, Ellenbogen, Hüften, Knieaußenseiten, Fußaußenknöchel [O453]

Auch eine kurze Druckeinwirkung mit hohen Druckkräften (ggf. kombiniert mit Scherkräften) kann zur Ausbildung eines Dekubitus führen.

Im Besonderen bilden sich Dekubitus an den Knochenvorsprüngen bzw. prominenten Körperstellen wie Sakralbereich, Fersen und Hüftknochen, also den Hauptauflageflächen des ruhenden Körpers in Rücken- (➤ Abb. 4.1), Seitenlage (➤ Abb. 4.2) und im Sitzen (➤ Abb. 4.3), den sogenannten Prädilektionsstellen. Im Verlauf der COVID-19-Pandemie rückten Dekubitus in den Vordergrund, die aufgrund der Positionierung in Bauchlage entstehen (➤ Abb. 4.4). Begünstigt wird die Entwicklung des Dekubitus durch das fehlende Polster aus Fettgewebe und Muskelfleisch an diesen Körperstellen.

Das Steißbein gehört nicht zu den Prädilektionsstellen. Es steht nicht vor, sondern neigt sich nach hinten, d. h., es bildet eine Vertiefung.

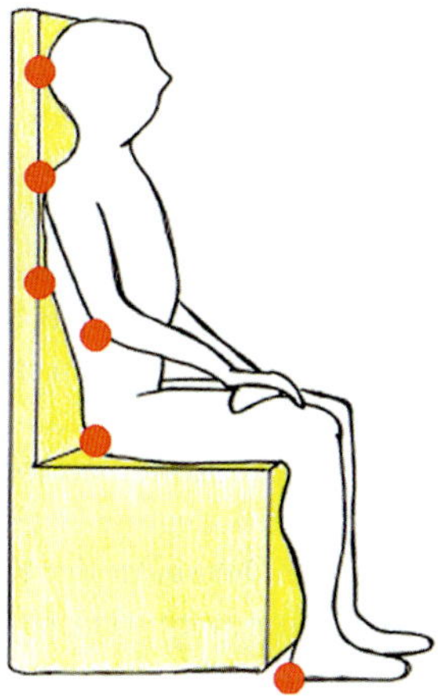

Abb. 4.3 Prädilektionsstellen **im Sitzen:** z. B. Hinterkopf bei hoher Kopfstütze, Ellenbogen, Schulterblätter, Wirbelsäule (vor allem Dornfortsätze), Gesäß und Ferse [O453]

4.2 Einteilung

Dekubitus können je nach Tiefe, Gewebsschädigung und Aussehen unterschiedlich eingestuft werden. Hierfür gibt es verschiedene Klassifikationssysteme, z. B. nach Shea und Daniel. In der Dokumentation ist festzuhalten, welches System zur Einschätzung genutzt wurde: z. B. „Dekubitus Grad II (Shea)". International gebräuchlich und vom Expertenstandard „Dekubitusprophylaxe in der Pflege" (DNQP 2017a) empfohlen ist die Einteilung des EPUAP (European Pressure

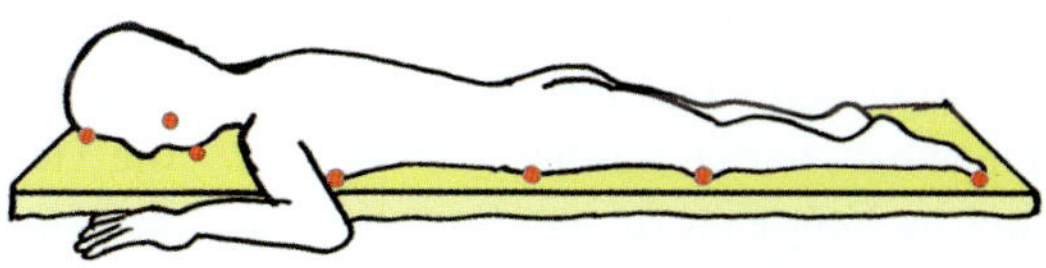

Abb. 4.4 Prädilektionsstellen **in Bauchlage:** Stirn, Wangenknochen, Kinn, Brust (vor allem bei Frauen), Beckenring, Trochanter und Knie [O453]

Ulcer Advisory Panel) von 2009, aktualisiert 2014/2019 zusammen mit dem National Pressure Injury Advisory Panel (NPIAP) und der Pan Pacific Pressure Injury Alliance (PPPIA). Dieses System ist international verbreitet und in Studien untersucht.

4.2.1 Einteilung nach EPUAP, NPIAP, PPPIA

Das EPUAP unterteilt den Dekubitus in Kategorien, denn die vormalige Gliederung in Schweregrade impliziert ein stetes Voranschreiten der Erkrankung. Schweregrade eignen sich daher nur zur Erfassung des Ausgangsstadiums, nicht zur Evaluation des Heilungsverlaufs. Da die Schädigung das Gewebe nachhaltig verändert, z. B. durch instabiles Narbengewebe, wird ein Dekubitus bei Abheilung nicht herunterklassifiziert, sondern es wird grundsätzlich formuliert z. B. „Heilung einer Kategorie IV (EPUAP)" oder „abgeheilter Dekubitus der Kategorie IV (EPUAP)". Eine Heraufklassifizierung aufgrund einer Verschlechterung des Zustands ist hingegen möglich.

Die folgende Einteilung ist zitiert aus der deutschen Übersetzung der Kurzfassung des European Pressure Ulcer Advisory Panel, National Pressure Injury Advisory Panel and Pan Pacific Pressure Injury Alliance (2019).

Kategorie/Stadium I: nicht wegdrückbares Erythem

Intakte Haut mit nicht wegdrückbarer Rötung eines lokalen Bereichs, gewöhnlich über einem knöchernen Vorsprung. Bei dunkel pigmentierter Haut ist ein Abblassen möglicherweise nicht sichtbar, die Farbe kann sich aber von der umgebenden Haut unterscheiden. Der Bereich kann schmerzhaft, härter, weicher, wärmer oder kälter im Vergleich zu dem umgebenden Gewebe sein. Es kann schwierig sein, Kategorie/Stadium I bei Personen mit dunkler Hautfarbe zu entdecken. Kann auf „gefährdete" Personen hinweisen (Hinweis auf ein mögliches Risiko).

Fingerdrucktest

Ein Dekubitus Kategorie I nach EPUAP lässt sich durch den sogenannten Fingerdrucktest ermitteln (➤ Abb. 4.5): Ist die bestehende Rötung nicht wegdrückbar, handelt es sich um einen Dekubitus. Liegt dagegen kein Dekubitus Kategorie I vor, verfärbt sich die Haut weiß.

Kategorie/Stadium II: Teilverlust der Haut

Teilzerstörung der Haut (bis in die Dermis/Lederhaut), die als flaches, offenes Ulkus mit einem rot- bis rosafarbenen Wundbett ohne Beläge in Erscheinung tritt. Kann sich auch als intakte oder offene/rupturierte, serumgefüllte Blase darstellen (➤ Abb. 4.6). Manifestiert sich als glänzendes oder trockenes, flaches Ulkus ohne Beläge oder Bluterguss (➤ Abb. 4.7). Diese Kategorie/dieses Stadium sollte nicht benutzt werden, um Skin Tears (➤ Kap. 1.3.3), verbands- oder pflasterbedingte Hautschädigungen, perineale Dermatitis, Mazerationen oder Exkoriation zu beschreiben.

CAVE!

Eine livide Verfärbung innerhalb einer Blase weist auf eine tiefe Gewebsschädigung hin.

Kategorie/Stadium III: vollständiger Verlust der Haut

Vollständiger Hautverlust. Subkutanes Fettgewebe kann sichtbar sein, doch Knochen, Sehne oder Muskel liegen nicht offen. Beläge können vorhanden sein, die aber nicht die Tiefe des Gewebeverlusts verdecken. Es können Taschenbildungen oder Unterminierungen vorliegen (➤ Abb. 4.8). Die

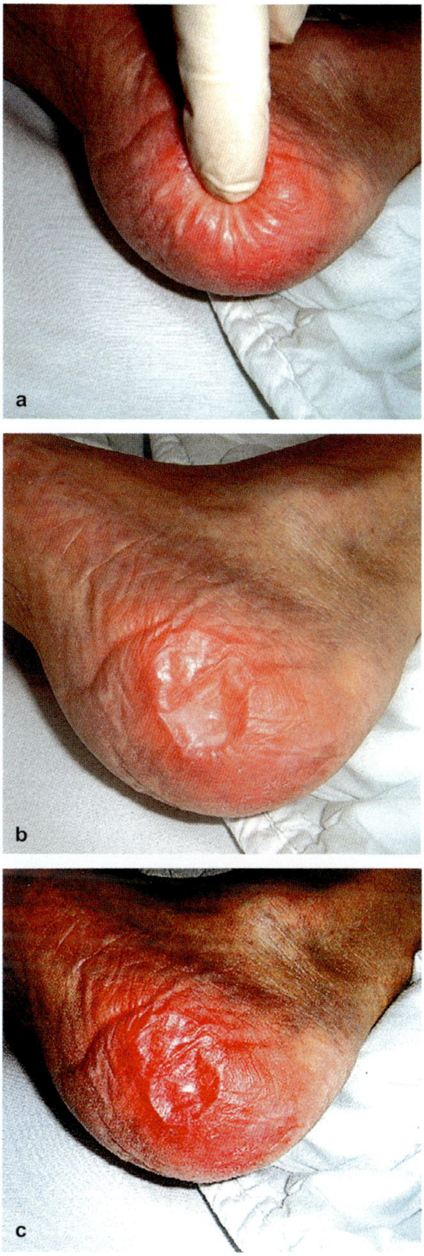

Abb. 4.5 Fingerdrucktest:
a) Auf die gerötete Hautstelle (hier: Ferse) wird mit dem Finger ein leichter Druck ausgeübt. b) Weißfärbung, es liegt kein Dekubitus vor. c) Rotfärbung, es liegt ein Dekubitus Kategorie I vor [M291]

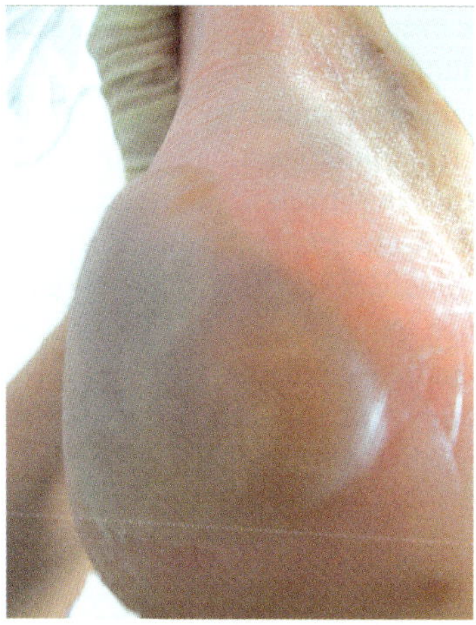

Abb. 4.6 Dekubitus Kategorie II, Blasenbildung an der Ferse [O1087]

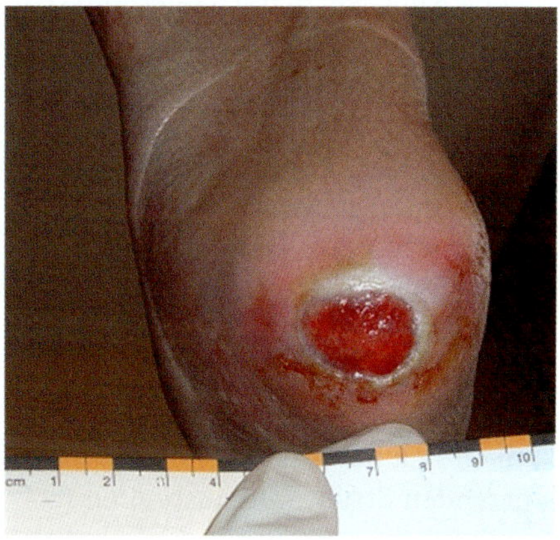

Abb. 4.7 Dekubitus Kategorie II linke Ferse [M291]

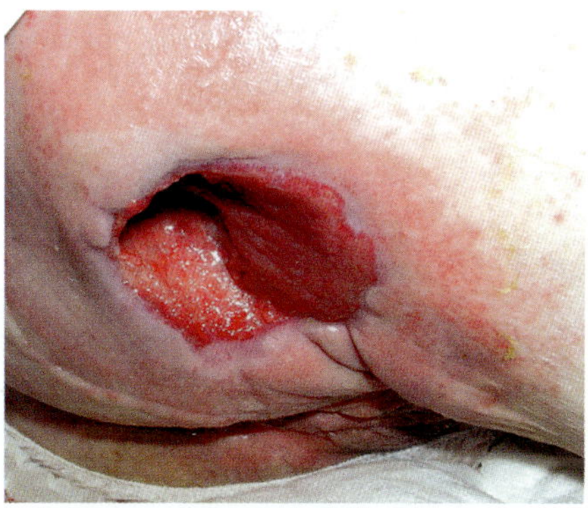

Abb. 4.8 Dekubitus Kategorie III mit Taschenbildung [M291]

Tiefe eines Dekubitus der Kategorie/des Stadiums III kann je nach anatomischer Lokalisation variieren. Der Nasenrücken, das Ohr, das Hinterhaupt und der Fußknöchel haben kein subkutanes Gewebe, und Ulzera der Kategorie/des Stadiums III können dort oberflächlich sein. Im Gegensatz dazu können besonders adipöse Bereiche einen extrem tiefen Dekubitus der Kategorie/des Stadiums III entwickeln. Knochen/Sehnen sind nicht sichtbar oder direkt tastbar.

Kategorie/Stadium IV: vollständiger Gewebeverlust

Vollständiger Gewebeverlust mit freiliegenden Knochen, Sehnen oder Muskeln. Beläge oder Schorf können an einigen Teilen des Wundbetts vorhanden sein. Es können Taschenbildungen oder Unterminierungen vorliegen. Die Tiefe eines Dekubitus der Kategorie/des Stadiums IV variiert je nach anatomischer Lokalisation. Der Nasenrücken, das Ohr, das Hinterhaupt und der Fußknöchel haben kein subkutanes Gewebe, und diese Ulzera können oberflächlich sein. Ulzera der Kategorie/des Stadiums IV können sich in Muskeln und/oder unterstützenden Strukturen ausbreiten (z. B. Faszie, Sehne oder Gelenkkapsel) und eine Osteomyelitis verursachen. Offen liegende Knochen/Sehnen sind sichtbar oder direkt tastbar (➤ Abb. 4.9).

2014 wurde diese Einteilung um zwei weitere Kategorien ergänzt:

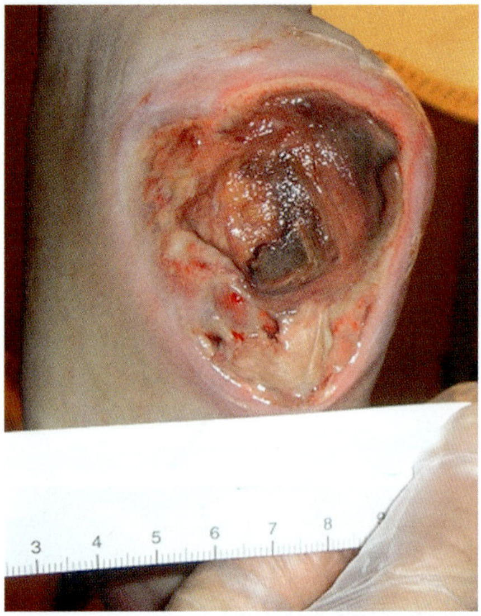

Abb. 4.9 Dekubitus Kategorie IV an der Ferse mit freiliegenden Knochen und Sehnen [M291]

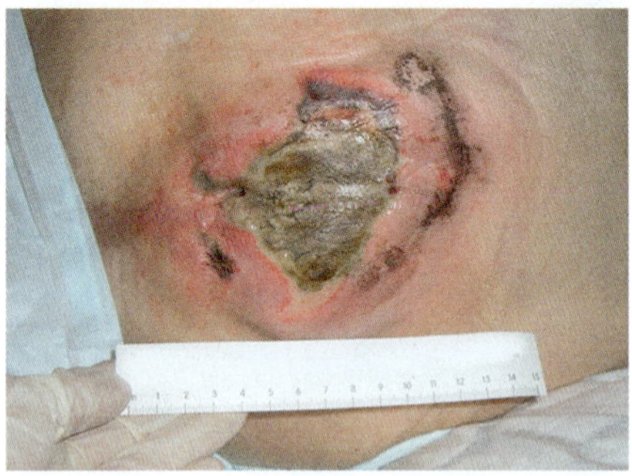

Abb. 4.10 Keiner Kategorie zuordenbarer Dekubitus, da der Belag (feuchte Nekrose) die tatsächliche Tiefe verschleiert [M291]

Keiner Kategorie/keinem Stadium zuordenbar – Tiefe unbekannt

Ein vollständiger Gewebeverlust, bei dem die Basis des Ulkus von Belägen (gelb, hellbraun, grau, grün oder braun) und/oder Schorf im Wundbett bedeckt ist (➤ Abb. 4.10). Bis genügend Beläge und/oder Schorf entfernt sind, um den Grund der Wunde offen zu legen, kann die wirkliche Tiefe – und daher die Kategorie/das Stadium – nicht festgestellt werden. Stabiler Schorf (trocken, festhaftend, intakt ohne Erythem und Flüssigkeit) an den Fersen dient als „natürlicher (biologischer) Schutz des Körpers“ und sollte nicht entfernt werden.

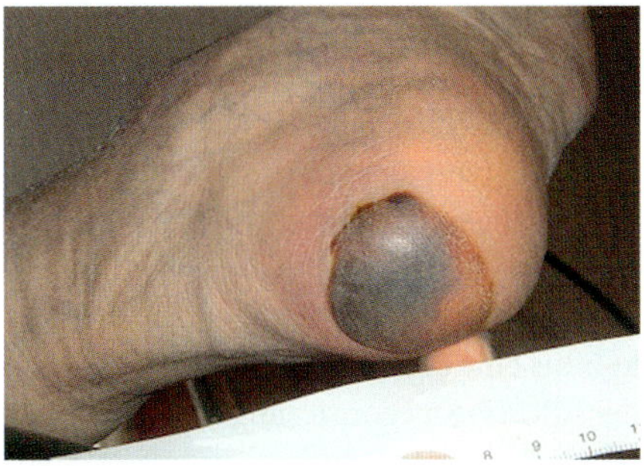

Abb. 4.11 Vermutete tiefe Gewebsschädigung mit blutgefüllter Blase [M291]

Vermutete tiefe Gewebsschädigung – Tiefe unbekannt

Livider oder rötlichbrauner, lokalisierter Bereich von verfärbter, intakter Haut oder blutgefüllte Blase aufgrund einer Schädigung des darunter liegenden Weichgewebes durch Druck und/oder Scherkräfte (➤ Abb. 4.11). Diesem Bereich vorausgehen kann Gewebe, das schmerzhaft, fest, breiig, matschig, im Vergleich zum umliegenden Gewebe wärmer oder kälter ist. Es kann schwierig sein, tiefe Gewebsschädigungen bei Personen mit dunkler Hautfarbe zu entdecken.

Bei der Entstehung kann es zu einer dünnen Blase über einem dunklen Wundbett kommen. Die Wunde kann sich weiter verändern und mit einem dünnen Schorf bedeckt sein. Auch unter optimaler Behandlung kann es zu einem rasanten Verlauf unter Freilegung weiterer Gewebeschichten kommen.

Ergänzende Kategorien (NPIAP 2019)

Das NPIAP fügte im Jahr 2019 noch zwei weitere Kategorien zu den bereits genannten hinzu. Der folgende Text basiert auf einer Übersetzung durch das Wundzentrum Hamburg e. V. (2024, *3_Standards_14_Dekubitus*).

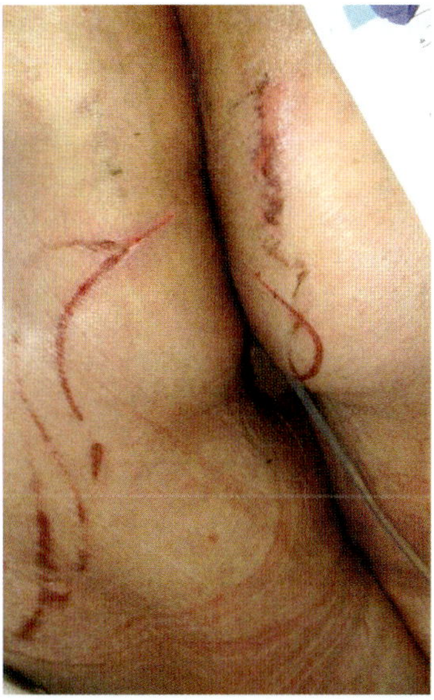

Abb. 4.12 Gerätebedingtes Druckulkus, Dekubitus Kategorie II durch transurethralen Blasenverweilkatheter [O1088]

Gerätebedingte Druckulzera

Gerätebedingte Dekubitus resultieren aus der Verwendung von medizinischen Geräten für diagnostische oder therapeutische Zwecke, Hilfsmitteln, Alltagsgegenständen oder Möbeln, z. B. nasalen Sonden, Sauerstoffbrillen, Schienen, Tuben, Kathetern (➤ Abb. 4.12). Die daraus resultierende Verletzung entspricht meist der Form des Geräts oder Gegenstands. Die Verletzung wird anschließend wie gewohnt klassifiziert.

Druckverletzung der Schleimhautmembran

Solche Dekubitus sind in der Schleimhaut lokalisiert und werden durch Hilfsmittel und/oder medizinische Gegenstände ausgelöst. Druckverletzungen der Schleimhautmembran entstehen z. B. im Mund durch lockere Zahnprothesen oder auch in der Harnröhre bzw. vaginal, z. B. durch einen transurethralen Blasenverweilkatheter. Aufgrund der Anatomie des Gewebes können diese Druckulzera nicht klassifiziert werden.

CAVE!

Die Kategorisierung stellt keine Reihenfolge dar. Aus einem Dekubitus Kategorie I kann sich, wenn keine Gegenmaßnahmen erfolgen, übergangslos ein Dekubitus Kategorie IV entwickeln. Zudem ist es bei der Klassifizierung nicht einfach, zwischen Kategorie III und IV zu unterscheiden, da subkutanes Fettgewebe auch als Fibrin oder Muskulatur auch als Granulationsgewebe missinterpretiert werden kann.

4.2.2 Einteilung nach DRG

In deutschen Krankenhäusern wird die Behandlung von Dekubitus nach dem DRG-System abgerechnet, das derzeit der ICD-10 folgt. Die Pauschale ist in der Fallgruppe 89 definiert. Die DRG haben für den Dekubitus eine eigene Einteilung, die sich von der EPUAP-Kategorisierung (➤ Kap. 4.2.1) unterscheidet. In Krankenhäusern ist daher die ICD-10-GM-2024-Einteilung zu nutzen. Im Jahr 2022 wurde mit der ICD-11 eine neue Kodierung gültig, die bis zum Erscheinen dieses Buchs noch nicht eingeführt wurde, aber zur Vollständigkeit mit aufgeführt wird. In ➤ Tab. 4.1 sind die ICD-

Tab. 4.1 Dekubitus-Kodierung nach ICD-10-GM 2024 und ICD-11

Ausprägung nach ICD-10-GM 2024	Ausprägung nach ICD-11 (Entwurfsfassung der Mortalitäts- und Morbiditätsstatistiken, Version 2022-02)
L89.0 Dekubitus, Stadium/ Kategorie 1 Druckzone mit nicht wegdrückbarer Rötung bei intakter Haut	**EH90.0 Dekubitalgeschwür 1. Grads** Dekubitus 1. Grads ist eine Vorstufe zur Hautulzeration. Die Haut bleibt intakt, aber es besteht eine nicht wegdrückbare Rötung eines lokalisierten Bereichs, meist über einem Knochenvorsprung. Der Bereich kann schmerzhaft, fest, weich, wärmer oder kühler im Vergleich zum angrenzenden Gewebe sein. Es kann bei Personen mit dunkler Haut schwer zu erkennen sein, aber die betroffenen Bereiche können sich farblich von der umgebenden Haut unterscheiden. Das Vorhandensein eines Dekubitus 1. Grads geht mit dem Risiko einher, dass sich ein offener Dekubitus entwickelt.
L89.1 Dekubitus, Stadium/ Kategorie 2 • Dekubitus (Druckgeschwür) mit Blase (serumgefüllt/ offen/rupturiert) • Teilverlust der Haut mit Einbeziehung von Epidermis und/oder Dermis	**EH90.1 Druckgeschwür 2. Grads** Druckverletzung mit teilweisem Verlust der Dermis. Sie stellt sich als flaches, offenes Ulkus mit rotem oder rosafarbenem Wundgrund ohne Schorf oder als serumgefüllte oder serosanguinöse (wässrige und blutige) Blase dar, die aufplatzen kann. Diese Kategorie sollte nicht verwendet werden, um Hautrisse, verbands- oder pflasterbedingte Hautschädigungen, inkontinenzbedingte Dermatitis, Mazeration oder Exkoriation zu beschreiben.
L89.2 Dekubitus, Stadium/ Kategorie 3 Dekubitus (Druckgeschwür) mit Verlust aller Hautschichten mit Schädigung oder Nekrose des subkutanen Gewebes, die bis auf die darunterliegende Faszie reichen kann	**EH90.2 Druckgeschwür 3. Grads** Druckgeschwür mit Verlust aller Hautschichten. Subkutanes Fettgewebe kann sichtbar sein, aber Knochen, Sehnen oder Muskeln sind nicht sichtbar. Schorf kann vorhanden sein, verdeckt aber nicht die Tiefe des Gewebeverlusts. Es kann zu Unterminierung und Untertunnelung benachbarter Strukturen kommen. Die Tiefe variiert je nach anatomischer Lage: Ein Dekubitus Grad 3 kann in Bereichen mit wenig oder keinem subkutanen Fettgewebe (z. B. Nasenrücken, Ohr, Hinterhaupt und Knöchel) flach sein. Im Gegensatz dazu können Dekubitus Grad 3 in Bereichen mit erheblicher Adipositas extrem tief sein.

Tab. 4.1 Dekubitus-Kodierung nach ICD-10-GM 2024 und ICD-11 *(Forts.)*

Ausprägung nach ICD-10-GM 2024	Ausprägung nach ICD-11 (Entwurfsfassung der Mortalitäts- und Morbiditätsstatistiken, Version 2022-02)
L89.3 Dekubitus, Stadium/ Kategorie 4 Dekubitus (Druckgeschwür) mit Nekrose von Muskeln, Knochen oder stützenden Strukturen (z. B. Sehnen oder Gelenkkapseln)	**EH90.3 Druckgeschwür 4. Grads** Druckgeschwür mit sichtbaren oder direkt tastbaren Muskeln, Sehnen oder Knochen als Folge eines vollständigen Verlusts von Haut und Unterhautgewebe. Es kann Schorf oder Krustenbildung vorhanden sein. Die Tiefe variiert je nach anatomischer Lage: Druckgeschwüre des Grads 4 können in Bereichen mit wenig oder gar keinem subkutanen Fettgewebe (z. B. Nasenrücken, Ohr, Hinterhaupt und Knöchel) oberflächlich sein, sind aber typischerweise tief und unterminieren oft benachbarte Strukturen oder dringen in diese ein.
L89.9 Dekubitus, Stadium/ Kategorie nicht näher bezeichnet Dekubitus (Druckgeschwür) ohne Angabe eines Grads	**EH90.Z Dekubitalulkus nicht näher bezeichneten Grads**
Kann derzeit nicht in ICD-10 kodiert werden	**EH90.5 Druckgeschwür, Grad nicht näher bestimmbar** Dekubitus mit Verlust aller Hautschichten, bei dem die tatsächliche Tiefe des Ulkus vollständig durch Schorf (gelb, hellbraun, grau, grün oder braun) und/oder nekrotisches Gewebe (hellbraun, braun oder schwarz) im Wundbett verdeckt ist. Solange nicht genügend Schorf und/oder nekrotisches Gewebe entfernt ist, um die Basis der Wunde freizulegen, ist es nicht möglich zu bestimmen, ob ein Ulkus Grad 3 oder Grad 4 vorliegt.
Kann derzeit nicht in ICD-10 kodiert werden	**EH90.4 Verdacht auf tiefe druckinduzierte Gewebeschädigung, Tiefe unbekannt** Ein durch Druck oder Scherung geschädigter Bereich des Weichteilgewebes, bei dem zu erwarten ist, dass er sich zu einem tiefen Druckgeschwür entwickelt, was aber noch nicht geschehen ist. Die betroffene Haut ist typischerweise dunkel verfärbt und kann eine hämorrhagische Blasenbildung aufweisen. Sie kann schmerzhaft und ödematös sein. Sie kann entweder wärmer oder kälter sein als das angrenzende Gewebe. Die Entwicklung zu einem tiefen Ulkus kann auch bei optimaler Behandlung schnell erfolgen.

10-GM-2024- und die ICD-11-Kodierung gegenübergestellt.

Die 2014 und 2019 hinzugefügten Kategorien können derzeit nicht in der ICD-10-Einteilung kodiert werden.

Die aktuell erwartete, aber zum Zeitpunkt der Erstellung dieses Buchs noch nicht rechtskräftige ICD-11-Klassifikation der WHO soll zukünftig eine differenzierte Beurteilung des Dekubitus ermöglichen. So wird sie auch die beiden Kategorien „vermutete tiefe Gewebsschädigung – Tiefe unbekannt" und „keiner Kategorie zuordenbar" beinhalten.

CAVE!

Ein Dekubitus ist klar von MASD (Moisture-Associated Skin Damage, ➤ Kap. 4.7), sogenannten Flüssigkeit-assoziierten Hautschäden (FAH) wie der Inkontinenz-assoziierten Dermatitis (IAD), der peristomalen Dermatitis oder dem Intertrigo, zu unterscheiden. Im Gegensatz zu diesen ist ein Dekubitus scharf abgegrenzt und beginnt nicht an der Oberfläche (Epidermis), sondern in der Tiefe. Zudem befindet er sich typischerweise an knöchernen Vorsprüngen (z. B. Os sacrum) und nicht wie Mazeration, IAD oder Intertrigo in Hautfalten oder Vertiefungen (z. B. Steißbein, ➤ Abb. 4.13).

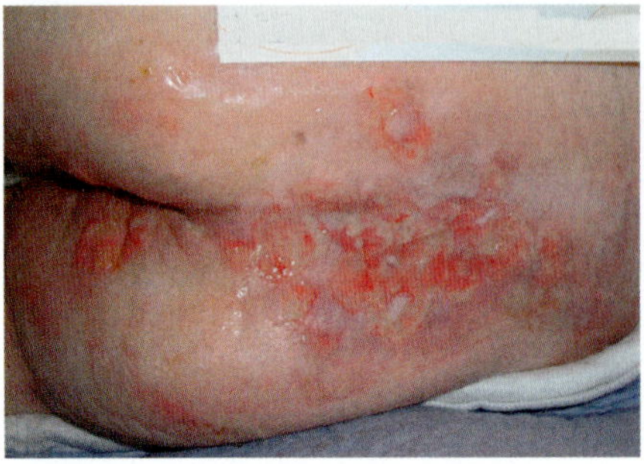

Abb. 4.13 Inkontinenz-assoziierte Dermatitis [M291]

4.3 Dekubitusbegünstigende Krankheitsbilder und Faktoren

Laut DNQP-Expertenstandard „Dekubitusprophylaxe in der Pflege“ (2017a) gibt es über 100 Risikofaktoren für die Entstehung eines Dekubitus. Als besonders riskant und z. T. ursächlich gelten u. a. folgende Krankheitsbilder und Faktoren:

- Erkrankungen: pAVK, Stoffwechselerkrankungen, insbesondere Diabetes mellitus, Genussmittel- und Drogensucht, konsumierende Grunderkrankungen, Demenz, Frakturen, Polyneuropathie, neurologische Erkrankungen, psychische Erkrankungen
- Bewegungseinschränkung bis hin zur Immobilität
- Sedierungen bis hin zu lang andauernden Narkosezeiten
- Mangelndes Schmerzempfinden, z. B. aufgrund von Polyneuropathie, Querschnittsyndrom
- Schlechter Ernährungs- und Flüssigkeitszustand/Malnutrition (➤ Kap. 7.5), allgemeiner Flüssigkeits- oder Gewichtsverlust bis hin zur Kachexie
- Medikamente wie Diuretika (Ausschwemmung von Elektrolyten), Sedativa (Ruhigstellung → Immobilität), Antibiotika (Abwehrschwäche, Resistenzzüchtung), Chemotherapeutika (Abwehrschwäche), Antikoagulanzien
- Problematischer Hautzustand, z. B. trockene, schuppige, feuchte Haut oder Altershaut
- Hautveränderungen, z. B. Allergien, Psoriasis, Neurodermitis, Unverträglichkeiten/Allergien
- Hautfeuchtigkeit/Mazeration: Fieber, Schwitzen, Inkontinenz
- Sonden/Drainagen/Tuben/Schienen, die ggf. zu fest sitzen und auf die Haut drücken; locker sitzende/nicht passende Zahnprothesen
- Transurethraler Blasenverweilkatheter: behindert die Durchblutung des Sakralbereichs, indem die Durchblutung von Harnröhre und Blase durch die Reizung zu- und im Os-sacrum-Bereich abnimmt
- Scherkräfte, z. B. durch Reibung oder Zug
- Skelettdeformierungen, Kontrakturen, Paresen

Zusammenfassend sind die folgenden sieben dekubitogenen Faktoren zu beachten: Druck, Druckzeit, Druckstelle, Motivation, Körperform, Hautzustand und Stoffwechselsituation.

4.4 Dekubitusprophylaxe

Damit ein Dekubitus gar nicht erst entsteht, sind Prophylaxemaßnahmen als routinemäßiger Bestandteil der täglichen Pflege entscheidend. Dennoch ist nicht in jedem Fall ein Dekubitus vermeidbar, z. B. bei Patienten in der Terminalphase ihres Lebens, bei Palliativpatienten oder bei Patienten im Zustand akuter Lebensbedrohung.

Vor der Durchführung der Dekubitusprophylaxe wird das individuelle Dekubitusrisiko des Patienten beurteilt. Im Expertenstandard heißt es dazu: „Die Pflegefachperson schätzt unmittelbar zu Beginn des pflegerischen Auftrags systematisch das

Dekubitusrisiko aller Patienten/Bewohner ein. Diese Einschätzung beinhaltet ein initiales Screening sowie eine differenzierte Beurteilung des Dekubitusrisikos, wenn eine Gefährdung im Screening nicht ausgeschlossen werden kann" (DNQP 2017a).

4.4.1 Risikoeinschätzung

Eine Risikoeinschätzung besteht aus einem initialen Screening und einer differenzierten Einschätzung des Dekubitusrisikos. Zu Beginn des pflegerischen Versorgungsauftrags, d. h. bei Patientenerstkontakt, schätzt die Pflegefachperson ein, ob ein Dekubitusrisiko besteht. Diese Erhebung sollte zeitnah nach Aufnahme, innerhalb von 8 Stunden, erfolgen. Basis hierfür sind die Anamnese, Hinweise auf erhöhte oder andauernde Druck-/Scherkrafteinwirkung und bestehende sowie abgeheilte Dekubitalulzera. Wenn ein Dekubitusrisiko im Screening nicht ausgeschlossen werden kann, erfolgt unmittelbar darauf die differenzierte Risikoeinschätzung. Der Expertenstandard (DNQP 2017a) weist darauf hin, dass für bestimmte Patientengruppen, z. B. in der Neonatologie, Intensivpflege und Geriatrie, grundsätzlich ein Dekubitusrisiko besteht. In diesen Fällen ist ein Screening nicht nötig. Es setzt sofort die differenzierte Risikoeinschätzung ein.

Es sind über 100 Faktoren bekannt, die einen Dekubitus begünstigen können. Keine der verbreiteten Skalen (z. B. Braden, Waterlow, Norton) vermag alle diese Faktoren zu berücksichtigen. Aktuelle Studienergebnisse weisen zudem auf die z. T. erheblichen Abweichungen bei der Anwendung dieser Skalen hin, die für dieselbe Person je nach ausfüllender Pflegefachperson ein großes, mittleres oder gar kein Dekubitusrisiko definieren können. Diese Ergebnisse legen nahe, dass Risikoskalen heutzutage nur eine unterstützende Rolle bei der Risikoeinschätzung zukommt, die ansonsten systematisch erfolgen sollte. Die differenzierte Risikoeinschätzung gründet auf der Bewertung des Risikos, überhaupt einen Dekubitus zu entwickeln. Hierfür sind zwei Aspekte zu betrachten:

- Die **Mobilität,** also die Fähigkeit, sich bewusst zu bewegen bzw. eine Positionsveränderung selbstständig vorzunehmen. Eine eingeschränkte Mobilität äußert sich z. B. durch Beeinträchtigung, im Liegen oder Sitzen selbstständig Positionsveränderungen vorzunehmen oder sich von einem Ort, z. B. Bett, zum anderen Ort, z. B. Bad, zu bewegen.
- **Externe Risikofaktoren** fassen alle extrinsischen und iatrogenen Einflüsse zusammen, die Druck und/oder Scherkräfte ausüben können. Zu den externen Risikofaktoren gehören z. B. nasale Sonden, endotracheale Tuben, schlecht sitzende Schienen oder Verbände, (Zahn-)Prothesen, Alltagsgegenstände, auf denen der Betroffene liegt oder sitzt, Hörgeräte oder Fernbedienungen, eine unzureichende Versorgung mit druckentlastenden Hilfsmitteln sowie länger andauernde Operationen.

Die Bewertung dieser Aspekte wird ergänzt durch die Einschätzung des Hautzustands. Letztere umfasst neben dem Fingerdrucktest (➤ Kap. 4.2.1) die Inspektion auf Ödeme, Verhärtungen, Rötungen *(Erytheme),* die Palpation der Hauttemperatur und die Erfassung von Durchblutungsstörung und Schmerzempfinden. Weitere relevante Risikofaktoren sind in ➤ Kap. 4.3 zusammengefasst.

Wenn durch ein Screening eine Dekubitusgefährdung ausgeschlossen wurde, ist das Screening zu wiederholen, sobald sich an der Mobilität etwas ändert oder externe Risikofaktoren hinzukommen. Bei dekubitusgefährdeten Patienten ist die differenzierte Risikoeinschätzung in individuellen Abständen zu wiederholen. Diese orientieren sich am Ausmaß der Gefährdung sowie dem zu erwartenden Auftreten von Risikofaktoren.

4.4.2 Bewegung, Mobilisation und Positionierung

Theoretische Grundlage der Bewegungsförderung ist, dass jedem Menschen der Drang zur Bewegung innewohnt. In klinischen Studien konnte beobachtet werden, dass Musik die Eigenbewegung fördert. Bewegungsförderung ist grundsätzlich individuell auf die Bedürfnisse und Möglichkeiten des Patienten zugeschnitten. Ein Mangel an Bewegung, bedingt z. B. durch eine Schmerzsituation, Alter, Entkräftung, Depression oder die Grunderkrankung, ist der Hauptrisikofaktor für die Entstehung eines Dekubitus. Die Mobilität des Patienten sowie sein Bedürfnis nach Bewegung zu wecken und zu unterstützen, sind somit wesentliche Faktoren der Dekubitusprophylaxe.

Die Mobilisation verbessert die Blutzirkulation und beschleunigt den Heilungsprozess. Hiermit ist allerdings nicht stundenlanges „Mobilisieren" in einem Stuhl gemeint, sondern die Erstellung eines auf die Bedürfnisse des Patienten individuell angepassten Bewegungskonzepts. Die Mobilisation sollte grundsätzlich schmerzfrei sowie zug-, reibungs- und scherkräftearm erfolgen. Um dem Pflegepersonal im Umgang mit dem Patienten eine Hilfe an die Hand zu geben, erheben viele Einrichtungen sogenannte Bewegungsanalysen. Hierbei wird abgefragt und festgehalten:

- Was bringt den Patienten dazu, sich zu bewegen, was beeinflusst die Bewegung?
- Wie viel Antrieb, welche Fähigkeiten hat der Patient?
- Darauf bezogen – wie viel Unterstützung benötigt er?
- Welcher Art muss diese Unterstützung sein?

Die Erkenntnisse aus dieser Bewegungsanalyse ermöglichen die Planung von Maßnahmen zur Druckentlastung. Diese umfassen die Förderung der Eigenbewegung, die Sicherstellung regelmäßiger Positionswechsel und eine risikoarme Körperpositionierung, die komplette Druckentlastung gefährdeter Körperstellen (Freipositionierung) und die Verminderung des Verletzungsrisikos durch externe Einflussfaktoren wie Sonden oder Schienen.

Neben diesem Maßnahmenplan sollten in jeder Einrichtung der Expertenstandard (DNQP 2017a), eine einrichtungsspezifische Arbeitsanweisung und Richtlinien für den Einsatz von Positionierungshilfsmitteln (➤ Kap. 4.6.1) und Antidekubitussystemen bzw. speziellen Matratzen (z. B. viskoelastischen Matratzen, ➤ Kap. 4.6.2) vorhanden sein.

Ein Positionswechsel hat mehrere erwünschte Effekte. Er führt zu einer **Druckentlastung** an der aufliegenden Körperregion, zugleich verbessert er die pulmonale Situation und die Eigenbewegungsfähigkeit. Zudem hat der durch die Pflegefachperson bewirkte oder angeregte Positionswechsel positive Auswirkungen auf die psychische Situation. Er bedeutet für den Patienten Zuwendung und hilft ihm, die Wahrnehmung seiner Körpergrenzen aufrechtzuerhalten.

Der Druck, dem der Körper durch die Unterlage ausgesetzt ist, wird als Auflagedruck bezeichnet. Er ist umso geringer, je weicher die Unterlage ist, da der Körper in diese einsinkt, sich somit die Auflagefläche erhöht und der Druck sich besser verteilt. Es ist daher darauf zu achten, dass bei Risikopatienten entsprechend viel Körperoberfläche aufliegt und die Unterlage möglichst weich ist, damit eine adäquate **Druckverteilung** gewährleistet ist. So sollte jeder Patient mit einem Dekubitusrisiko lt. Leitlinie (EPUAP, NPIAP/P, PPIA 2025) eine Ganzkörperunterlage aus druckverteilendem Schaumstoff haben.

Hauptaspekte der Dekubitusprophylaxe sind Druckentlastung und Druckverteilung auf Basis eines individuellen Maßnahmenplans. Individuell ausgewählte Hilfsmittel ergänzen die Prophylaxe, wenn Mobilisation und Positionierung allein nicht ausreichend sind. Dabei ist darauf zu achten, dass die

Hilfsmittel, z. B. Kissen, den Patienten in seiner Beweglichkeit nicht zusätzlich einschränken. Prämisse der Positionierung ist, möglichst viele der Prädilektionsstellen (➤ Kap. 4.1) zu entlasten und dabei die Eigenbewegung zu fördern. Unabhängig von der verwendeten Matratze sollten Patienten mit Dekubitusrisiko regelmäßig positioniert werden.

Es gibt eine Vielzahl von **Positionierungsmöglichkeiten.** Die gängigsten und praktikabelsten Methoden zur Positionierung sind: schiefe Ebene (eine Bettdecke wird längs aufgerollt und unter die Matratze gelegt), 30°-, 135°-, Bobath- (bei speziellen Krankheitsbildern wie Schlaganfall und halbseitig gelähmten Patienten), Weich- und Hohlpositionierung. Die **Weichpositionierung** vergrößert die Auflagefläche des Körpers. Durch das Einsinken des Patienten in die Unterlage erfolgt eine Druckverteilung, und die Belastung der einzelnen Körperstellen mindert sich. Bei der **Hohlpositionierung** (auch Freipositionierung) wird der gefährdete oder betroffene Körperteil, üblicherweise die Ferse, höher positioniert, sodass er nicht mehr aufliegt. Ein keilförmiges Kissen kann diesen Effekt erzielen. Dabei ist darauf zu achten, dass Unter- und Oberschenkel durchgängig aufliegen, nicht frei schweben und auch nicht zu hoch positioniert werden, um den Druck im Gesäßbereich nicht übermäßig zu erhöhen. Immobile Patienten rutschen bei aufgestelltem Kopfteil oft im Bett nach unten und knicken nicht in der Hüfte, sondern unphysiologisch im Wirbelsäulenbereich ab. Dadurch steigt der Druck im Gesäßbereich. Ein unterhalb der Oberschenkel positioniertes, flach zusammengelegtes Handtuch kann dem Herunterrutschen vorbeugen.

Eine reine 90°-Positionierung ist unbedingt zu vermeiden (Ausnahme: Bobath-Positionierung bei speziellen Krankheitsbildern), da hierbei nur eine Problemverlagerung erfolgt. Statt an der Sakralregion entsteht der Dekubitus nun an der Hüfte. Ein Patient sollte niemals auf seinen Dekubitus gelegt werden. Das Kopfteil des Betts ist grundsätzlich so flach wie möglich einzustellen, d. h., bettlägerige Patienten mit einem Dekubitus in der Sakralregion in Rücken- und Seitenlage sollten ihr Kopfteil höchstens um 30° anheben und eine ganztägig erhöhte Positionierung des Oberkörpers unbedingt vermeiden.

Jeder Patient ist in einem individuellen Zeitabstand zu positionieren. Es gibt keine wissenschaftlichen Untersuchungen, die belegen, dass ein Zwei-Stunden-Intervall optimal ist. Dieser Zeitraum kann bei einem kachektischen Patienten mit einer konsumierenden Erkrankung schon viel zu lang sein. Um eine genaue Aussage über die individuellen Abstände zu treffen, empfiehlt es sich, den Patienten zuerst für 2 Stunden zu positionieren. Treten nach dieser Zeitspanne bereits Hautrötungen auf, wird das Intervall entsprechend verkürzt. Der zeitliche Abstand wird jeweils um eine halbe Stunde verlängert oder verkürzt, bis der optimale Zeitabstand für den jeweiligen Patienten ermittelt ist. Diese Daten werden anschließend auf dem individuellen Maßnahmenplan festgehalten. Die Häufigkeit der Positionsänderungen orientiert sich an der Eigenaktivität, Mobilität und der Fähigkeit zur selbständigen Positionsänderung.

Eine gute Ergänzung zum oben genannten Positionieren ist die **Mikropositionierung.** Diese ist allerdings nur prophylaktisch anzuwenden und nicht zur Therapie geeignet. Schon durch geringe Positionsänderungen des Patienten kann eine Prophylaxe wirksam sein, denn innerhalb einer Stunde nimmt der menschliche Körper bis zu 40 nicht sichtbare Positionsänderungen durch Umverlagerung des Körperschwerpunkts vor. Die Mikropositionierung orientiert sich an diesem physiologischen Vorgang. Sie strebt Positionsänderungen an Gelenken und Lageveränderungen durch Druckverteilungen an Kopf, Schultern, Hüfte und Oberschenkeln an. Eine geringfügige Umpositionierung der Hüfte oder der Schulterregion kann einem

Dekubitus vorbeugen. Insbesondere bei Patienten mit einem hohen Schmerzlevel oder bei nächtlichen Umpositionierungen ist die Mikropositionierung einsetzbar. Bei jedem Patientenkontakt kann die Pflegefachperson kleine Positionswechsel vornehmen. Es ist z. B. möglich, im Uhrzeigersinn nach und nach ein im Zickzack gefaltetes Handtuch unter verschiedenen Körperregionen zu platzieren. Durch leichtes Ziehen am Handtuch ergibt sich bereits ein geringer Positionswechsel. Doch die Mikropositionierung bewirkt lediglich eine zeitweilige Entlastung, ersetzt jedoch nicht das turnusmäßige Positionieren.

CAVE!

Aufgrund der deutlich geringeren Auflagefläche wirkt im **Sitzen** mehr Druck auf den Körper ein als im Liegen. Zur Einnahme der Mahlzeiten kann der Patient ggf. kurzfristig sitzen. Dabei ist Folgendes zu beachten: Die Füße des Patienten stehen auf dem Boden, die Oberschenkel liegen komplett auf der Sitzfläche auf. Der Patient sitzt auf einem druckverteilenden Sitzkissen, der Rücken wird durch eine hohe Lehne gestützt. Alternativ kann eine zurückgelehnte Sitzposition mit angehobenen Beinen gewählt werden. Generell gilt: Auf einem Dekubitus sollte nicht gesessen, gelegen oder positioniert werden!

Soweit möglich sind Menschen, die längere Zeit in sitzender Position verbringen, darin zu schulen, regelmäßig druckentlastende Positionsänderungen durchzuführen.

4.4.3 Unterstützende und begleitende Maßnahmen

Hautschutz und -pflege als Teil der Prävention

Die Hautinspektion dient dem Erkennen und Beurteilen von Läsionen und ist notwendiger Bestandteil der Einschätzung eines Dekubitusrisikos. Eine besondere Herausforderung ist die Unterscheidung zwischen einem Dekubitus und MASD/Flüssigkeit-assoziierten Hautschädigungen, z. B. ausgelöst durch Inkontinenz (➤ Kap. 4.7) oder Pilzinfektion. Im Falle des Auftretens von Problemhaut gehört auch die Hautpflege zur Dekubitusprophylaxe. Nicht verwendet werden sollten Melkfett, Vaseline, Babyöl, Zinkpaste u. Ä., da diese Produkte einen nicht atmungsaktiven Film auf die Haut legen. Dadurch wird der Gasaustausch herabgesetzt, und die Haut trocknet darunter noch weiter aus. Im Falle inkontinenter Patienten besteht zusätzlich die Gefahr, dass die Poren von aufsaugenden Inkontinenzprodukten verklebt werden. Transparente Hautschutzmittel, z. B. auf Acrylat-Copolymer-Basis, schützen die Haut 3–4 Tage vor Feuchtigkeit wie Stuhl und Urin und ermöglichen dank ihrer Transparenz eine optimale Hautbeobachtung (➤ Kap. 1.3.4). Ein regelmäßiger Gasaustausch kann weiterhin stattfinden.

Diese Produkte sind auch zur Intertrigoprophylaxe anwendbar. Hierbei wird der Hautschutz zunächst auf die gefährdeten Regionen unterhalb der Brust, in der Leistengegend und/oder den Zehenzwischenräumen aufgetragen. Die Pflegefachperson hält dabei die Hautfalten so lange auseinander, bis der Hautschutz getrocknet ist (ca. 30 Sekunden). Zusätzlich ist der jeweilig gefährdete Bereich durch eine eingelegte Kompresse zu schützen. **Cave:** vorab Pilzbefall ausschließen!

Bei der Hautpflege sind folgende Prinzipien zu beachten:

- Die Haut sauber und trocken halten
- Nach jeder Inkontinenzepisode die Haut zeitnah reinigen
- Zur Reinigung pH-hautneutrale Syndets (pH-Wert < 7) verwenden; keine Nutzung von alkalischen Hautmitteln
- Bei übermäßiger Feuchtigkeit transparente Hautschutzmittel zum Verbleib einsetzen
- Bei Dekubitusrisiko die Haut nicht reiben, sondern sanft tupfend reinigen/trocknen

Bei trockener Haut sind lipophile Hautmittel auf Wasser-in-Öl-Basis mit wasserspeichernden Feuchthaltefaktoren (z. B. Urea, Collagen, Elastin) zu empfehlen (➤ Kap. 1.3.4). Grundsätzlich gilt: Eine noch so gute Hautpflege allein kann keinen Dekubitus verhindern.

Bei Menschen mit Urininkontinenz und einem Dekubitusrisiko bzw. vorhandenem Dekubitus sollten Inkontinenzprodukte mit hoher Saugfähigkeit und einer guten Retention zum Einsatz kommen. Zudem ist darauf zu achten, dass Bettwäsche und Kleidung faltenfrei sind.

Die standardmäßige Verwendung von Verbandmitteln ist kein Bestandteil der Dekubitusprophylaxe. Es gibt jedoch Ausnahmen: Insbesondere im Intensivbereich werden z. T. Folienverbände genutzt, um Scherkräfte zu reduzieren, oder weiche, mehrschichtige, feinporige Silikonschaumverbände zum Schutz der Haut bei Personen mit Dekubitusrisiko verwendet. Allerdings sind in Deutschland Verbandmittel im ambulanten Bereich nur zur Therapie und nicht zur Prävention verordnungs- und erstattungsfähig.

Ernährung

Bei einem bestehenden Dekubitusrisiko sollte ein Ernährungsscreening durchgeführt werden. Weist dieses auf eine Mangelernährung hin, erfolgt ein umfangreiches Ernährungsassessment (➤ Kap. 7.5.1). Eine ausgewogene Ernährung und eine ausreichende Flüssigkeitszufuhr unterstützen die Dekubitusprophylaxe. Die Nahrung sollte eiweißreich, bei Bedarf hochkalorisch, reich an Vitamin A, B, C und K sowie den Mineralstoffen Zink, Eisen, Kalzium, Kalium und Magnesium sein. Bei bestimmten Krankheitsbildern ist auf eine angepasste Ernährung und Trinkmenge zu achten (➤ Kap. 7.4).

Psychische Situation

Die psychische Situation des Patienten wird häufig als prophylaktischer Faktor unterschätzt. Depressive Patienten brauchen Ermunterung und Motivation. Die Positionierung bedeutet eine regelmäßige Zuwendung. Verwirrte und demente Patienten registrieren unterbewusst, ob freundlich oder unwirsch, aufmerksam oder gleichgültig mit ihnen umgegangen wird.

Nur wenn der Patient die Notwendigkeit zur Mitarbeit erfassen kann und gleichzeitig ausreichend Antrieb hat, ist die Grundlage für den Erfolg der Behandlung gelegt. Je optimaler der Patient aufgeklärt ist und auf seine individuellen Bedürfnisse eingegangen wird, desto besser kann die Entstehung eines Dekubitus vermieden oder dieser effizienter behandelt werden. Eine regelmäßige, adäquate Verlaufskontrolle und die Wunddokumentation (➤ Kap. 10) ermöglichen die zeitnahe Erfassung von Problemen sowie eine frühzeitige Behandlung.

4.5 Diagnostik

Die Praxis zeigt, dass viele Dekubitus falsch diagnostiziert oder andere Krankheitsbilder als Dekubitus fehlinterpretiert werden. Hierzu gehört beispielsweise die Inkontinenz-assoziierte Dermatitis (IAD, ➤ Kap. 4.7). Die umfassende Anamnese ist die Basis für eine Diagnostik, die frühzeitig Gefährdungen aufdeckt, die Entwicklung eines Dekubitus verhindert oder minimiert und nachhaltige Schäden vermeidet. Die Erfassung folgender Parameter legt den Grundstock für die Diagnostik:

- Anamnese mit Alter des Patienten und Alter der Wunde.
- Erfassung von länger andauernder Immobilität, z. B. lange Operations-/Narkosezeiten, Koma und Anlagen bzw.

Tragen von medizinischen Versorgungen, z. B. Sonden, Tuben.
- Entstehungsursache/n und begünstigende Faktoren (➤ Kap. 4.3).
- Lokalisation an einer der bekannten Prädilektionsstellen (➤ Kap. 4.1); die Lokalisation an anderer Stelle kann ein Hinweis auf eine andere Diagnose sein.
- Die Inspektion und Wundbeurteilung klärt darüber auf, ob das Erscheinungsbild der Wunde zu einem Dekubitus passt. Zu erfassen sind: Lokalisation, Größe, Tiefe, Taschenbildung/Fistelung (inklusive Ausrichtung nach Uhrmethode und Tiefe), Exsudatmenge und -beschaffenheit, Wundgrund (Beläge und Strukturen/Gewebe), Geruch, Wundrand/-umgebung, Schmerzen, Entzündungszeichen, Hautzustand (➤ Kap. 10.3).
- Technische Untersuchung: ggf. Abstrich/Probeexzision, Blutanalyse bei Verdacht auf eine Infektion und mikrobiologische Diagnostik, ggf. Nativröntgen zum Ausschluss von Osteolysen, ggf. Fisteldarstellung.

Bei Bedarf erfolgen weitere Konsile: z. B. plastische Chirurgie, Dermatologie.

Eine neuartige Entwicklung ist der SEM-Scanner, ein Gerät, das nicht invasiv den Feuchtigkeitsgehalt des Gewebes (Subepidermal Moisture) misst. So können lokale Gewebsödeme entdeckt werden, und es ist möglich, rechtzeitig präventive Maßnahmen zu ergreifen, solange die Schädigungen noch mikroskopisch klein und keine klinischen Symptome zu erkennen sind.

4.6 Therapie

4.6.1 Hilfsmittel zur Positionierung

Die kausale Therapie des Dekubitus ist darauf ausgerichtet, durch Bewegung, Positionierung und geeignete Hilfsmittel eine Druckminderung/-entlastung der betroffenen Körperregion zu erreichen. Diese Hilfsmittel werden patientenspezifisch ausgewählt. Folgende Kriterien sind maßgeblich: Ausprägung der Dekubitusgefährdung, pflegerische und therapeutische Aspekte (z. B. be- und verhindert die Positionierung eines teilmobilen Patienten auf einer zu weichen Matratze die Eigenbewegung), Möglichkeiten zur Eigenbewegung, Körpergewicht, Grund- und Begleitkrankheiten, gefährdete Körperstelle/n, Wirkungsnachweis des Herstellers und Nebenwirkungen sowie ökonomische Erwägungen.

Als Hilfsmittel zur Positionierung sind einfache Kissen, Decken oder spezielle Kissen, z. B. Corpomed®-Kissen (Still-/Bananenkissen), geeignet. Wasserkissen und -matratzen sowie wassergefüllte Handschuhe sind dagegen für die Dekubitusprophylaxe und -therapie ungeeignet. In der „Grundsatzstellungnahme Dekubitus" vom Juni 2001 äußert sich die Projektgruppe 32 in Punkt 6.3.1.3 deutlich zu diesem Thema: „Wassergefüllte Kissen sind nicht nur aufgrund ihrer hohen Wärmeleitfähigkeit und daher ihres körpertemperatursenkenden Effektes, vielmehr auch ob des Seegangeffekts der ungekammerten großen Wassermassen und den hieraus resultierenden hohen Scherkräften auf die druckulkusgefährdete Haut ungünstig. Ihr Einsatz mit der Zielerrichtung einer Dekubitusprophylaxe oder auch im Rahmen der Dekubitustherapie gilt heute als obsolet" (MDS 2001, S. 46). Zudem weicht Wasser dem Druck aus, behält aber sein Volumen. Dies bedeutet, dass der Druck an allen aufliegenden Körperstellen gleich bleibt, auch wenn der Patient sich auf dem Wasserkissen bewegt.

Die Anwendung von Luftringen oder Lochkissen gilt als veraltet und sollte nicht mehr erwogen werden. Diese Produkte bieten zwar in der Mitte eine Druckentlastung, am Rand ist die Belastung aber unverhältnismäßig höher, zudem erzeugen sie eine zirkuläre Abbindung der Versorgungsstrukturen. Auf diese Weise können sogar zusätzliche Dekubitus entstehen. Auch der Einsatz von Gelkissen ist häufig nicht empfehlenswert, da sie unnötig hart sind und das Gel Wärme und Kälte speichert, sodass diese Kissen gerade bei empfindungsgestörten Patienten zu Hautreizungen (durch Überwärmung im Sommer oder Unterkühlung im Winter) führen können. Als Alternativen zu den oben erwähnten Sitzkissen gibt es z. B. ROHO®-Kissen. Sie bestehen aus luftgefüllten, miteinander verbundenen, aufrecht stehenden Kammern. Dadurch passt sich das Kissen dem aufliegenden Körper gut an und erzeugt eine adäquate Druckentlastung. Ebenso geeignet sind Vicair®-Kissen: Die enthaltenen luftgefüllten Dreiecksbeutelchen passen sich gut der Körperkontur an und führen zu einer optimalen Druckentlastung. Auch das Repose®-Sitzkissen bietet durch seine hoch elastischen, mit Luft gefüllten Membranen aus Doppel-Polyurethan eine optimale Kombination von Druckentlastung und Handhabung.

Von Fellfersenschonern und Positionierungsfellen ist heutzutage ganz abzusehen. Sie sind unhygienisch und bewirken keine Druckentlastung. Da sie Feuchtigkeit speichern und schnell verklumpen, kann es sogar zu zusätzlichen Hautproblemen kommen.

Speziell für die Fersenfreipositionierung gibt es Extra-Hilfsmittel, z. B. den Body Armor® Heel Reliever (DARCO, ➤ Abb. 4.14), eine spezielle Schaumstoffbandage, oder den LIGAMED® Fersenschuh (LIGAMED® medical Produkte, ➤ Abb. 4.15), eine Bandage mit Schaumstoffeinlage, in der die Ferse ebenfalls frei positioniert wird. Diese Produkte kommen bevorzugt bei liegenden Patienten zum Einsatz. Zudem sind druckreduziernde Silikonpads (z. B. KerraPro™ Auflagen und Strips, Solventum) erhältlich. Durch das flexible und strapazierfähige Silikonmaterial soll eine effektive Druckumverteilung, insbesondere an knöchernen Vorsprüngen wie Ferse, Ellenbogen, erreicht und so die Haut geschützt werden. Bei Verunreinigungen sind

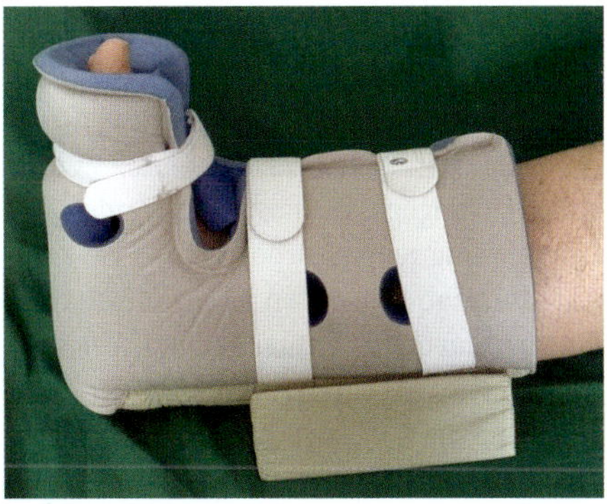

Abb. 4.14 Fersenfreipositionierung mit Body Armor® Heel Reliever [O1015]

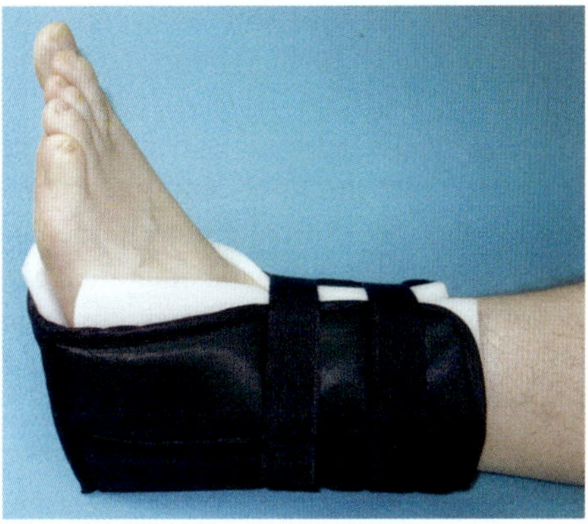

Abb. 4.15 LIGAMED®-Fersenschuh [M291]

diese Produkte einfach mit Wasser zu reinigen und dann weiter zu nutzen.

In der Dekubitus- und Intertrigoprophylaxe lassen sich LIGASANO® weiß, ein grob- und gemischtporiger Polyurethan(PUR)-Schaum, und LIGASANO® grün, ein grob- und offenporiger Polyurethan(PUR)-Schaum, als individuell anpassbare, druckentlastende und belüftende Unterlagen kombinieren.

Positionierungsregeln

- Nicht Haut auf Haut positionieren.
- Für die Gelenke ist die Funktions- bzw. Mittelstellung angebracht.
- Eine leichte Erhöhung der Extremitäten verbessert den venösen Rückfluss.
- Nur selten ist ein Patient nicht positionierungsfähig.

Man spricht nicht mehr von Lagerung, da dieser Begriff den Patienten zum Gegenstand reduziert, der gelagert wird.

4.6.2 Matratzen und -systeme

Am häufigsten kommen Schaumstoffmatratzen zum Einsatz, die individuell an den Patienten angepasst ausgewählt werden. Als Orientierung gelten Körperbau und Gewicht. Als Materialien werden u. a. Kaltschaum, Polyurethan und Polyester genutzt. Moderne viskoelastische Matratzen sind in der Lage, auf Druck und Wärme zu reagieren und so eine gute Druckverteilung zu erwirken. Das tiefe Einsinken mindert allerdings die Eigenbeweglichkeit des Patienten.

Matratzensysteme sind in statische und dynamische Systeme zu unterteilen. Statische oder auch reaktive Matratzen sind darauf ausgelegt, den Druck zu halten, z. B. Matratzen aus druckverteilendem Schaumstoff oder statische Antidekubitussysteme (Luftpolster, die einmalig per Pumpe befüllt werden). Dynamische oder auch aktive Systeme verändern durch wechselnde Kammerfüllung beständig den Druck und werden daher auch Wechseldruckmatratzen genannt. Diese werden nach Einschätzung eines individuellen Dekubitusrisikos bzw. der Dekubituskategorie ausgewählt. Eine individuell angepasste Positionierung ersetzen solche Systeme jedoch nicht. Bei der Anwendung ist zu beachten, dass möglichst wenig Material zwischen Patienten und Matratze liegt. Je mehr Schichten aufliegen, desto weniger Wirkung wird erzielt.

Bei Schlaganfall- oder demenziell erkrankten Patienten können sich Wechseldrucksysteme negativ auf den Heilungsprozess auswirken. Einige Veränderungen wurden bei Patienten mit diesen Krankheitsbildern auf Wechseldrucksystemen beobachtet: Veränderung des Körperbilds, Einschränkung der körperbezogenen Wahrnehmung, Koordinationsstörungen. Unabhängig vom Krankheitsbild können Hubbewegungen oder zeitweilige Spitzendrücke eine bereits vorhandene Schmerzsymptomatik noch erhöhen. Patienten werden in der Schlafqualität beeinträchtigt sowie durch die Geräusche und Vibrationen des Systems und eine untypische Liegeposition wach gehalten. Die auf diesen Systemen eingeschränkte Bewegung kann ggf. zusätzlich die Ausbildung von Kontrakturen und Spastiken fördern. Daneben gibt es MiS®-Micro-Stimulation-Systeme, die als Lattenkonstrukt unterhalb der Matratze durch kleine Anreize die Eigenbewegung des Patienten fördern. Zudem werden im Gegensatz zu den Wechseldrucksystemen die Wachheit des Patienten sowie sein Orientierungsvermögen verbessert.

Hauptbestandteil der lokalen Therapie eines Dekubitus ist nach entsprechendem Débridement eine indikationsbezogene Wundversorgung (➤ Kap. 2). Weitere wesentliche Faktoren dieser lokalen Therapie sind angepasste/r Hautschutz/-pflege (➤ Kap. 1.3).

> Hilfsmittel bedeuten in vielen Fällen eine sinnvolle Unterstützung der Dekubitusprophylaxe und -therapie, ersetzen aber niemals die Anleitung, Unterstützung und Motivation zur Eigenbewegung.

4.6.3 Lokale Wundtherapie

Die Wundreinigung orientiert sich an den Prinzipien und Vorgehensweisen, die in ➤ Kap. 2.1 beschrieben sind. Die Auswahl der Verbandmittel erfolgt indikationsbezogen anhand der in ➤ Kap. 2.2 und in ➤ Tab. 2.7 aufgeführten Kriterien.

Bei bestehenden Blasen sind folgende Vorgehensweisen zu beachten (Dissemond et al. 2022a):

- Serumgefüllte Blasen, bei denen kein Druckschmerz auftritt, sollten bestehen bleiben.
- Schmerzt die Blase allerdings bei Druck und befindet sich an der Handfläche (palmar) oder an der Fußsohle (plantar) ist abzuwägen, diese zu punktieren, wobei das Blasendach zu belassen ist. Zur Punktion werden ausschließlich

sterile Instrumente genutzt, z. B. sterile Kanülen. Um keine Verletzungen am Blasengrund zu provozieren, sollte der Einstich parallel zur Haut erfolgen. Im Anschluss an die Punktion ist die Punktionsstelle mit sterilen Verbandmitteln zu versorgen, z. B. einem Wundschnellverband oder einem semipermeablen Transparentfolienverband.
- Ist die Blase bereits rupturiert, aber ohne klinische Entzündungszeichen sollte das Blasendach belassen bleiben. Sind dagegen klinische Entzündungszeichen sichtbar, sind die Reste des Blasendachs entsprechend steril abzutragen.

Insbesondere bei Wundversorgungen in der Sakralregion rollen sich die Verbandmittel durch Bewegung rasch auf und verlieren ihre Haftung. Eine verstärkte Haftung kann eine spezielle Applikationstechnik von semipermeablen Transparentfolienverbänden erzielen. Die intakte Haut rings um den Dekubitus herum wird zunächst mit unsterilen Streifen einer semipermeablen Transparentfolie umklebt. Darauf wird die Wundauflage appliziert. Die Klebeflächen der Wundauflage haften nun auf den Folienstreifen und nicht auf der Haut. Abschließend erfolgt eine umlaufende Fixierung der Wundabdeckung mit unsterilen Transparentfolienstreifen, die zusätzlich für eine verstärkte Haftung sorgt.

4.6.4 Weiterführende Maßnahmen

Bei der Versorgung eines Patienten mit einem Dekubitus in der Sakralregion mit bestehender Inkontinenz können kontinenzunterstützende Maßnahmen, z. B. Analtampons (z. B. Peristeen®, Coloplast), Fäkalkollektoren, Urinalkondome, hilfreich sein. Mithilfe eines Analtampons kann der schädigende Einfluss der Ausscheidung unterbunden werden. Analtampons sollten je nach Firma und Produkt 2- bis 4-mal täglich gewechselt werden, um nicht die Entstehung eines Ileus zu riskieren. Weitere Informationen gibt die Packungsbeilage. Bei Patienten, die unter Durchfall leiden, ist diese Versorgung nicht möglich. Hierfür sind Fäkalkollektoren oder Stuhldrainagesysteme (z. B. Flexi-Seal®, Convatec) erhältlich. Allerdings muss für letztgenannte der Schließmuskel intakt sein. Das System darf maximal bis zu 4 Wochen belassen werden. In der **operativen Therapie** wird ein bestehender Dekubitus durch Wundkonditionierung/ausführliches Débridement (➤ Kap. 2.1.2) in Narkose, V. A. C.-Therapie/lokale Unterdrucktherapie (➤ Kap. 2.3.3), Lappen- oder Verschiebeplastik behandelt.

Zusätzlich erfolgt eine **systemische Therapie** mit Analgetika bei auftretenden Schmerzen oder mit Antibiotika bei klinisch infizierten Wunden.

4.7 Inkontinenz-assoziierte Dermatitis (IAD)

Die Inkontinenz-assoziierte Dermatitis (IAD) ist wie die intertriginöse Dermatitis (inklusive Intertrigo, ➤ Kap. 1.3.4), der gramnegative Fußinfekt, die toxische Kontaktdermatitis (inklusive Wundumgebungsdermatitis) sowie die peristomale Dermatitis, ein Flüssigkeits-assoziierter Hautschaden (FAH). Diese Hautschäden werden international unter dem Begriff **Moisture-Associated Skin Damage (MASD)** zusammengefasst (Dissemond et al. 2021b). Alle FAH haben gemeinsam, dass es durch längere Einwirkung von Körperflüssigkeiten wie Urin, Stuhl, Schweiß oder Wundexsudat zu einer Verschlechterung der Hautintegrität kommt. Gleichzeitig ist die Haut einer physikalischen Irritation und/oder einer chemischen Reizung ausgesetzt. Zudem spielen weitere Komorbiditäten und Kofaktoren eine wichtige Rolle. Nachfolgend wird die IAD näher beschrieben, die häufig als Dekubitus missinterpretiert wird.

Nicht bei allen Hautveränderungen bzw. Wunden, die in der Gesäßregion auftreten, handelt es sich um einen Dekubitus. Der permanente Einfluss von Stuhl- und Urininkontinenz kann zu Hautmazerationen bis hin zur Inkontinenz-assoziierten Dermatitis (IAD) führen. Bei der IAD entstehen Hautirritationen wie Ekzeme bis hin zu sehr schmerzhaften Entzündungen an den betroffenen Hautarealen. Um zeitnah adäquate Maßnahmen ergreifen zu können, die individuell auf die jeweilige Patientensituation angepasst sind, ist eine IAD klar von einem Dekubitus abzugrenzen. Die Prävalenz der IAD liegt in der ambulanten Pflege bei 14,7 %, bei Bewohnern von Pflegeeinrichtungen und Krankenhauspatienten bei bis zu 40 % (Kottner et al. 2020). Obwohl in Deutschland ca. 10 Millionen Menschen von Inkontinenz betroffen sind (DKG 2024), handelt es sich um ein Tabuthema.

Die Inkontinenz-assoziierte Dermatitis (IAD) ist eine Entzündung der Haut, die durch Kontakt mit Stuhl und/oder Urin verursacht wird. Dermatologisch spricht man von einer toxischen Kontaktdermatitis. Der beständige Kontakt mit diesen Ausscheidungen irritiert die Haut und schädigt die Hautbarriere. Chemische und physikalische Faktoren wie Reibung/Scherkräfte, unsachgemäße Reinigung der Haut mit rauen Materialien und/oder ungeeigneten Produkten oder der Einsatz von nicht atmungsaktiven Materialien (z. B. Kleidung, Kontinenzprodukten) haben zusätzlich einen pathophysiologischen Einfluss.

Eine IAD ist klar von einem Dekubitus und anderen Wunden abzugrenzen, wobei auch mehrere Krankheitsbilder zugleich vorliegen können. Es gibt Hinweise darauf, dass eine IAD eventuell die Entstehung eines Dekubitus begünstigt.

4.7.1 Entstehung

Die Auslöser der IAD sind Stuhl- und Urininkontinenz, wobei Stuhlinkontinenz als Hauptfaktor gilt (➤ Abb. 4.16). Der Einfluss der Urininkontinenz ist abhängig von deren Ausprägung. Generell führt dauerhafte Feuchtigkeit auf der Haut zum Aufquellen der oberen Hautschicht (Stratum corneum) und kann so bereits eine Störung der Hautbarriere bewirken. Der im Urin enthaltene Ammoniak schädigt zusätzlich die Schutzbarriere der Haut. Dies führt zu einer Erhöhung des pH-Werts. Eine Interaktion zwischen Urin und Stuhl aktiviert zudem die Stuhlenzyme. Diese spalten Eiweiß und Fette und schädigen das Stratum corneum. Der pH-Wert der Haut wird dadurch wiederum erhöht. Durch diese Schädigung der Hautbarriere mindert sich deren Schutz- und Abwehrfunktion gegenüber Bakterien und Mikroben. Die Folge sind Entzündungszeichen wie Rötung, Mazeration und Ekzeme. Es sind oberflächliche, nässende Wunden sichtbar, die je nach Tiefe und Ausmaß auch mit Blutungen einhergehen können und für den Betroffenen oft sehr schmerzhaft sind.

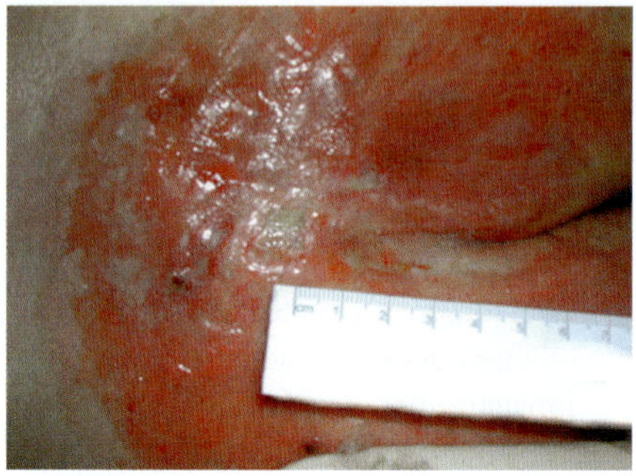

Abb. 4.16 IAD, GLOBIAD Kategorie 2b: blutende, schmerzhafte Hauterosionen durch Diarrhoe [M291]

Risiken und Einflussfaktoren

Patienten, die stuhl- und/oder urininkontinent sind, haben ein erhöhtes Risiko für das Auftreten einer IAD. Insbesondere flüssiger Stuhl mit erhöhter Entleerungsfrequenz (massive Durchfälle) sowie die permanente Feuchtigkeit des Urins (komplette Urininkontinenz) begünstigen die Ausbildung einer IAD. Weitere Risikofaktoren sind Bewegungs- und Mobilitätseinschränkungen, Reibungs- und Scherkräfte, Pflegebedürftigkeit, ein schlechter Ernährungs- und Flüssigkeitszustand (➤ Kap. 7.5), Einschränkungen in der eigenen Körperhygiene sowie sensorische Beeinträchtigungen des Betroffenen. Auch ein höheres Lebensalter sowie die Einnahme von bestimmten Arzneimitteln, z. B. Antibiotika, Immunsuppressiva sowie Medikamenten, die die Stuhlfrequenz erhöhen, gelten als Risikofaktoren. Ein schlechter Hautzustand, z. B. durch Xerosis cutis (➤ Kap. 1.3.1), Diabetes mellitus (➤ Kap. 6) oder Pergament-/Kortisonhaut, ist ebenfalls ein Risikofaktor. Die Haut verliert im Alter durch einen Abbau von Kollagen- und elastischen Fasern an Festigkeit, wird dünn und durch einen Rückgang der Schweißsekretion trocken. Sie ist mechanisch weniger belastbar und kann schneller einreißen. Entsprechend erhöht sich das Verletzungs- und Infektionsrisiko. Aber auch der permanente Kontakt der Haut mit Stuhl und Urin führt zu vermehrter Keimbesiedlung und gesteigertem mikrobiellen Wachstum.

Zudem haben die Hautreinigung sowie auch die dabei verwendeten Produkte einen Einfluss auf die Hautbarriere, den Säureschutzmantel der Haut. Deren pH-Wert liegt normalerweise bei ca. 5, also im sauren Bereich. Durch Scherkräfte innerhalb der Epidermis, beispielsweise durch starke Reibung und grobes bzw. unsanftes Abtrocknen der Haut, aber auch durch Produkte mit Duft-, Konservierungsstoffen sowie den Einsatz von basischen oder alkoholhaltigen Hautmitteln oder zu viel Wasser und zu hohe Temperaturen wird die Schutzbarriere der Haut angegriffen. Ein weiterer Einflussfaktor ist der Kontakt mit und die Reizung durch aufsaugende Inkontinenzprodukte. Diese sind nicht immer atmungsaktiv und können so die Ausbildung einer feuchten Kammer mit hohem Infektionsrisiko begünstigen. Solche Produkte sollten dem Ausscheidungsvolumen und der -frequenz angepasst sein und zeitnah gewechselt werden. Bei Erschöpfung können sie krümeln und durch Scherkräfte weitere Hautläsionen begünstigen.

4.7.2 Symptome

Die IAD ist üblicherweise in Hautfalten, z. B. Analfalte, und auf feuchten Kontaktflächen, perineal, perianal, in den Gesäßfalten oder an der Innenseite der Oberschenkel lokalisiert und hat häufig einen typischen Ammoniakgeruch. Es treten entzündliche Hautveränderungen auf, die wie folgt erscheinen können:

- Beeinträchtigung der Barrierefunktion der Haut durch Schädigung bis Zerstörung der Epidermis.
- Ekzeme mit begleitender Rötung, Schuppung, Schwellung, Überwärmung oder Bläschenbildung sowie Krusten bis hin zur Mazeration.
- Oberflächliche, nässende, sehr schmerzhafte Wunden (Erosionen), die z. T. mit Juckreiz einhergehen.
- Je nach Tiefe und Ausmaß können lokale Blutungen auftreten und sich ausgedehnte Erosionen ausbilden.
- Ggf. können sich zusätzlich lokale Infektionen, z. B. mit Candida albicans, Escherichia coli, Staphylococcus aureus, Streptokokken, entwickeln.

4.7.3 Einteilung und Abgrenzung

Die IAD lässt sich in verschiedene Kategorien einteilen, z. B. nach GLOBIAD (➤ Tab. 4.2). Zudem gibt es eine Vielzahl an weiteren Klassifizierungsmöglichkeiten und Interventionstools, z. B. Inkontinenz-Assoziierte Dermatitis Intervention Tool (IADIT-D, ⊞ *1_Assessmentinstrumente, Wunde, 07_Inkontinenz-assoziierte Dermatitis Intervention Tool IADIT-D*), Perineal Assessment Tool (PAT).

4

Tab. 4.2 Kategorisierung der IAD nach GLOBIAD (Ghent Global Incontinence-Associated Dermatitis Categorisation Tool, 2017) [Fotos: M291]

Kategorie 1A – Anhaltende Rötung ohne klinische Zeichen einer Infektion 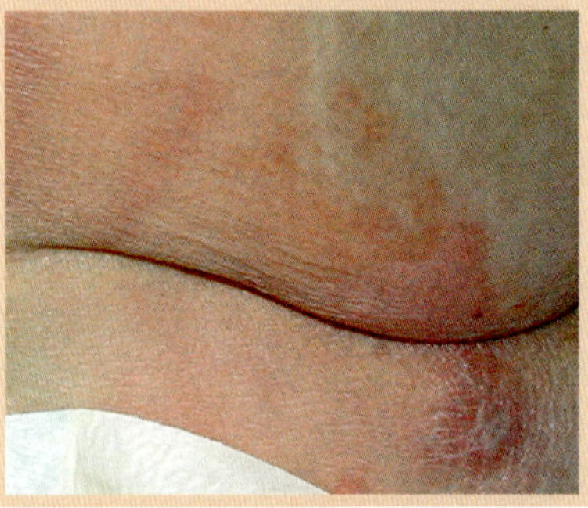	**Entscheidendes Kriterium:** Anhaltende Rötung: Verschiedene Rottöne können vorliegen; bei dunklerer Hautfarbe kann die Haut heller oder dunkler als normal oder violett erscheinen **Zusätzliche Kriterien:** • Abgegrenzte Bereiche oder Verfärbung von einem verheilten Hautdefekt • Haut erscheint glänzend, mazerierte Haut • Intakte Blasen (klein/groß) • Haut kann sich gespannt/geschwollen anfühlen • Brennen, Kribbeln, Jucken oder Schmerzen
Kategorie 1B – Anhaltende Rötung mit klinischen Zeichen einer Infektion	**Entscheidende Kriterien:** • Anhaltende Rötung (siehe Kategorie 1A) • Infektanzeichen: z. B. weiß schuppende Haut (Hinweis Pilzinfektion) oder Satellitenläsionen (Pusteln um die Läsion, Hinweis auf Pilzinfektion mit Candida albicans) **Zusätzliche Kriterien:** • Abgegrenzte Bereiche oder Verfärbung durch einen verheilten Hautdefekt • Haut erscheint glänzend, mazerierte Haut • Intakte Blasen (klein/groß) • Haut kann sich gespannt/geschwollen anfühlen • Brennen, Kribbeln, Jucken oder Schmerzen
Kategorie 2A – Hautverlust ohne klinische Zeichen einer Infektion 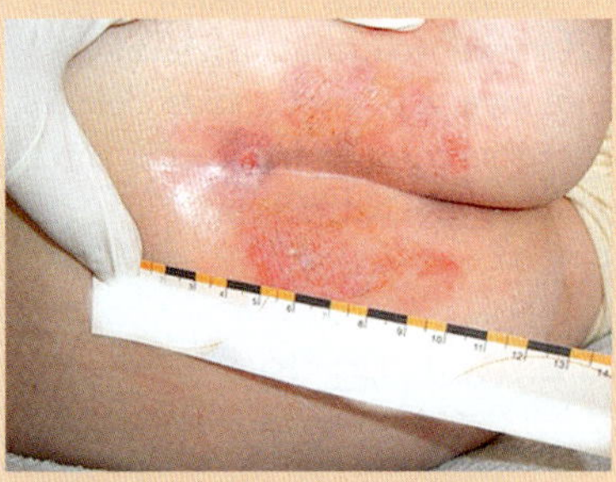	**Entscheidendes Kriterium:** Hautverlust: sichtbar als Erosion ([Teil-]Verlust der Epidermis, z. B. durch geschädigte Blasen), großflächiger Hautverlust oder Exkoriation (Verlust von Epidermis und Teil der Dermis); Form kann diffus sein **Zusätzliche Kriterien:** • Anhaltende Rötung (siehe Kategorie 1A) • Abgegrenzte Bereiche oder Verfärbung von einem verheilten Hautdefekt • Haut erscheint glänzend, mazerierte Haut • Intakte Blasen (klein/groß) • Haut kann sich gespannt/geschwollen anfühlen • Brennen, Kribbeln, Jucken oder Schmerzen
Kategorie 2B – Hautverlust mit klinischen Zeichen einer Infektion 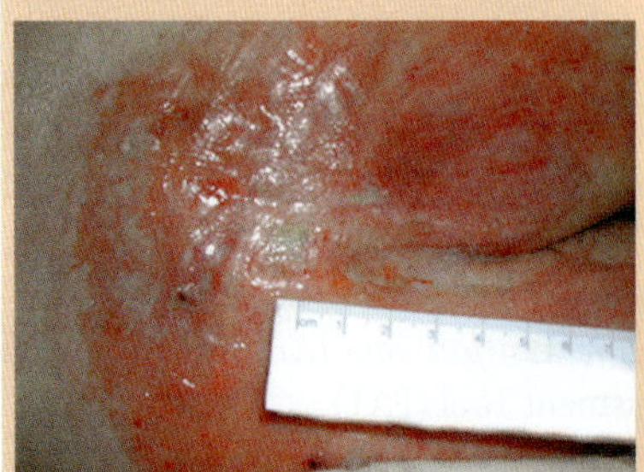	**Entscheidende Kriterien:** • Hautverlust (siehe Kategorie 2A) • Infektanzeichen: z. B. weiß schuppende Haut oder Satellitenläsionen (Pusteln, Hinweis auf eine Pilzinfektion mit Candida albicans), sichtbare Beläge im Wundgrund (gelb/braun/grau/grün), grünlich erscheinender Wundgrund (Hinweis auf eine bakterielle Infektion mit Pseudomonas aeruginosa), starke Exsudation, eitriges Exsudat oder glänzend erscheinender Wundgrund **Zusätzliche Kriterien:** Siehe Kategorie 2A

Abgrenzung zu Hautläsionen aufgrund anderer Ursachen

Ein Dekubitus ist scharf abgrenzt und beginnt nicht an der Oberfläche, sondern in der Tiefe. Er entsteht nicht in der Oberhaut und befindet sich typisch an den beschriebenen knöchernen Vorsprüngen (➤ Kap. 4.1), z. B. Os sacrum, und nicht wie die Flüssigkeits-assoziierten Hautschäden (FAH) in Hautfalten oder Vertiefungen, z. B. dem Steißbein.

Neben der IAD und dem Dekubitus gibt es noch weitere Ursachen für Hautschädigungen in der Gesäßregion (➤ Tab. 4.3). Auch Verbandmittel können in Einzelfällen aufgrund ihrer Klebeflächen und Zusatzstoffe zu Hautläsionen führen (➤ Abb. 4.17, ➤ Kap. 1.3.3). Solche Schädigungen sind meist direkt auf die Form der Wundauflage begrenzt. Zusätzlich gibt es noch Hautirritation durch Intertrigo. Diese sind vor allem an Körperregionen, wo Haut auf Haut aufliegt bzw. aneinanderreibt. Dort kommt es zur Bildung einer feuchten Kammer, die eine Mazeration der Haut nach sich zieht, häufig mit juckenden bis brennenden, schmerzhaft nässenden Arealen sowie Infektionen (Pilze, Bakterien). Weitere Auslöser für oberflächliche, nässende Hautläsionen können Verbrennungen (je nach Ausmaß) und Kontaktekzeme, z. B. als Reaktion auf Hautpflegeprodukte oder Inkontinenzmaterialien, sein.

4.7.4 Therapie

Bei gefährdeten Patienten sollten regelmäßige Hautinspektionen auf farbliche Veränderungen durchgeführt werden. Ein Fingerdrucktest (➤ Kap. 4.2.1) gibt Aufschluss über einen möglichen Dekubitus. Da Schmerzen eine gravierende Einschränkung der Lebensqualität bedeuten und zu Schonhaltungen führen können, sollte eine systematische Schmerzerfassung (➤ Kap. 8.2) und eine darauf aufbauende individuell angepasste Behandlung (➤ Kap. 8.5) erfolgen. Im Fokus der Therapie stehen die Beseitigung der Ursachen, also die zeitnahe Entfernung von Ausscheidungen und die sofortige Trocknung der Haut. Insbesondere in der ambulanten Pflege ist dies erschwert, da die Einsätze nicht rund um die Uhr erfolgen. Gegebenenfalls können pflegende Angehörige mit eingebunden werden. Soweit möglich sind Urin und Stuhl von der Haut fernzuhalten. Dies kann über den Einsatz von Hilfsmitteln wie Urinalkondomen, Fäkalkollektoren, Analtampons oder Stuhldrainagesystemen erfolgen. Zudem sollten körpernahe, atmungsaktive und aufsaugende Hilfsmittel, die ausreichend Aufnahmevermögen haben und über eine gute Retention verfügen (z. B. Inkontinenzprodukte mit superabsorbierenden Polymeren), zum Einsatz kommen. Diese sind an die Inkontinenzform, d. h. an Ausscheidungsfrequenz, -volumen, der Flussrate der Inkontinenz, dem Geschlecht, der richtigen Größe, dem Level der Absorptionsfähigkeit und den körperlichen und mentalen Fähigkeiten der betroffenen Person anzupassen und individuell zu wechseln. **Tipp:** Bei sehr flüssigem Stuhl mit hohen Entladungsfrequenzen sind die Inkontinenzmaterialien offen zu lassen oder Einlagen mit Superabsorbern zu nutzen. Ergänzend kommen körperferne, aufsaugende und atmungsaktive Hilfsmittel, z. B. Betteinlagen, Matratzen, Überzüge, zum Einsatz.

Die Hautreinigung sollte stets schonend und vorsichtig tupfend, also ohne starke Reibung, und mit weichen Materialien erfolgen. Oft ist Waschen mit lau- bis körperwarmem Wasser ohne Zusätze völlig ausreichend. Wasser ist generell sparsam zu verwenden und aus hygienischen Gründen sollten Einmalwaschlappen genutzt werden. Alternativ können No-Rinse-Produkte (➤ Kap. 1.3.4, ➤ Abb. 1.13) Verwendung finden. Besteht der Betroffene aufgrund eines erhöhten Sauberkeitsbedürfnisses auf Seife, sind pH-hautneutrale Produkte und solche, die speziell für Inkontinenz ausgewiesen sind, zu verwenden. Um den Säureschutzmantel

4

Tab. 4.3 Dekubitus in Abgrenzung zu anderen Ursachen für Hautläsionen im Gesäßbereich [M291]

Diagnose	Dekubitus	Inkontinenz-assoziierte Dermatitis	Hautschädigungen durch klebende Verbandmittel (MARSI)	Intertrigo
Ursache	Druck und/oder Scherkräfte aufgrund von Immobilität und ggf. eingeschränkter Wahrnehmungsfähigkeit	Ausscheidungen (Urin/Stuhl), z. B. Diarrhö, Harninkontinenz	Verbandmittel	Schwitzen in Verbindung mit Scherkräften
Lokalisation	Wunde über Knochenvorsprüngen	Perineal, perianal, Oberschenkelinnsenseiten, Leistenregion, Gesäßbereich	Überall, wo Verbandmittel appliziert sind	Unter den Achseln, Brüsten, in Hautfalten, z. B. Gesäß-, Bauch, Genital- und Leistenregion, Analfalte, Zehenzwischenräumen
Ausprägung/ Form	Wunde ist lokal klar abgegrenzt; meist rund oder oval	Diffuse, ungleichmäßige Form; großflächig verteilt	Haben meist die Form des Verbandmittels; können als Hautverfärbung, Kontaktdermatitis oder in Form von verletzter, eingerissener (Skin Tears) oder abgezogener Haut auftreten	Diffuse, oberflächliche Hautveränderungen; meist längliche Form
Nekrose	Nekrose möglich	Keine Nekrose	Keine Nekrose, Blutkrusten möglich	Keine Nekrose
Farbe und Haut	Nicht wegdrückbare Rötung = Dekubitus Kategorie I	Wegdrückbare, häufig inhomogene Rötung; an den Rändern oft Mazeration	Hautverfärbung möglich	Hautverfärbung möglich; wegdrückbare Rötung; meist Mazeration
Fotobeispiele	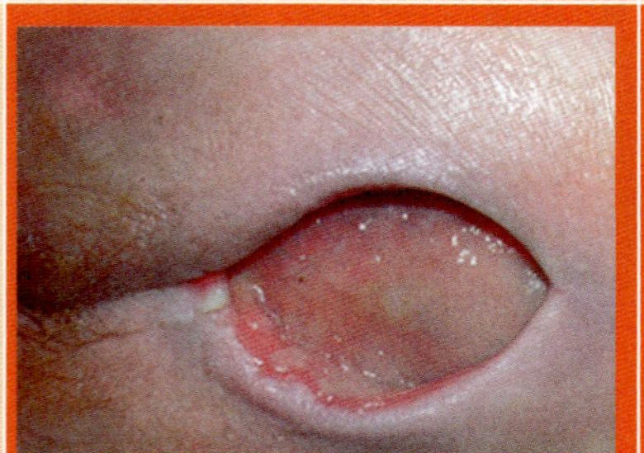	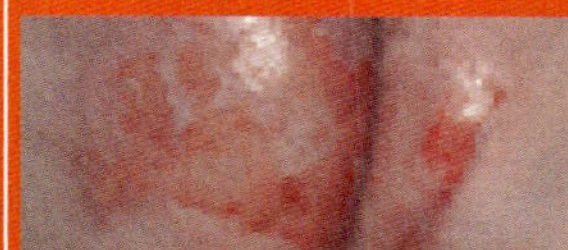	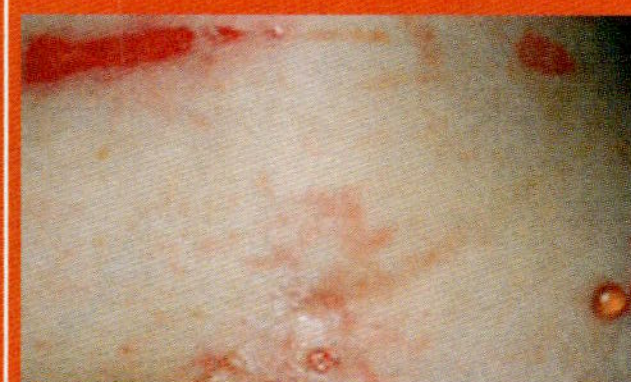	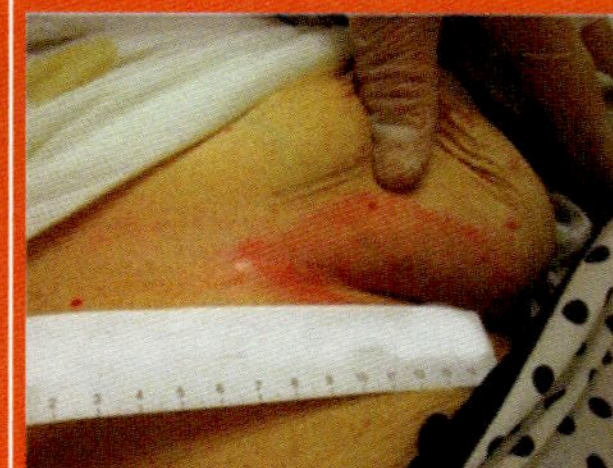

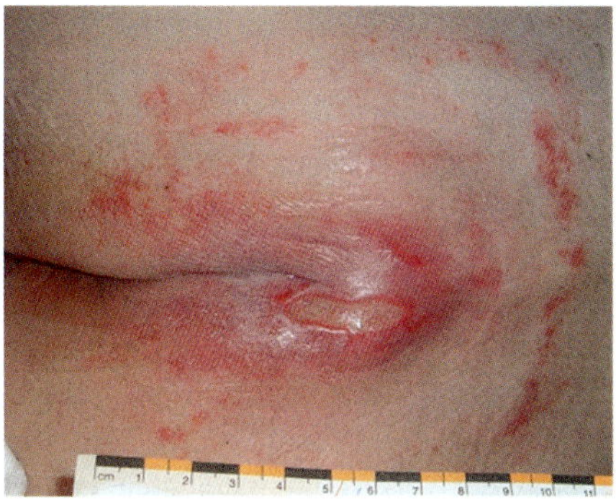

Abb. 4.17 Dekubitus und Hautschädigungen durch Polyacrylatkleberand einer Wundauflage (MARSI) [M291]

der Haut zu schützen, sollten bei einer Reinigung Mittel genutzt werden, die frei von Zusatzstoffen sind. Solche Stoffe können, genau wie basische Seifen oder Produkte mit anionischen Tensiden (Reinigungsmittel), den Säureschutzmantel angreifen und sogar vollständig zerstören. Deshalb sind alternativ pH-hautneutrale Produkte oder hautneutrale, leicht saure Syndets zu bevorzugen, die die Festigkeit und Regeneration der Epidermis unterstützen. Trockene Haut ist mit lipophilen Hautmitteln auf Wasser-in-Öl-Basis zu pflegen. Solche Präparate spenden Feuchtigkeit und halten die Haut durch einen feinen Fett-Wasser-Film weich und geschmeidig. Die Anwendung einer rückfettenden, hydratisierenden Pflege ist an den jeweiligen Hauttyp anzupassen, z. B. mit harnstoffhaltigen Produkten 5–10 % oder mit Glyzerin. Kontaktallergien bestehen insbesondere bei Patienten mit chronischen Wunden zumeist gegenüber Salbenbestandteilen, Duftstoffen oder anderen Inhalten von Lokaltherapeutika. Daher sind dermatologisch geprüfte Präparate mit geringem Allergierisiko zur Hautpflege zu bevorzugen. Duft- und Konservierungsstoffe, Antibiotika und viele Pflanzentherapeutika sind zu meiden (➤ Kap. 1.3.4).

Zur Prävention von Hautirritationen oder zur Minderung bereits vorliegender Defekte sollte bei gefährdeter, feuchter oder mazerierter Umgebungshaut ein entsprechender Hautschutz bzw. eine angepasste Hautpflege zum Einsatz kommen. Geeignet sind transparente, atmungsaktive Hautschutzmittel zum Verbleib (➤ Kap. 1.3.4). Diese gewährleisten eine Beobachtung der Haut und schützen sie gleichzeitig vor den Folgen aggressiver Ausscheidungen. Hochvisköse Pasten wie Zinkpaste erschweren die Hautbeobachtung und sind schwierig zu entfernen. Sie beeinträchtigen zudem die Aufnahmefähigkeit der Inkontinenzmaterialien. Teilweise klumpen oder krümeln diese Produkte und begünstigen so weitere Hautprobleme. Insbesondere bei starken Diarrhoen können alternativ zinkhaltige Hautmittel, wie die weiche Zinkcreme DAB, genutzt werden. Auch auf den Einsatz von Pudern, die durch Reibe- und Scherkräfte Hautreizungen hervorrufen können, ist zu verzichten (➤ Kap. 1.3.4).

Allerdings sind die genannten Produkte, z. B. transparente Hautschutzmittel, nur präventiv einsetzbar, da sie auf feuchter, verletzter Haut nicht haften. Ist die Haut schon geschädigt, können weiche Zinkcremes (Zinkcreme DAB) zum Einsatz kommen oder ein transparenter Hautschutzfilm wie Cavilon™ Advanced. Dieser haftet sogar auf feuchter, nässender Haut mit Erosionen. Er wird über einen Einwegapplikator auf die betroffene Region aufgetragen und benötigt ca. 60 Sekunden zum Trocknen, bevor ggf. weitere Versorgungen darüber angebracht werden können. Er schützt die Haut bis zu 7 Tage und ist 2 ×/Woche zu applizieren. Durch den elastischen Film werden zudem Schmerzen schnell reduziert (➤ Abb. 4.18).

Bei immobilen, bettlägerigen Patienten sollte eine Entlastung der Feuchtigkeitsareale/-ansammlungen durch Positionierung in Seiten- und/oder Bauchlage erwogen werden. Viele Patienten liegen mit zunehmendem Alter allerdings nicht gerne auf dem Bauch.

Zudem sollte ein Ausschluss von lokalen Hautinfektionen, z. B. mit Candida albicans

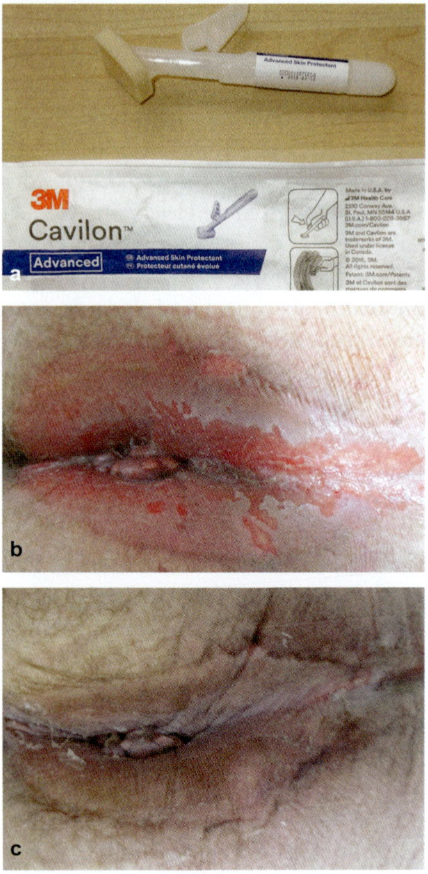

Abb. 4.18 a) Cavilon™-Advanced-Applikator [M291]. b) IAD vor der Behandlung mit Cavilon™ Advanced [O1088]. c) IAD 6 Tage nach der Behandlung mit Cavilon™ Advanced [O1088]

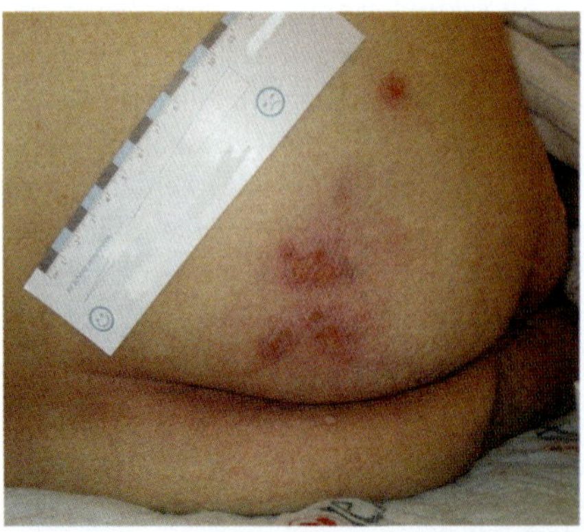

Abb. 4.19 Herpes zoster [M291]

oder Escherichia coli, bis hin zur Superinfektion und anderer dermatologischer Erkrankungen, z. B. Psoriasis, Herpes zoster (➤ Abb. 4.19) erfolgen. Bei solchen Hautauffälligkeiten ist ein Dermatologe hinzuzuziehen und eine weiterführende Therapie nach ärztlicher Diagnostik durchzuführen. Für jeden (stuhl)inkontinenten Patienten besteht das Risiko, eine Feuchtigkeitsläsion zu entwickeln. Das koordinierte Vorgehen aller an der Versorgung Beteiligten auf Basis einer adäquaten Diagnosestellung, insbesondere unter klarer Abgrenzung zum Dekubitus, gewährleistet die einheitliche Behandlung der IAD. Ziel ist die Förderung der Lebensqualität des Betroffenen und die Vermeidung von Komplikationen.

TIPP

Der Einsatz aller Hautmittel, ob zur Reinigung oder zum Verbleib, soll sich an den Vorlieben und der Akzeptanz der Betroffenen orientieren. Dabei sind insbesondere auch finanzielle Aspekte zu berücksichtigen, denn ambulant sind die Kosten vom Patienten zu tragen.

Das Inkontinenz-assoziierte Dermatitis Intervention Tool (IADIT-D) führt je nach Schweregrad der IAD praxisnahe Versorgungstipps auf (*1_Assessmentinstrumente, Wunde, 07_Inkontinenz-assoziierte Dermatitis Intervention Tool [IADIT-D]*). Über die Homepage des Wundzentrums Hamburg e. V. (www.wundzentrum-hamburg.de, Rubrik: Standards) kann kostenlos der Behandlungsstandard „Inkontinenz Assoziierte Dermatitis (IAD)“ als PDF-Datei heruntergeladen werden, der auch in den Online-Inhalten zu finden ist (*3_Standards Wundzentrum Hamburg e. V., 09_Inkontinenz Assoziierte Dermatitis IAD*).

KAPITEL

5 Ulcus cruris

5.1 Ulcus cruris venosum

Das Ulcus cruris venosum (UCV) ist ein venöses Beingeschwür (im Volksmund auch „offenes Bein" genannt), das sich aufgrund einer chronischen Venenschwäche (chronische venöse Insuffizienz, CVI) am Unterschenkel ausbildet. Es stellt somit die schwerste Form der CVI dar. Das durch eine schlechte Entsorgung (trophisch) beeinträchtigte Gewebe bildet einen Defekt aus, der von der Leder- bis zur Unterhaut reicht. Durch Ansammlung schädlicher Substanzen wird die Qualität des Bindegewebes so beeinträchtigt, dass Wunden entstehen können, die schlecht abheilen und eine aufwendige Therapie erfordern.

Das Ulcus cruris venosum (➤ Abb. 5.1) ist die häufigste Form des Ulcus cruris. Der Begriff *Ulcus/Ulkus* wird auch synonym zu dem Begriff Geschwür verwendet, *cruris* leitet sich von *crus,* dem lateinischen Wort für Schenkel, ab und weist auf die Lokalisation am Unterschenkel hin. Dies bedeutet, ein UCV tritt nicht an den Füßen auf. Mit Ulcus cruris wird eine Ulzeration an einem Unterschenkel bezeichnet, mit Ulcera cruris mehrere Ulzerationen an einem Unterschenkel und mit Ulcera crurum mehrere Ulzerationen an beiden Unterschenkeln. Mit einem Anteil von 51–80 % ist das UCV die häufigste Form des Ulcus cruris, bei 10–15 % lässt sich ein Ulcus cruris arteriosum (UCA, ➤ Abb. 5.2, ➤ Kap. 5.4) und bei ca. 13–15 % ein arterio-venöses Ulcus cruris (ehemals Ulcus cruris mixtum, ➤ Abb. 5.3) diagnostizieren. Mit bis zu 20 % sind dermatologische, neoplastische, vaskulitische, infektiologische, metabolische, genetische, exogene sowie hämatologische Ursachen Auslöser eines Ulcus cruris (Jockenhöfer 2016; Dissemond 2017a).

In Deutschland haben schätzungsweise 0,28–0,46 % der Bevölkerung ein florides UCV (Stücker 2025). Laut AWMF-S2k-Leitlinie „Diagnostik und Therapie des Ulcus cruris venosum" (DGPL 2024) nimmt des-

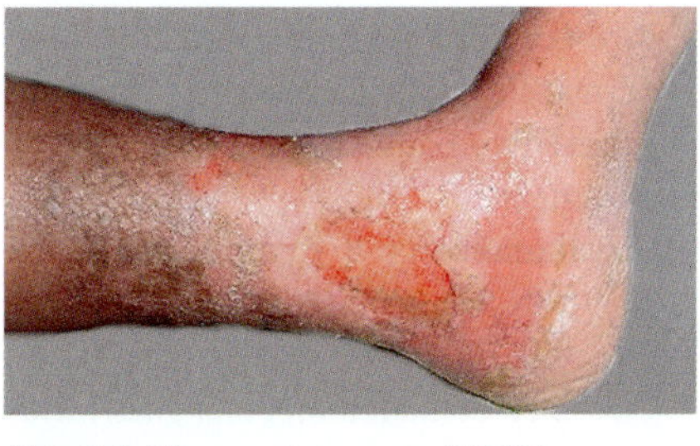

Abb. 5.1 Ulcus cruris venosum [M291]

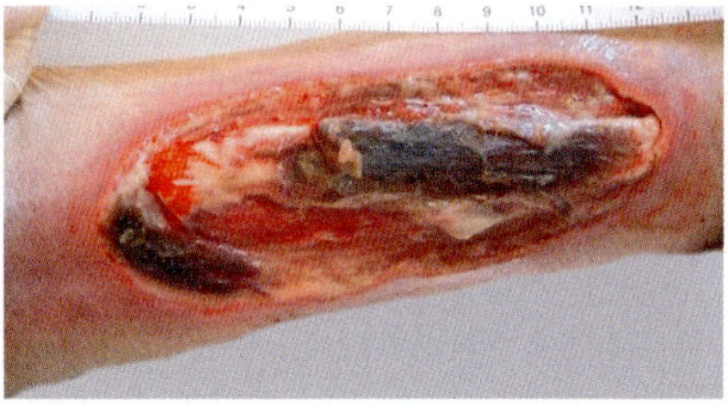

Abb. 5.2 Ulcus cruris arteriosum [M291]

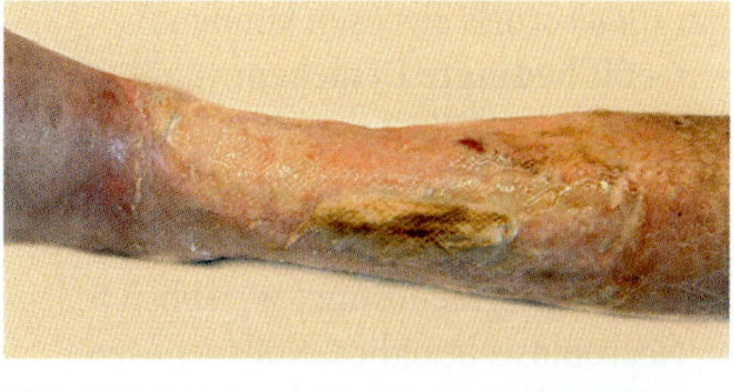

Abb. 5.3 Arterio-venöses Ulcus cruris [M291]

sen Prävalenz mit steigendem Lebensalter zu und liegt z. B. bei Menschen im Alter von 70 bis 79 Jahren in Deutschland bei 2,7 %. Die Abheilungszeit eines UCV beträgt bei ca. 33–66 % der Patienten mindestens ein Jahr, bei ca. 20 % 2 Jahre und bei ca. 8 % sogar über 5 Jahre. Zudem haben bis zu 70 % der Betroffenen ein Rezidiv innerhalb von 6 Monaten nach Abheilung. Die durchschnittlichen jährlichen Kosten für die Versorgung eines Menschen mit UCV in Deutschland liegen bei ca. 9.500 Euro. Diese Summe berücksichtigt sowohl direkte Kosten u. a. für Medikamente, Verbandmittel, Personal, Transport und Behandlung als auch indirekte Kosten, z. B. durch krankheitsbedingte Ausfälle im Beruf, Jobwechsel bzw. hierfür erforderliche Weiterqualifikationen. Hinzu kommen jährliche Kosten für den Patienten von über 600 Euro, u. a. für Transport sowie Eigenanteil an Verbandmitteln und Medikamenten. Darüber hinaus erfahren die Betroffenen erhebliche Einschränkungen in ihrer Lebensqualität, z. B. durch Schmerzen, Bewegungseinschränkungen, Exsudat, Geruch, Schlafstörungen und verminderte soziale Kontakte. Dies wirkt sich negativ auf die Adhärenz aus. Das Krankheitsbild sollte daher durch die Versorger ganzheitlich betrachtet werden. Hierzu gehören die Erfassung der psychosozialen Belastung und die Einleitung entsprechender Interventionen.

In 80 % der Fälle entsteht ein UCV in der Region des Innenknöchels. Eine Abgrenzung zu arteriellen Ulzera findet sich in ➤ Tab. 5.8. Neben diesen gefäßbedingten Ulcera cruris gibt es noch andere Formen. Die nachfolgende Auflistung nennt beispielhaft differenzialdiagnostische Ursachen, die ein Ulcus cruris auslösen können:

- **Gefäßbedingte Ursachen:** venös (CVI)/ arteriell (pAVK), lymphatisch, vaskulitisch (➤ Abb. 5.4), vaskulopathisch
- **Dermatologische Ursachen:** z. B. Pyoderma gangraenosum (➤ Abb. 5.5), Necrobiosis lipoidica, Kollagenosen, bullöse Autoimmundermatose

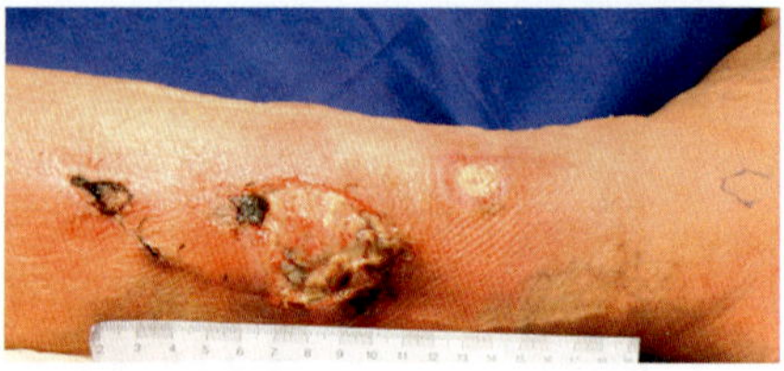

Abb. 5.4 Vaskulitis [M291]

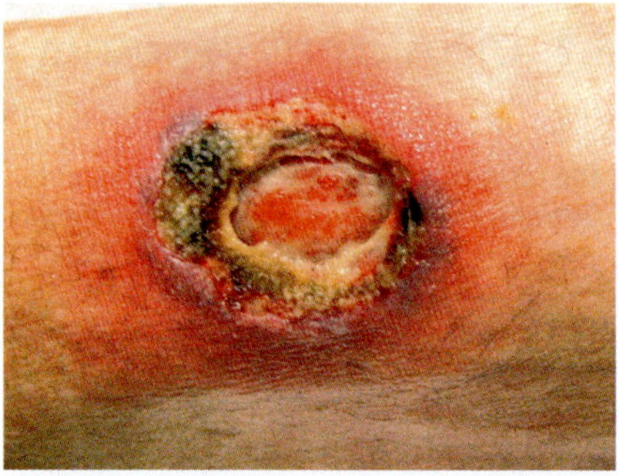

Abb. 5.5 Pyoderma gangraenosum [M291]

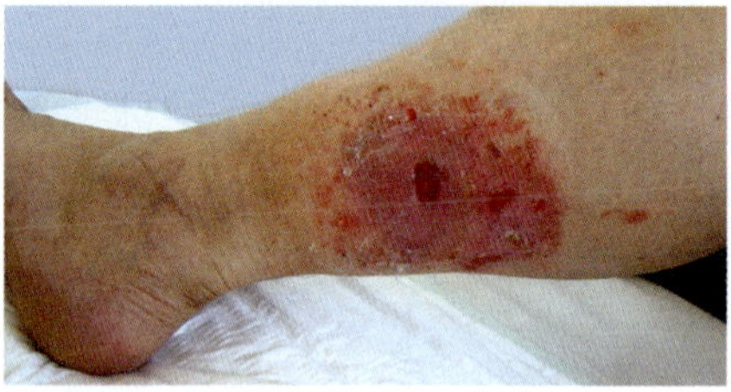

Abb. 5.6 Zustand nach Hundebiss [M291]

- **Exogene Auslöser:** z. B. traumatisch (➤ Abb. 5.6), chemisch, thermisch, ionisierende Strahlung, Kontaktallergie, kutane Artefakte
- **Infektionen:** z. B. Pyodermien (bakterielle Entzündungen der Haut durch Eitererreger, z. B. Furunkel, Ekthyma, Lues maligna), viral (z. B. Herpesinfektion), Pilzbefall, Protozoen (z. B. Leishmaniose)
- **Hämatologische Ursachen:** z. B. verschiedene Anämieformen, Gerinnungsstörungen
- **Medikamente:** z. B. Hydroxyurea (➤ Abb. 5.7), Cumarine, Methotrexat
- **Neoplasien:** z. B. Basalzellkarzinom, Plattenepithelkarzinom, malignes Melanom, Angiosarkom, kutanes Lymphom

5

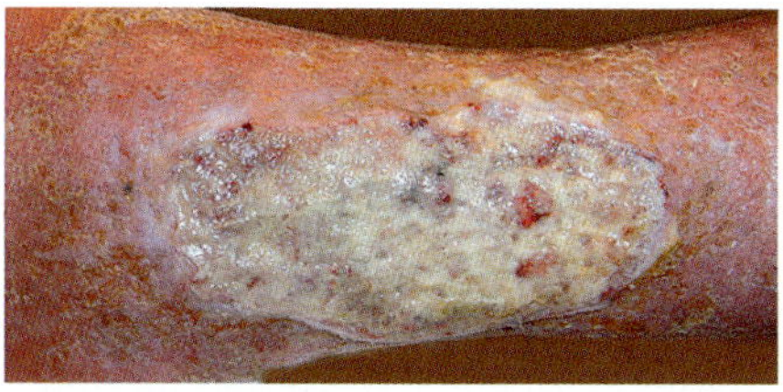

Abb. 5.7 Ulcus cruris durch Einnahme von Hydroxyurea (Litalir®) bei Leukämie [M291]

- **Metabolische Ursachen:** z. B. Diabetes mellitus, Kalziphylaxie, Hyperurikämie, Porphyrie
- **Neuropathische Ursachen:** Polyneuropathie im Rahmen von Grunderkrankungen wie Diabetes mellitus, Alkohol- und Medikamentenkonsum, Myelodysplasie, Spina bifida, Multiple Sklerose, Spätsyphilis
- **Genetische Defekte:** z. B. Klinefelter-Syndrom

5.1.1 Entstehung

Das menschliche Bein besitzt ein oberflächliches (suprafasziales) und ein tiefes (subfasziales) Venensystem. In den suprafaszialen Venen, die sich in der Leder- und Unterhaut befinden, ist der Blutdruck niedrig. Durch Venenklappen wird die Fließrichtung des Bluts gesteuert und ein Rückfluss verhindert. Die Blutströmung geht immer nur in eine Richtung: „herzwärts" und von der Oberfläche in die Tiefe. Dies wird durch die Ventilfunktion der Venenklappen gewährleistet.

Die beiden Hauptstammvenen an der Oberfläche sind die V. saphena magna (entspringt am Innenknöchel und läuft an der Innenseite des Beins zur Leiste) und die V. saphena parva (entspringt am Außenknöchel und verläuft über die Wade zur Kniekehle). Das verästelte Netz von oberflächlichen Venen bildet ein weitläufiges Geflecht. In diesem Gebilde werden zwei wichtige Aufgaben wahrgenommen: Zum einen wird das suprafasziale Blut in die tiefen Venen abgeführt, zum anderen kann es die Blutmenge aufgrund seines Fassungsvermögens regulieren.

Unterhalb des Leistenbands mündet die V. saphena magna in die tiefe Oberschenkelvene (V. femoralis). Die V. saphena parva geht auf Höhe der Kniekehle in die tiefe Kniekehlenvene (V. poplitea) über. Die subfaszialen Venen sind größer und liegen im Gegensatz zu den oberflächlichen Venen innerhalb der Muskulatur. Die zwei vorderen und zwei hinteren Schienbeinvenen (Vv. tibialis anteriores/posteriores) bündeln sich mit den Wadenbeinvenen (Vv. fibularis) zur Kniekehlenvene (V. poplitea). Diese leitet das Blut in Richtung Herz in die große Oberschenkelvene (V. femoralis).

In den tiefen Venen gibt es wesentlich weniger Venenklappen. Allerdings ist der dortige Druck umso höher. Durch die sogenannten Perforansvenen wird eine Verbindung durch die Faszie zwischen den oberflächlichen und tiefen Venen hergestellt. Bei Bewegung wird durch die Kontraktion der Muskulatur venöses Blut herzwärts weitergeleitet (sogenannte Muskelpumpe), wobei die Faszien als Widerlager der Bewegung dienen. Insbesondere die Sprunggelenk- und Wadenmuskelpumpe sind die wesentlichen Akteure, um das Blut herzwärts zu drücken. In der Entspannungsphase der Muskulatur kommt es zur Ausdehnung der tiefen Venen. Es entsteht ein Unterdruck. Das Blut wird über die Vv. perforantes aus den oberflächlichen Venen angesaugt. Die Venenklappen verhindern einen Rückfluss des Bluts.

Auch Atmung und Herzschlag tragen zum venösen Rücktransport bei. Während der Einatmung und während der Füllungsphase des Herzens wird ein Unterdruck erzeugt – so entsteht eine „Sogpumpe". Auf diese Weise wird das Blut aus dem Fuß über verschiedene Stationen wie Sprunggelenk, Wade, Knie, Oberschenkel, Bauch und Thorax in Richtung Herz weitergeleitet.

Bei einer **Venenschwäche** führt die Erweiterung der Venen zum Funktionsverlust der Venenklappen. Der Transport des Bluts zum Herzen wird eingeschränkt. Es kommt zum Rückfluss und zur Umkehr der Fließrichtung. Das Blut strömt jetzt aus den subfaszialen in die suprafaszialen Venen. Der wesentlich höhere Druck im tiefen System führt zu einer Ausdehnung der oberflächlichen Venen und zu einer zusätzlichen Zerstörung der Venenklappen.

Eine Frühfolge dieser Abflussstörung ist eine venöse Stauung, die durch eine oberflächliche Klappeninsuffizienz (Krampfaderleiden) oder einen Verschluss der tiefen Venen (Thrombose) entsteht. Es bildet sich ein sogenannter Privatkreislauf, in dem das Blut zirkuliert und nicht in ausreichender Menge zum Herzen zurückgelangt (➤ Abb. 5.8). Durch die venöse Stauung kommt es zu einer Wasseransammlung im Gewebe (Ödembildung). Im weiteren Verlauf entwickelt sich zusätzlich eine Verhärtung des umgebenden Bindegewebes (Sklerose). Durch die Verlängerung der Diffusionsstrecke, der Strecke zwischen Kapillargefäß und Gewebezelle, infolge des Ödems und der Sklerose wird die Ver-

5

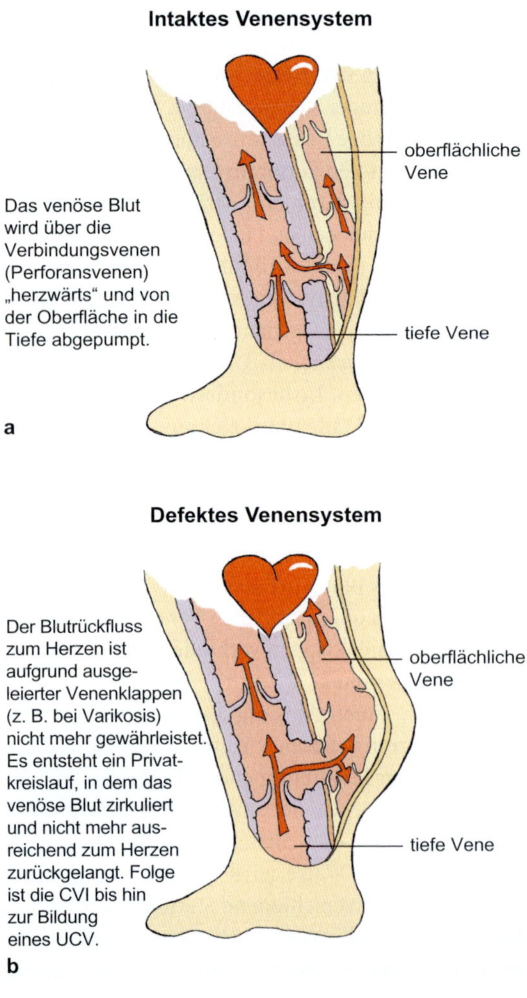

Abb. 5.8 Darstellung der Zirkulationsstörung bei chronischer venöser Insuffizienz. Eine Frühfolge der Abflussstörung ist die venöse Stauung [O453]

sorgung des Gewebes mit Blut und Nährstoffen behindert. Infolge des jeweils hohen venösen Drucks sind besonders die Bereiche der Knöchelinnenseiten und die Vorderseite des Unterschenkels betroffen. In dem unelastischen, verhärteten Gewebe können Ulzera entstehen. Dies ist der Anfang eines Ulcus cruris venosum.

Für den möglichen Abfluss zum Herzen sind entscheidend:

- Sprunggelenk- und Waden-Muskel-Pumpe
- Thorako-abdominale Zweiphasenpumpe (Atmung)
- Venenklappen

Mögliche Einschränkungen:

- Sprunggelenk-/Wadenmuskelpumpe: Immobilität, Tragen von Schuhen mit hohen Absätzen, Verkürzung der Achillessehne (z. B. bei Menschen mit Diabetes mellitus)
- Zweiphasenpumpe: Beatmung
- Venenklappen: Erkrankungen der Venenklappen, z. B. Varikosis

Je nach Art der Abflussstörung, des Schweregrads der Klappenstörung, der Lokalisation und Dauer treten unterschiedliche klinische Symptome auf. Zusammenfassend werden diese als **chronische venöse Insuffizienz** (CVI) bezeichnet. Die CVI tritt häufiger bei Frauen als bei Männern auf.

Entstehungsursachen der chronischen venösen Insuffizienz

Krampfaderleiden (primäre Varikosis)

Krampfadern sind überdehnte, geschlängelte oberflächliche Venen, in denen die Venenklappen nicht mehr funktionieren. Ihr Verlauf ist leicht unter der Haut zu erkennen und/oder zu ertasten (➤ Abb. 5.9). Durch die insuffizienten Venenklappen kann das Blut im Sitzen oder Stehen nicht mehr ausreichend zum Herzen hin abgepumpt werden und versackt in den Gefäßen

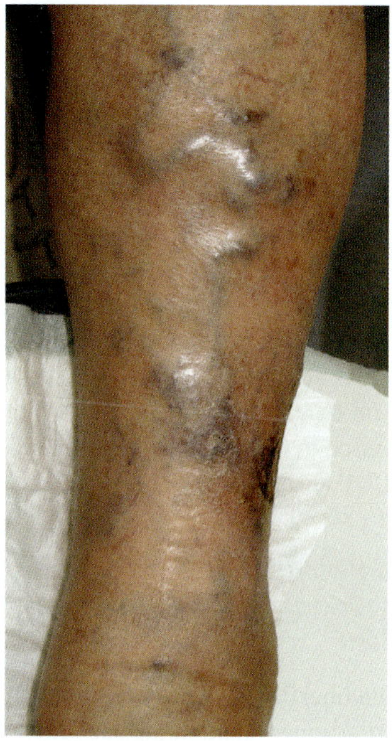

Abb. 5.9 Varizen [M291]

(Venenstau). Ca. 3 % der Betroffenen entwickeln ein UCV.

Entstehungsursachen können sein: hormonelle Einwirkungen (Schwangerschaft, Pille), Bewegungsmangel, einengende Kleidung, berufliche Belastung (stehende Tätigkeit, z. B. als Friseur, Verkäufer/in, OP-Personal), langes Stehen oder Sitzen, familiäre Vorbelastung, angeborenes Fehlen der Venenklappen, Elastizitätsverlust der Venenwände durch zunehmendes Alter oder entzündliche Prozesse, Adipositas, Tragen von Schuhen mit hohen Absätzen und ballaststoffarme Ernährung.

Thrombose der tiefen Beinvenen (Phlebothrombose)

Blutpfropfen, die sich in den tiefen Bein- und Beckenvenen bilden, führen zu einem Verschluss dieser Venen (Thrombose). Beim Versuch des Körpers, den Thrombus aufzulösen, finden Entzündungsprozesse statt, die das Venenlumen dehnen und zur

Umkehrung der Flussverhältnisse führen können. Folgen sind die Überbeanspruchung des oberflächlichen Venensystems, insuffiziente Venenklappen und ein mögliches postthrombotisches Syndrom. Wird diese Erkrankung nicht sofort behandelt (z. B. durch Thrombolyse), entsteht nach der Abheilung eine Vernarbung an der betroffenen Vene. Dies bedeutet einen Elastizitätsverlust der Venenwand, die Schließfunktion der Klappen wird eingeschränkt. Wie im bereits beschriebenen Verlauf der chronischen venösen Insuffizienz kann sich ein UCV ausbilden.

Oberflächliche Thrombophlebitis (Entzündung der oberflächlichen Venen)

In den oberflächlichen Venen bilden sich aufgrund einer Entzündung der Venenwand Blutgerinnsel aus. Diese sind im Verlauf der Krampfader als roter, harter und schmerzhafter Strang zu tasten.

Großflächige Verletzung (posttraumatisch)

Großflächige Verletzungen können zu einem Verschluss supra- oder subfaszialer Venen führen und so der Grund für die Entstehung eines UCV sein.

Weitere Ursachen für eine CVI können eine Angiodysplasie oder venöse Rückflussstörungen durch z. B. Adipositas, Lebensgewohnheiten sowie stehende oder sitzende Tätigkeiten sein.

Es ist wichtig, den Patienten über die Symptome aufzuklären, an denen o. g. Erkrankungen bereits frühzeitig zu erkennen sind.

Dazu zählen:

- Krämpfe oder stechende bis ziehende Schmerzen in den Waden
- Schweregefühl, Hitzeempfinden und/oder Spannungsgefühl in den Beinen
- Schwellungen am Knöchel
- Beginnende Krampfaderausbildung oder Entstehen von kleinen Venenerweiterungen

Zur weiteren Diagnostik sollte der Patient beim Auftreten solcher Symptome einen Arzt aufsuchen.

5.1.2 Klassifikation der chronischen venösen Insuffizienz (CVI)

Klassifikation nach Widmer, modifiziert nach Marshall (Marshall und Wüstenberg 1994)

Diese Einteilung bezieht sich auf die sicht- und tastbaren Hautveränderungen. Pathologische Veränderungen des intravasalen Blutflusses werden nicht abgebildet.

Grad I

- Corona phlebectatica paraplantaris (lokale Gefäßerweiterungen am medialen und lateralen Fußrand) (➤ Abb. 5.10)
- Phlebödem

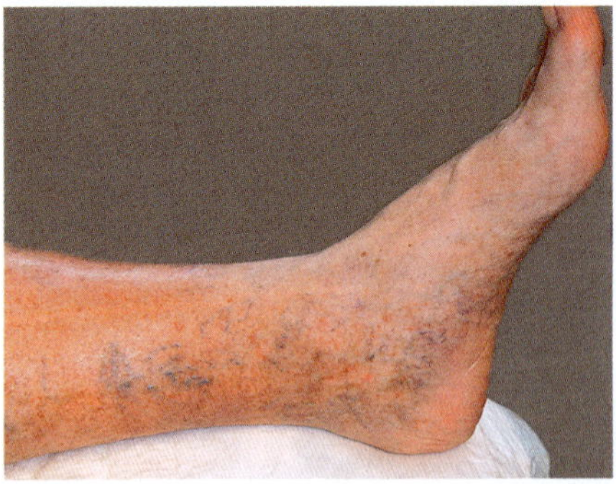

Abb. 5.10 Corona phlebectatica paraplantaris [M291]

Grad II

- Ödem unterschiedlicher Ausprägung
- Dermatoliposklerose: Haut und Unterhaut bilden eine verhärtete, glänzende Einheit (➤ Abb. 5.11)

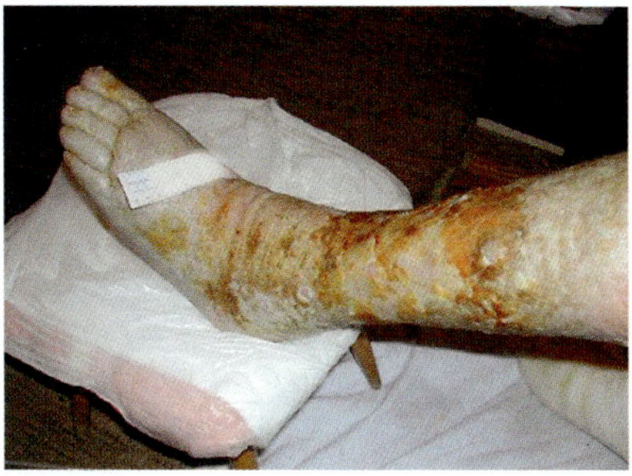

Abb. 5.11 Fuß- und Unterschenkelödem, Dermatoliposklerose und Purpura jaune d'ocre [M291]

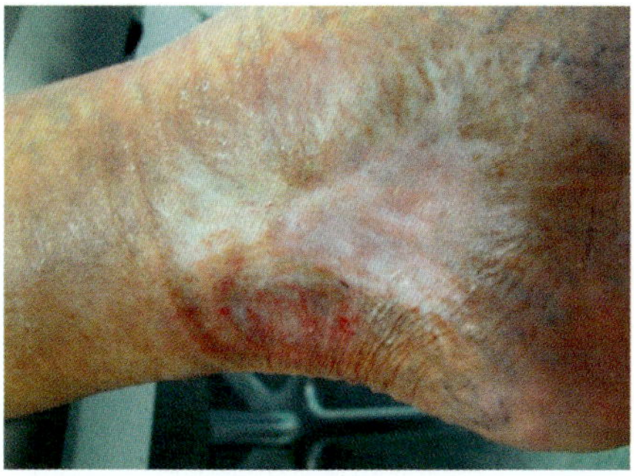

Abb. 5.12 Atrophie blanche [T1012]

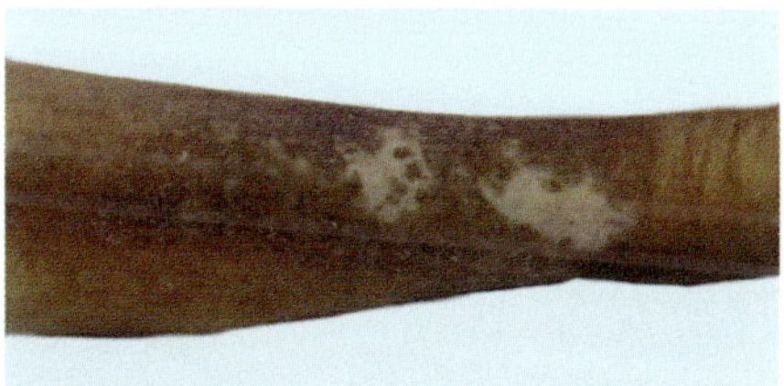

Abb. 5.13 Hyperpigmentierungen und Atrophie blanche [M291]

- Atrophie blanche: weiße Hautstellen am Knöchel oder im Fußrückenbereich (➤ Abb. 5.12)
- Purpura jaune d'ocre/Hyperpigmentierungen: ockerfarbene Veränderungen der Haut aufgrund wasserunlöslicher Eisen-Eiweiß-Verbindungen (Hämosiderin-Einlagerungen, ➤ Abb. 5.13)
- Stauungsekzem

Grad IIIa

- Abgeheiltes Ulkus (Ulkusnarbe) (➤ Abb. 5.14)

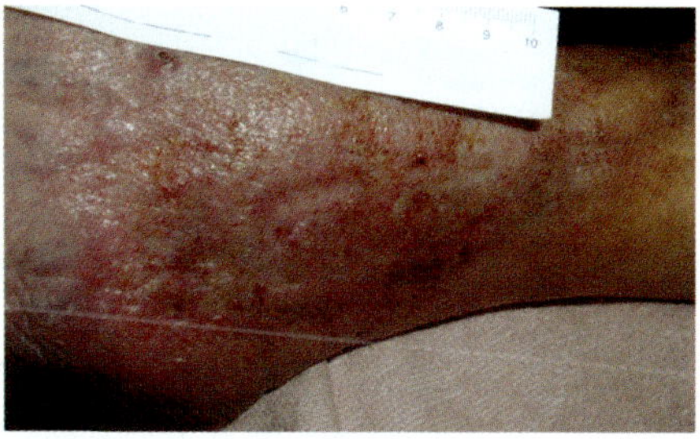

Abb. 5.14 Abgeheiltes UCV [M291]

Grad IIIb

- Stark entwickeltes (florides) Ulkus (➤ Abb. 5.15)

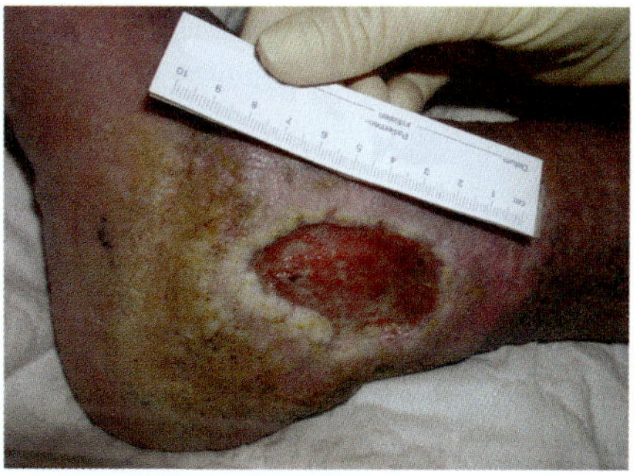

Abb. 5.15 Florides UCV [M291]

CEAP-Klassifikation

International weit verbreitet ist die CEAP-Klassifikation (CEAP = Clinical Condition, Etiology, Anatomic Location, Pathophysiology), die zusätzlich anatomische, ätiologische und pathophysiologische Aspekte berücksichtigt (➤ Tab. 5.1). Grundlage für die Einteilung ist eine vorangehende klinische Untersuchung, um den Zustand der Venen zu erfassen. Das UCV wird hier als floride im Stadium C6 oder als abgeheilt im Stadium C5 bezeichnet. Die AMWF-S2k-

Tab. 5.1 CEAP-Klassifikation, Revision 2020 (Quelle: Lurie et al. 2020)

C Klinische Zeichen		**E Ätiologische Aspekte**	
C0	Keine sichtbaren oder tastbaren Zeichen einer venösen Insuffizienz	E_c	Kongenital
C1	Besenreiser, retikuläre Varizen	E_p	Primär
C2	Varikose (➤ Abb. 5.9)	E_s	Sekundär (postthrombotisch)
C2r	Rezidiv Varikose	E_n	Keine venöse Ursache identifizierbar
C3	Ödem		
C4	Hautveränderungen infolge der chronischen venösen Insuffizienz	**A Anatomische Lage**	
C4a	Pigmentierung (➤ Abb. 5.13), Ekzem	A_s	Oberflächliche Venen
C4b	Dermatoliposklerose, Atrophie blanche (➤ Abb. 5.12)	A_p	Perforansvenen
C4c	Corona phlebectatica paraplantaris (➤ Abb. 5.10)	A_d	Tiefe Venen
C5	Abgeheiltes Ulcus cruris venosum (➤ Abb. 5.14)	A_n	Keine venöse Lokalisation identifizierbar
C6	Florides Ulcus cruris venosum (➤ Abb. 5.15)	**P Pathophysiologische Aspekte**	
C6r	Rezidiv eines Ulcus cruris venosum	P_r	Reflux
CS	Symptomatisch mit Schmerzen, Spannung, Schweregefühl, Hautveränderungen	P_o	Obstruktion
CA	Asymptomatisch	$P_{r,o}$	Reflux und Obstruktion
		P_n	Keine venöse Pathophysiologie identifizierbar

Leitlinie (DGPL 2024) formuliert: „Die klinische Klassifikation (‚C') soll und die erweiterten Klassifikationen (‚EAP') sollten zur Einstufung verwendet werden."

5.1.3 Klinisches Erscheinungsbild

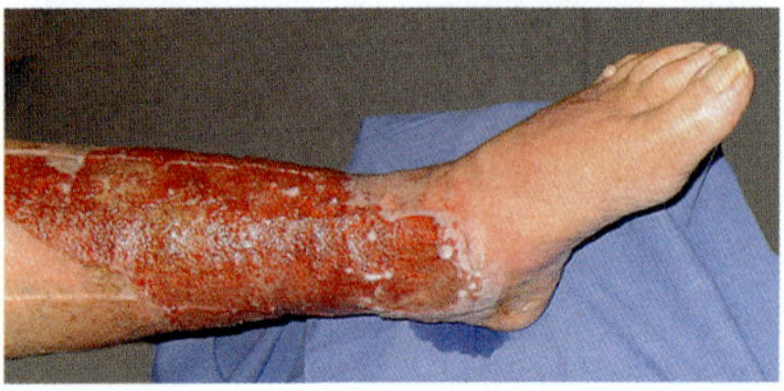

Abb. 5.16 Gamaschenulkus [M291]

Das UCV bildet sich typischerweise an der Knöchelinnenregion, seltener an der Außenknöchelregion. Es kann die unterschiedlichsten Formen aufweisen: oval, rund, lang gestreckt, zackig. Als Gamaschenulkus, d. h. zirkulär oder nahezu zirkulär verlaufendes Ulkus am Unterschenkel (mit Atrophie der Wadenmuskulatur und Faszienverhärtung, ➤ Abb. 5.16), umrundet es den gesamten Unterschenkel. Der Ulkusrand ist meist variabel und unscharf begrenzt. Die Wunde geht in der Tiefe selten über die Subcutis hinaus, d. h. Sehnen-, Muskel- und Knochengewebe sind in der Regel nicht sichtbar bzw. betroffen.

Der Wundgrund ist oft schmierig-fibrinös bis eitrig belegt. Auch das Erscheinungsbild der Ulkusumgebung ist variabel: gerötet, schuppig, sklerotisch, ekzematös, verhärtet, mazeriert. Zudem sind die typischen Haut-

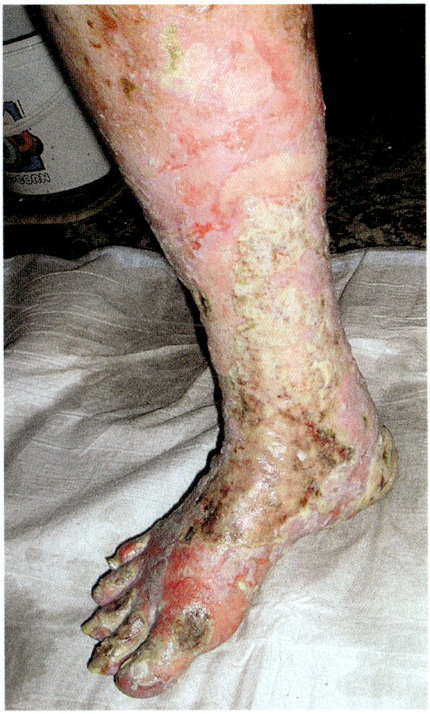

Abb. 5.17 Systemisch infiziertes arterio-venöses Ulcus cruris [M291]

und Unterhautzeichen der CVI sichtbar, z. B. Purpura jaune d'ocre/Hyperpigmentierungen (➢ Abb. 5.11), Stauungsdermatitis, Atrophie blanche (➢ Abb. 5.12), Besenreiser, Varizen, Dermatoliposklerose. Schmerzen sind unterschiedlich ausgeprägt von kaum bis moderat (oft) und zu starkem Schmerz (selten). Zunehmender Geruch, ein gerötet-entzündeter Wundrand und zähes, eitriges Wundexsudat können auf eine Infektion hindeuten (➢ Abb. 5.17). Im Verlauf eines UCV kommt es zu einer langsamen Größenzunahme. Die Wunde bessert sich klinisch unter sachgerechter Kompressionstherapie (Kausaltherapie) in Kombination mit lokaler Wundtherapie.

Komplikationen

- Stauungszeichen, Dermatitis
- Wundinfektion

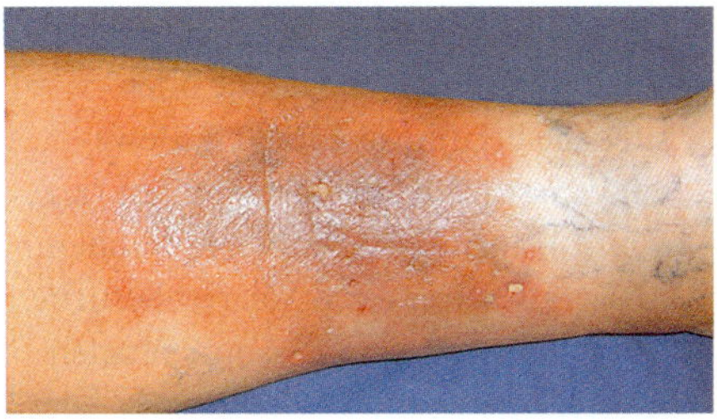

Abb. 5.18 Toxisches Kontaktekzem aufgrund einer Unverträglichkeit gegenüber Duftstoffen von Hautmitteln [M291]

- Erysipelbildung (Entzündung der Haut und des Unterhautzellgewebes entlang der Lymphspalten, ➢ Abb. 5.33)
- Kontaktirritationen, Kontaktallergien mit Ekzementstehung (Unverträglichkeit von z. B. Salbengrundlagen, Lokalantibiotika, Verbandmitteln, ➢ Abb. 5.18) bis hin zum generalisierten Ekzem
- Risiko der Karzinomentwicklung

5.1.4 Anamnese

Die Vorgeschichte des Patienten ist Grundlage für die Diagnostik und beeinflusst zugleich Krankheit und Heilungsverlauf. Zudem ist die Lebensqualität zu erfassen. Erfragt werden:

- Familienanamnese, Vererbung (familiäre Vorbelastung: z. B. Varikosis, Thrombose, Gerinnungsstörungen)
- Eigenanamnese des Patienten bezüglich Gefäßvorerkrankungen: z. B. Gerinnungsstörung, Thrombophlebitiden, Thrombose, Varikosis, Bindegewebsschwäche, Verletzungen an den Unterschenkeln, Bluthochdruck
- Begleiterkrankungen, z. B. Diabetes mellitus, pAVK, Polyneuropathie, Herzinsuffizienz, rheumatische Erkrankungen, entzündliche Prozesse, Operationen, Anzahl und Komplikationen von Schwangerschaften
- Lebenswandel und -umstände des Patienten, z. B. ballaststoffarme Ernäh-

5

rung, Übergewicht (BMI-Erfassung), Rauchen, Alkohol, stehende oder sitzende berufliche Tätigkeit, Bewegungsmangel, Sport, lange Reisen (z. B. Flug), Tragen von Schuhen mit hohen Absätzen, Sauna- und Solarienbesuche, heiße Bäder und langes Sonnenbaden
- Andere systemische Faktoren wie Alter (abnehmende Elastizität der Venenwände), Medikamente (z. B. Hormone, Kortikosteroide, Zytostatika, Cumarine), Infektionen, allgemeiner Gesundheitszustand, psychischer Zustand
- Dauer und Häufigkeit der bestehenden Ulzeration(en) bzw. frühere UCV sowie die bisherige Therapie, wie invasive Eingriffe am Venensystem, Kompressionsversorgung (medizinische Kompressionsstrümpfe, Binden/-systeme, Bandagen), Wundversorgung und Hautpflege
- Frühere UCV-bedingte Arbeitsunfähigkeit
- Einschränkung der beschwerdefreien Gehstrecke
- Eingeschränkte Beweglichkeit im Sprunggelenk
- Allergien, Unverträglichkeiten von äußeren Stoffen: z. B. Verbandmitteln, Kompressionsmaterialien, Hautpflegemitteln
- Wund- und therapiebedingte Beeinträchtigungen, z. B. Schmerzen, Bewegungseinschränkungen, Exsudat- und Geruchsbelästigung, Jucken der Beine, Schwellungen und müde Beine, Probleme bei der täglichen Hygiene, Abhängigkeit von anderen, Einschränkungen bei der Kleidungs- und insbesondere Schuhauswahl, soziale Isolation
- Überprüfung des Tetanusschutzes (venöse Ulzera können eine Eintrittspforte für Tetanuserreger darstellen)

Ulzera können sich infolge von Verletzungen entwickeln und/oder auf Gefäßrisiken wie Krampfadern und Thrombose zurückgeführt werden.

Studien belegen, dass Patienten mit UCV gravierende Einschränkungen in ihrer Lebensqualität haben. Zur Selbsteinschätzung der gesundheitsbezogenen Lebensqualität können bei Menschen mit gefäßbedingten Ulcera cruris verschiedene Assessmentinstrumente zum Einsatz kommen: z. B. Würzburger Wundscore (WWS), Freiburger Fragebogen zur Lebensqualität von Patienten mit Wunden (FLQA-w), Fragebogen zur Lebensqualität bei chronischen Wunden (Wound-QoL) (➤ Kap. 12). Zur Erfassung der gesundheitsbezogenen Selbstmanagementkompetenzen kann der Wittener Aktivitätenkatalog der Selbstpflege bei venös bedingten offenen Beinen hilfreich sein.

1_Assessmentinstrumente, Wunde, 01_Fragebogen Lebensqualität bei Wunden FLQA-w, 02_Wittener Aktivitätenkatalog der Selbstpflege bei venös bedingten offenen Beinen WAS-VOB, 03_Würzburger Wundscore (WWS), 04_Fragebogen Lebensqualität bei chronischen Wunden Wound-QoL, 04a_Kurzanleitung Wound-QoL, 0, 05_Einführung Wound-Act, 05a_Wound-Act

Als wesentliches Therapiehindernis wurde erkannt, dass Betroffene häufig die Notwendigkeit, Kompressionsversorgungen zu tragen, nicht erkennen. Eine vertrauensvolle Kommunikation im Rahmen einer adäquaten Patientenedukation (➤ Kap. 5.2.2, ➤ Kap. 13.2) unterstützt den Betroffenen darin, Verständnis und Akzeptanz für die erforderlichen Therapiemaßnahmen zu entwickeln. Heutzutage steht eine Vielzahl an Kompressionsversorgungen zur Verfügung (➤ Kap. 5.2.3), sodass jeder Patient eine auf seine Lebenssituation, Fähigkeiten und Bedürfnisse abgestimmte Versorgung erhalten kann.

Schuhauswahl

Für die meisten Patienten ist es ein großes Problem, dass sie aufgrund der Kompressionsbandagierung oft nicht mehr in ihre Schuhe passen. Die wenigsten möchten mit den oft empfohlenen „Schlappen" (**Cave:** Sturzgefahr bei offenen Schuhen, z. B. Riemchensandalen, offenen Hausschuhen!) oder gar Verbandschuhen herumlaufen. Letztere sind zudem keine Straßenschuhe und bieten keinen Halt beim Laufen. Diverse günstige Halbschuhmodelle – eine Variante zwischen schickem Straßen- und Turnschuh, sogenannte Sneaker – ermöglichen es, eine Kompressionsbandagierung zu tragen (➤ Abb. 5.19). Sneaker sind atmungsaktiv und ggf. eine Nummer größer bzw. in ausreichender Weite zu kaufen. Wenn nur an einem Fuß ein „größerer" Schuh benötigt wird, kann der andere durch eine zusätzliche Einlage angepasst werden. Bei extremen Stauungen im Fußbereich sind zu Beginn der Entstauung allerdings nur Verbandschuhe zu tragen.

5.1.5 Diagnostik

Die Diagnostik ermöglicht eine genaue Aussage über das Ausmaß der jeweiligen Erkrankung und das Beurteilen von möglichen Komplikationen. Zur Diagnostik gehört eine ausführliche körperliche Untersuchung. Eine diagnostische Hilfestellung bietet die ABCDE-Regel (➤ Kap. 2.4, ➤ Tab. 2.8).

Zudem gibt es viele Kofaktoren und Komorbiditäten, z. B. Adipositas, Bewegungseinschränkungen oder arteriellen Hypertonus. Diese verursachen oft nicht direkt eine Wundheilungsstörung, können aber den Wundheilungsprozess beeinflussen.

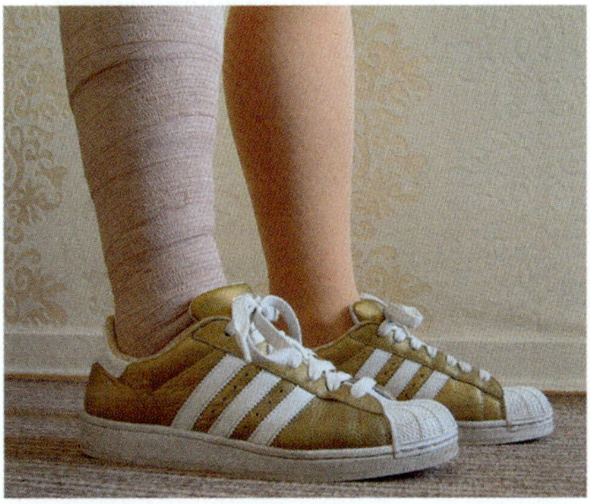

Abb. 5.19 Mögliche Schuhversorgung trotz Kompressionstherapie [M291]

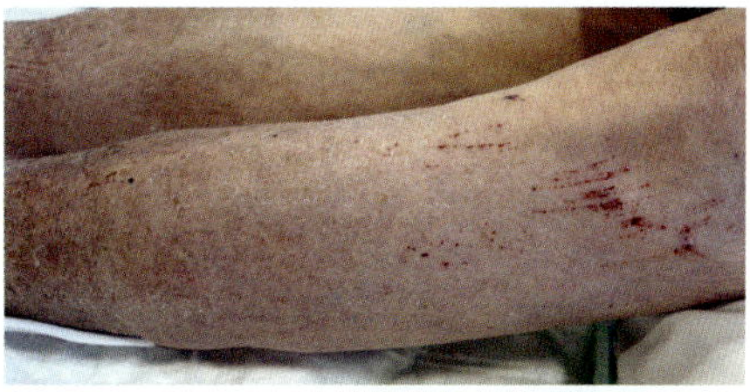

Abb. 5.20 Kratzspuren [M291]

- **Inspektion:** Wundlokalisation und Beschaffenheit, Entzündungszeichen und trophische Störungen der Haut (z. B. Hyperpigmentierung, Ekzeme, Narben, Kratzspuren [➤ Abb. 5.20], Atrophie blanche, Dermatoliposklerose) sowie sicht-/tastbare Varizen
- **Palpation:** Fußpulse, Ödem, Dermatoliposklerose, Faszienlücken, Hauttemperatur, Godet-Zeichen (ca. 10 Sekunden lang wird mit dem Daumen prätibial in ödematöses Gewebe gedrückt; ist dieses eindellbar bzw. bleibt eine Delle bestehen, ist das Godet-Zeichen positiv, weist dies z. B. auf ein venöses Ödem [Phlebödem] hin; ist keine Eindellung möglich (negatives Godet-Zeichen), liegt z. B. ein Lymph- oder Lipödem vor)

TIPP

Ein eventuelles Lymphödem (➤ Kap. 5.3) sollte frühzeitig erkannt und in die Therapie miteinbezogen werden. Erste Hinweise können sog. Kastenzehen sowie ein stark ödematöser Fußrücken sein Da ein Lymphödem auch die Zehen betrifft, kann es mittels einer einfachen Untersuchung ausgeschlossen werden. Zur Ermittlung dient das Kaposi-Stemmer-Zeichen, welches anhand der verdickten Längsfalte beim Kneifen der Haut über dem Zehengrundglied der 2. oder 3. Zehe bestimmt wird (➤ Abb. 5.21). Ist es nicht mehr möglich, diese zusammenzudrücken bzw. einzudellen, deutet dies auf ein positives Kaposi-Stemmer-Zeichen vom höchsten Schweregrad hin, d. h., es liegt wahrscheinlich ein Lymphödem vor. Diese einfache Untersuchung ermöglicht die Abgrenzung gegenüber rein venös bedingten Ödemen, die eindellbar sind.

5

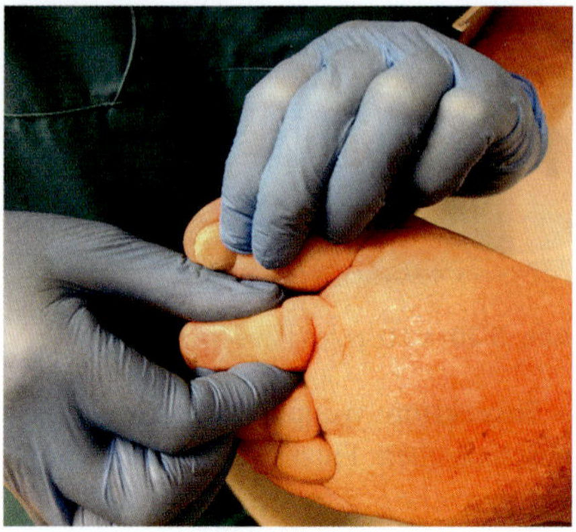

Abb. 5.21 Positives Kaposi-Stemmer-Zeichen: Es ist keine Hautfalte am zweiten Zeh mehr abhebbar, die Haut ist nicht eindrückbar [M291]

- **Ggf. Wundabstrich:** Aufschluss über MRE (➤ Kap. 3.1.2) bzw. zur Antibiogrammbestimmung bei systemischen Infekten.
- **Messung von Vorfuß-, Knöchel- und Wadenumfang:** optimal 1 ×/Woche, um den Erfolg einer Kompressionstherapie zu evaluieren.
- **Gangbild:** Überprüfen, ob der Patient beim Laufen den Fuß physiologisch abrollen kann. Ist dies nicht mehr möglich, kann eine Gangschulung durch die Physiotherapie hilfreich sein. Ohne vorhandene Muskelpumpen funktioniert keine Kompressionstherapie!
- **Gehstrecke:** Ist diese (stark) beeinträchtigt aufgrund von Schmerzen, besteht der Verdacht auf eine pAVK.
- **Ganzkörperuntersuchung inklusive neurologischer Untersuchung** auf Sensibilitätsstörungen (Polyneuropathie, ➤ Kap. 6.5.1) und Beweglichkeit im Sprunggelenk.
- **Farbkodierte Duplexsonografie (FKDS) der Beinvenen:** Goldstandard in der Diagnostik des UCV; ermöglicht Aussagen zur Anatomie und Funktion der oberflächlichen und tiefen Venen, der Hämodynamik inklusive möglicher Obstruktionen und Refluxe sowie die Planung einer möglichen invasiven Therapie.

TIPP

Vor Anlage einer Kompressionstherapie ist grundsätzlich die arterielle Durchblutungssituation abzuklären. Die Färbung von Zehen und Vorfuß (blass, bläulich), die Temperatur (kalt), kaum oder nicht tastbare Fußpulse geben erste Hinweise.
Da tastbare Fußpulse eine pAVK nicht vollständig ausschließen, sollte zusätzlich der Knöchel-Arm-Druck Index (KADI) erhoben werden.

- Die Feststellung des **Knöchel-Arm-Druck-Index** (KADI, auch ABI = *Ankle Brachial Index*) dient **zur Erhebung des arteriellen Durchblutungsstatus** und gibt Hinweise auf die Ausprägung einer ggf. vorhandenen arteriellen Mitbeteiligung. Je niedriger der Wert, umso ausgeprägter ist die arterielle Insuffizienz. Die Ermittlung erfolgt im Liegen. Daher sollte der Patient vor Beginn der Messung 10 Minuten ruhig liegen, damit sich der systemische Blutdruck auf einem stabilen Niveau einpendelt. Mit einer Blutdruckmanschette und einer Dopplersonde, auch Taschendoppler genannt, wird dann der systolische Druck an beiden Oberarmen an der A. brachialis ermittelt. Die KADI-Bestimmung sollte bei allen Messungen mit der Dopplermethode erfolgen, um methodisch bedingte Differenzen im systolischen Blutdruck zwischen der Riva-Rocci-Methode mit Stethoskop und der Doppler-Methode zu vermeiden. Anschließend wird über der Knöchelarterie (A. tibialis posterior) und über der Fußrückenarterie (A. dorsalis pedis, ➤ Abb. 5.22) gemessen. Dann wird der KADI-Wert ermittelt, indem der niedrigere Fußarteriendruck durch den Armarteriendruck geteilt wird (DGA 2024). **Cave:** Durch arterielle Verkalkungen, insbesondere bei der bei Diabetespatienten typischen

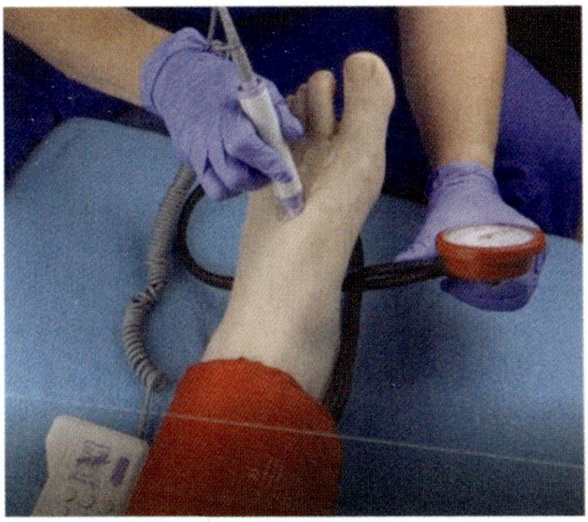

Abb. 5.22 KADI-Messung an der A. dorsalis pedis [M291]

TIPP

Laut der AWMF-S2k-Leitlinie „Diagnostik und Therapie des Ulcus cruris venosum" (DGPL 2024) darf keine Kompressionstherapie angelegt werden, wenn eine fortgeschrittene pAVK (kritische Ischämie) vorliegt:

- KADI < 0,5
- Knöchelarteriendruck < 60 mmHg
- Zehendruck < 30 mmHg
- $tcpO_2$ < 30 mmHg am Fußrücken

Bei Verwendung unelastischer Materialien kann eine Kompressionsversorgung noch bei einem Knöchelarteriendruck zwischen 50 und 60 mmHg unter engmaschiger klinischer Kontrolle versucht werden.

Mönckeberg-Sklerose, kann der ermittelte KADI-Wert (bei Werten ab > 1,3) fälschlich erhöht sein! In diesem Fall sind weiterführende Untersuchungen, z. B. die Ermittlung des Zehendrucks (Toe Brachial Index [TBI]), eine FKDS sowie eine transkutane Sauerstoffdruckmessung ($tcpO_2$), erforderlich.
Ein KADI von ≤ 0,9 weist bereits auf eine relevante pAVK hin (DGA 2024).
  - KADI < 0,5 – schwere pAVK (kritische Ischämie): keine Kompressionstherapie, das Anlegen einer Kompressionsversorgung bei diesem Krankheitsbild riskiert eine Sauerstoffunterversorgung des Gewebes mit gravierenden Auswirkungen → Nekrose, Amputation
  - KADI 0,5 bis < 0,8 – pAVK mit z. B. begleitender Claudicatio intermittens (Schmerzen): ggf. leichte Kompressionsversorgung von ca. 20 mmHg bis zur vom Patienten tolerierten Druckstärke
  - KADI 0,8 bis < 1,3 – Kompressionstherapie ohne Druckreduktion (meist 40–60 mmHg) möglich
  - KADI ≥ 1,3 – Hinweis auf eine Mediasklerose, weiterführende Diagnostik, z. B. FKDS

Alle Kompressionsmaßnahmen und Ableitungen inklusive Druckwerten sind auf ärztliche Anordnung durchzuführen.

- **Schmerzen:** Qualität, Stärke, wann und in welcher Situation, z. B. Linderung beim Gehen oder durch Hochlegen der Beine, tagsüber zunehmend?
- Ggf. **digitale Photoplethysmografie:** Bei dieser Venenfunktionsprüfung wird mithilfe von Infrarotlicht die Blutfüllung in den oberflächlichen Hautvenen und Kapillaren gemessen. Aus den ermittelten Werten sind Rückschlüsse auf den Zustand des Beinvenensystems und der Funktion der Venenklappen möglich.
- Ggf. **Venenverschlussplethysmografie:** Mit diesem Venenfunktionstest lassen sich Änderungen des Unterschenkelumfangs nach einer mittels Blutdruckmanschette herbeigeführten Stauung des Bluts in den Beinvenen messen.
- Ggf. **CT- oder MR-Venografie:** Besteht ein Verdacht auf eine Obstruktion suprainguinaler Venen, kann zusätzlich zur FKDS eine CT- oder MR-Venografie zur Diagnosestellung und Therapieplanung erfolgen. Dieses bildgebende Verfahren dient vor allem zur Begutachtung tief liegender Oberschenkel- und Beckenvenen.
- Ggf. **Phlebografie:** Mit diesem bildgebenden Verfahren wird radiologisch nach Thromben (Blutgerinnseln) sowie Venenverengungen und -verschlüssen (Thrombosen) mithilfe von Röntgenkontrastmittel gesucht.

5

- Ggf. **histologische Abklärung** bei therapieresistenten Ulzera und ungewöhnlichen Erscheinungsformen, Ausschluss eines Spinalioms (Hautkrebs).

CAVE!

Wenn das UCV innerhalb von 6 Wochen trotz leitliniengerechter Diagnose und Therapie sowie sachgerecht durchgeführter und konsequent getragener Kompressionstherapie keine Heilungstendenzen zeigt, ist die Vorgehensweise zu überdenken. Es sollte eine weiterführende Diagnostik unter Hinzuziehung weiterer Fachdisziplinen erfolgen, z. B. Gefäßmedizin und Dermatologie. Zudem sollte bei untypischem Ulcus cruris mit ungewöhnlichem Verlauf, ungewöhnlicher Lokalisation und Morphologie eine histologische Untersuchung durch die Entnahme von Gewebebiopsie/n erfolgen.

- Ggf. **Ausschluss weiterer Grunderkrankungen,** z. B. Diabetes mellitus, Polyneuropathie, pAVK.
- **Blutuntersuchung:** z. B. Gerinnungsfaktoren, Entzündungsparameter, Diabeteserkrankung (HbA1c).

Zudem erfasst eine fortlaufende Wunddokumentation (➤ Kap. 10.3) den aktuellen Zustand des UCV anhand von: z. B. Lokalisation, Belägen, Größe und Tiefe, Geruch, Exsudatmenge und -beschaffenheit, Wundrand und -umgebung. Eine Fotodokumentation (➤ Kap. 10.4) ergänzt die schriftliche Dokumentation. Diese erfolgt bei Ersterhebung des UCV und danach mindestens alle 4 Wochen sowie bei Befundänderungen, die einen Wechsel der Therapie, z. B. ein Débridement (➤ Kap. 2.1.2), erforderlich machen.

5.2 Therapie des Ulcus cruris venosum

Zuerst gilt es, die Entstehungsursachen auszuschalten. Dies bedeutet die Beseitigung der venösen Flussstörung (Aufhebung des venösen Refluxes), eine Verbesserung der Versorgung der Haut und des Gewebes mit Sauerstoff und Nährstoffen sowie die Behebung der Ödembildung. Zum Ausschluss von bösartigen Veränderungen wird bei Verdacht eine Probeexzision am Ulkusrand entnommen und anschließend eine feingewebliche Diagnostik durchgeführt.

Ein UCV basiert immer auf einer CVI, z. B. durch eine primäre Varikosis oder ein postthrombotisches Syndrom. Zum Teil sind daher **minimalinvasive, chirurgische bzw. endovaskuläre Eingriffe** erforderlich. Hierzu zählt die Verödung von Krampfadern durch Sklerosierung, Laser- oder Radiofrequenzverfahren, meist in Lokalanästhesie. Operativ sind u. a. Maßnahmen wie Varizenstripping, Fasziotomie, Fasziektomie, Shaving, Klappenrekonstruktion/-transplantation, endoskopisch subfasziale Perforansligatur, Ulkusexzision (Ausschneidung) und Ulkusdeckung (z. B. Meshgraft-, Vollhaut-, Lappenplastik) möglich. Da eine Varikosis angeboren ist, führen diese Maßnahmen nicht zur Heilung, sondern sollen einem UCV bzw. einem Rezidiv vorbeugen. Auch ein postthrombotisches Syndrom ist nicht heilbar. Eine individuell angepasste medikamentöse Therapie und das Meiden von Risikosituationen wie Verletzungen oder Immobilität verhindern, dass sich die Krankheit verschlechtert.

Zur **konservativen Therapie** zählen neben der sachgerechten Kompressionsversorgung, ggf. zusätzlich eine intermittierende pneumatische Kompression (➤ Kap. 5.2.3), Mobilisierung und kontrolliertes Gehtraining mit Fokus auf der Sprunggelenkbeweglichkeit (ggf. physiotherapeutisch unterstützt), Bewegung und Sport (die Venenpumpen – Sprunggelenk- und Wadenmuskelpumpe – werden im Zusammenhang mit der Kompressionstherapie nur bei ausreichender Bewegung aktiv), ausgewogene Ernährung, Reduktion von Übergewicht, ausreichende Flüssigkeitszufuhr, manuelle Lymphdrainage, Wechselbäder bzw. Beine 2 × täglich etwa 5–10

Minuten lang mit kaltem Wasser (16–18 °C) abduschen, eine angepasste Hautpflege und Hautschutz sowie eine indikationsbezogene lokale Ulkustherapie.

5.2.1 Lokaltherapeutische Optionen

Laut AWMF-S2k-Leitlinie (DGPL 2024) soll die Wundversorgung von Menschen mit UCV schmerzarm und indikationsbezogen erfolgen und ein ausgewogenes Exsudatmanagement sowie Schutz vor Mikroorganismen und Fremdkörpern gewährleisten. Erst nach einem umfangreichen Débridement (➤ Kap. 2.1.2) ist eine ergebnisorientierte lokale Wundtherapie möglich. Zu Beginn der lokalen Therapie erfolgt daher eine Wundreinigung. Laut Leitlinie sollen bei einem UCV mit klinischen Zeichen einer lokalen Infektion Beläge und Nekrosen entfernt werden. Im Anschluss sollte eine antimikrobielle Wundtherapie mit zeitgemäßen Antiseptika auf Basis von Octenidin oder Polihexanid erfolgen. Die Anwendung ist nach 14 Tagen kritisch zu hinterfragen. Zudem sind ausreichende Mengen und Einwirkzeiten zu beachten: Octenidin 1–2 Minuten, Polihexanid 10–20 Minuten (➤ Kap. 2.1.1).

Unzeitgemäße Produkte wie Lokalantibiotika, Farbstoffe, Waffenöl oder Perubalsam bergen das Risiko, in der oft ohnehin schon gereizten Wundumgebung Hautirritationen und Kontaktallergien auszulösen. Der Einsatz von systemischen Antibiotika ist u. a. aufgrund der schlechten Durchblutungssituation im Wundgebiet des UCV und der schnellen Resistenzbildung kritisch zu betrachten.

TIPP

Laut Leitlinie (DGPL 2024) ist eine lokale Infektion auch lokalantiseptisch zu therapieren, während eine systemische Infektion durch den Einsatz systemischer Antibiotika zu behandeln ist. Bestimmte medizinische Konstellationen, beispielsweise bei Menschen mit mechanischem Klappenersatz oder Immunsuppression, können Ausnahmen bedingen. Eine topische Applikation von Antibiotika auf die Wunde gilt hingegen generell als obsolet.

Die Auswahl der Verbandmittel orientiert sich indikationsbezogen an Wundphase und -stadium, Schmerzsituation, Heilungsverlauf, Exsudatmenge und -beschaffenheit, Gerüchen, Juckreiz und eventuellen Infektzeichen. Kennzeichnend für Patienten mit einem floriden UCV sind zu Beginn der Entstauungsphase ein erheblich gestauter, ödematöser Unterschenkel und eine hohe Wundexsudation. Hier kommen neben einer sachgerechten Kompressionstherapie zur Entstauung individuell angepasste Verbandmittel zum Einsatz, die insbesondere auch unter einer Kompressionsversorgung viel Exsudat aufnehmen können und zudem eine gute Retention haben, z. B. Wundauflagen mit Superabsorbern (➤ Kap. 2.2.7). Da die Umgebungshaut durch Mazeration infolge hoher Exsudation gefährdet ist, liegt ein entsprechendes Augenmerk auf Schutz von Wundrand und -umgebung. Hierfür können Hautschutzmittel, z. B. transparente Produkte auf Acrylat-Copolymer-Basis (➤ Kap. 1.3.4) oder auch Hydrofaser-/Hydrofiberprodukte (➤ Kap. 2.2.5) zum Einsatz kommen.

TIPP

Ein hohes Exsudataufkommen bedingt häufige Verbandwechsel. Insbesondere für Menschen mit schmerzhaften Wunden stellt dies eine wiederkehrende Belastung dar. Sogenannte Transferschaumverbände (z. B. Mepilex® Transfer, ➤ Abb. 5.23) ermöglichen den Wechsel der gesättigten Sekundärauflage beim gleichzeitigen Belassen der primären Wundauflage. Solche Transferschaumverbände werden ca. 2–3 cm den Wundrand überlappend appliziert und leiten das Wundexsudat nur vertikal weiter. Dadurch werden Wundrand und -umgebung geschützt. Solche Produkte können bis zu 7 Tage auf der Wunde verbleiben, gewährleisten so eine längere Wundruhe und reduzieren Schmerzen durch seltenere Verbandwechsel (keine direkte Manipulation an der Wunde).

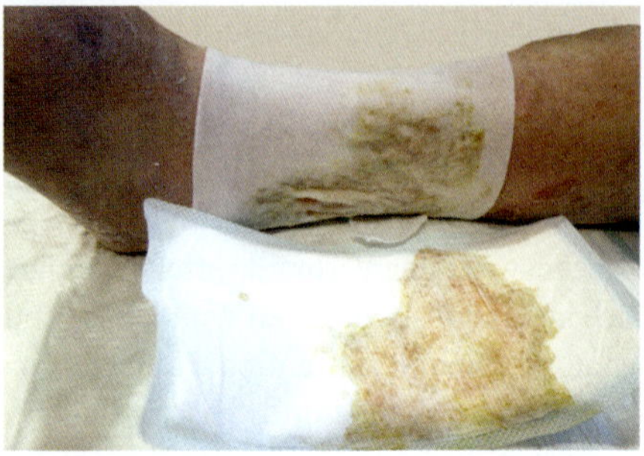

Abb. 5.23 Einsatz eines Transferschaums, der das Exsudat vertikal ableitet, und erschöpfter Superabsorber [M291]

Im Anschluss an die Entstauung – in der Erhaltungsphase – werden bei moderater Exsudation Verbandmittel eingesetzt, die das feucht-warme Wundmilieu optimal fördern und erhalten sowie überschüssiges Wundexsudat aufnehmen können, z. B. feinporige Polyurethanschaumverbände (➤ Kap. 2.2.3). Diese Wundauflagen sind auch ohne Kleberand erhältlich, um weniger Reiz auf die empfindliche Umgebungshaut auszuüben. Da diese aufgrund der CVI häufig trocken, schuppig, ekzematös ist und um Überempfindlichkeitsreaktionen bzw. Kontaktekzeme zu vermeiden, sollten generell Verbandmittel ohne (Poly-)Acrylat-Klebeflächen eingesetzt werden. Alternativ können Produkte mit hautfreundlichen Beschichtungen, z. B. Silikon, gewählt werden.

Bei granulierenden Wunden besteht die Möglichkeit, nach erfolgter Konditionierung durch eine Spalthauttransplantation (Meshgraftplastik) einen beschleunigten Wundverschluss zu erzielen.

Hautpflege, -schuppen und Krusten

Menschen mit UCV schildern häufig, dass sie unter der Kompressionsversorgung unter Hautproblemen wie Trockenheit, Schuppungen, Juckreiz und Ekzemen leiden. Diese Reizungen werden durch die Reibung der Kompressionsmaterialien auf der Haut ausgelöst, entstehen aber auch durch Hautveränderungen aufgrund der CVI. Durch eine regelmäßige Hautpflege der Beine – mindestens einmal täglich – erhöht sich die Elastizität der Haut und der Juckreiz wird gemindert. Daher ist eine entsprechend individuell angepasste Hautpflege mit hypoallergenen Hautmitteln eine unabdingbare begleitende Maßnahme bei der Kompressionstherapie. Etwaige Patientenvorlieben sollten bei Produktempfehlungen unter entsprechender Schulung des Patienten Berücksichtigung finden. Die Beachtung der Präferenzen des Betroffenen unterstützt seine Akzeptanz hinsichtlich dieser Maßnahme. Nachfolgende Hinweise zur Hautpflege können eine wichtige Hilfestellung für Betroffene sein:

- Das Hautmittel sollte vor dem Anziehen medizinischer Kompressionsstrümpfe evaporiert sein, da das Strumpfmaterial nicht darauf gleitet; optimal wäre es, die Beine abends vor dem Zubettgehen einzucremen.
- Für die Auswahl von Hautmitteln gilt die Faustregel „feucht auf feucht und fett auf trocken". Bei feuchter Haut bzw. hoher Wundexsudation mit der Gefahr einer Mazeration von Wundrand und -umgebung sind eher fettige, hydrophobe Hautmittel zum Schutz einzusetzen (➤ Kap. 1.3.4).
- Bei Pruritus und trockener Haut sind lipophile Hautmittel, d. h. auf Wasser-in-Öl-Basis mit Feuchthaltefaktoren, z. B. Urea (z. B. Basissalbe mit 5 % Harnstoff) und/oder Glyzerin (➤ Kap. 1.3.4), zu nutzen.
- Auf nässenden Ekzemen kommen eher hydrophile Zubereitungen auf Öl-in-Wasser-Basis zur Anwendung.
- Folgende Stoffe sollten nicht angewendet werden: alkoholische Zusätze (trocknen die Haut weiter aus) oder Allergene, z. B. Parabene, Perubalsam, Wollwachse, Propylenglykol, Phytotherapeutika (z. B. Ringelblume,

Rosskastanie) sowie Duftstoffe. **Cave:** Die Applikation von sehr fetthaltigen Salbenzubereitungen kann vor allem in der warmen Jahreszeit zu einem regelrechten Wärmestau und der Ausbildung einer Follikulitis führen.
- Ein Baumwollschlauchverband unterhalb der Bandagierung kann Unverträglichkeiten gegenüber Bindenmaterialien vorbeugen.
- Bei Unverträglichkeiten gegenüber medizinischen Kompressionsstrümpfen (MKS) sind z. B. Modelle mit erhöhtem Baumwollanteil zu bevorzugen. Zudem gibt es MKS mit eingearbeiteten Keramikkapseln, die während des Tragens pflegende Stoffe abgeben sollen, oder MKS, deren Fasern bereits mit pflegenden Stoffen angereichert sind. Auch MKS aus mit Silber ummantelten Fäden, die eine Besiedlung der Haut mit Bakterien reduzieren sollen, sind erhältlich. Mögliche Hautreaktionen werden oft nicht durch das Material ausgelöst, sondern durch Inhaltsstoffe der Haftränder oder Bestandteile der Färbung.

Die Haut von Menschen mit UCV weist oft eine starke Hautschuppung und ggf. auch Krusten auf. Neben dem UCV können auch kleinere Hautverletzungen eine Eintrittspforte für Keime sein. Zudem treten bei den Betroffenen häufiger als in der Normalbevölkerung bakterielle Infekte auf, z. B. Erysipel. Daher sind lockere Hautschuppen und Krusten in der Ulkusumgebung regelmäßig im Rahmen des Verbandwechsels atraumatisch zu entfernen, z. B. mit Pinzetten und Baumwollkompressen (➤ Abb. 5.24). Erst im Anschluss ist es möglich, die Haut optimal zu inspizieren und so mögliche Eintrittspforten für Erreger zeitnah zu identifizieren.

Eine Begleiterscheinung des UCV ist die Ausbildung eines Ekzems, das meist auf den Bereich der Kompressionsversorgung lokalisiert ist. Es kann sich hierbei um ein allergisches Kontaktekzem handeln, was per allergologischer Testung abzuklären ist; seltener können auch Pilzerkrankungen vorliegen. Damit sich ein allergisches Ekzem nicht weiter auf den gesamten Körper als generalisiertes Ekzem ausbreitet, sollte zeitnah eine adäquate Diagnose und Therapie, ggf. mit topischen oder systemischen Kortisonpräparaten, durch einen Dermatologen erfolgen. Das Ekzem sollte keinesfalls in Eigentherapie behandelt werden.

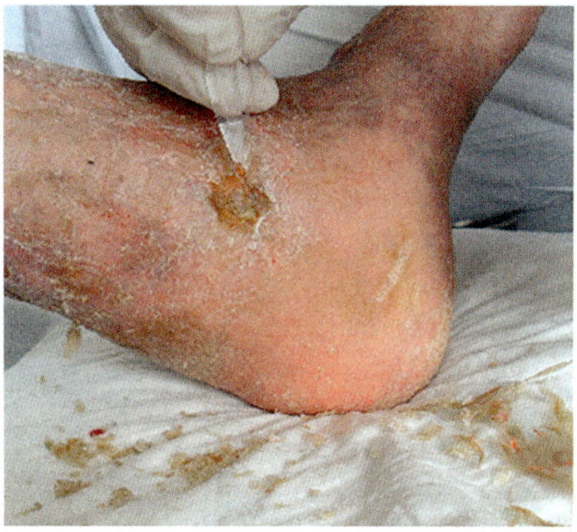

Abb. 5.24 Entfernung von Hautschuppen mit Pinzette [M291]

5

5.2.2 Edukation der Betroffenen

Das Therapieverständnis von Menschen mit UCV profitiert davon, wenn sie über die eigene Erkrankung sowie deren Behandlung, die damit zusammenhängenden Maßnahmen und die dabei zum Einsatz kommenden Materialien, optimal aufgeklärt sind. Dies ist die Basis für die Adhärenz der Patienten, die insbesondere für eine erfolgreiche Kompressionstherapie unabdingbar ist. Bestandteil der Edukation (➤ Kap. 13) ist, Möglichkeiten und Unterstützungen bei der Bewältigung des Alltags aufzuzeigen, Zuversicht zu geben sowie bestehendes Wissen einzuordnen und zu ergänzen. Daher empfiehlt die AWMF-S2k-Leitlinie (DGPL 2024, S. 76) Folgendes:

- „Patienten mit Ulcus cruris venosum **sollen** über die Möglichkeit zur persönlichen Beeinflussung des Krankheitsverlaufs aufgeklärt und bei deren Umsetzung im Alltag unterstützt werden."

- „Die Inhalte der Edukation **sollen** sich an den individuellen Bedürfnissen, Interessen und Fähigkeiten der Patienten orientieren und zumindest das Krankheitsbild der chronischen venösen Insuffizienz, Risikofaktoren und Risikoreduktion, Selbstpflegemanagement, Hautreinigung und Hautpflege, Wirkung der Kompressionstherapie, Auswahl der Materialien und korrekter Umgang damit, körperliche Aktivität und Gewichtsnormalisierung thematisieren."

Gesundheitsbezogenes Selbstmanagement

Wenn Menschen mit abgeheiltem UCV ihre medizinischen Kompressionsstrümpfe (MKS) nicht bzw. nicht regelmäßig tragen, ist laut Leitlinie (DGPL 2024) das Risiko für ein Rezidiv 2- bis 20-mal höher. Da Patienten die Kompressionstherapie mit MKS oft selbstständig durchführen, ist das gesundheitsbezogene Selbstmanagement wesentlich zur Prävention von Rezidiven. Eine wichtige Unterstützung hierbei können An- und Ausziehhilfen sein, die laut Leitlinie bei der Verordnung von MKS mit verordnet werden sollten, wenn Probleme beim eigenständigen An- und Ausziehen bestehen. Neben dem erleichterten Umgang mit den MKS schont die Anwendung von An- und Ausziehhilfen (➤ Kap. 5.2.3) zudem das Strumpfmaterial. Trotz der breiten Palette unterschiedlicher An- und Ausziehhilfen sind viele Patienten nicht in der Lage, ihre MKS selbstständig anzuziehen. Hier können medizinische adaptive Kompressionssysteme (➤ Kap. 5.2.3) eine gute Alternative sein, um das gesundheitsbezogene Selbstmanagement zu erleichtern und somit die Adhärenz zu fördern.

Rezidivprävention

Studien (O'Brien et al. 2017; Probst et al. 2021) weisen darauf hin, dass Edukation positive Effekte auf die Abheilung eines UCV hat und diese auch hinsichtlich der Vermeidung von Rezidiven förderlich sein kann. Daher sollten Menschen mit abgeheiltem UCV edukative Maßnahmen erhalten. Diese informieren über das Krankheitsbild, zu Risikofaktoren sowie zu Präventionsstrategien. Während der Patient, solange die Wunde besteht, aufgrund regelmäßiger Behandlungen Zugang zu Versorgern und deren Expertise hat, sind er und ggf. seine Angehörigen bei der Rezidivprävention oft auf sich allein gestellt. Umso wichtiger sind in dieser Zeit adäquates Wissen und ein funktionierendes gesundheitsbezogenes Selbstmanagement. Hierfür ist eine am Patienten und seinen Wünschen sowie Möglichkeiten orientierte Edukation die Basis. Sie versetzt den Betroffenen in die Lage, selbstständig Rezidivprävention zu betreiben, Maßnahmen der Nachsorge durchzuführen und entsprechende Anzeichen für Rezidive zu erkennen, um zeitnah eigenständig ärztliche Hilfe wahrzunehmen. Da eine eingeschränkte Beweglichkeit des Sprunggelenks und eine zu geringe körperliche Aktivität Risikofaktoren für die Entstehung eines UCV sind, sollten sich Menschen mit abgeheiltem UCV zur Rezidivprävention körperlich aktiv bewegen. Studien (Jull et al. 2018; Qiu et al. 2022) zeigen auf, dass die Wundheilung von UCV durch spezielle Bewegungstherapie verbessert werden konnte.

Maßnahmen zur Rezidivprävention

Ein Großteil der Patienten ist nach der Abheilung eines UCV von Rezidiven betroffen. Ein Grund kann sein, dass infolge mangelnder Aufklärung oder Akzeptanz keine medizinischen Kompressionsstrümpfe (MKS) mehr getragen werden. Auf eine adäquate Rezidivprävention ist daher ein gesteigertes Augenmerk zu legen:
Tragen von flachen Schuhen und nicht einschnürender Kleidung (keine Miederhosen oder Korsetts, keine Strümpfe mit engen Bündchen), bei großem Feuchtigkeitsaufkommen Tragen von langer, dunkler Kleidung zur Kaschierung, Beine zwischenzeitlich auf Herzniveau hochlegen (➤ Abb. 5.25) und nicht übereinanderschlagen, ggf. nachts das Fußende des Betts leicht hochstellen, Kneipp'sche Wasseranwendungen, z. B. Wasser treten (➤ Abb. 5.26), Wechselbäder, kalte Güsse, Beine täglich kalt abduschen; Meiden von Wärme und Temperaturen über 28 °C (Wärmflasche, heißes Baden, Fußbodenheizung, Solariumsbesuche) und Sonnenbädern (im Sommer dienen mit Eiswasser befüllte Pflanzenbesprüher oder angefeuchtete und dann eingefrorene Handtücher zur Kühlung der Beine). Empfehlenswert sind Sport (Venensportgruppen), Gewichtsreduktion bei Übergewicht sowie eine ausreichende Flüssigkeitszufuhr und ballaststoffreiche Ernährung. Zusätzlich sind medizinische Kompressionsstrümpfe ein Leben lang zu tragen (Patienten- und Angehörigenbroschüre „Kompressionstherapie einfach – tragbar" vom Wundzentrum Hamburg e. V., *6_Patienten- und Angehörigenbroschüren, 02_Kompressionstherapie*). Um diese zu schonen, sind Fuß- und Fingernägel kurz zu halten und einer übermäßigen Hornhautbildung ist vorzubeugen.

Tipps zur „Venenfitness"

Eine halbe Stunde Venensport am Tag trainiert die Beinmuskelpumpen und unterstützt somit die Wirkweise der Kompressionstherapie.

- **Wasser treten:** Fußwanne oder größeren Eimer bis zur Wadenhöhe mit kaltem Wasser befüllen und im Storchengang abwechselnd die Beine aus dem Wasser heben (➤ Abb. 5.26)
- **Barfuß** im Schnee oder taunassen Gras gehen, bis ein Kälteschmerz einsetzt
- **Gymnastik im Sitzen:** im Wechsel den Boden mit der Fußspitze und der Ferse berühren (➤ Abb. 5.27, ➤ Abb. 5.28)
- **Gymnastik im Stehen:** an einer Tischkante oder Stuhllehne festhalten, Gewicht von den Fersen auf die Fußspitzen verlagern und dabei die Fersen anheben
- **Gymnastik im Liegen:** Hände hinter dem Kopf verschränken, dann Gesäßmuskeln anspannen, dabei das Becken anheben und ausatmen, anschließend Becken wieder senken, kurze Entspannung und einatmen
- Im Wechsel jeweils einen Fuß im Gelenk nach vorne anziehen und anschließend kräftig strecken
- Spazieren gehen, Nordic Walking, bewusst Treppen steigen
- Mit dem Fuß nach Gegenständen wie Stift oder Tuch greifen (➤ Abb. 5.29)
- Den Fuß über einen runden Gegenstand z. B. Flasche, Holzstab, Ball abrollen (➤ Abb. 5.30)
- Nutzung eines „Venensportkissens"; dabei wird die Luft von einer Kissenkammer in die andere getreten und somit die Muskelpumpen aktiviert (➤ Abb. 5.31)
- „3-S-und-3-L-Regel": Sitzen und stehen ist schlecht, lieber laufen und liegen! (Zeichnung: [O453])

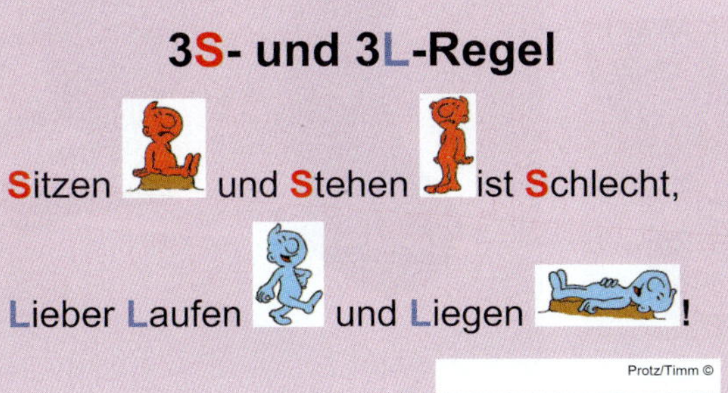

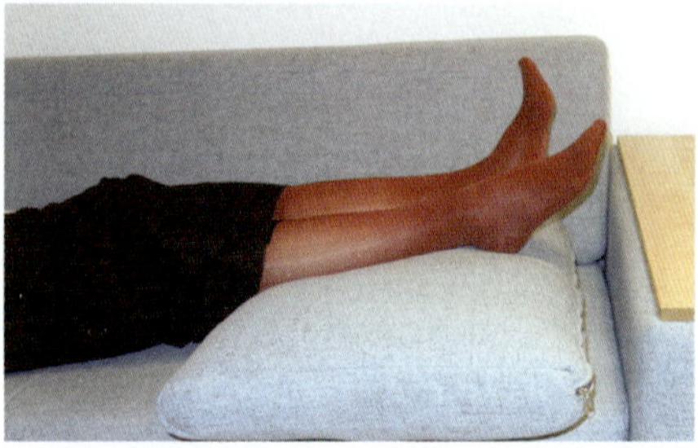

Abb. 5.25 Beine im Liegen über Herzniveau positionieren [M291]

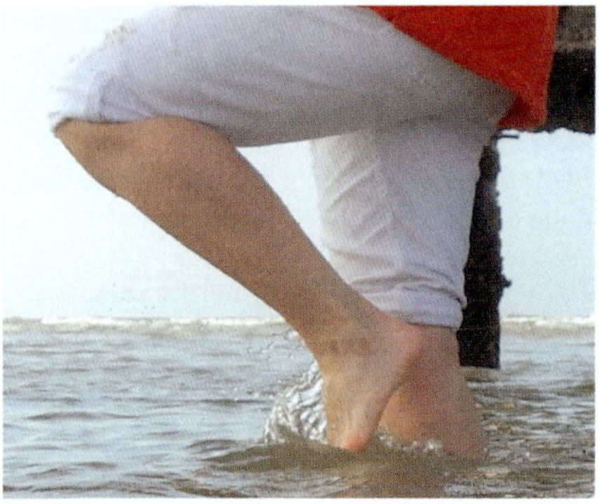

Abb. 5.26 Wasser treten [M291]

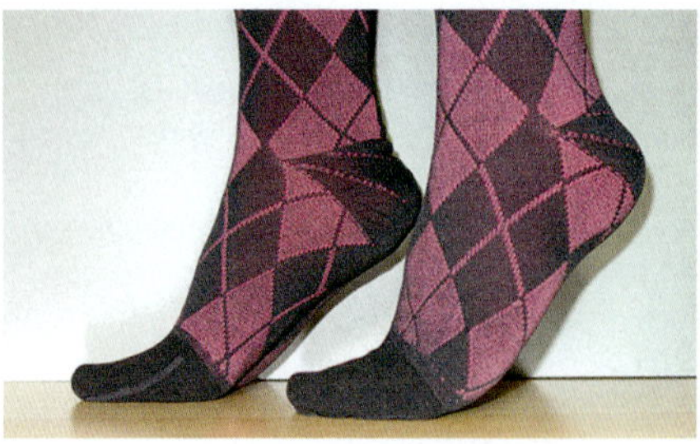

Abb. 5.27 Fußgymnastik, Berühren des Fußbodens mit der Fußspitze [M291]

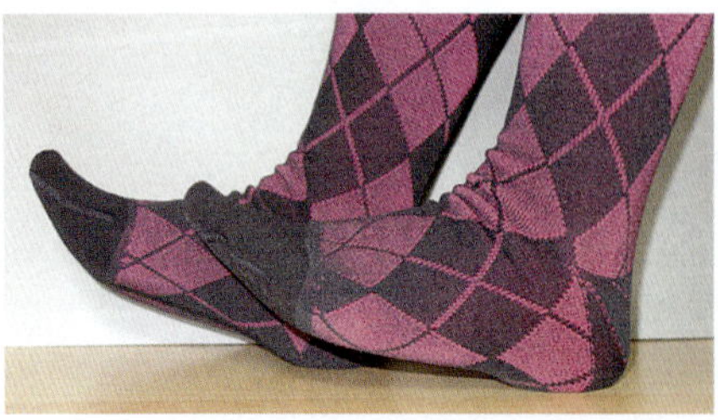

Abb. 5.28 Fußgymnastik, Berühren des Fußbodens mit der Ferse [M291]

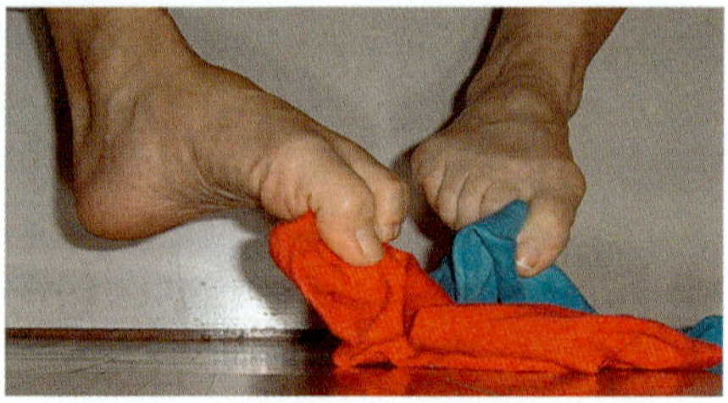

Abb. 5.29 Venensport: Greifübungen [M291]

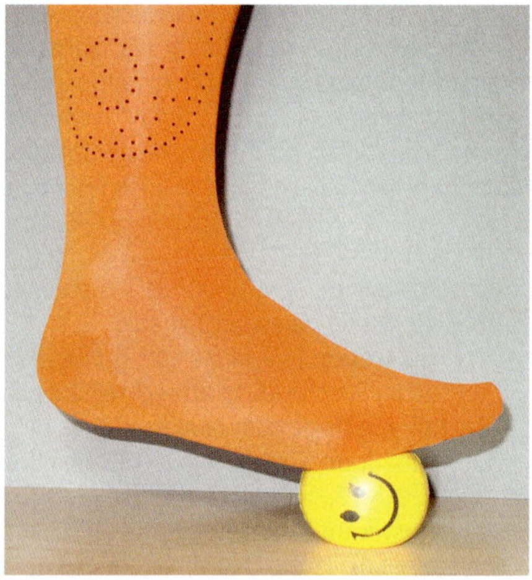

Abb. 5.30 Venensport: Fuß über einen Ball rollen [M291]

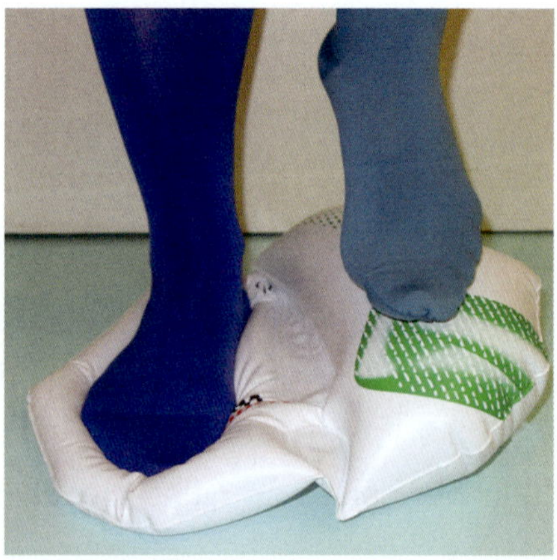

Abb. 5.31 Venensportkissen [M291]

5.2.3 Kompressionstherapie

Kompression kann nicht alles, aber ohne Kompression kann nichts erreicht werden!

Die Kompressionstherapie ist wesentlich zur Beseitigung von Ödemen verschiedener Genese an den Unterschenkeln und die effektivste Maßnahme in der konservativen Behandlung des UCV. So empfiehlt die AWMF-S2k-Leitlinie „Diagnostik und Therapie des UCV“: „Die medizinische Kompressionstherapie **soll** nach Prüfung der Kontraindikationen als konservative Standardtherapie des Ulcus cruris venosum eingesetzt werden. Sie beschleunigt die Abheilung“ (DGPL 2024, S. 37). Sie bewirkt eine dauerhafte Steigerung des lymphatischen Abflusses und des venösen Rückflusses in Richtung Herz. Durch den konsequenten Druck auf die Venen wird der Durchmesser der Gefäße verengt, was zu einer nahezu verdoppelten Fließgeschwindigkeit führt. Noch nicht zerstörte Venenklappen nehmen ihre Funktion als Rückstauventil wieder auf, da sie sich aufgrund der Durchmesserminderung wieder schließen können. Außerdem bildet die Kompressionsversorgung ein stabiles Widerlager für die Beinmuskulatur. Das bedeutet, dass die Pumpwirkung der Muskeln intensiver ist, was wiederum zu einer Verbesserung des venösen Rückflusses führt. So erfolgt bis in die tiefen Gefäße eine rückflussfördernde Wirkung, Schlackenstoffe werden abtransportiert und Ödeme reduziert. Durch die Reduktion der Beinödeme bessert sich auch die damit verbundene Schmerzsituation und die belastete Haut wird weicher und geschmeidiger. Unter sach- und fachgerechter Anwendung führt die Kompressionstherapie kurzfristig zu einer peripheren Entstauung und langfristig zur Vermeidung des Gewebeumbaus bzw. zur Abheilung von Ulzerationen. Zudem beugt sie der Neuentstehung von Ödemen und der Entwicklung von Thrombosen vor. Für eine sachgerechte Kompressionstherapie sind spezielle Kenntnisse und Erfahrungen hinsichtlich (Differenzial-)Diagnose, Risiken und Kontraindikationen sowie bezüglich der Verordnung zeitgemäßer Kompressionsmaterialien und der Fähigkeit der fachgerechten Anlage erforderlich. Zudem sind die Bedürfnisse der Betroffenen und deren Akzeptanz der Therapie zu berücksichtigen. Dies stärkt das Vertrauen der Patienten in die Maßnahmen der Therapie. Deren Adhärenz trägt wesentlich zum Therapieerfolg bei. Weitere Kriterien sind das Alter des Betroffenen sowie deren Zustand von Haut, Bindegewebe und Muskulatur. Generell ist das Gewebe älterer Menschen eher dünn und unelastisch. Daher sollten Kompressionsmaterialien und Drücke entsprechend angepasst werden.

TIPP

Die nationalen Leitlinien der Arbeitsgemeinschaft der Wissenschaftlichen Medizinischen Fachgesellschaften (AWMF) sind kostenfrei online verfügbar und bieten aktuelle Informationen zum Thema:

- Deutsche Gesellschaft für Phlebologie und Lymphologie. S2k-Leitlinie Diagnostik und Therapie des Ulcus cruris venosum. Version 4.1. AWMF-Registernummer: 037-009. 2024.
- Deutsche Gesellschaft für Phlebologie und Lymphologie. S2k-Leitlinie Medizinische Kompressionstherapie der Extremitäten mit Medizinischem Kompressionsstrumpf (MKS), Phlebologischem Kompressionsverband (PKV) und Medizinischen adaptiven Kompressionssystemen (MAK), 2026.

5

Indikationen

Als Indikationen gelten CVI (Grad I–III nach Widmer bzw. CEAP C3–C6), primäre und sekundäre Varikosis, postthrombotisches Syndrom (PTS), tiefe Beinvenenthrombose, Lipödeme ab Stadium II, Schwangerschaftsödeme, Lymphödeme, Zustand nach invasiver Therapie einer Varikose (z. B. Stripping, Verödung), Erkrankungen, bei denen auch eine Thromboseprophylaxe indiziert ist, Stauungszustände infolge von Immobilität (Paresen/Teilparesen der Extremität, ➤ Tab. 5.2).

Kontraindikationen

Vor Beginn einer Kompressionstherapie muss unbedingt die Durchblutungssituation geklärt sein (➤ Kap. 5.1.4, ➤ Kap. 5.1.5). Je nach Ausmaß einer arteriellen Störung darf keine (KADI < 0,5 = kritische Ischämie) oder nur eine eingeschränkte Kompressionstherapie (z. B. 15–20 mmHg, KADI 0,5–0,9) erfolgen, da sie das Risiko einer Mangelversorgung des Gewebes u. U. massiv verstärkt (Folgen: Gewebsnekrose und Amputation). Extreme Vorsicht ist außerdem bei einer Herzinsuffizienz geboten. Durch die Kom-

Tab. 5.2 Kompressionstherapie: Übersicht über Indikationen, Kontraindikationen und Risiken/Nebenwirkungen (DGPL 2026)

Indikationen	
Chronische Venenkrankheiten	• Verbesserung der Lebensqualität bei chronischen Venenkrankheiten • Varikose, initiale Phase nach Varikosetherapie • Prävention und Therapie venöser Ödeme • Prävention und Therapie venöser Hautveränderungen: Ekzem und Pigmentierung, Dermatoliposklerose und Atrophie blanche • Therapie des UCV, Prävention des UCV-Rezidivs • Schmerzreduktion beim UCV • Funktionelle venöse Insuffizienz (bei Adipositas, Sitz-, Stehberufen) • Venöse Malformationen • Therapie des arterio-venösen Ulcus cruris (unter Berücksichtigung der Kontraindikationen)
Thromboembolische Venenkrankheiten	• Oberflächliche Venenthrombose • Tiefe Beinvenenthrombose • Armvenenthrombose • Zustand nach Thrombose • Postthrombotisches Syndrom, Therapie und Prophylaxe • Thromboseprophylaxe bei mobilen Patienten
Sonstige Ödeme	• Lymphödeme • Ödeme in der Schwangerschaft • Posttraumatische Ödeme, postoperative Ödeme • Postoperative Reperfusionsödeme • Stauungszustände infolge von Immobilitäten (arthrogenes Stauungssyndrom, Paresen und Teilparesen der Extremität) • Berufsbedingte Ödeme (Steh-, Sitzberufe) • Medikamentös bedingte Ödeme, wenn keine Umstellung möglich ist
Andere Indikationen	• Schmerzreduktion beim Lipödem • Adipositas mit funktioneller venöser Insuffizienz • Entzündliche Dermatosen der Beine • Übelkeit, Schwindel und Stauungsbeschwerden in der Schwangerschaft • Zustand nach Verbrennungen, Narbenbehandlung • Pyoderma gangraenosum mit Hautdefekten im Beinbereich • Taxan-induzierte Polyneuropathie (z. B. Paclitaxel, Docetaxel)

Tab. 5.2 Kompressionstherapie: Übersicht über Indikationen, Kontraindikationen und Risiken/Nebenwirkungen (DGPL 2026) *(Forts.)*

Kontraindikationen und Risiken	
Kontraindikationen	• Fortgeschrittene pAVK, wenn einer dieser Parameter zutrifft: – KADI < 0,5 – Knöchelarteriendruck < 60 mmHg – Zehendruck < 30 mmHg oder – $tcpO_2$ < 20 mmHg Fußrücken Bei Nutzung unelastischer Materialien kann eine Kompressionsversorgung noch bei einem Knöchelarteriendruck zwischen 50 und 60 mmHg unter engmaschiger klinischer Kontrolle versucht werden. • Dekompensierte Herzinsuffizienz (NYHA III + IV) • Phlegmasia coerulea dolens
Risiken	• Schwere Sensibilitätsstörungen der Extremität • Fortgeschrittene periphere Neuropathie (z. B. bei Diabetes mellitus) • Ausgeprägte nässende Dermatosen • Unverträglichkeit des Kompressionsmaterials • Primär chronische Polyarthritis
Risiken/Nebenwirkungen	
Unsachgemäßes Bandagieren (zu hohe Anpressdrücke, Strangulation) löst Schmerzen aus und kann zu Hautläsionen, Blasenbildung, Schnürfurchen, Gewebsschäden und sogar Nekrosen sowie Druckschäden an peripheren Nerven, vor allem an Knochenvorsprüngen (**Cave:** z. B. Fibulaköpfchen, Tibiavorderkante) führen (➤ Abb. 5.32). Bei unsachgemäßer Handhabung können Kompressionsversorgungen Hautnekrosen und Druckschäden auf periphere Nerven verursachen. Bei empfindlicher Haut kann es unter den Kompressionsmaterialien zu Juckreiz, Schuppung und Entzündungszeichen kommen (Hautpflege bedenken!).	

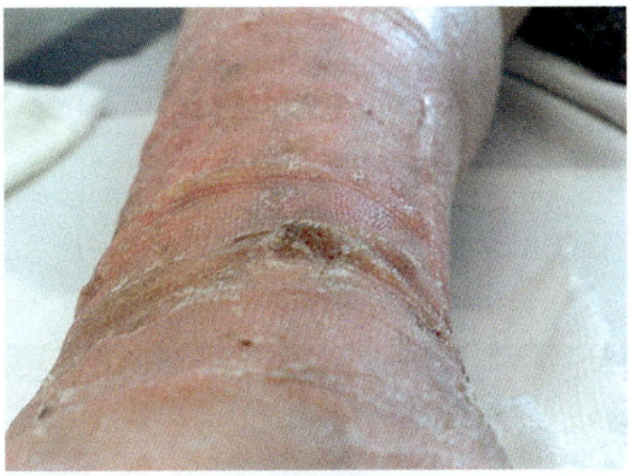

Abb. 5.32 Schnürfurchen und Druckstelle durch falsche Kompressionsbandagierung [O1017]

pressionstherapie wird die Belastung des Herzens enorm gesteigert. Der durch die Lumenverengung der Venen beschleunigte Rückfluss kann zur Dekompensation einer bereits bestehenden Rechtsherzinsuffizienz führen. Daher ist die dekompensierte Herzinsuffizienz eine Kontraindikation. Dasselbe gilt für einen frischen Myokardinfarkt. Eine Phlegmasia coerulea dolens (fulminante tiefe Beinvenenthrombose, Verschluss aller Venen eines Querschnitts und infolge des starken Drucks auch Verschluss aller Arterien) gilt ebenfalls als Kontraindikation.

Kompressionstherapie und Kühlung bei akutem Erysipel

Das akute Erysipel (➤ Abb. 5.33) galt bisher als Kontraindikation für den Einsatz einer Kompressionstherapie. Befürchtet wurde eine Ausbreitung der Entzündung bis hin zur Sepsis. Hierfür gibt es jedoch keine Evidenz. Daher wird die Rolle der Kompressionstherapie im Rahmen der Therapie eines Erysipels aktuell diskutiert. In einer retrospektiven Analyse von Eder et al. (2021) zeigten sich keine Hinweise auf eine klinische Verschlechterung bzw. Auslösen eines septischen Krankheitsbilds durch die frühzeitige Durchführung einer Kompres-

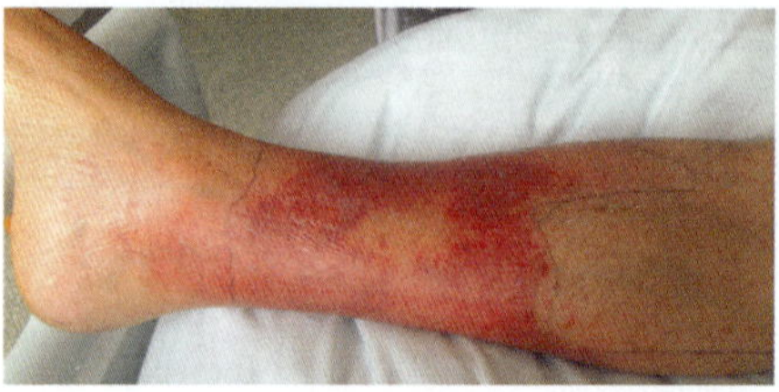

Abb. 5.33 Erysipel [O1087]

sionstherapie. Da die Kompressionstherapie allgemein zu einer Optimierung der Mikrozirkulation führt, ist somit möglicherweise sekundär ein antiinflammatorischer Effekt erzielbar. Bei einem unkomplizierten Erysipel kann unter systemischer Antibiose unterstützend ein phlebologischer Kompressionsverband zur Entstauung angelegt werden. Hierfür sind meist Druckwerte von 20 mmHg ausreichend und zudem für die Patienten weniger schmerzhaft (Kröger et al. 2021).
Zum Kühlen sind beispielsweise physiologische Kochsalzlösung 0,9 % oder Ringerlösung aus dem Kühlschrank völlig ausreichend. Antiseptika können die Bakterien, die beim Erysipel in den Lymphbahnen sitzen, nicht erreichen (Kröger et al. 2021). Zudem kann das im Octenisept® enthaltene Phenoxyethanol die meist schon sehr trockene Haut weiter austrocknen.

Kompressionstherapie und Bewegung

Eine Kompressionstherapie hat nur Erfolg bei Bewegung! Die Kompressionstherapie verengt durch Druck auf natürliche Weise den Durchmesser der Gefäße. Dadurch wird die Fließgeschwindigkeit des Bluts herzwärts gesteigert und nahezu verdoppelt, da in derselben Zeit eine schmalere Passage zu durchlaufen ist. Dieser erwünschte Effekt kann allerdings nur eintreten, wenn die Eigenbewegung, insbesondere die Beweglichkeit im Sprunggelenk, und der normale Abrollprozess beim Gehen gewährleistet sind. Es ist daher ein besonderes Augenmerk darauf zu legen, den Patienten über diese Aspekte aufzuklären, ihn anzuregen, sich mit angelegter Kompressionsversorgung zu bewegen und gymnastische Übungen, z. B. Fußkreisen und -wippen, Einkrallen der Zehen im Wechsel, durchzuführen. Patienten mit UCV wird in Leitlinien ein kontrolliertes Gehtraining unter Kompressionstherapie zur Vermeidung der Sprunggelenksversteifung und zur Aktivierung der Wadenmuskelpumpe empfohlen. Eine gute Möglichkeit bietet Nordic Walking: Die Anstrengung der Beinmuskulatur verstärkt den Abstrom des Bluts durch die Venen und massiert aufgequollenes Gewebe (Reduktion von Ödemen und Dermatoliposklerose). Zusätzlich mindern sich vorhandene Schmerzen.

Bei bettlägerigen Patienten können zur Aktivierung der Muskelpumpen Drainagebeutel für ein Venentraining eingesetzt werden. Ein Drainagebeutel wird wie ein Luftballon aufgeblasen und über ein gekürztes Ansatzstück mit einem zweiten Beutel verbunden. Diese Konstruktion wird ans Fußende des Betts gelegt, und der Patient tritt nun die Luft von einem Beutel in den anderen (➤ Abb. 5.34).

CAVE!
Der Kompressionsverband erlangt seine volle Wirkung erst in Verbindung mit aktiver Bewegung. Ein adäquater Abrollvorgang beim Laufen ist dafür Voraussetzung.

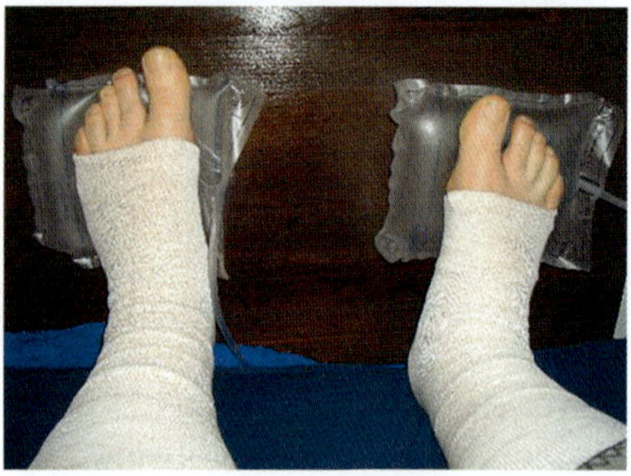

Abb. 5.34 Übungen zur Aktivierung der Venenpumpen unter Zuhilfenahme von Drainagebeuteln bei einem bettlägerigen Patienten [M291]

Phlebologischer Kompressionsverband

Der phlebologische Kompressionsverband (PKV) wird mit medizinischen adaptiven Kompressionssystemen, mit wiederverwendbaren Binden oder mit einmalig zu nutzenden Binden angelegt. Solche Binden sind in den Breiten 6, 8, 10 und 12 cm sowie in den Längen 5, 6 und 7 m erhältlich und bestehen meist aus Baumwolle, Elastan, Elastodien, Polyamid und Viskose in unterschiedlicher Zusammensetzung. Die Auswahl orientiert sich an Fußgröße, Unterschenkellänge und -umfang.

Binden mit einem maximalen Dehnungsvermögen von über 100 % werden als **elastische Binden** bezeichnet.

Hierzu gehören Mittelzug- und Langzugbinden. **Kaum bzw. wenig elastische Binden** haben ein Dehnungsvermögen von > 10 % und unter 100 %; hierzu zählen Kurzzugbinden. Zudem gibt es Zinkleimbinden, die als **unelastische Binden** mit unter 10 % fast kein Dehnungsvermögen haben.

Ergänzend sind Polsterbinden, elastische Mullbinden und kohäsive, auf sich selbst haftende Binden sowie kombinierte Sets aus mehreren Materialien, sogenannte Mehrkomponentensysteme, verfügbar.

Das **P-LA-C-E-Konzept** ist eine wichtige Hilfe zur Beurteilung von PKV. Hierbei werden folgende Faktoren mit einbezogen:

- **P** (**P**ressure): Druck, den der Kompressionsverband auf die Extremität ausübt
- **LA** (**La**yers): Überlappung der Materialien, sowohl einzelner Komponenten als auch mehrerer übereinander
- **C** (**C**omponents): Art der Materialien, aus denen sich die einzelnen Bestandteile zusammensetzen
- **E** (**E**lasticity): Elastizität, die das Material befähigt, einen hohen Druck bei unbewegter Extremität zu erzeugen

Entscheidend für die Effizienz der Kompressionstherapie sind die Fähigkeiten der Anwender, der Druck unterhalb der Kompressionsversorgung, die Anzahl der verwendeten Komponenten, deren Lagen sowie die verwendeten Materialien. Die Effizienz und Qualität eines PKV werden durch verschiedene Faktoren beeinflusst. Hierzu zählen:

- Bindenvordehnung, Bindentyp und -breite
- Bindenelastizität, Bindenzugkraftabfall (Relaxation)
- Anzahl der Bindentouren
- Bandagierungstechnik
- Bindenfeuchtigkeitsaufnahme
- Bindenpflege
- Extremitätenzirkumferenz und -konfiguration

Es wird nicht mehr von einer Mehrlagenkompression (Layers), sondern von einer Mehrkomponentenkompression (Multi-Components) gesprochen. Prinzipiell ist jede Kompressionsbandagierung mehrlagig, da sich die Bindentouren grundsätzlich überlappen, sodass es einen Ein-Lagen-Verband nicht gibt. So setzen sich beispielsweise Mehrkomponentensysteme aus mehreren Komponenten wie Polster-, Kompressions- und Fixierbinden zusammen. Besteht ein System lediglich aus zwei Kurzzugbinden, die ohne Unterpolsterung angelegt werden, handelt es sich um einen **Mehrlagenverband,** der aus einer Komponente besteht. Es konnte nachgewiesen werden, dass eine Kompressionsversorgung aus mehreren Komponenten effektiver für die Abheilung eines UCV ist als eine Kompressionsversorgung mit nur einer Komponente.

Um eine optimale Verbesserung des venösen Rückstroms zu erzielen, sollten die verwendeten Materialien die Eigenschaft haben, einen **hohen Arbeitsdruck** und einen **niedrigen Ruhedruck** zu gewährleisten.

Arbeits- und Ruhedruck

Der **Arbeitsdruck** ergibt sich durch den Widerstand, den der Verband der Ausdehnung der Muskulatur bei der Muskelkontraktion entgegensetzt. Er wird daher immer an der bewegten Extremität gemessen und ist umso höher, je weniger sich das Material dehnen lässt (Stiffness).

Der **Ruhedruck** ist maßgeblich für die Definition der Kompressionsstärke einer Kompressionsversorgung (Binden und medizinischer adaptiver Kompressionssysteme) und die Kompressionsklasse der medizinischen Kompressionsstrümpfe. Er wird im Liegen an der unbewegten Extremität gemessen. Der Ruhedruck entspricht im Prinzip dem Anlagedruck, also der Kraft, welche die Kompressionsversorgung auf das Bein ausübt, und wird zusätzlich durch deren individuelles Rückstellvermögen beeinflusst. Aufgrund von Bewegung und Ödemreduktion kann der Anlagedruck innerhalb weniger Stunden abnehmen.

Es gibt eine starke Evidenz, dass höherer Druck den Abheilungsraten zuträglicher ist als niedriger Druck. Im Gegenzug kann eine ineffektive Kompressionstherapie die Abheilung verzögern. Gute Voraussetzungen für einen hohen Arbeitsdruck bieten PKV mit kurzzugelastischen Materialien. Ihre Hauptwirkung entfalten Kurzzugbinden bei Aktivierung der Muskel- und Gelenkpumpen, weshalb die Patienten angeregt werden sollten, sich zu bewegen.

Publikationen empfehlen, den PKV mit einem **starken Druck** anzulegen. Laut einem internationalen Konsens werden folgende Kompressionsdruckwerte bei Bindenbandagierungen definiert (International Compression Club [ICC] zit. n. Partsch et al. 2008):

- Leicht: < 20 mmHg
- Mittelstark: ≥ 20–40 mmHg
- **Stark: ≥ 40–60 mmHg**
- Sehr stark: > 60 mmHg

Allerdings zeigt die Praxis, dass die meisten Verordnungen keine Angaben über Druckwerte enthalten (Protz et al. 2024). Die Auswahl von Kompressionsbinden für den PKV orientiert sich an Fähigkeiten und Bedürfnissen des Patienten sowie seiner Akzeptanz und der Indikationsstellung. Voraussetzungen aufseiten des Anwenders für einen sachgerechten PKV sind die Vertrautheit mit den jeweiligen Therapieoptionen sowie die Sicherheit im Umgang damit.

Das Laplace'sche Gesetz erklärt das Verhältnis zwischen Radius und Druck. Dementsprechend ist der äußere Druck proportional zur Spannung des Kompressionsmaterials, wird aber geringer, je größer der Radius der jeweiligen Extremität ist. Beine und Arme haben, je nach Region, einen unterschiedlichen Radius. Er ist z. B. am Knöchel geringer als an der Wadenmitte. Besonders große Radien und somit umso geringere Kompressionswirkungen sind am Oberschenkel. Um überall einen adäquaten Druck zu erwirken, sind unterhalb von PKV daher durch Polstermaterialien große Umfangdifferenzen entsprechend aufzupolstern, z. B. bei UCV in der Bisgaard'schen Kulisse. So wird eine gleichmäßige Druckverteilung gewährleistet und Druckschäden vorgebeugt.

Stiffness

Der Begriff Stiffness (Steifigkeit) beschreibt die Fähigkeit des Kompressionsverbands, seine Konsistenz möglichst starr zu halten. Dadurch steht der Wadenmuskulatur ein umso stärkeres Widerlager entgegen, was bei hoher Belastung zu entsprechend hohen Druckspitzen von 60–80 mmHg innerhalb des Verbands führt. Der retrograde, venöse Blutfluss wird somit bei Bewegung effizienter. Zur Bestimmung der Stiffness wird der Druck zwischen der Haut und der Kompressionsversorgung jeweils im Liegen und im Stehen ermittelt. Aus der Differenz ergibt sich die Stiffness. Bei Verwendung von sehr elastischen Materialien wie Langzugbinden ist dieser Wert entsprechend gering. Die Stiffness ist umso höher, je weniger das Material unter Muskelanspannung nachgibt. So haben Kurzzugbinden eine hohe und Zinkleimbinden eine sehr hohe Stiffness. Ein PKV, der aus mehreren Schichten besteht, hat immer eine höhere Stiffness, unabhängig davon, wie elastisch die einzelnen, übereinanderliegenden Binden sind.

Langzugbinden

Diese haben ein hohes Dehnungsvermögen von > 140 % bis zu 200 % und erzeugen einen hohen Ruhe- und niedrigen Arbeitsdruck. Dies bedeutet, dass sich bei aktiver Bewegung die Binde ausdehnt und sich somit bei Muskelkontraktion kein Widerstand und keine rückflussfördernde Wirkung ergeben können. Bei Bewegung und Veränderung des Extremitätenumfangs passt sich die Langzugbinde an. Daher wird der Druck über mehrere Tage gehalten. Die ausschließliche Verwendung von Langzugbinden zur Erreichung einer starken Kompression ist aufgrund des Risikos von Druckschäden nicht ratsam. Insbesondere bei immobilen Patienten bergen Langzugbinden ein zusätzliches Risiko. Aufgrund des hohen Ruhedrucks kann es bei längeren Ruhephasen zu starken Einschnürungen kommen (ggf. Erhöhung des Thromboserisikos).

Zinkleimbinden

Diese liegen in ihrem Dehnungsvermögen unter 10 %, d. h., sie erzeugen in Bewegung einen sehr hohen Arbeits- und einen niedrigen Ruhedruck. Es gibt bielastische (➤ Abb. 5.35), d. h. querelastische, und längselastische sowie starre Zinkleimbinden. Erstere sind deutlich leichter anzulegen, härten allerdings nicht vollständig aus. Dies bedeutet, dass sich an der Kleidung und in der Wohnung des Patienten Materialrückstände finden lassen. Zinkleimbinden werden feucht angelegt und entwickeln den Kompressionsdruck durch mehr oder weniger starkes Aushärten. PKV mit Zinkleimbinden schränken die Arbeit der Venenpumpen, insbesondere im Sprunggelenk, ein. Aufgrund ihrer hohen Steifigkeit bewirken sie eine schnelle Entstauung zu Beginn der Therapie. Durch die fehlende Elastizität mindert sich der Anlagedruck bei Abnahme des Beinumfangs, z. B. durch eine Ödemreduktion. Die Zinkleimbinde kann kein überschüssiges Wundexsudat aufnehmen, wodurch es zu Hautschädigungen wie Mazeration und einer unangenehmen Geruchsentwicklung kommen kann. Dies erfordert ggf. häufige Wechsel.

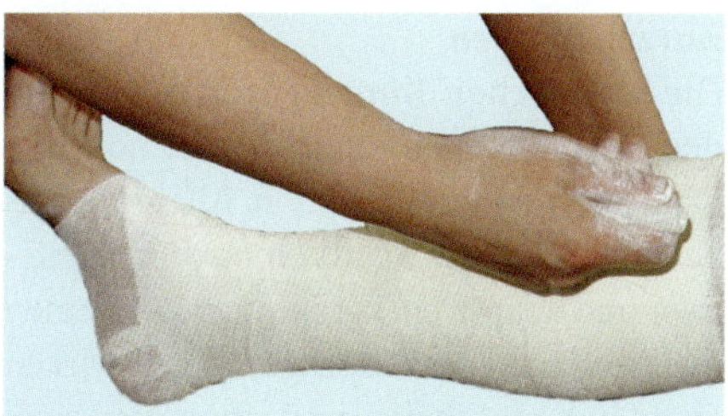

Abb. 5.35 Anlage eines Zinkleimverbands mit bielastischen Zinkleimbinden [M291]

Phasengerechte Kompressionstherapie

Die Kompressionstherapie gliedert sich in drei Phasen: Entstauung, Erhaltung und Prävention. Bei der Auswahl des Kompressionsmaterials ist neben der vorliegenden Therapiephase auch das Alter des Patienten, der Zustand der Haut, der Muskulatur und des Bindegewebes zu berücksichtigen. Das Gewebe bei geriatrischen Patienten ist oft sehr empfindlich, sodass Material und Druck entsprechend anzupassen sind.

Entstauungsphase

In der ersten Phase der Therapie, der initialen Entstauung, ist beim floriden UCV zur Ödemreduktion und Unterstützung der Ulkusheilung eine starke Kompression zu gewährleisten. Studien belegen, dass hierbei ein Druck zwischen 40 und 60 mmHg die besten Ergebnisse zeigt (s. o.). Wesentlich für eine effiziente Kompressionstherapie ist, dass die therapierelevanten Druckwerte aus der Verordnung hervorgehen. Angaben wie „milde", „leichte" oder „(besonders) kräftige Kompression" sowie andere relative Begriffe sind nicht nachvollziehbar. Die ärztliche

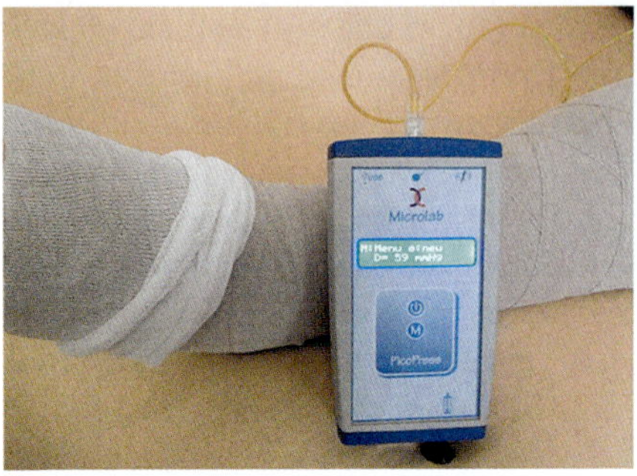

Abb. 5.36 Kompressionsdruckmessung mit PicoPress® [M291]

Verordnung sollte daher die Angabe eines spezifischen Drucks, z. B. 40 mmHg, enthalten. Üblicherweise ist es im Praxisalltag aber nicht möglich, den erzeugten Druck unterhalb der genannten Kompressionsmaterialien sicher zu ermitteln. Kikuhime® oder PicoPress® (➤ Abb. 5.36) sind Messgeräte, die den bestehenden Druck zwischen Haut und Kompressionsversorgung durch flache Messsonden ermitteln können. Der angeschlossene Monitor zeigt den tatsächlichen Kompressionsdruck an. Der empfohlene Messpunkt liegt ca. 10 cm über dem Innenknöchel und ist als B1 definiert. Er markiert die Körperregion, an der die Achillessehne in den Wadenmuskel übergeht.

Solche Messgeräte sind nicht nur eine gute Unterstützung, um den exakten Druck unterhalb einer Kompressionsbandagierung zu kontrollieren, sondern auch für Schulungszwecke sinnvoll. Im Praxisalltag sind sie leider schwer zu beschaffen (nur über das Ausland bestellbar) und auch aus Kostengründen kaum verfügbar.

Da sich während der Entstauungsphase der Beinumfang unter fachgerechter Kompressionsversorgung fortlaufend reduziert, kommen PKV mit Materialien zum Einsatz, die sich Umfangsänderungen entsprechend anpassen lassen: z. B. Kurzzugbinden, Mehrkomponentensysteme oder medizinische adaptive Kompressionssysteme (MAK).

Unter sach- und fachgerechter Versorgung, die vom Patienten akzeptiert und entsprechend getragen wird, sollte die initiale Entstauungsphase spätestens nach 4 Wochen abgeschlossen sein.

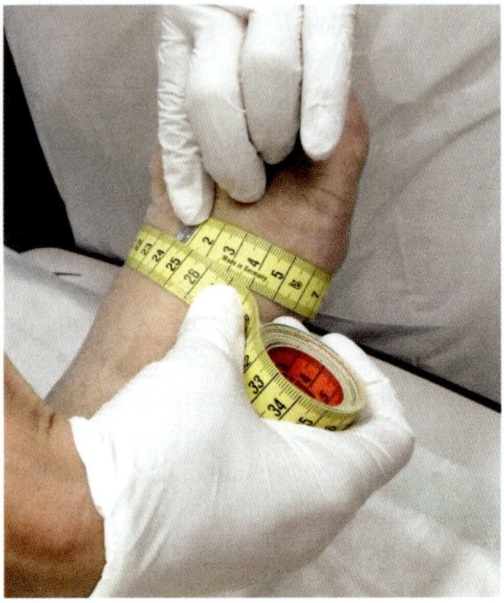

Abb. 5.37 Messung des Vorfußumfangs [M291]

TIPP

Um prolongierte Therapiephasen zu vermeiden, sollten einmal wöchentlich Vorfuß-, Knöchel- und Wadenumfang an der jeweils dicksten Stelle gemessen werden (➤ Abb. 5.37). So ist der Erfolg der Kompressionstherapie zeitnah überprüfbar. Findet keine Entstauung statt, kann dies u. a. an einer ineffizienten Kompressionsversorgung, aber auch an einer nicht vorhandenen bzw. nur sehr eingeschränkten Funktion der Venenpumpen oder einer mangelnden Akzeptanz des Patienten gegenüber der Kompressionstherapie liegen.

Versorgungsoptionen in der Entstauungsphase

Kurzzugbinden

Die klassischen Kurzzugbinden sind im deutschsprachigen Raum immer noch die häufigste Versorgungsoption. Allerdings haben sie gegenüber Mehrkomponentensystemen und adaptiven Kompressionssystemen diverse Nachteile. Kurzzugbinden erwirken einen hohen Arbeits- und einen niedrigen Ruhedruck. Sie kommen bei mobilen Patienten zur Anwendung, die durch Eigenbewegung einen entsprechenden Arbeitsdruck erzeugen können. Mit Kurzzugbinden lässt sich ein Ruhedruck von 40–60 mmHg erzielen, allerdings sinkt der Druck nach Anlage des Verbands rasch ab. PKV mit Kurzzugbinden verlieren bereits unter leichter Bewegung innerhalb kurzer Zeit an Druck (Protz et al. 2014a). Es konnte beobachtet werden, dass der initiale Druck unter Kurzzugbinden in den ersten 30 Minuten signifikant abfällt (Jünger et al. 2009). Innerhalb von 7 Stunden wurde ein Abfall um 50 % beobachtet (Larsen, Futtrup 2004). Dadurch beginnen die Binden zu rutschen, die Versorgung wird ineffektiv, die Bandagierung verliert ihre Form und das Risiko für Einschnürungen steigt. Auch die erwünschte Reduktion der Ödeme führt dazu, dass sich Bandagierungen mit Kurzzugbinden lockern. Aus diesen Gründen sind PKV mit Kurzzugbinden in der Entstauungsphase, insbesondere zu Beginn der Entstauung, täglich zu erneuern. Auch aus hygienischen Gründen (z. B. Exsudatreste in den Binden) sollten Kurzzugbinden täglich gewechselt und gewaschen werden. Da sie nach ca. 15 Wäschen ihre Elastizität verlieren, ist eine Neuverordnung nach 2 Wochen wünschenswert (➤ Abb. 5.38). Erhebungen zeigen, dass Neuverordnungen meist erst nach 3–6 Monaten erfolgen (Protz et al. 2016b; Protz et al. 2024). Grundsätzlich sollte der Patient nicht ohne Kompressionsversorgung umherlaufen, da sonst ein bereits erzielter Enstauungserfolg vom Vortag verloren geht. Kurzzugbindenbandagierungen sind daher kontinuierlich – optimalerweise auch über Nacht – am Bein zu belassen oder direkt vor dem ersten Aufstehen anzulegen. Die Kompressionstherapie ist nur erfolgreich, wenn ein adäquater Druck über eine angemessene Zeit Wirkung entfaltet.

Aktuelle Erkenntnisse weisen auf Defizite bei der sachgerechten Anlage von Kurzzugbinden im Praxisalltag hin. So wird oftmals weder zuverlässig ein therapierelevanter Druck erzeugt noch die Anlage fachgerecht durchgeführt. In einem Praxistest erzielten

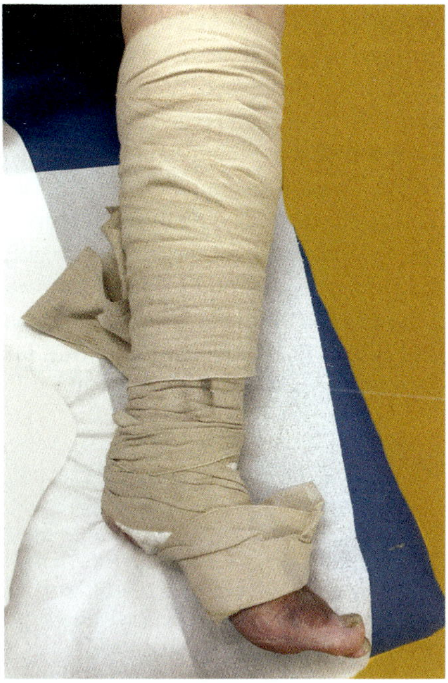

Abb. 5.38 Ausgeleierte, verrutschte, unsachgemäß angelegte Kurzzugbinden [O1017]

nur 12 % von 1.100 Teilnehmern, von denen über 90 % eine Weiterqualifizierung im Themenbereich Wundversorgung inklusive Kompressionstherapie hatten, einen therapierelevanten Druck von 50–60 mmHg (Heyer et al. 2017). Laut der AWMF-S2k-Leitlinie (DGPL 2024) sollten Bandagierungen mit Kurzzugbinden adäquat unter- und aufgepolstert werden, um das Risiko von Druckschäden und Hautverletzungen zu minimieren und den Anpressdruck auch bei anatomischen Absenkungen zu gewährleisten. Aktuelle Erhebungen belegen allerdings, dass über 50 % der Versorgungen keine Polstermaterialien beinhalten (Protz et al. 2016b; Protz et al. 2024). Folgen können Schnürfurchen, Blasen, Druckulzerationen und Nervenschäden sein. Zudem werden Kurzzugbindenbandagierungen oft über Wochen und Monate ohne Überprüfung eines Entstauungserfolgs weiter angelegt.

Unsachgemäße PKV mit Kurzzugbinden verlängern die Entstauungsphase, beeinflussen die Adhärenz und mindern die Lebensqualität des Patienten. Eine effektive Therapie mit therapierelevanten Druckwerten ist mit ihnen kaum möglich. Ineffiziente Kompressionsversorgungen verlängern den Versorgungsprozess und belasten das Gesundheitssystem, da die Kosten für Personal- und Materialeinsatz permanent steigen, während sich die Wundheilung verzögert. Trotz der genannten Herausforderungen sind jedoch Kurzzugbinden weiterhin für viele Versorger Mittel der ersten Wahl.

TIPP

Bei Patienten, die erstmals eine Bandagierung erhalten, sollte – in Absprache mit dem behandelnden Arzt – zunächst nicht der erforderliche volle Druck angelegt werden, damit sich der Patient mit dem ungewohnten Gefühl vertraut machen kann. Bei den Folgebandagierungen ist der Druck entsprechend zu steigern.

Mehrkomponentensysteme

Eine weitere Versorgungsoption in der Entstauungsphase sind Mehrkomponentensysteme (➤ Abb. 5.39), die wie Kurzzugbinden ins Arznei- und Verbandmittelbudget fallen. Sie werden als neu und modern angesehen, sind allerdings bereits seit über 25 Jahren in Deutschland verfügbar. Bandagierungen mit Kurzzugbinden sind sie hinsichtlich Anlage und Druckerhalt überlegen. Dennoch werden Mehrkomponentensysteme deutlich seltener verordnet (Reich-Schupke et al. 2017; Protz et al. 2024). Ihr Name leitet sich davon ab, dass sie mehrere Komponenten, z. B. Polster-, Kurzzug-, Langzugbinden, kohäsive Fixierbinden oder spezielle Schaumstoffbinden, die z. T. mit Calamin oder Zink angereichert sind, in Sets aus einer bis vier Binden kombinieren. Ein Mehrkomponentensystem kann auch aus nur einer Binde bestehen, wenn diese die Eigenschaften mehrerer Komponenten in sich vereint, z. B. Polsterung, Haftung und Druckerzeugung. Die Anwendung von Mehrkomponentensystemen ist im Vergleich zu PKV mit Kurzzugbinden deutlich schneller, da die Materialien nicht zusammengesucht und vorbereitet werden müssen. Zudem werden für ihre Anlage keine Kenntnisse über komplexe Bandagierungstechniken benötigt, und der Zeitaufwand für die Bandagierung ist deutlich geringer (Protz et al. 2018; Dissemond et al. 2020). Da viele Mehrkomponentensysteme Dehnungssperren oder visuelle Marker (➤ Abb. 5.40) haben, er-

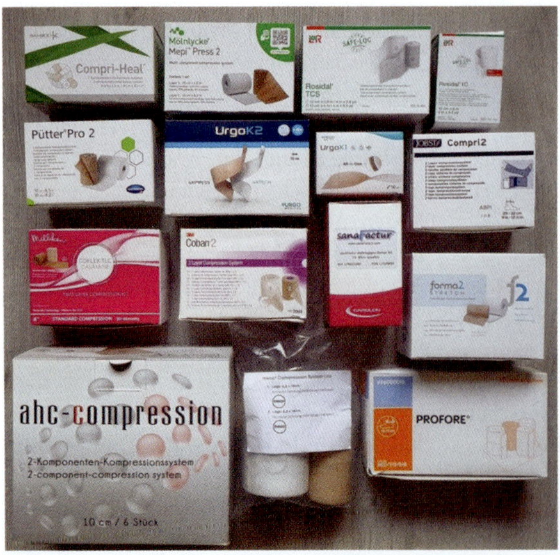

Abb. 5.39 Beispiele für Mehrkomponentensysteme [M291]

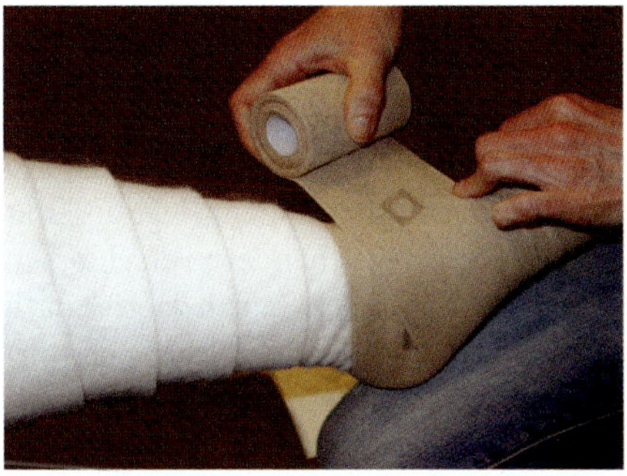

Abb. 5.40 Anlage eines Mehrkomponentensystems mit Druckindikator [M291]

leichtern sie die Anlage und das Erzielen von therapierelevanten Druckwerten. Sie sind herstellerseitig darauf ausgelegt, dass sie grundsätzlich eine kräftige Kompression von ≥ 40 mmHg erwirken.

Ein Mehrkomponentensystem aus zwei Binden (PütterPro2 Vintens) hat zudem einen Sensorverband (➤ Abb. 5.41), der den Druck unterhalb der Bandagierung misst. Über eine App (Vintens Compression App) ist dieser dann abzulesen. Die App verfügt zudem über weitere Funktionen wie Monitoring und Hinweise zur Bewegungsmotivation.

TIPP

Viele Hersteller bieten diese Systeme auch als „Lite"-Variante an, die auch für Patienten mit arteriellen Durchblutungsstörungen (ohne kritische Ischämie!), meist mit einem KADI zwischen 0,6 und 0,8, indiziert sind.

Durch haftende Eigenschaften einzelner Komponenten wird der Verband stabilisiert und einem Verrutschen vorgebeugt. Obwohl Mehrkomponentensysteme nicht waschbar und wiederverwendbar sind (erkennbar an der eingekreisten und durchgestrichenen 2 auf der Verpackung, ➤ Tab. 3.2), ist ihr Einsatz nicht kostenintensiver als die Nutzung von wiederverwendbaren Kurzzugbinden, da eine Entstauung schneller erzielt wird. Dadurch sind die Kosten für Personal- und Materialeinsatz geringer (Dissemond et al. 2020). Zudem sind sie deutlich dünner, erzeugen ein besseres Tragegefühl und weniger Probleme bei der Schuhauswahl (Protz et al. 2018c; ➤ Abb. 5.42). Da sie weniger auftragen als Bandagierungen mit Kurzzugbinden, ist der Betroffene zudem beweglicher im Sprunggelenk, was die Arbeit der Venenpumpen unterstützt.

Je nach Entstauungssituation können Mehrkomponentensysteme bis zu 7 Tage am Unterschenkel verbleiben. Ein täglicher Wechsel ist unnötig, kostenintensiv und unterbricht zudem den Entstauungsprozess. Obwohl diese Systeme seit über 25 Jahren in Deutschland etabliert sind und deutliche Vorteile gegenüber PKV mit Kurzzugbinden aufweisen, haben sie sich noch nicht in der Praxis durchgesetzt. Lediglich knapp 10 % der Patienten, die PKV erhalten, werden

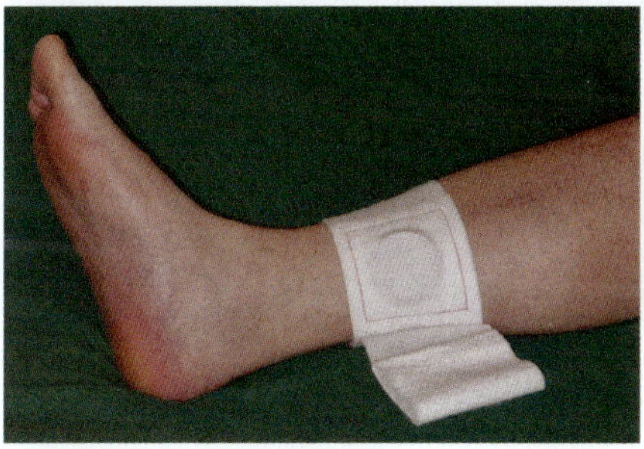

Abb. 5.41 Sensorverband [M291]

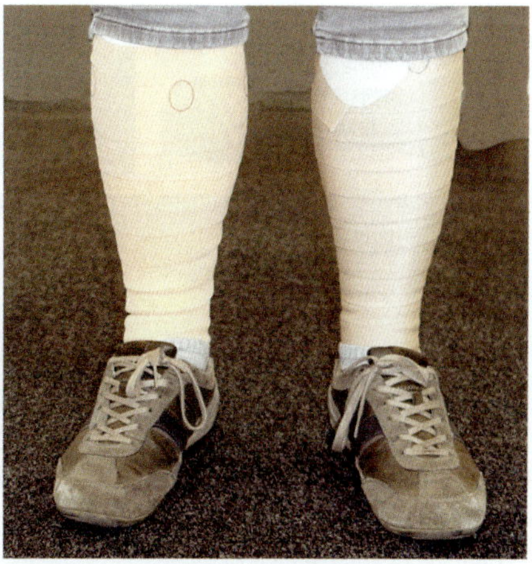

Abb. 5.42 Weniger Schuhprobleme mit Mehrkomponentensystem [M291]

5

damit versorgt. Dies kann in Vorbehalten gegenüber den damit verbundenen Kosten begründet sein. Studien unterstreichen die Überlegenheit gegenüber Kurzzugbinden. Die Adhärenz der Patienten steigt, sie sind beweglicher und haben weniger Schmerzen.

Die derzeit in Deutschland verfügbaren Mehrkomponentensysteme zeigt die Tabelle „Übersicht über Mehrkomponentensysteme“ in den Online-Inhalten (*4_Produktübersichten, 01_Übersicht Mehrkomponenten-Kompressionssysteme).*

Medizinische adaptive Kompressionssysteme

Medizinische adaptive Kompressionssysteme (MAK) sind eine weitere Versorgungsoption in der Entstauungsphase (➤ Abb. 5.43 a–g) und haben nach Anlage meist eine hohe Stiffness. Im Gegensatz zu Kurzzugbinden und Mehrkomponentensystemen haben MAK eine Hilfsmittelzulassung und fallen somit nicht ins ärztliche Arznei- und Verbandmittelbudget. Die alternativen Bezeichnungen „Klettbandage“ oder „Wrap-Verband“ deuten auf den Aufbau dieser Systeme hin. MAK bestehen aus einer Art Manschette, die um die zu komprimierende Extremität angelegt und mit Häkchen oder Klettbändern verschlossen wird. Die Klettbänder können dabei je nach System parallel zueinander liegen oder sich überlappen. Auf diese Weise wird der jeweilige Anlagedruck individuell eingestellt. Zudem sind meist noch Strümpfe (je nach Hersteller, mit und ohne Kompression) enthalten, die – je nach MAK – unter oder über die Manschette gezogen werden. MAK sind in unterschiedlichen Längen, je nach Hersteller meist kurz, normal, lang und in unterschiedlichen Umfanggrößen (z. B. S, M, L, XL, XXL), erhältlich. Daher sind vorab die Beinlänge sowie der Knöchel- und Wadenumfang zu vermessen, um die korrekte Größe zu ermitteln. Einige MAK verfügen über Dehnungssperren oder spezielle Markierungen, um den Kompressionsdruck,

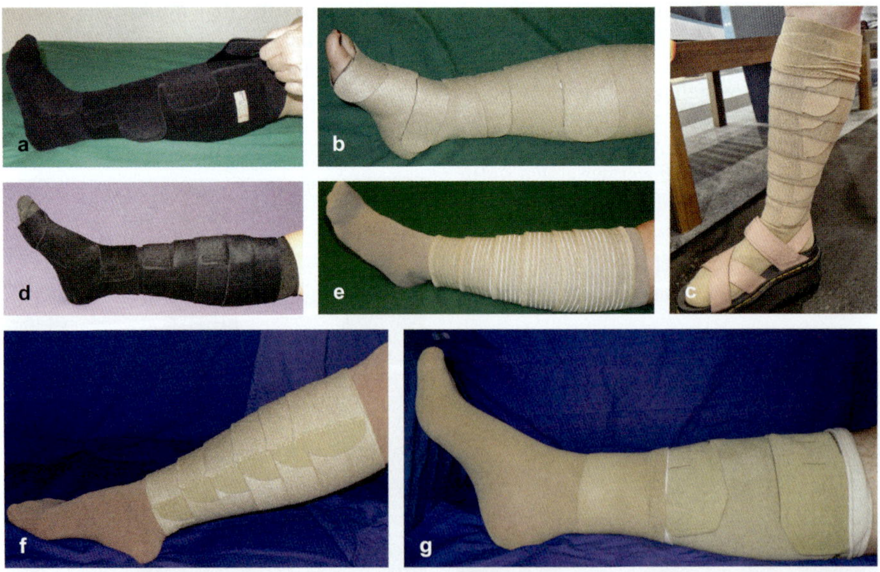

Abb. 5.43 Beispielhafte Übersicht über medizinische adaptive Kompressionssysteme:
a) Compreflex complete (Sigvaris, Vertrieb in Deutschland auch über HARTMANN). b) Juzo Compression Wrap mit Fußteil (JUZO). c) Easywrap (Schiebler). d) Ready Wrap (Lohmann & Rauscher). e) Farrow Wrap Classic (BSN medical/Jobst) f) Farrow Wrap LITE (BSN medical/Jobst). g) circaid juxtalite (medi) [M291]

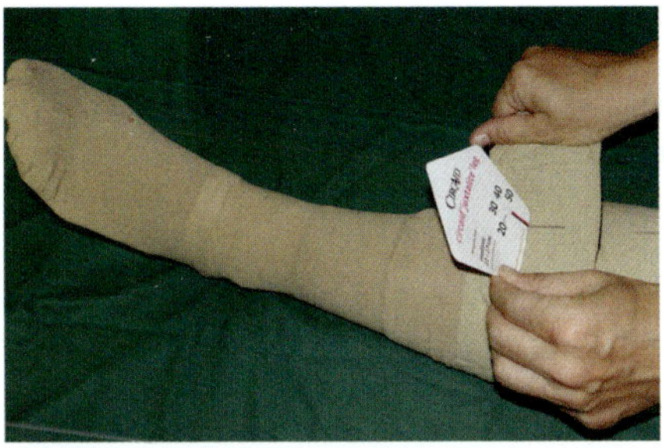

Abb. 5.44 Angelegtes MAK circaid juxtalite mit visueller Druckkontrolle per Messscheibe [M291]

je nach System zwischen 20 und 60 mmHg, einstellen zu können (➤ Abb. 5.44).

Ein Vorteil gegenüber PKV mit Kurzzugbinden und Mehrkomponentensystemen ist, dass bei einer Ödemreduktion MAK unkompliziert und individuell nachjustierbar sind, indem das betreffende Klettband gelöst und nachgezogen wird, während eine Bindenbandagierung komplett zu erneuern wäre. Die Nachjustierung (Adaption) kann von Menschen, die an ihre Füße greifen können, oder auch von deren Angehörigen selbstständig vorgenommen werden. Aufgrund der deutlich einfacheren Anwendung sind solche Systeme weniger zeitintensiv und weniger fehleranfällig in der Anlage im Vergleich mit aufwendigen Bindenbandagierungen. Die eigenständige Anlage ist meist nach einer kurzen Schulung möglich, was sich wiederum fördernd auf das Selbstmanagement und die Adhärenz auswirkt (➤ Abb. 5.45). Es gibt derzeit MAK mit und ohne Extra-Fußbandage, je

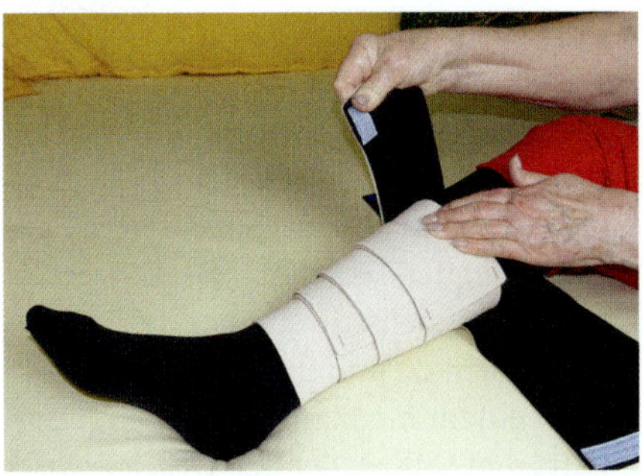

Abb. 5.45 Selbstanlage eines MAK [M291]

nach Hersteller. Produkte ohne zusätzliche Fußbandage haben gegenüber allen Bindenbandagierungen den Vorteil, dass der Betroffene geringere Schuhprobleme hat. Die meisten Hersteller bieten MAK auch für lymphatische Erkrankungen sowohl der unteren (z. T. Zehen, Fuß, Unterschenkel, Knie, Oberschenkel) als auch der oberen Extremitäten (Arme, Hände) an (➤ Kap. 5.3).

MAK sind bei korrekter Pflege per Handwäsche oder im Wäschenetz in der Maschine bei 30–40 °C mit Feinwaschmittel bis zu einem halben Jahr halt- und nutzbar, also deutlich länger als Versorgungen mit wiederverwendbaren Kurzzugbinden. Zudem konnte gezeigt werden, dass MAK in der Therapie des UCV sogar kosteneffizienter sind als Versorgungen mit Mehrkomponentensystemen (Mosti et al. 2020).

Die derzeit in Deutschland verfügbaren MAK-Systeme zeigt die Tabelle „MAK-Systeme im Vergleich" in den Online-Inhalten (+ *4_Produktübersichten, 02_MAK-Systeme im Vergleich).*

CAVE!

In Deutschland übernehmen meistens Pflegefachpersonen die Kompressionsversorgung nach ärztlicher Verordnung. Während der pflegerischen Ausbildung wird die praktische Durchführung der Kompressionstherapie allerdings oft nur innerhalb eines kleinen Zeitrahmens von 1–3 Unterrichtsstunden vermittelt (Protz et al. 2025). Im Medizinstudium kommt sie meist gar nicht vor. Eine sachgerechte Selbstanlage von PKV mit Kurzzugbinden ist nicht möglich (Renner et al. 2010). Zeitgemäße Versorgungsoptionen wie Mehrkomponentensysteme oder MAK sind einfacher sowie schneller korrekt anzulegen. Letztere ermöglichen zudem den Betroffenen bzw. seinen Angehörigen die Selbstanlage.

➤ Tab. 5.3 gibt einen Überblick über die Vor- und Nachteile der verschiedenen Versorgungsoptionen in der Entstauungsphase.

Erhaltungsphase

Sind die Ödeme entstaut und schreitet die Wundheilung voran, setzt die Erhaltungs-

Tab. 5.3 Vor- und Nachteile der Versorgungsoptionen in der Entstauungsphase

	Kurzzugbinden	Mehrkomponentensysteme	Medizinische adaptive Kompressionssysteme (MAK)
Eigenschaften	Binden mit geringer Dehnung < 100 %	Sets mit 1–4 Binden aus verschiedenen Komponenten	Konfektionierte Sets in 2–3 Beinlängen und verschiedenen Größen
Zusätzliches Material	Polsterbinden, ggf. Pelotten, Schlauchverband, Fixierpflaster	Ggf. Polsterbinden, ggf. Schlauchverband	Keines
Wechselintervalle	Meist täglich	Je nach Entstauungssituation bis zu 7 Tage möglich	Anlage vor dem Aufstehen und Ausziehen abends im Bett; Tragen über Nacht möglich
Anlage, therapierelevanter Druck	• Große Anzahl komplexer Techniken • Benötigter Anlagedruck nicht abschätzbar und schwer zu gewährleisten	• Anlagetechnik nach Herstellerangaben • Verfügen teilweise über Druckindikatoren oder spezielle Dehntechniken	• Anlagetechnik nach Herstellerangaben • Verfügen teilweise über Druckindikatoren oder spezielle Dehntechniken
Verrutschen	Verlieren bereits nach wenigen Minuten an Druck und beginnen aufeinander zu rutschen	Kaum Verrutschen, meist aufgrund abschließender kohäsiver Fixierbinde	Können bei Umfangabnahme nachjustiert werden
Tragekomfort/ Beweglichkeit	Gering(er) durch dickere Bandagierung[1]	Besser/Höher aufgrund dünnerer Bandagierung[1]	Gut, die Bandage beginnt erst oberhalb des Sprunggelenks[1]
Selbstmanagement	Anlage durch Patienten und/oder Angehörige nicht möglich oder empfohlen	Anlage ggf. durch geschulte Angehörige möglich[2,3]	Anlage durch geschulte Patienten und/oder Angehörige möglich

[1] Protz et al. 2018.
[2] Mosti, Partsch 2017.
[3] Weindorf M et al. 2012.

phase ein. Da nun keine flexiblen Versorgungsoptionen mehr benötigt werden, die sich bei Umfangänderungen problemlos anpassen lassen, empfiehlt die AWMF-S2k-Leitlinie (DGPL 2024), die Versorgung auf zweilagige Ulkus-Kompressionsstrumpfsysteme umzustellen. Da MAK bis zu einem halben Jahr haltbar sind, können sie in dieser Phase weiter genutzt werden.

Versorgungsoptionen in der Erhaltungsphase

Grundsätzlich ist die Versorgung auf **zweilagige Ulkus-Kompressionsstrumpfsysteme** umzustellen. Diese Produkte sind seit über 25 Jahren in Deutschland erhältlich und wie alle medizinischen Kompressionsstrümpfe als Hilfsmittel verordnungs- und erstattungsfähig. Diese spezielle Bestrumpfung ermöglicht die Therapie von noch bestehenden Wunden bei entstautem Bein. Es handelt sich um Sets, die üblicherweise aus zwei Strümpfen bestehen (➤ Abb. 5.46): einem Unterziehstrumpf, der den Wundverband schützt und fixiert (➤ Abb. 5.47 a) und einem medizinischen Kompressionsstrumpf (MKS), der den Druck erwirkt (➤ Abb. 5.47 b). Der Unterziehstrumpf mit

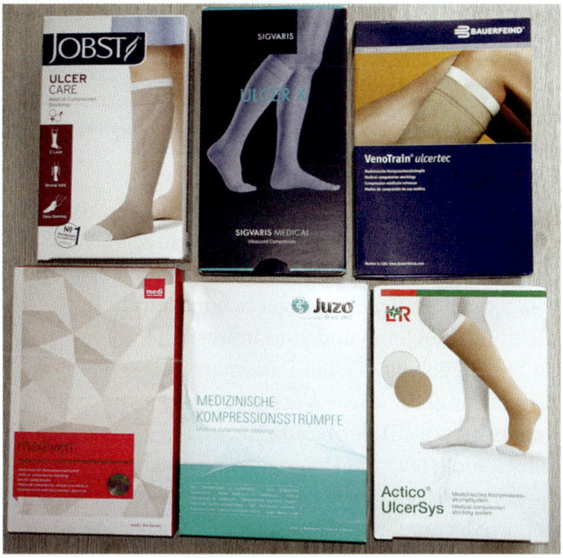

Abb. 5.46 Beispiele für zweilagige Ulkus-Kompressionsstrumpfsysteme [M291]

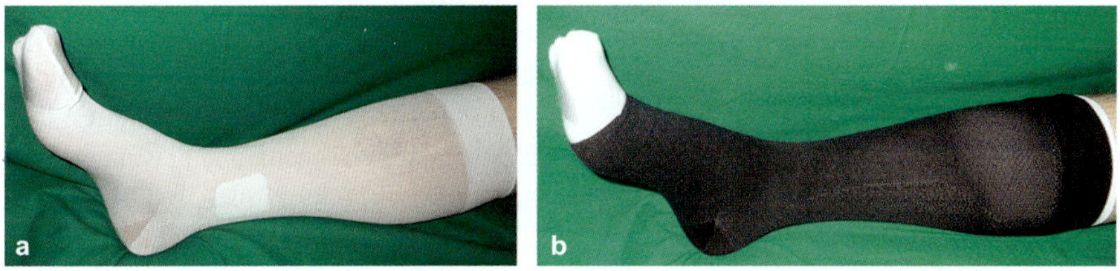

Abb. 5.47 a) Unterziehstrumpf, der die Wundauflage fixiert. b) Komplett angezogenes zweilagiges Ulkus-Kompressionsstrumpfsystem [M291]

einem geringeren Anlagedruck verbleibt auch nachts am Unterschenkel, wobei aus hygienischen Gründen ein täglicher Wechsel erfolgt. Den zweilagigen Ulkus-Kompressionsstrumpfsystemen liegen daher zwei Unterziehstrümpfe bei. Bei vielen dieser Systeme dient der Unterziehstrumpf als Gleithilfe für den MKS. Die meisten Unterziehstrümpfe üben einen Ruhedruck von 17–22 mmHg aus, dies entspricht in etwa der Kompressionsklasse (KKL) I. Der Überziehstrumpf, ein MKS, wird jeweils vor dem Aufstehen angezogen und nur tagsüber getragen. Der Anlagedruck dieses Strumpfs liegt bei den meisten Systemen innerhalb der Kompressionsklasse II, sodass sich der Druck, den beide Strümpfe übereinander angezogen bewirken, zur KKL III aufaddiert. Dies ist der therapierelevante Druck (40 mmHg), der zur Abheilung eines UCV benötigt wird. Zudem gibt es Systeme mit niedrigeren Kompressionsklassen. Die Strümpfe sind in den Längen kurz, normal und lang sowie in verschiedenen Größen, zum Teil auch als Maßanfertigung, erhältlich. Auch gibt es Modelle mit Reißverschluss, die die selbstständige Anlage erleichtern (➤ Abb. 5.48).

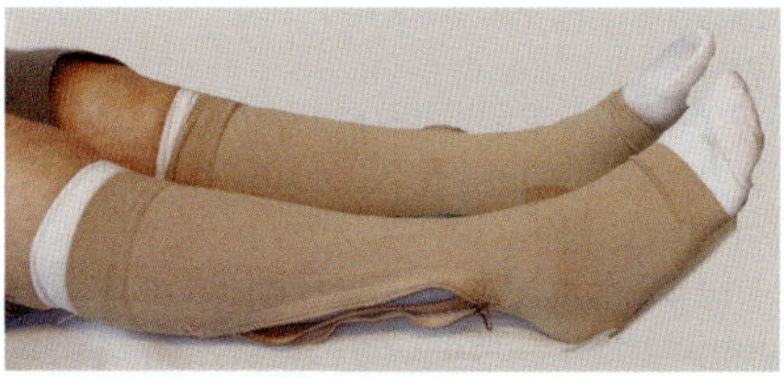

Abb. 5.48 Beispiel für ein zweiteiliges Ulkus-Kompressionsstrumpfsystem mit Reißverschluss [M291]

Zur Behandlung des UCV haben sich zweiteilige Ulkus-Kompressionsstrumpfsysteme den Bandagierungen gegenüber als überlegen erwiesen, da sie den Anlagedruck konstant halten und verteilen. Zudem haben die Patienten weniger Einschränkungen in ihrer Lebensqualität. Da die Strümpfe deutlich dünner als Bindenbandagierungen sind, d. h. weniger verrutschen und auftragen, haben die Betroffenen weniger Schuh- und Kleidungsprobleme und sind beweglicher im Sprunggelenk. Vielen Patienten ist es zudem möglich, diese Versorgung – im Gegensatz zu Bindenbandagierungen – selbstständig oder mit Unterstützung durch die Angehörigen, an- und abzulegen, was sich wiederum fördernd auf deren Selbstmanagement und die Adhärenz auswirkt.

TIPP

Zweiteilige Ulkus-Kompressionsstrumpfsysteme sind erst im Anschluss an eine erfolgreiche Entstauung sinnvoll einzusetzen. Zuerst findet also immer eine Entstauung durch Kurzzugbinden, Mehrkomponentensysteme oder MAK statt und erst danach – allerdings auch bei bestehendem UCV – kommt eine solche Bestrumpfung zum Einsatz.

Die derzeit in Deutschland verfügbaren zweiteiligen Ulkus-Kompressionsstrumpfsysteme sind in der Tabelle „Übersicht zweiteilige Ulkus-Kompressionsstrumpfsysteme“ in den Online-Inhalten (*4_Produktübersichten, 03_Übersicht zweiteilige Ulkus-Kompressionsstrumpfsysteme) aufgeführt.*

Rezidivprävention

Das UCV ist abgeheilt, eine Neuentstehung soll vermieden werden. Um dies zu gewährleisten, sind medizinische Kompressionsstrümpfe (MKS) zur Rezidivprävention in der Regel lebenslang zu tragen.

CAVE!

Sobald das UCV abgeheilt ist, entwickeln Patienten oft die Vorstellung, dass die Kompressionsversorgung nicht mehr notwendig ist. Da sich dann die Gefäße wieder ausdehnen, können die Venenklappen jedoch erneut nicht mehr ausreichend schließen. Somit versackt das Blut in den unteren Beinabschnitten, und es kommt zur Ausbildung von Rezidiven. Die Rezidivrate beträgt bis zu 70 % über einen Zeitraum von 6 Monaten nach Abheilung (Raffetto 2020). Daher liegt ein besonderes Augenmerk auf der Rezidivprävention.

Versorgungsoptionen in der Rezidivprävention

Medizinische Kompressionsstrümpfe (MKS)

MKS sind sowohl aus natürlichen Fasern wie Baumwolle als auch aus chemisch hergestellten Fasern wie Mikrofasern, Polyamiden und Polyester erhältlich. Sie erhalten ihre Elastizität durch sogenannte Elastoiden (Naturkautschuk) oder künstlich hergestelltes Elastan (gesponnenes Polyurethan). Dieses Material dient als elastischer Kern oder ist in Form von Einlegefäden von den natürlichen oder chemischen Fasern umwunden. Solche Strümpfe sind in vier Kompressionsklassen (KKL) erhältlich. Der Einsatz von MKS erfolgt nach Ödemreduktion und meist nach Ulkusabheilung. Sie sind ein Leben lang zur Rezidivprävention zu tragen. Meist ist KKL II hierfür ausreichend. Hierbei gilt, dass jede sachgerechte Kompressionsversorgung, die getragen wird, besser ist als keine. Daher sind zur Unterstützung der Adhärenz Kompromisse bezüglich des Kompressionsdrucks möglich und ggf. auch Versorgungen in KKL I zu bedenken. MKS werden abends beim Zubettgehen ausgezogen und morgens vor dem Aufstehen angelegt. Sie sind für die Langzeit- und Dauerbehandlung von Venenerkrankungen indiziert. Eine Bestrumpfung erhält das bisherige Therapieergebnis und beugt Rezidiven vor. Der Kompressionsdruck des Strumpfs muss sich am

Krankheitsbild ausrichten und dem Bein angepasst sein, d. h., er darf nicht überall denselben Wert haben. Der höchste Druck sollte in der Fesselgegend liegen und herzwärts abnehmen. Dies unterstützt bei Betätigung der Venenpumpen den venösen Abfluss herzwärts. MKS gibt es als Knie-, Halbschenkel-, Oberschenkelstrümpfe oder Strumpfhosen sowie jeweils in drei unterschiedlichen Längen zur Versorgung kurzer, durchschnittlicher und langer Beine. Oft reicht eine Unterschenkelkompressionsversorgung aus. Versorgungen oberhalb des Knies sind u. a. bei Knieödemen, tiefer Beinvenenthrombose bis in den Oberschenkel, Varikophlebitis im Oberschenkelbereich, nach Varizen-OP oder bei lymphatischen Erkrankungen (hier oft Strumpfhosen) notwendig. Bei Stauung im Vorfußbereich bis in die Zehen sind sogenannte Zehenkappen erforderlich (➤ Abb. 5.49).

Für die Strumpflänge gilt: **so lang wie nötig, so kurz wie möglich!**

TIPP

Statistiken weisen darauf hin, dass nur etwa die Hälfte der verordneten MKS getragen wird. Aufklärung, Gespräche und Patientenschulungen können dazu beitragen, die Akzeptanz gegenüber dieser Therapiemaßnahme zu festigen.

Je nach Indikation kommen MKS in verschiedenen KKL als konfektioniertes Fertigprodukt oder als Maßanfertigung zum Einsatz. Die Vermessung erfolgt optimal morgens am entstauten Bein. Zudem sind MKS ggf. auch an anatomische Gegebenheiten anzupassen, z. B. durch eingenähte Druckpolster, sogenannte Pelotten (➤ Abb. 5.49). MKS erzeugen nicht nur einen konstanten Anlagedruck, sie bieten im Gegensatz zur Bandagierung zusätzlich die Sicherheit, dass sie nicht verrutschen oder unangenehm auftragen. Auch die Schuhe passen besser. Zur Vermeidung von Druckstellen oder Schnürfurchen ist auf ein faltenfreies Anziehen zu achten. Um keine Fäden zu ziehen, sollte der Patient Schmuck und Uhr ablegen, auf sorgfältig geschnittene und gefeilte Zehennägel achten und regelmäßig die Hornhaut entfernen. Aufgrund der dichten Strickung ist die oft trockene und schuppige Haut einer besonderen Belastung ausgesetzt und bedarf einer intensiven Pflege (z. B. mit lipophilen ureahaltigen Hautmitteln, ➤ Kap. 1.3.4, ➤ Kap. 5.2.1). Bisher galt, dass sich Hautmittel und MKS nicht vertragen, aber mittlerweile bieten Hersteller an ihre Produkte angepasste Produkte oder Strümpfe mit bereits integrierten Hautpflegesubstanzen (➤ Kap. 5.2.1) an.

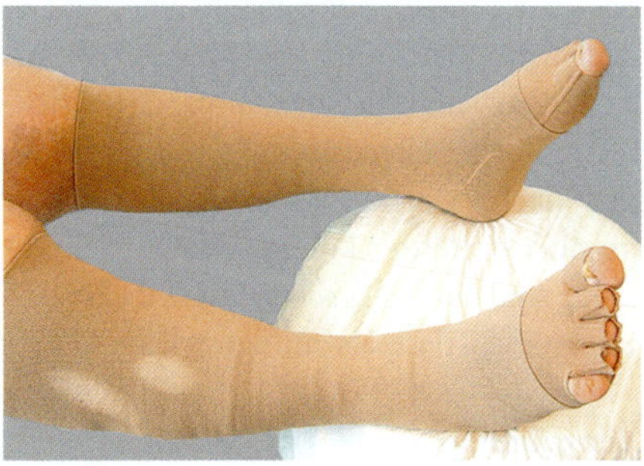

Abb. 5.49 Unterschenkelflachstrickbestrumpfung mit eingearbeiteter Pelotte im Knöchelbereich und extra Zehenkappe [M291]

TIPP

Das Eincremen der Beine sollte optimalerweise abends erfolgen, da das Material nicht gut auf frisch eingecremter Haut gleitet.

Modebewusste Anwender haben die Möglichkeit, aus einer großen Anzahl an Modefarben und speziellen Designs, z. B. Musterungen, Batikfärbungen oder Strassbesatz (➤ Abb. 5.50), meist gegen eine Zuzahlung, zu wählen. Mögliche allergische Reaktionen werden oft nicht durch das Material ausgelöst, sondern durch Inhaltsstoffe der Hafträ nder. Insbesondere bei fragiler Altershaut und zur Steigerung des Tragekomforts sowie der Adhärenz enthalten manche MKS Fasern, die mit Pflegestoffen angereichert sind oder Keramikkapseln, die in das Strumpfgewirk eingewoben sind und

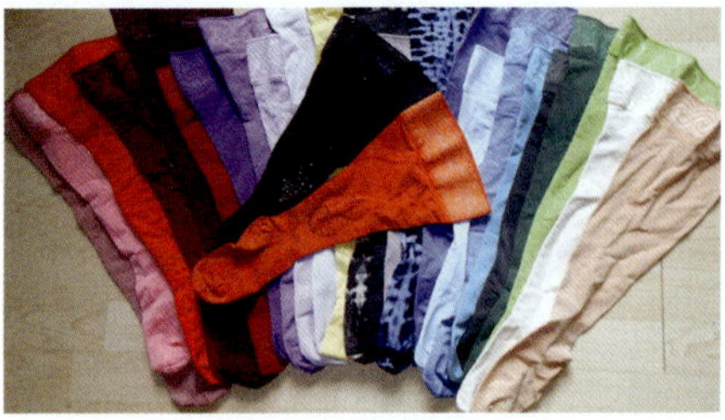

Abb. 5.50 Beispiele für MKS in verschiedenen Farben und Webungen, teils mit Batik und Strassbesatz [M291]

pflegende Stoffe abgeben sollen. Zudem gibt es MKS, deren Fäden eine Silberummantelung haben, um eine Besiedlung der Haut mit Bakterien zu reduzieren. Auch speziell für die Versorgung von Menschen mit CVI und pAVK (ohne kritische Ischämie) und/oder Diabetes mellitus sind extra konzipierte MKS verfügbar. Solche MKS sind in KKL I und II mit hoher Stiffness erhältlich, oft deutlich weicher und an der Fußsohle sowie im Zehenbereich gepolstert und nahtlos.

Früher Verschleiß, besondere Beanspruchung, eine Veränderung des Krankheitsbilds oder hygienische Gründe können eine vorzeitige oder eine Mehrfachverschreibung rechtfertigen. Generell ist pro Halbjahr nur ein Paar MKS verordnungs- und von der gesetzlichen Krankenkasse erstattungsfähig. Bei der Erstausstattung kann aus hygienischen Gründen einmalig ein zweites Paar oder ein zweiter Strumpf als Wechselversorgung verordnet und abgerechnet werden. Ausnahmen für Wechselverordnungen nach einem halben Jahr sind Änderungen des Beinumfangs.

Strickung

Zur Herstellung von MKS gibt es zwei Strickverfahren: Rund- und Flachstrick. Der Strickzylinder für das **Rundstrickverfahren** besitzt eine definierte Anzahl an Nadeln. Dies bedeutet, dass immer dieselbe Maschenanzahl produziert wird. Es können also weder zusätzliche Maschen auf- noch Maschen wieder abgenommen werden, sodass eine Anpassung an die Beinform nur durch eine Änderung der Maschengröße (feste oder lockere Strickung) bzw. der Fadenspannung erfolgt. Rundgestrickte Strümpfe sind nahtlos und aus dünnem, hochelastischem Material in diversen Farben und Mustern erhältlich. Bei außergewöhnlichen Beinumfängen hat diese Fertigungsmethode Grenzen (➤ Abb. 5.51).

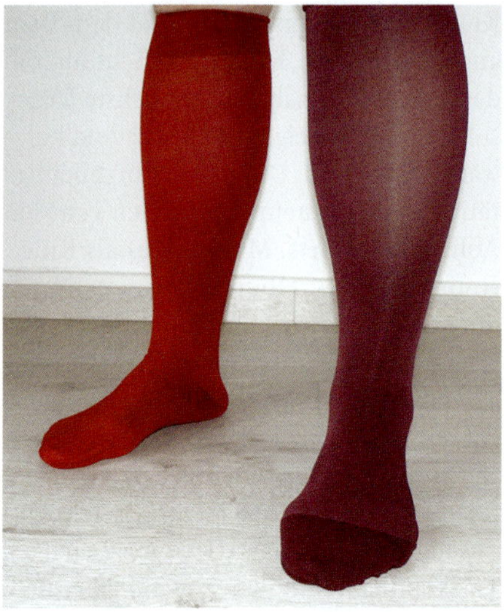

Abb. 5.51 Beispiele für rundgestrickte MKS [M291]

Für solche Umfänge, insbesondere bei lymphatischen Erkrankungen (Lymphödeme, ➤ Kap. 5.3) kommen daher flachgestrickte Strümpfe zum Einsatz. Beim **Flachstrickverfahren** können Maschen auf- oder abgenommen werden, sodass eine Anpassung des Strumpfs an die individuellen Beingegebenheiten gewährleistet ist. Durch das Zusammennähen entsteht eine Naht an der Strumpfrückseite (➤ Abb. 5.52). Eine Neuerung stellt die sogenannte 3D-Stricktechnologie (Firma Jobst) dar, mit der einige flachgestrickte Varianten ohne Nähte produziert werden können. Flachstrickprodukte sind deutlich gröber, fester, dicker und weniger elastisch als rundgestrickte MKS.

Verordnung

MKS sind ebenso wie zweiteilige Ulkus-Kompressionsstrumpfsysteme nach § 33 SGB V als Hilfsmittel zulasten der gesetz-

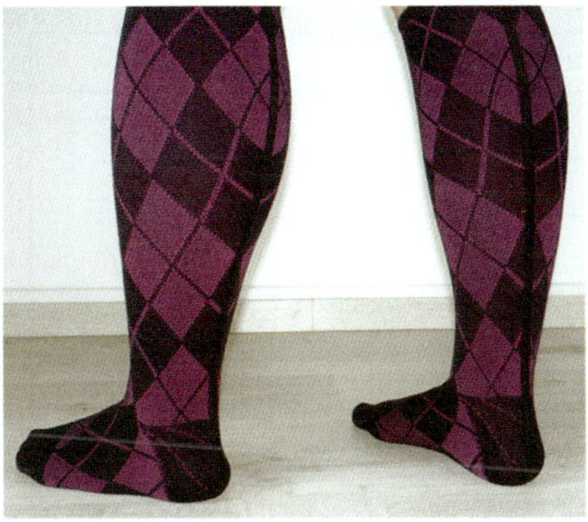

Abb. 5.52 Beispiele für flachgestrickte MKS mit Naht [M291]

lichen Krankenversicherung verordnungsfähig. Sie belasten somit – im Gegensatz zu Kurzzugbinden und Mehrkomponentensystemen – nicht das Arznei- und Verbandmittelbudget des Arztes. Bei Verordnung ist auf dem Rezept das Feld 7 für Hilfsmittel entsprechend zu kennzeichnen. Bei Patienten, die aus physischen Gründen MKS hoher Kompressionsklassen nicht selbst anziehen können, ist die Verordnung zweier MKS mit niedrigeren KKL möglich. Beim Übereinanderziehen der Strümpfe addieren sich deren KKL auf. Eine weitere Möglichkeit ist das Einarbeiten von Reißverschlüssen oder die Verordnung von einzelnen Elementen, die nacheinander angezogen werden, z. B. Vorfußkappe, Capri-/Radlerhose und Kniestrümpfe. Bei hohen Arbeitsdrücken, sehr unterschiedlichen Beinformen oder insbesondere Lymphödemen sind flachgestrickte Maßanfertigungen erforderlich. Rundgestrickte MKS kommen in der Regel bei Venenerkrankungen zum Einsatz. Ihnen sind Grenzen bei der Formgebung, insbesondere bei starken Variationen in den Extremitätenumfängen, gesetzt.

TIPP

Jede adäquate Kompressionsversorgung, die zuverlässig getragen wird, ist besser als keine. Kompromisse bezüglich des Kompressionsdrucks sind bei geringer Adhärenz des Patienten möglich.

Es gibt inzwischen in jeder KKL Material mit unterschiedlicher Dicke und Festigkeit (Stiffness) für verschiedene Beinformen. Generell werden schlankere Beine mit dünnerem Material und kräftigere Beine entsprechend mit festerem Material versorgt (➤ Abb. 5.53).

Um das Strumpfmaterial zu schützen und das Selbstmanagement durch eigenständiges An- und Ablegen der Strümpfe zu unterstützen, sollten grundsätzlich auf einem separaten Rezept An- und Ausziehhilfen (ebenfalls als Hilfsmittel) nach individueller Beratung verordnet werden. Das An- und Ausziehen von MKS kann ab KKL I im Rahmen der häuslichen Krankenpflege verordnet werden.

Verordnungsrelevante Angaben für MKS:

- Indikation und Diagnose (ICD-10-Code)
- Kompressionsklasse (KKL): I–IV
- Hilfsmittelnummer oder Bezeichnung des Hilfsmittels
- Länge: Wadenstrumpf A–D, Halbschenkelstrumpf A–F, Schenkelstrumpf A–G, Kompressionsstrumpfhose A–T; zudem gibt es weitere Formen: Bermuda E–T, Capri C–T, Leggings B–T, Radler F–T; Kombinationen wie Wadenstrumpf und Capri sind möglich
- Anzahl: ein Strumpf oder ein Paar
- Offene oder geschlossene Fußspitze

Vermerke, wenn erforderlich:

- Nutzung des Beiblatts gemäß Hilfsmittel-Richtlinie § 7 Abs. 2.
- Maßanfertigung.
- Zusätze: z. B. Hosenschlitz, Pelotten, Reißverschluss, Leibteil mit Kompression.
- Flachgestrickt.
- Befestigungen: z. B. Hautkleber/Klebestift, Haftband, Hüftbefestigung.
- Erstversorgung/Wechselverordnung.
- Mit dem Zusatz „Hausbesuch erforderlich“ kann der Versorger die Leistung in der Häuslichkeit abrechnen.

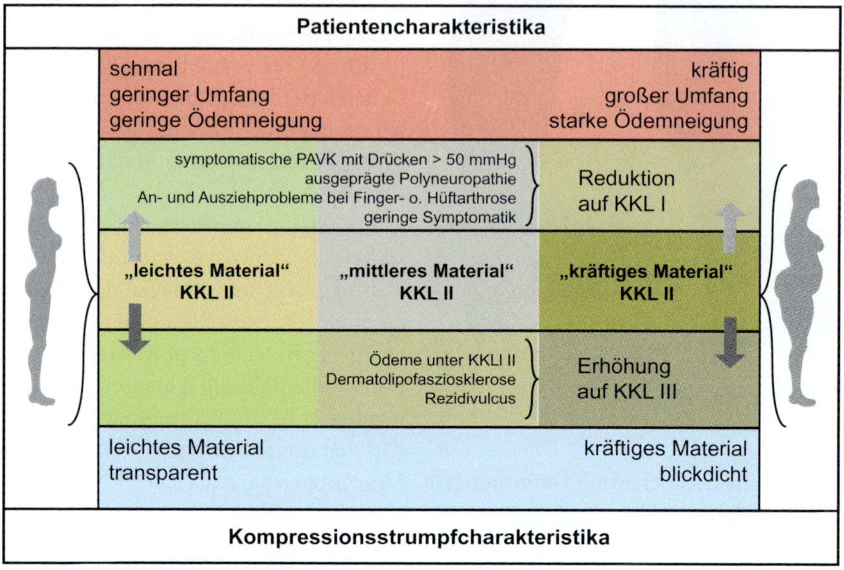

Abb. 5.53 Kompressionslogik nach Prof. Dr. Knut Kröger, Krefeld [O1089]

In jeder Kompressionsklasse sind MKS mit unterschiedlicher Elastizität, Materialien und Zusätzen (z. B. Pflegestoffen) erhältlich. Daher ist bei Verordnung eine entsprechende Produktbenennung sinnvoll. Die Farbe ist frei wählbar und nicht Bestandteil der ärztlichen Verordnung. Da sich der Umfang der Beine verändert, steht bei der Folgeverordnung, also spätestens nach einem halben Jahr, eine erneute Vermessung an.

Kompressionsklassen

Die KKL werden eingeteilt nach der Intensität des Andrucks in der Ruhephase auf die Extremität am Messpunkt im Fesselbereich (B-Maß). MKS unterscheiden sich nicht nur durch ihr Material und dessen Elastizität, sondern auch durch die KKL. Die Verordnung hängt u. a. von der Diagnose, bestehenden Symptomen sowie der Patientenakzeptanz ab. Daher gibt es derzeit keine verbindlichen Normen zur Verordnung bestimmter KKL. Nachfolgende Angaben dienen der Orientierung:

- **KKL I (18–21 mmHg):** Thromboseprophylaxe, Schwere- und Müdigkeitsgefühl in den Beinen mit Schwellneigung, geringfügige Varikosis ohne Beinödeme oder während der Schwangerschaft, Ödeme bei kompensierter pAVK/Herzinsuffizienz.
- **KKL II (23–32 mmHg):** ausgeprägte Schwangerschaftsvarikosis, Varikosis mit Ödemneigung, nach Varizenbehandlung, Rezidivprophylaxe nach abgeheilten UCV, tiefe Beinvenenthrombose, postthrombotisches Syndrom, Lipödem. MKS der KKL II werden meist zur Rezidivprophylaxe nach abgeheiltem UCV verordnet.
- **KKL III (34–46 mmHg):** florides UCV, Angiodysplasie, reversibles Lymphödem. MKS der KKL III kommen meist in der Therapie des UCV zum Einsatz.
- **KKL IV (> 49 mmHg):** irreversibles Lymphödem. MKS der KKL IV werden fast nicht mehr verordnet. Diese sind zudem flachgestrickt, sodass es kaum möglich ist, eine solche Versorgung alleine an- und auszuziehen. Um Adhärenz sowie Selbstständigkeit der Patienten zu unterstützen, ist auf

kräftigere Strickungen – in der Regel in Flachstrickqualität – auf KKL II und III auszuweichen.

CAVE!

In der Therapie sollten PKV sowohl mit Kurzzugbinden wie auch mit Mehrkomponentensystemen zur Unterstützung des Abheilungsprozesses kontinuierlich (24 Stunden) getragen werden. Wenn der Patient ohne Bandagierung nach Ablegen der Kompressionsversorgung abends noch herumläuft oder morgens vor Anlegen des Verbands viel in Bewegung ist, geht der erreichte Entstauungserfolg vom Vortag verloren. Da Kurzzugbinden (s. o.) im Anlagedruck nachgeben, ist eine solche Bandagierung täglich zu erneuern. Zweiteilige Ulkus-Kompressionsstrumpfsysteme werden ebenfalls Tag und Nacht getragen, wobei nur der Unterziehstrumpf auch nachts am Bein verbleibt. Medizinische Kompressionsstrümpfe hingegen sind zur Nacht auszuziehen.

An- und Ausziehhilfen

An- und Ausziehhilfen erleichtern Menschen mit Bewegungseinschränkungen oder geringer Körperkraft das An- und Ausziehen ihrer MKS, schonen gleichzeitig das Strumpfmaterial und geben den Betroffenen einen erheblichen Teil ihrer Selbstständigkeit zurück. Insbesondere adipöse und ältere Menschen sind in ihrer Beweglichkeit eingeschränkt. Begleiterkrankungen wie Rheuma und Gelenkversteifungen, aber auch starkes Übergewicht reduzieren die Beweglichkeit zusätzlich. An- und Ausziehhilfen sind als Hilfsmittel zugelassen und bei entsprechender Indikation erstattungsfähig. Der zusätzliche Einsatz von genoppten Gummi- bzw. Haushaltshandschuhen ist eine gute Unterstützung (➤ Abb. 5.54). Sie erhöhen die Griffigkeit und mindern das Risiko von Materialschäden, z. B. durch die Fingernägel. Diese Handschuhe sind in Drogerie- und Supermärkten erhältlich, werden aber auch von den Strumpffirmen angeboten. Handschuhe mit Baumwollfütterung schonen empfindliche Haut. Die Kosten hierfür sind selbst zu tragen.

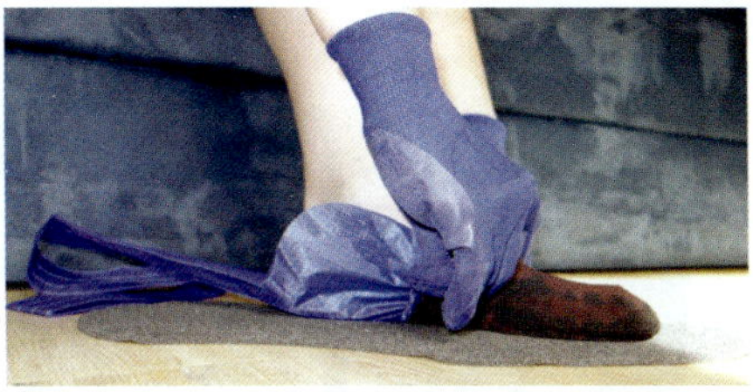

Abb. 5.54 Anziehen eines MKS mithilfe von Handschuhen und einer Gleiter-Anziehhilfe [M291]

Es gibt unterschiedliche Modelle von An- und Ausziehhilfen. Der Betroffene sollte vorab eine individuelle Beratung erhalten, um herauszufinden, welches Modell am besten für seine Bedürfnisse und körperlichen Fähigkeiten geeignet ist. Kleine Gleitsocken liegen offenen Strümpfen häufig bereits bei. Sie erleichtern jedoch das Anlegen des Strumpfs lediglich am Fuß und sind keine echten Anzieh-, sondern nur Gleithilfen. Da MKS erst in der Knöchelregion den höchsten Druck erwirken, ist in diesem Bereich das An-/Ausziehen am schwierigsten. Es wird nach Produkten unterschieden, die für das Anlegen von MKS mit offener und/oder geschlossener Spitze geeignet sind bzw. nur das Anziehen oder das An- und Ausziehen erleichtern.

Generell gibt es zwei unterschiedliche Systeme, Gestelle (➤ Abb. 5.55 a) und Gleiter (➤ Abb. 5.55 b) sowie Sonderformen (➤ Abb. 5.55 c). Patienten können die Gestelle sowohl im Sitzen als auch im Stehen nutzen (➤ Abb. 5.56). Sie sind insbesondere für Menschen mit Bewegungseinschränkungen geeignet, die häufig nicht mehr an ihren Vorfuß heranreichen. Einige Gestelle haben unterschiedlich lange Greifarme bzw. Bügel zum Hochziehen der MKS. Sie sind grundsätzlich für offene und geschlossene Strümpfe geeignet und relativ einfach zu reinigen bzw. zu wischdesinfizieren. Allerdings sind die Gestelle relativ groß, sperrig und schwer. Gleiter bestehen aus gleitfähiger Chemiefaser, z. B. Ballonseide. Sie erleichtern nicht nur das Anziehen der MKS, sondern stellen auch sicher, dass

5

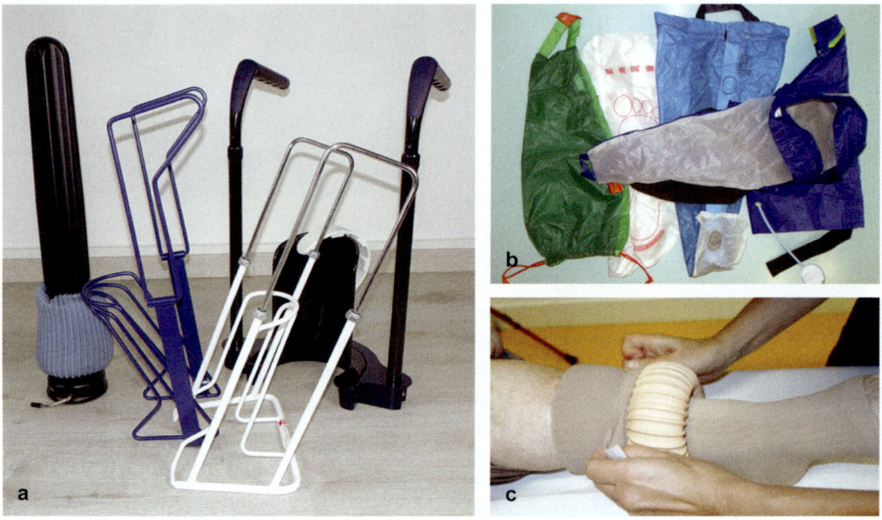

Abb. 5.55 Beispielhafte Übersicht über An- und Ausziehhilfen: a) Gestelle. b) Gleiter. c) Sonderform [M291]

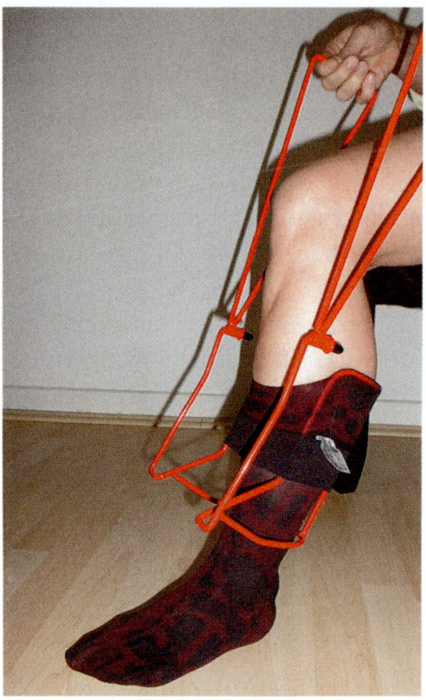

Abb. 5.56 MKS anlegen mit Gestell [M291]

eventuelle Wundauflagen nicht verrutschen. Zudem sind sie klein, faltbar und passen in jede Handtasche. Allerdings benötigt der Patient ausreichend Beweglichkeit, um an seinen Vorfuß heranzukommen. Die Angaben zur Reinigung sind der Packungsbeilage zu entnehmen. Die meisten Gleiter sind wischdesinfizierbar oder bei 30 °C waschbar.

Verordnungsrelevante Indikationen für An-/Ausziehhilfen:

- Lähmungen
- Altersbedingte Kraftminderungen
- Arthrose/Rheuma
- Adipositas per magna
- Weitgehende Wirbelsäulen-/Hüft-/Knieversteifungen
- Degenerative Erkrankungen der Hände/im Handbereich
- Folge von Verletzungen/Amputationen

Materialpflege

Da nur ein Paar medizinische Kompressionsstrümpfe (MKS) pro Halbjahr verschreibungs- und durch die gesetzliche Krankenkasse erstattungsfähig ist, ist auf eine gute Materialpflege zu achten. Während Kurzzugbinden im Klinikalltag nach einmaliger Nutzung verworfen werden, ist die sachgemäße Pflege in der außerklinischen Versorgung von großer Bedeutung, da nicht nach jedem Gebrauch eine Neuverordnung erfolgt. Kurzzugbinden sollen mindestens 15-mal bei bis zu 95 °C gewaschen werden können, bevor sie ausleiern und ihre Form verlieren. MAK und MKS sind bei adäquater Pflege ein halbes Jahr haltbar. Eine unsachgemäße Pflege kann die Materialien schädigen und somit die Wirksamkeit der Produkte reduzieren. Generell sind die Herstellerhinweise zu beachten. Aus hygienischen Gründen sollten ein täglicher Wechsel und eine tägliche Pflege erfolgen. Nachfolgend sind Hinweise zur korrekten Materialpflege zusammengefasst (➤ Tab. 5.4).

Bei Laufmaschen bzw. Defekten der MKS sollte keine Eigenreparatur durch z. B. Stopfen erfolgen, sondern Kontakt zum Fachhändler, z. B. Sanitätshaus oder Apotheke, aufgenommen werden.

TIPP

Um für den nächsten Einsatz bereit zu sein, wird die getrocknete Binde unter leichtem Zug aufgerollt. Mit einer fest aufgerollten Binde lässt sich der adäquate Anlagedruck bei der Kompressionstherapie leichter erzeugen als mit einer zu locker aufgerollten Binde.

Intermittierende pneumatische Kompressionstherapie (IPK)

Die IPK setzt die Prinzipien der Kompressionstherapie mit elektronischen Mitteln um, indem eine Manschette, deren innerer Luftdruck über ein Steuerungsgerät reguliert wird, die zu behandelnde Körperregion umschließt (➤ Abb. 5.57). Das elektronisch gesteuerte System baut über eine Pumpe in einer oder mehreren Luftkammern von distal nach proximal sequenziell innerhalb einer Manschette einen zeitlich befristeten

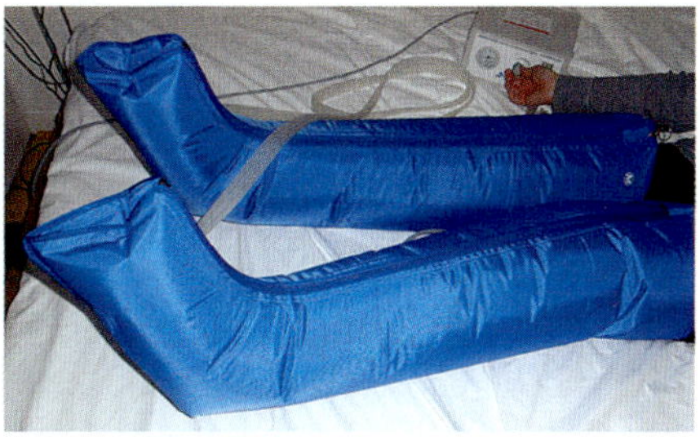

Abb. 5.57 IPK mit Beinmanschetten mit Fußteil [M291]

Tab. 5.4 Pflegehinweise zu Kompressionsmaterialien (grundsätzlich Herstellerhinweise beachten!)

	Kurzzugbinden	MAK	MKS/Zweiteilige Kompressionsstrumpfsysteme
Waschtemperatur	≤ 95 °C in der Waschmaschine	Separat in einem Wäschenetz; je nach Produkt bei 30–40 °C im Feinwaschprogramm in der Maschine oder Handwäsche	Separat in einem Wäschenetz; bei 30–40 °C im Feinwaschprogramm in der Maschine oder Handwäsche
Waschmittel **Cave:** Kein Einsatz von Weichspülern oder Haarshampoos!	Feinwaschmittel		Feinwaschmittel oder Extra-Strumpfwaschmittel
Trocknung **Cave:** Kein(e) Heizung, Wäschetrockner oder direkte Sonneneinstrahlung!	Flach liegend auf dem Wäscheständer; bei einigen Produkten ist der Trocknereinsatz erlaubt	Flach liegend auf dem Wäscheständer	Flach liegend auf dem Wäscheständer auf einem Handtuch **Tipp:** Einige MKS dürfen im Schontrockengang im Trockner getrocknet werden
Sachgerechter Umgang	Ausgeleierte Binden zeitnah ersetzen; nach Trocknung Binden unter leichtem Zug aufrollen	Bügeln, chloren oder chemische Reinigung zerstören das Material. Nicht rubbeln, kneten oder auswringen!	

Druck auf, der auf das zu behandelnde Körperteil einwirkt. Nach einer definierten Zeit des Druckaufbaus wird die Luft wieder abgelassen, dann erneut zugeführt. Durch abwechselndes Befüllen von mehreren, sich überlappenden Luftkammern entsteht so ein intermittierender, einstellbarer Behandlungsdruck, der die Wirkweise der Muskelpumpen simuliert und die Funktion der Venen und Lymphgefäße unterstützt. Diese Therapieform zur Anwendung von Wechseldrücken wird als intermittierende pneumatische Kompression (IPK) oder auch als apparative intermittierende Kompression (AIK) bezeichnet und ist sowohl stationär wie auch ambulant einsetzbar. Ein Vorteil dieser Methode ist die exakte Druckbestimmung, die bei Kompressionsbandagierungen nur mit Druckmessgeräten (➤ Abb. 5.36) zu gewährleisten ist.

Die IPK verbessert die Blutzirkulation, fördert den venösen und lymphatischen Rückfluss, mindert Schmerzen und entstaut Ödeme. Insbesondere bei teil- oder immobilen Patienten, bei denen eine Kompressionstherapie mit Strümpfen oder Bandagierung aufgrund der kaum vorhandenen Eigenbewegung nicht adäquat wirken kann, ist die IPK eine wichtige Unterstützung zur (passiven) Aktivierung der Muskelpumpen. Laut AWMF-S2k-Leitlinie „Intermittierende pneumatische Kompression (IPK, AIK)" (DGPL 2025) kann die IPK bei Patienten mit therapierefraktärem UCV zusätzlich zur Kompressionstherapie eingesetzt werden. Sie hat eine Hilfsmittelzulassung (Produktgruppe 17) und ist als Heimgerät für den häuslichen Einsatz bei entsprechender Diagnosestellung verordnungs- und erstattungsfähig.

Über ein Steuergerät lassen sich Druckwerte (je nach Firma und Produkt) von 20–120 mmHg erzeugen. Die zugehörigen Manschetten sind in diversen Längen sowie Umfängen erhältlich und können eine, drei, sechs oder zwölf Kammern haben. Es sind Manschetten für verschiedene Körperregionen erhältlich: Fuß, Hand, Unterschenkel (mit/ohne Fußteil), Oberschenkel, ganzes Bein (mit/ohne Fußteil, ➤ Abb. 5.57), Hose (inklusive Hüfte und Bauch), Ganzkörper, Jacke oder halbe Jacke, Arm (mit und ohne Schulterteil) sowie Erweiterungseinsätze (luftbefüllt/nicht luftbefüllt).

Eine Verordnung sollte folgende Angaben enthalten:

- Diagnose nach ICD-10-Code
- Gerätetyp, z. B. Ein- oder Mehrstufensystem, mit Druckgradient
- Anzahl der Manschetten und Manschettenlokalisation, z. B. Arm, Bein, Hose
- Hilfsmittelpositionsnummer

CAVE!

Um einen Abfluss herzwärts zu gewährleisten, sollte keine Abknickung im Leistenbereich bestehen, d. h., der Patient sollte während der Therapie liegen. Die IPK kann eine manuelle Lymphdrainage nicht ersetzen und kommt kombiniert damit und mit anderen Formen der Entstauungstherapie zum Einsatz.

Indikationen und Kontraindikationen

Die AWMF-S1-Leitlinie (DGPL 2025) unterscheidet indikationsabhängig zwischen Soll-, Sollte- und Kann-Empfehlungen.

Soll-Empfehlungen:

Thromboembolieprophylaxe, wenn keine medikamentöse Prophylaxe möglich ist

Sollte-Empfehlungen:

- Ulcus cruris venosum mit fehlender Heilungstendenz trotz konsequenter Kompressionstherapie mittels Strumpfsystemen oder Kompressionsverbänden
- Schwere CVI: Stadium C4b bis C6 (CEAP-Klassifikation)
- Extremitätenlymphödem: additiv bei fehlender Kompensation unter komplexer physikalischer Entstauungstherapie
- pAVK mit stabiler Claudicatio intermittens oder kritischer Ischämie, wenn ein angeleitetes Übungsprogramm nicht möglich ist und eine interventionelle oder operative Rekonstruktion nicht infrage kommt

Kann-Empfehlungen:

- Posttraumatische Ödeme
- Therapieresistente venös bedingte Ödeme

- Lipödem
- Extremitätenlymphödem: additiv zur komplexen physikalischen Entstauungstherapie
- Hemiplegie mit sensorischer Störung und Ödem
- Thromboembolieprophylaxe: zusätzlich zur medikamentösen Prophylaxe

Absolute Kontraindikationen:

- Dekompensierte Herzinsuffizienz
- Ausgedehnte Thrombophlebitis
- Thrombose oder Verdacht auf Thrombose
- Akutes Erysipel, akute Phlegmone
- Kompartmentsyndrom
- Schwere, nicht eingestellte Hypertonie
- Okkludierende Prozesse im Lymphabstrombereich, bei denen es unter IPK zu einem Stau im Leistenbereich oder Genitalbereich gekommen ist

Bei Vorliegen einer absoluten Kontraindikation soll keine IPK durchgeführt werden.

Relative Kontraindikationen

Liegt eine relative Kontraindikation vor, kann unter engmaschiger klinischer Kontrolle und entsprechenden Vorsichtsmaßnahmen eine IPK durchgeführt werden:

- Ausgedehntes, ggf. offenes Weichteiltrauma der Extremitäten
- Ausgeprägte Neuropathie der Extremitäten
- Blasenbildende Dermatosen, wie IgA-Dermatitis oder Pemphigoid

Komplikationen und Risiken

Die IPK gilt, wenn man die Kontraindikationen beachtet, als einfach anzuwendende effektive und sichere Therapiemaßnahme. Folgende Aspekte sind zur Vermeidung von Risiken zu beachten:

- Um Hautschäden vorzubeugen, ist ein textiler Hautschutz unter der Manschette anzubringen; die Haut ist regelmäßig zu inspizieren und zu pflegen.
- Bei schlanken oder kachektischen Patienten ist eine Polsterung über Dispositionsstellen angeraten, um Nervenschädigungen und Drucknekrosen vorzubeugen.
- Kommt es unter der IPK beim Lymphödem zu einer Ödemzunahme im Becken- oder Genitalbereich, ist auf eine Fortführung der IPK zu verzichten und eine weitere Diagnostik bezüglich eines Abflusshindernisses angeraten.

Siehe Standard Wundzentrum Hamburg e. V. „Verfahrensstandard: Intermittierende pneumatische Kompression" (*3_Standards_07_Intermittierende_pneumatische_Kompression*)

➢ Tab. 5.5 bietet einen zusammenfassenden Überblick über die jeweiligen

Tab. 5.5 Optionen der Kompressionsversorgung bei Menschen mit UCV

Therapiephasen	Versorgungsoptionen	
Entstauung	• Kompressionsbinden: – Kurzzugbinden (nicht kohäsiv/kohäsiv) – Langzugbinden (nicht kohäsiv/kohäsiv) – Zinkleimbinden – Elastische Mullbinden zur Zehenbandagierung • Mehrkomponentensysteme • Medizinische adaptive Kompressionssysteme • Unterstützend: Pelotten, Polsterbinden, Schlauchverband	Intermittierende pneumatische Kompressionstherapie
Erhaltung	• Zweiteilige Ulkus-Kompressionsstrumpfsysteme • Medizinische adaptive Kompressionssysteme • Unterstützend: An- und Ausziehhilfen	
Rezidivprävention	• Medizinische Kompressionsstrümpfe • Unterstützend: An- und Ausziehhilfen	

5

Kompressionsversorgungen, orientiert an den Therapiephasen.

Anwendung der Kompressionstherapie

Grundlagen der Bandagierung

Verschiedene Aspekte sind grundlegend für jede Anlage eines phlebologischen Kompressionsverbands (PKV). Der PKV kann sowohl aus einer Unter- als auch einer Oberschenkelbandagierung bestehen, wobei für die meisten Indikationen – wie dem UCV – eine Unterschenkelkompressionsversorgung ausreichend ist. Bei Ödemen im Kniebereich und darüber ist eine höhere Versorgung erforderlich.

Auf- und Unterpolsterung

Eine solche Bandagierung sollte nicht verrutschen und den durch die Therapie definierten Druck erhalten können. Da das Bein ungleichmäßig geformt ist, kann der Druck etwa dort, wo der Knöchel vorspringt, nicht gleichmäßig wirken. Deshalb ist manchmal ein Ausgleich von Hervorhebungen oder Absenkungen notwendig, um an allen Stellen denselben Druck erwirken zu können. Um anatomische Unebenheiten auszugleichen, kommen spezielle Druckpolster, sogenannte **Pelotten** (z. B. Komprex®-Kompresse, Lohmann & Rauscher oder JOBST® foam pad, BSNmedical), zum Einsatz. Hierbei handelt es sich um nierenförmige Schaumstoffpolster. Pelotten können aber auch individuell von entsprechenden Schaumstoffrollen bedarfsgerecht zugeschnitten werden (➤ Abb. 5.58). Eine unsachgemäße Kompressionsbandagierung kann Schnürfurchen (➤ Abb. 5.32) erzeugen, die ggf. zu Druckulzera, Blasen, Hautnekrosen und Nervenschäden führen. Eine Unterpolsterung mit Watte- oder wiederverwendbaren Schaumstoffbinden beugt diesen unerwünschten Begleiterscheinungen vor (➤ Abb. 5.59). Dabei sind vor allem die Knöchelregion, die Tibiavorderkante und das Fibulaköpfchen zu berücksichtigen.

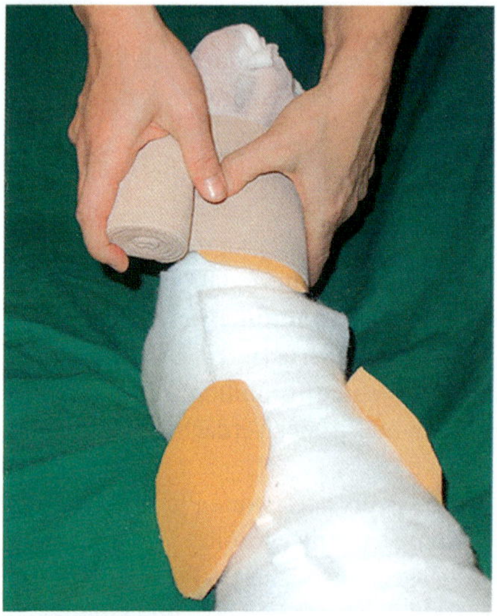

Abb. 5.58 Unter- sowie Aufpolsterung von Unebenheiten mit individuell zugeschnittenen Pelotten [M291]

Grundsätzliches zur Bandagierung

Es gibt zahlreiche Bandagierungstechniken, aber keine wissenschaftlichen Belege für die Überlegenheit einer bestimmten Methode. Bewährt haben sich Anlagetechniken nach Pütter, Sigg oder Fischer, wobei es zahlreiche Modifikationen dieser Techniken gibt. Wesentlich für die Effizienz einer Kompressionsbandagierung ist die sachgerechte Ausführung der gewählten Methode. Es ist daher angeraten, die Bandagierungstechnik zu nutzen, die dem Versorger am besten vertraut ist und in der am meisten Sicherheit besteht. Unabhängig davon sind die nachfolgenden Aspekte grundlegend für jede Kompressionsbandagierung (DGPL 2026).

Zuerst wird ein Schlauchverband bis zwei Finger breit unterhalb der Kniekehle über den Unterschenkel gezogen. Er besteht aus Baumwolle und soll die Haut schützen. Vor Anlage ist dieser auf „links" zu wenden, da die Außenseite weicher ist und sich so-

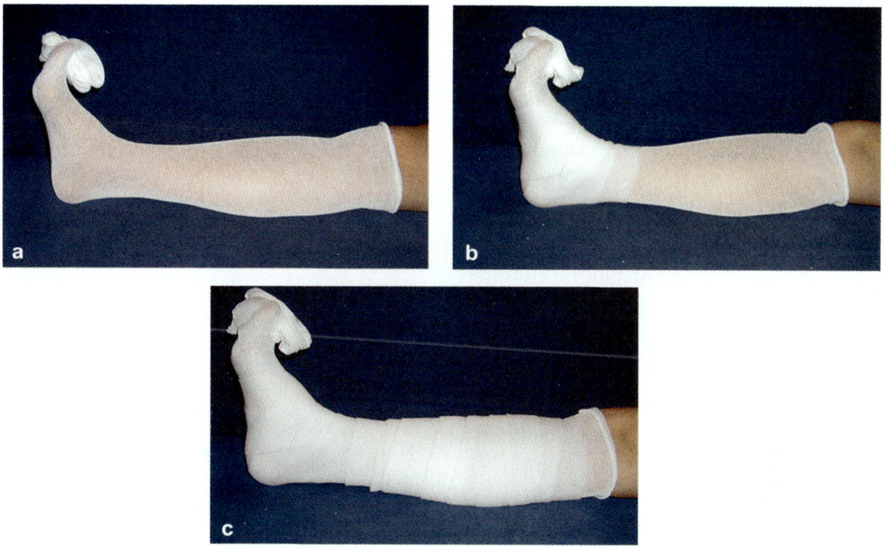

Abb. 5.59 Unterpolsterung
a) Fertig angezogener Schlauchverband: Schlauchverband in ca. 2,5- bis 3-facher Unterschenkellänge (Zehenspitze – Ferse – Knie) abschneiden und bis zum Knie überstreifen. Das überstehende Ende wird dem Patienten zwischen die Zehen gesteckt oder in die Hand gegeben. Im letzteren Fall unterstützt der Patient eine 90°-Stellung des Fußgelenks mit einem leichten Zug am Schlauchverbandende (**cave:** bei zu starkem Zug Überdehnungsgefahr!).
b) Beginn der Unterpolsterung mit Watte- oder Schaumstoffbinden: Ansatz der Watte- oder Schaumstoffbinde am Fußrücken auf der Innenseite unter Einschluss des Zehengrundgelenks.
c) Fertige Unterpolsterung: Bindentouren überlappen sich unter Einschluss der Ferse immer um ca. ½–⅔ und werden in zirkulären Touren bis zwei Finger breit unterhalb der Kniekehle angelegt. [M291]

mit am Bein besser anfühlt. Nachdem der Schlauchverband über den Unterschenkel gezogen wurde, ist er wieder ein kleines Stück nach unten zu ziehen, damit die Beinhaare nicht unangenehm gegen den Strich liegen. Im Anschluss erfolgt darüber die Unterpolsterung mit Watte- oder wiederverwendbaren Schaumstoffbinden (z. B. Rosidal® soft, Lohmann & Rauscher oder CompriFoam®, BSNmedical). Nun beginnt die **Kompressionsbandagierung** unterhalb des Großzehengrundgelenks, folgt dem Zehenlauf und fixiert den Bindenanfang mit zwei Kreistouren. Um keine Spitzfußausbildung zu begünstigen, sollte die Fußsohle dabei im rechten Winkel zur Wade stehen (Dorsalflexion). Die Binden sind grundsätzlich mit einer Überlappung anzulegen.

TIPP

Die Anlagerichtung der ersten Binde, d. h. von innen nach außen oder andersherum, orientiert sich an der Fußstellung des Betroffenen. Befindet sich der Fuß bereits in einer Innen- *(Pronation)*/Außenrotation *(Supination)*, sollte die Anlage der ersten Binde korrigierend dagegen arbeiten. Bei Normalstellung kann die Anlagerichtung frei gewählt werden.

Die Ferse wird grundsätzlich immer mit eingebunden. Es ist wesentlich, die Binde nah am Bein unmittelbar auf der Haut zu führen. Dabei muss der Bindenwinkel einsehbar sein, d. h., der aufgerollte Teil der Binde liegt nach oben in der Hand. Die Bindenrolle darf nicht vom Körper weggezogen werden. Nur so ist ein gleichmäßiger Druck gewährleistet, und die Binde ist zugleich optimal an den Körper anmodellierbar. Zu straffes Anziehen einzelner Bindentouren stört das

Druckgefälle und kann bei Einschnürungen zu einer venösen Stauung führen (Erhöhung des Thromboserisikos). Bei der Auswahl der zu verwendenden Binde ist darauf zu achten, dass die Breite nicht über dem Durchmesser des zu umwickelnden Körperglieds liegt. Die übliche Bindenbreite für einen PKV am Unterschenkel liegt zwischen 8 und 12 cm. Um eine herzwärtige Entstauung zu unterstützen, wird die Binde immer in Richtung Herz angelegt und nicht wieder zurück zu den Füßen geführt.

Eine sachgemäße Kompressionsbandagierung benötigt, je nach Unterschenkelumfang und -länge, mindestens zwei Binden, die mit abnehmendem Druckgefälle, d. h. von herzfern zu herznah (von distal nach proximal), angelegt werden. Da der Umfang des Beins herzwärts zunimmt, nimmt der Kompressionsdruck entsprechend automatisch ab (Laplace'sches Gesetz). Dafür ist es notwendig, einen gleichmäßigen Zug beim Anlegen der Binde zu gewährleisten. Zum Abschluss wird der Schlauchverband im Kniebereich über die Bandagierung umgeschlagen, dann das fußseitige Ende bis zur Kniekehle hochgezogen und mit Pflasterstreifen fixiert.

CAVE!

Es ist darauf zu achten, dass der Schlauchverband nicht oberhalb der Zehen eingedreht wird und die Zehen zur Kontrolle der Durchblutungssituation sichtbar bleiben. Sonst übt der durch das Eindrehen entstehende „Knoten" Druck auf die Zehen aus und kann zu Komplikationen führen.

Zusätzlich kann die Bandagierung an der Fußsohle unterhalb der Zehen mit einem Fixiervliesstreifen befestigt werden. Diese Fixiertechnik beugt insbesondere beim Schuhanziehen einem Verrutschen der Bandagierung vor. Eine sach- und fachgerecht angelegte Kompressionsbandagierung darf weder Druckstellen, Schnürfurchen noch Schmerzen verursachen. Nach Anlage sollte sich der Patient ca. 20 Minuten bewegen, z. B. spazieren gehen. Dies fördert den Blutrückfluss, beugt Stauungen im Vorfußbereich vor und reduziert Schmerzen.

TIPP

Insbesondere bei den ersten Touren unterhalb des Großzehengrundgelenks ist bereits darauf zu achten, dass ein guter Anlagedruck erreicht wird. Häufig werden die ersten Bindentouren zu „locker" gestartet, sodass sich Vorfußödeme ausbilden. Um einen Ödemeinfluss zu vermeiden, sind bei Vorfuß- oder begleitenden Lymphödemen auch die Zehen mit kleinen elastischen Mullbinden locker zu komprimieren (➤ Abb. 5.60). Gestartet wird am Großzeh. Die Zehen werden dann jeweils locker mit einer kleinen elastischen Mullbinde (4 cm) bandagiert. Alternativ kann auch eine elastische 6-cm-Mullbinde verwendet werden, die zunächst abgerollt, doppelt gelegt und wieder aufgerollt wird, sodass sie nur noch eine Breite von 3 cm hat.

CAVE!

Keine Verwendung von Fixierklemmen bzw. Verbandklammern – sogenannten Schwiegermüttern – zum Fixieren des Bindenabschlusses → Verletzungsgefahr! Zum Fixieren empfiehlt sich die Anwendung von Pflasterfixierstreifen bzw. Fixierklebevlies. Die Verbandklammern dienen ausschließlich der Befestigung der

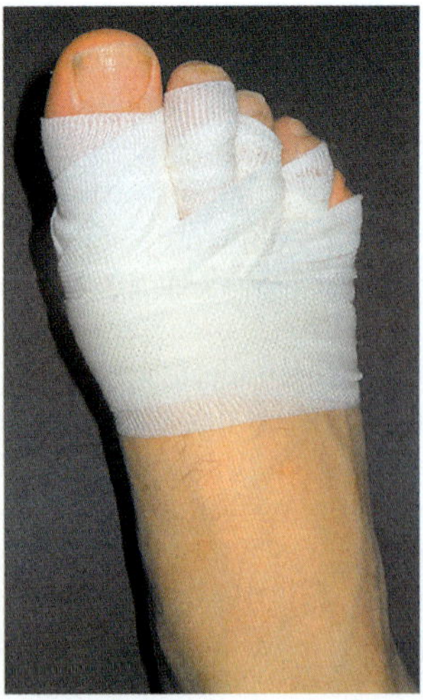

Abb. 5.60 Zehenbandagierung [M291]

Binde während der Lagerung. Der Anwender haftet bei unsachgemäßer Nutzung (siehe Packungsbeilage).

Die Kriterien eines sachgerecht ausgeführten PKV mit Kurzzugbinden sind im Kompressionsscore (Compression Score, CCB Score) zusammengefasst. Diese sechs Kriterien entsprechen den Empfehlungen der AWMF-S2k-Leitlinie zur medizinischen Kompressionstherapie (DGPL 2026) und basieren auf Best-Practice-Empfehlungen internationaler Literatur.

Compression Score (Protz et al. 2021)

1. Unterpolsterung
2. Beginn der Bandagierung am Großzehengrundgelenk
3. Ausreichender Druck zu Beginn der Bandagierung von 22 bis 27 mmHg bei A[1]
4. Ferse eingeschlossen
5. Bandagierung ausschließlich herzwärts
6. Erreichter Ruhedruckwert bei liegendem Bein zwischen 50 und 60 mmHg an B1[2]

[1] Der Messpunkt A befindet sich auf dem Vorfuß, direkt unterhalb dem Großzeh und der zweiten Zehe.

[2] Der Messpunkt B1 befindet sich ca. 10 cm oberhalb des Innenknöchels, wo die Sehne in den Wadenmuskel übergeht.

Nachfolgend werden beispielhaft zwei Bandagierungstechniken – nach Sigg und nach Pütter – vorgestellt.

Kompressionsbandagierung nach Sigg

Diese Anlagetechnik (➤ Abb. 5.61) wird, je nach Beinumfang, mit mindestens zwei

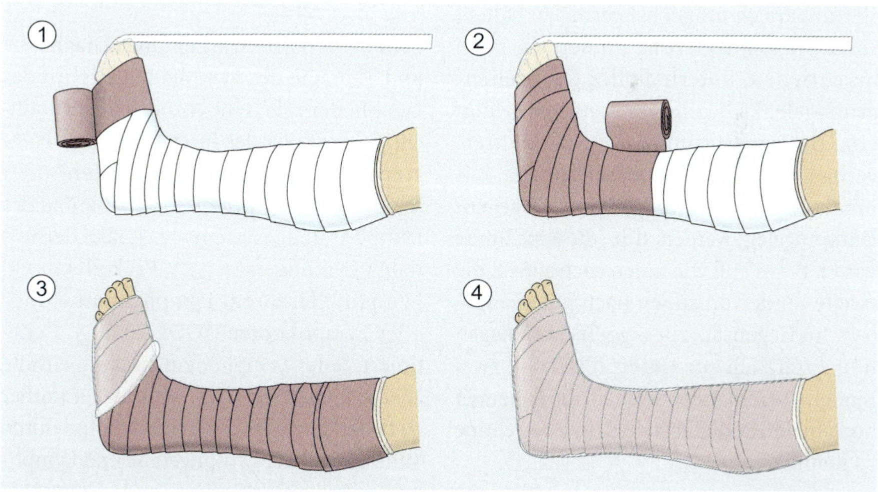

Abb. 5.61 Kompressionsbandagierung nach Sigg:
1. Ansatz der ersten Kompressionsbinde am Großzehengrundgelenk. Diese wird über den Fußrücken dem Zehenverlauf folgend zur Kleinzehe geführt. Die Binde ist dabei stets unter kräftigem Zug (max. Dehnung) an den Körper anzumodellieren. Sie wird 2- bis 3-mal zirkulär um den Vorfuß geführt und über den Fußrücken in Richtung Achillessehne angelegt
2. Die Bindentouren erfolgen zirkulär bis zur Ferse und schließen diese ein. Es folgen eine Fersen-Verriegelungstour unterhalb der Ferse zur Fußsohle hin und eine Fersen-Verriegelungstour oberhalb der Ferse zur Achillessehne hin. Dann folgen weitere zirkuläre Bindentouren bis zum Wadenansatz
3. Am Wadenansatz beginnt die zweite Binde und wird in Achtertouren angelegt. Die Fixierung des Bindenendes erfolgt zwei Finger breit unterhalb der Kniekehle mit einem Pflasterstreifen
4. Zum Abschluss wird der Schlauchverband im Kniebereich über die Bandagierung umgeschlagen, dann das fußseitige Ende bis zur Kniekehle hochgezogen und mit Pflasterstreifen fixiert [L190]

Kurzzugbinden durchgeführt. Zunächst erfolgt eine Unterpolsterung (s. o.). Die erste Kurzzugbinde setzt am Großzehengrundgelenk an und verläuft nach Einschluss des gesamten Fußes in kleinen, um 1 cm überlappenden Touren bis zum unteren Teil der Wade. Dadurch entsteht insbesondere in der Knöchelregion ein sehr hoher Anlagedruck. Anschließend erfolgt das Anlegen der zweiten Kurzzugbinde in Achtertouren bis kurz unterhalb der Kniekehle. Dies unterstützt ein herzwärts abfallendes Druckgefälle. Der Schlauchverband wird, wie oben beschrieben, nun über die gesamte Bandagierung gezogen und am Ende (oberhalb der Wade) mit Fixierpflaster befestigt.

Kompressionsbandagierung nach Pütter – Gegenwickeltechnik

Es gibt diverse Variationen dieser Anlagetechnik. Um das Risiko von Stauungen im Vorfußbereich möglichst gering zu halten, sollte die Bandagierung immer, wie oben beschrieben, unterhalb des Großzehengrundgelenks beginnen. Zunächst erfolgt eine Unterpolsterung (s. o.). Der Pütterverband erfolgt, je nach Beinumfang, mit mindestens zwei Kurzzugbinden, die gegenläufig angelegt werden, d. h., die erste Binde wird z. B. am Fuß von innen nach außen, die zweite Binde von außen nach innen angelegt. Im Gegensatz zur Sigg-Technik liegen nun zusätzlich zur Unterpolsterung zwei Binden übereinander, weshalb die Patienten noch mehr Probleme haben, in ihre Schuhe zu kommen.

TIPP

Es gibt Sets, die bereits alles enthalten, was für den PKV mit Kurzzugbinden benötigt wird. Beispielhafte Bestandteile: jeweils 2 Kurzzugbinden à 8 cm und à 10 cm, 4 Schaumstoffpolsterbinden, 1 Rolle Schlauchverband, 1 Rolle Fixierpflaster, ggf. 1 Wäschenetz. Beispielhafte Produktsets: Comprilan® Plus (BSNmedical), Rosidal® sys (Lohmann & Rauscher).

CAVE!

Unter folgenden Bedingungen ist jede Kompressionsversorgung (Binden/-systeme und Strümpfe) sofort zu entfernen:
- Blau- oder Weißfärbung der Zehen
- Zunehmende Schmerzsymptomatik
- Kurzatmigkeit, Schweißausbrüche
- Missempfindungen wie Kribbeln/Taubheit
- Akute Bewegungseinschränkungen

Eine sach- und fachgerechte Kompressionstherapie ist eine wichtige Säule für die erfolgreiche Abheilung des UCV (➤ Abb. 5.62). In diesem Sinne gilt: Jede adäquate Kompressionsversorgung ist besser als keine. Zudem steht eine Vielzahl an Materialien und Methoden zur Verfügung, um eine individuell passende Versorgungsoption zu finden.

5.3 Lymphödem

Laut der AWMF-S2k-Leitlinie „Diagnostik und Therapie der Lymphödeme" wird das Lymphödem als „eine chronisch entzündliche Erkrankung des Interstitiums als Folge einer primären (anlagebedingten) oder sekundären (erworbenen) Schädigung des Lymphdrainagesystems […], also der initialen Lymphgefäße […], Präkollektoren, Lymphkollektoren, Lymphstämme und/oder Lymphknoten" (GDL 2017, S. 1) definiert. Jedes Lymphödem ist laut Leitlinie „per se krebsverdächtig". Es ist daher immer zu bedenken, dass der Lymphabfluss durch Tumorbefall der Lymphgefäße und Lymphknoten massiv behindert werden kann.

Ein Lymphödem bewirkt zwar primär keine Wunden, ist aber bei Menschen mit chronischen Wunden oft eine zusätzliche begleitende Herausforderung. Aufgrund einer hohen Wundexsudation bei einer lokalen lymphatischen Abflussstörung und einer postentzündlichen Fibrose der Wundränder führt das Lymphödem zu einer verzögerten Wundheilung. Zudem kann die CVI zu einer zusätzlichen lymphatischen Abflussstörung

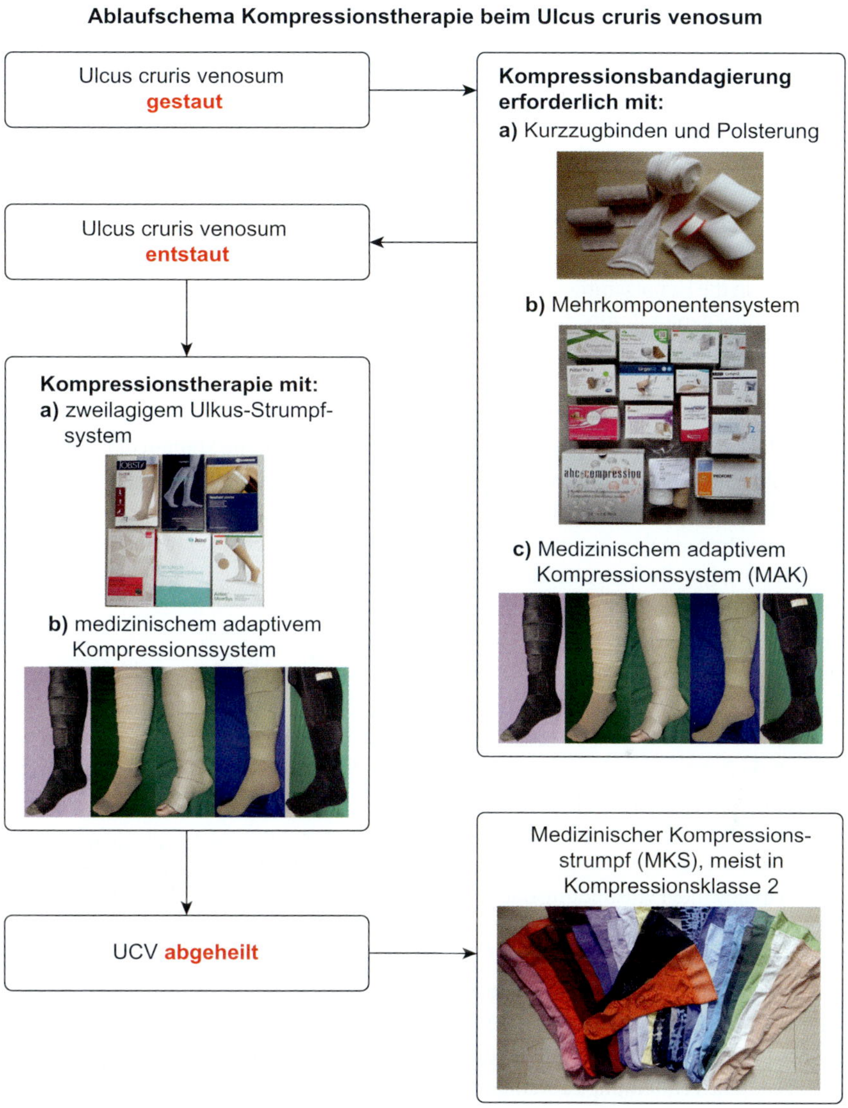

Abb. 5.62 Ablaufschema der Kompressionstherapie [M291]

führen. Bei Menschen mit pAVK können Lymphödeme, die oft postoperativ auftreten, die Abheilung von Operations- und Amputationswunden behindern.

5.3.1 Entstehung

Das Lymphgefäßsystem ist ein Drainage- und Transportsystem, bestehend aus unterschiedlichen Gefäßabschnitten und zwischengeschalteten Lymphknoten, die als Filterstationen wirken. Die im Lymphgefäßsystem transportierte Flüssigkeit besteht vor allem aus Wasser (Lymphe stammt aus dem Lateinischen und bedeutet „klares Wasser"). Dennoch enthält diese Flüssigkeit auch Eiweiß, Fett und Zellen, die als lymphpflichtige Substanzen bezeichnet werden. Das Lymphgefäßsystem ist neben dem Blutkreislauf das wichtigste Transportsystem im menschlichen Körper. Es dient dem Transport von Nähr- und Abfallstoffen, filtert in den Lymphknoten Krankheitserreger sowie Fremdstoffe und entsorgt diese. Der Weg der Lymphe beginnt in den Lymphkapillaren, die netzartig die gesamte Körperoberfläche überziehen. Von hier aus gelangt die Flüssigkeit über die Präkollektoren und Lymphkollektoren in die Hauptsammelgefäße, auch Lymphstämme genannt. Aus diesen großen Gefäßen wird die Lymphe in den Blutkreislauf eingespeist. Über 100 Lymphknoten, die zwischen diesen Gefäßabschnitten liegen, säubern die Lymphe, entfernen giftige Stoffe sowie Mikroorganismen und produzieren die Lymphozyten, denen eine bedeutende Rolle bei der Immunabwehr zukommt. Das Lymphsystem hat die Aufgabe, den Rücktransport der Zwischenzellflüssigkeit ins Venensystem zu gewährleisten. Dies geschieht durch aktive (Kontraktion) und passive (Sogpumpe) Mechanismen. Wenn diese nur eingeschränkt oder nicht mehr funktionieren, kommt es zur Ausbildung eines Lymphödems. In diesem Fall überschreitet die Menge der lymphpflichtigen Substanzen die Kapazität des Lymphgefäßsystems. Dies kann bei mangelnder Ausbildung oder nach Zerstörung der eigentlich ausreichenden Strukturen dieses Systems geschehen.

Es wird zwischen primärem und sekundärem Lymphödem unterschieden: Das **primäre Lymphödem** entsteht, wenn durch eine angeborene Fehlbildung zu wenige oder zu schwache Lymphgefäße im Körper angelegt sind. Mögliche Ursachen sind:

- Lymphknotenfibrose: Verhärtete Lymphknoten können ihre Funktion nicht wahrnehmen.
- Aplasie/Atresie: Lymphgefäße fehlen in einzelnen Körperbereichen.
- Hypoplasie: Lymphgefäße sind ungenügend ausgebildet.
- Hyperplasie: Die Lymphgefäßwände sind erweitert.
- Agenesie: Die Lymphknoten fehlen.

Das **sekundäre Lymphödem** entsteht, wenn das zuvor funktionierende Lymphgefäßsystem durch Erkrankung oder deren Behandlung verlegt oder zerstört wird. Mögliche Ursachen sind:

- Traumatisch/Posttraumatisch (Narben), operative Eingriffe
- (Post-)Infektiös
- Bestrahlung
- Adipositas
- Pilzerkrankungen oder Parasiten
- Hautentzündungen, z. B. Erysipel
- Maligne Prozesse, z. B. Tumoren
- Lymphonodektomie
- Fortgeschrittene Stadien der chronischen venösen Insuffizienz
- Artifizielle Ursachen

Alle Lymphödeme verschlechtern sich bei Adipositas.

5.3.2 Einteilung

Je nach Ausprägung werden vier Stadien des Lymphödems unterschieden (➤ Tab. 5.6).

Tab. 5.6 Stadien des Lymphödems

Stadium	Klinisches Bild
Stadium 0 (Latenzstadium)	Subklinisches Bild: kein klinisch apparentes Lymphödem, aber z. T. pathologisches Lymphszintigramm
Stadium I (spontan reversibel)	Ödem von weicher Konsistenz; Hochlagern reduziert die Schwellung
Stadium II (nicht spontan reversibel)	Ödem mit sekundären Gewebeveränderungen; Hochlagern beseitigt die Schwellung nicht
Stadium III	Hartes Gewebe (Fibrose) mit Schwellung und typischen Hautveränderungen, wie warzenähnliche Wucherungen (Papillomatosis cutis lymphostatica) (➤ Abb. 5.63), Bläschen oder Fisteln, aus denen Lymphe austritt

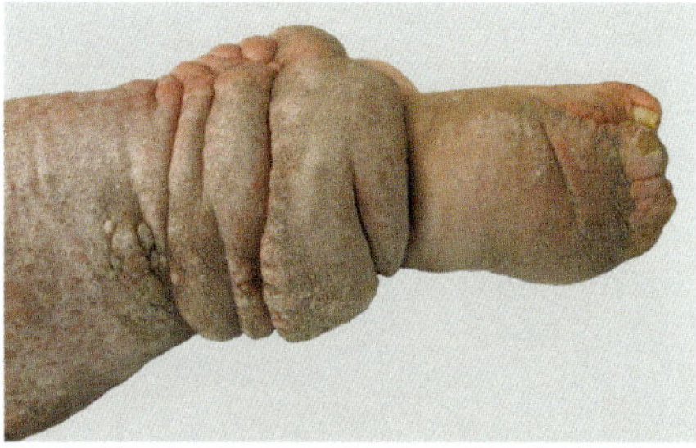

Abb. 5.63 Lymphödem Stadium III mit warzenähnlichen Hautwucherungen [O1087]

Die Bezeichnung „Elephantiasis" (Elefantenbein) für Lymphödeme in Stadium III ist für die Betroffenen stigmatisierend und sollte daher nicht mehr verwendet werden.

Bei den Extremitätenödemen handelt es sich meist um aufsteigende Ödeme. Eine wichtige Ausnahme sind die Ödeme im Verlauf von Krebserkrankungen, die stammnah beginnen.

Chronische Wunden entstehen beim Lymphödem entweder durch äußere Verletzungen, basieren auf iatrogenen Eingriffen oder entwickeln sich infolge von Grund- und Begleiterkrankungen, z. B.:

- CVI, Diabetes mellitus, pAVK
- Infektionen: Erysipel, Mykosen
- Vaskulitiden
- Neurogene Entzündung
- Neoplasien

5.3.3 Diagnostik

Die Diagnose des Lymphödems wird in der Regel nach sorgfältiger Untersuchung der betroffenen Extremität und eingehender Anamnese gestellt. Eine apparative Diagnostik ist nur in Ausnahmefällen sinnvoll. Zudem sind weitere Ursachen von Ödemen auszuschließen, z. B. Herz- und Niereninsuffizienz. Eine angiologische Diagnostik grenzt das Lymphödem von einem Phlebödem ab. Eine einfache klinische Methode ist die Ermittlung des sogenannten Kaposi-Stemmer-Zeichens (➤ Kap. 5.1.5).

Tab. 5.7 Unterscheidung von Lymph- und venösem Ödem (Phlebödem)

	Lymphödem	Venöses Ödem (Phlebödem)
Fuß betroffen	Ja	Ja
Zehen betroffen	Ja	Nein
Kaposi-Stemmer-Zeichen	Positiv	Negativ
Godet-Zeichen	Negativ	Positiv

Typische Zeichen sind:

- Haut ist grau bis braun oder braun-grau verfärbt.
- Positives Kaposi-Stemmer-Zeichen: Es gelingt nicht, mit Daumen und Zeigefinger eine Hautfalte vom Rücken der zweiten Zehe abzuziehen bzw. die Haut dort einzudellen (➤ Abb. 5.21).

➤ Tab. 5.7 bietet eine Entscheidungshilfe zur Diagnostik von Lymph- und Phlebödem.

- Die Hautfurchen an den Zehengrundgelenken und im Bereich des Sprunggelenks sowie natürliche Hautfalten sind unnatürlich verbreitert bzw. vertieft (➤ Abb. 5.64).

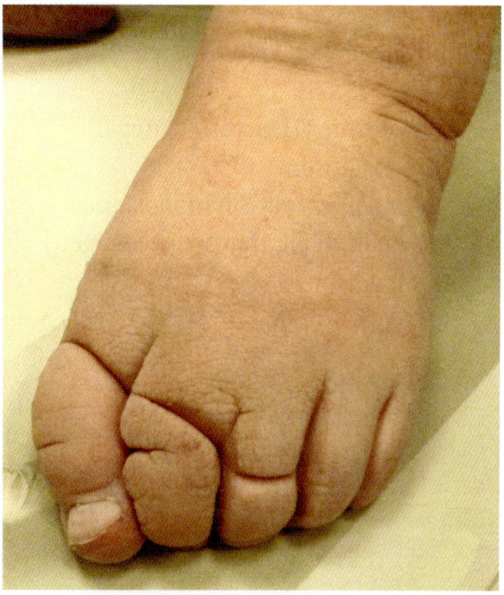

Abb. 5.64 Tiefe Hautfurchen an den Zehengrundgelenken [M291]

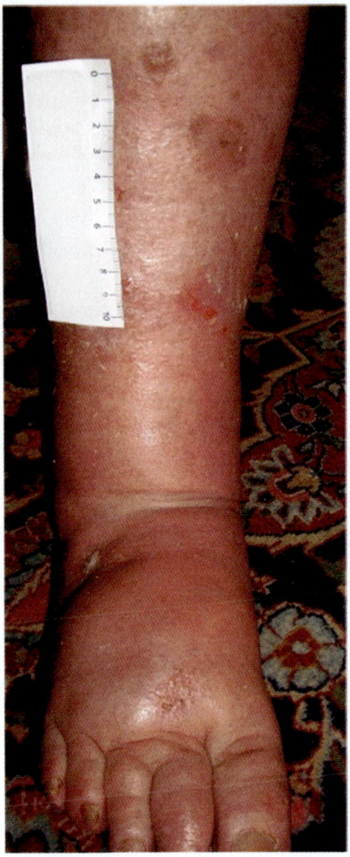

Abb. 5.65 Massiv gestauter Fußrücken und vertiefte Hautfalten [M291]

- Fußrücken ist angeschwollen (➤ Abb. 5.65).
- Pachydermie (Hautverdickung).
- Hyperkeratosen.
- Papillomatosis cutis lymphostatica (warzenähnliche Hautwucherungen) (➤ Abb. 5.66).
- Nageldystrophien und gelbe Nägel.

CAVE!

Ein negatives Kaposi-Stemmer-Zeichen beweist nicht, dass kein Lymphödem vorliegt. Es kann in diesem Fall lediglich am Fußrücken auftreten oder nach einer Leistendissektion ausschließlich am Oberschenkel bestehen.

Wenn die genannten typischen Zeichen nicht eindeutig sind, können weitere Maßnahmen die Diagnose ergänzen. So ermöglicht die Lymphszintigrafie eine direkte bildliche Darstellung der Lymphgefäße. Sie stellt nach Belastung die Leistungsfähigkeit und Anatomie der Lymphgefäße und der Lymphknoten dar.

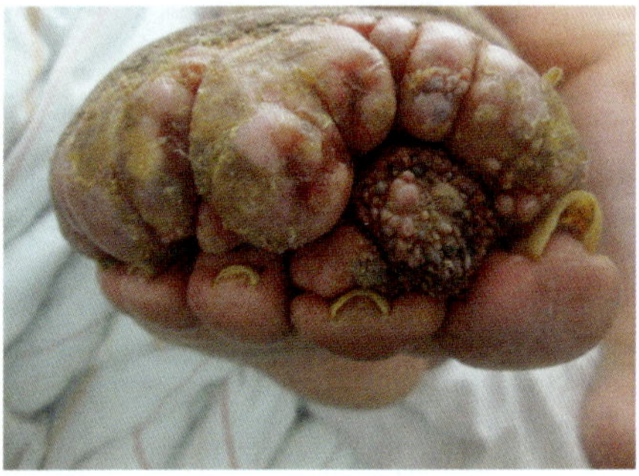

Abb. 5.66 Papillomatosis cutis lymphostatica, Nageldystrophien und gelb verfärbte Nägel [O1087]

Differenzialdiagnosen

- Internistische Ödeme (z. B. bei Herz- oder Niereninsuffizienz)
- Phlebologische Ödeme
- Lipohypertrophie bzw. Lipödem
- Idiopathische und orthostatische Ödeme (vor der Regelblutung oder nach langem Stehen oder Sitzen)

5.3.4 Therapie

Die konservative Therapie des Lymphödems zielt auf einen ödemfreien Zustand oder die Rückführung des Lymphödems in ein niedrigeres Stadium ab. Dadurch wird eine nachhaltige Befundstabilität, die Verbesserung der Lebensqualität und eine Teilhabe an gesellschaftlichen und beruflichen Lebensbereichen ermöglicht. Zudem wird Komplikationen vorgebeugt. Basis der konservativen Standardtherapie des Lymphödems ist die komplexe physikalische Entstauungstherapie.

Bei der **komplexen physikalischen Entstauungstherapie (KPE)** handelt es sich um die Kombination mehrerer aufeinander abgestimmter Maßnahmen: manuelle Lymphdrainage, Kompressionstherapie, Hautpflege (und ggf. Hautsanierung), entstauungsfördernde Sport-/Bewegungstherapie, Edukation zum Selbstmanagement.

Die **manuelle Lymphdrainage (MLD)** ist eine physiotherapeutische Methode, die durch spezifische massierende Handgriffe, z. B. schiebend oder kreisend, eine Entstauung des Gewebes zu erreichen versucht. Durch MLD wird ein Dehnreiz auf Haut und Subcutis ausgeübt. Dadurch dehnen sich auch die Lymphgefäßwände und Lymphfluss steigert sich. Die MLD beginnt typischerweise an den Halslymphknoten und wird dann in der Axillar- und der Bauchregion fortgesetzt. Der Sinn dieser einleitenden Maßnahme ist es, Raum für den Abfluss der Lymphe aus den zu entstauenden Extremitäten zu schaffen. Erst wenn dies erreicht ist, werden die ödematösen Extremitäten behandelt. Die Behandlungsdauer beträgt mindestens eine halbe Stunde, in der Regel 45–60 Minuten.

Die **Kompressionstherapie** erfolgt im Anschluss an die Lymphdrainage und bewirkt

- eine Normalisierung der krankhaft erhöhten Flüssigkeitsmenge, die von den Blutgefäßen in die Lymphgefäße übertritt und somit Reduktion der Lymphflüssigkeit,
- einen verstärkten Einstrom der interstitiellen Flüssigkeit in die initialen Lymphgefäße und eine Erhöhung des Lymphflusses,
- eine Verschiebung der Flüssigkeit durch die Gewebsspalten,
- eine Minderung des venösen Druckes und damit eine Reduzierung des Ödems,
- eine Verbesserung der Gewebebefunde in der Phase II der KPE.

Die Kompressionstherapie sollte in Form mehrlagiger lymphologischer Kompressionsverbände (LKV) durchgeführt werden. Letztere unterscheiden sich von den phlebologischen Kompressionsverbänden (PKV, ➤ Kap. 5.2.3) dadurch, dass sie die Zehen bzw. die Finger einzeln mit einbeziehen. Außerdem werden sowohl Kurzzug- als auch Mittelzug- und Langzugsowie elastische Mullbinden (für Finger-/Zehenbandagierung) in Kombination verwendet (erhältlich in Lymph-Sets). Der LKV besteht immer aus drei Schichten: einem Hautschutz (z. B. Baumwollschlauchverband), einer Polsterung (z. B. Watte- oder Schaumstoffbinde, Pelotten) (➤ Abb. 5.67) und Kompressionsbinden. Die Tragezeit dieser Bandagierungen ist wegen der hohen Belastung relativ kurz. Inzwischen sind auch medizinische adaptive Kompressionssysteme (MAK) zur Lymphtherapie in verschiedenen Teilsegmenten (z. B. Zehen, Fuß, Unterschenkel, Knie, Oberschenkel, Hand, Arm) erhältlich (➤ Abb. 5.68). Diese haben den Vorteil, dass der Betroffene die Kompressionsversorgung u. U. auch selbstständig anlegen kann. Nach erfolgter Entstauung ist die Phase I der KPE abgeschlossen.

In Phase II kommen zur Erhaltung des Therapieerfolgs flachgestrickte medizinische Kompressionsbestrumpfungen nach Maß zum Einsatz (➤ Abb. 5.49, ➤ Abb. 5.52). Sie sind in verschiedenen KKL, unterschiedlichen Längen sowie als kombinierbare Teilkomponenten (z. B. Zehenkappen, Kniestrumpf, Radler- oder Caprihose) erhältlich (➤ Kap. 5.2.3). Als

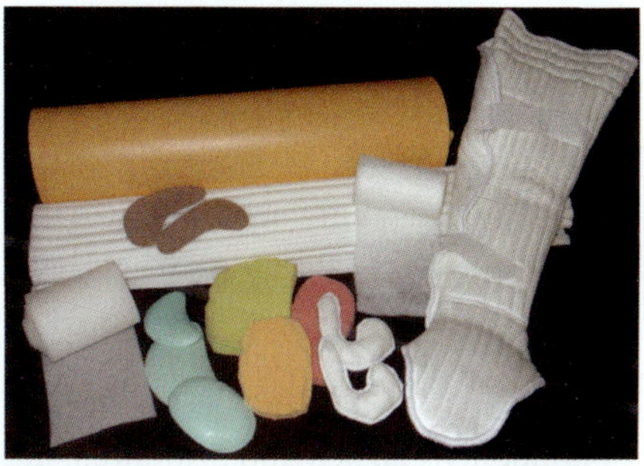

Abb. 5.67 Beispiele für Polstermaterialien [M291]

5

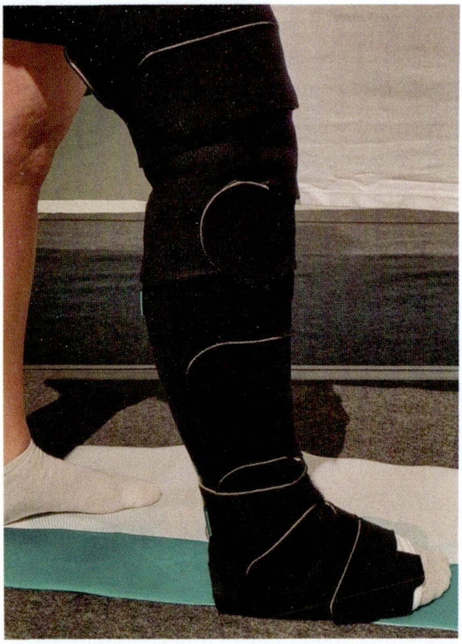

Abb. 5.68 Lymphversorgung des Beins mit MAK Lymphsystemsegmenten [M291]

unterstützende Maßnahme kann die intermittierende pneumatische Kompressionstherapie (➤ Kap. 5.2.3) eingesetzt werden.

Körperliche Aktivität wie Bewegungstherapie und Sport gehört zur KPE zwingend hinzu. Besonders geeignet sind, je nach körperlicher Belastbarkeit des Betroffenen, Ausdauersportarten wie Gehen, Nordic Walking, Radfahren/Hometrainer, Schwimmen oder Wassergymnastik. Dadurch werden Muskel- und Gelenkpumpe aktiviert. Zudem führt die Kontraktion der Skelettmuskulatur zu einem interstitiellen Druckanstieg, wodurch sich der Lymphfluss erhöht. Eine Kompression steigert diesen Effekt. Intensive Atemtherapie aktiviert die Sogpumpe und steigert ebenfalls den venösen Blutfluss und den Lymphfluss.

Wegen der stauungsbedingten Hautveränderungen ist eine **sorgfältige Hautpflege** (➤ Kap. 5.2.1) unerlässlich. Zudem wird die Haut durch die Kompressionsversorgung beansprucht. Die Hautpflege ist mindestens täglich durchzuführen, um die Barrierefunktion der Haut zu erhalten und Sekundärinfektionen, z. B. durch Rhagaden, zu vermeiden. Sie sollte besonders auch in den Zehenzwischenräumen und in der Leistenregion erfolgen. Insbesondere in Falten mit feuchtwarmem Milieu sind laut AWMF-S2k-Leitlinie (GDL 2017) ggf. zusätzlich desinfizierende Maßnahmen, z. B. mit Octenidin, erforderlich. Als Fundament der KPE dient die **Aufklärung** des Betroffenen (➤ Kap. 5.2.2) und die **Anleitung zum Selbstmanagement** (➤ Kap. 13).

CAVE!

Die manuelle Lymphdrainage darf nur von speziell ausgebildeten Physiotherapeuten durchgeführt werden!

Phasen

Die KPE besteht aus zwei Phasen. In Phase I wird die interstitielle Flüssigkeit mobilisiert, um Ödeme zu reduzieren. Die Maßnahmen der Phase II gewährleisten den Therapieerfolg. Der Einsatz der einzelnen Therapiemaßnahmen orientiert sich an mehreren Faktoren: jeweiliges Stadium des Lymphödems, Begleiterkrankungen, Lebensalter/-umstände.

Entstauungsphase (Phase I)

Die KPE erfolgt in Phase I in spezialisierten stationären oder ambulanten Einrichtungen mit entsprechenden Infrastrukturen. In dieser Therapiephase werden alle Komponenten der KPE möglichst 1–2 ×/Tag angewandt.

- **Stadium I:** Das betroffene Körperteil ist aufgrund der Vermehrung der interstitiellen Flüssigkeit geschwollen und als weiches Ödem tastbar und eindellbar (➤ Abb. 5.69). In Phase I der KPE werden Hautpflege, MLD, LKV (lymphologische mehrlagige Kompressionsverbände) und eine entstauende Physiotherapie in der Regel einmal täglich meist bis zu 21 Tage angewandt.

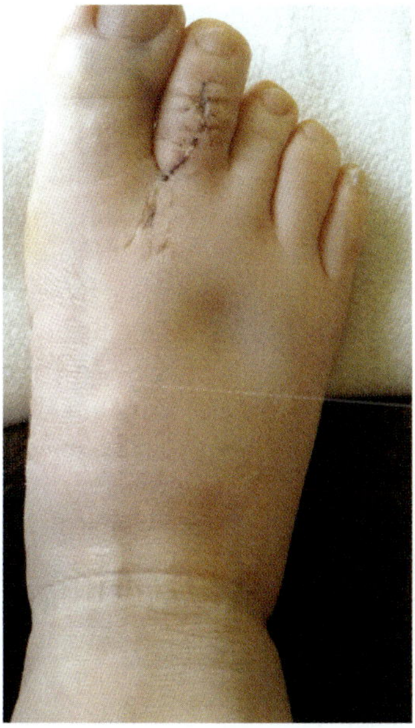

Abb. 5.69 Lymphödem Stadium I am Fuß [O1015]

- **Stadium II:** Ödeme lassen sich nicht durch Hochpositionierung mindern und das Gewebe verändert sich nachhaltig. In diesem Stadium steigt der Behandlungsbedarf. In Phase I der KPE werden Hautpflege, MLD in Kombination mit LKV und entstauender Bewegung 2-mal/Tag meist bis zu 28 Tage angewandt. Ergänzend erfolgen geeignete Maßnahmen des Selbstmanagements.
- **Stadium III:** Das Gewebe ist verhärtet, und es treten in der Haut Lymphzysten, Papillomatosen, Hyperkeratosen, Nagelbettveränderungen und entzündliche Veränderungen auf (➤ Abb. 5.63, ➤ Abb. 5.66). Es kann zudem zu Ulzerationen und Erysipelen kommen. Eine erfolgreiche Behandlung in Phase I ist in der Regel nur unter stationären Bedingungen möglich. Im Falle rezidivierender Erysipele können ergänzend prophylaktisch Antibiotika eingesetzt werden. Die Dauer der Phase I kann bis zu 35 Tage betragen.

TIPP

Alternativ zu LKV können auch lymphologische MAK (s. o.) zum Einsatz kommen. Allerdings ist die KPE obligatorisch, denn „MLD ohne Kompressionsbandagierung ist Wellness auf Rezept" (Dr. Anya Miller, Berlin)!

Erhaltungsphase (Phase II)

Die Maßnahmen der KPE erfolgen in Phase II befundadaptiert und können, je nach Krankheitsverlauf, eine Wiederholung der Phase I beinhalten. Die MLD wird unterstützend und abhängig von der Ausprägung des Ödems ambulant 1–3 × wöchentlich durchgeführt.

- **Stadium I:** Die Dosierung der Komponenten der KPE in Phase II orientiert sich am Befund; die Maßnahmen werden intermittierend oder kontinuierlich durchgeführt.
- **Stadium II:** Maßnahmen der KPE erfolgen in Phase II kontinuierlich, so wird die MLD regelmäßig befundadaptiert durchgeführt. Die Kompressionstherapie wird von LKV/MAK auf medizinische Kompressionsbestrumpfungen umgestellt.
- **Stadium III:** Maßnahmen der KPE in Phase II kommen als Langzeittherapie zum Einsatz; Häufigkeit und Dosierung hängen vom Befund ab; die Maßnahmen sind oft jahrelang erforderlich.

Kontraindikationen

Absolute Kontraindikationen für eine KPE (GLD 2017):

- Dekompensierte Herzinsuffizienz.
- Akute tiefe Beinvenenthrombose.
- Erosive Dermatosen.
- Akutes schweres Erysipel. Laut Leitlinie ist das Erysipel systemisch mit einem Antibiotikum zu behandeln. Bis zum Wirkeintritt soll an der betroffenen Extremität in Abhängigkeit vom All-

5

gemeinzustand und dem Zustand der Haut keine KPE erfolgen.
- pAVK Stadium III/IV (nach Fontaine, ➤ Kap. 5.4.1).

Bei relativen Kontraindikationen sind die therapeutischen Vorteile der KPE und deren Auswirkungen auf die Grunderkrankung abzuwägen. Lymphknotenmetastasen gelten nicht generell als Kontraindikation. Vor der Behandlung sollte allerdings ein onkologisches Konsil stattfinden. Eine KPE sollte bei malignem Lymphödem nicht erfolgen, wenn sie vom Betroffenen als zusätzliche Belastung empfunden wird und somit die Lebensqualität beeinträchtigt.

Zur Verordnung von Lymphdrainage siehe 3_Standard Wundzentrum Hamburg e. V., 16_Verordnung von manueller Lymphdrainage

Weitere Maßnahmen

Weitere mögliche unterstützende Maßnahmen im Rahmen der Lymphtherapie sind z. B. Adipositasprophylaxe/-therapie, apparative intermittierende Kompression (AIK/IPK, ➤ Kap. 5.2.3), Ernährung, Lymphtaping, Medikamente (oral, Externa), Tiefenoszillation, Softlaser und Thermotherapie.

Besonders nach Operationen kann es zu einem geschlossenen Lymphverhalt (Lymphozele) oder zu Lymphfisteln kommen. Sie bedürfen der speziellen Therapie.

Die **lokale Wundtherapie** richtet sich nach den Erfordernissen der Wunde, d. h. beispielsweise nach Wundphase, Belägen, Infektzeichen und Exsudation (➤ Kap. 2).

Nur die aktive Mitarbeit der Patienten führt zu einem Therapieerfolg. Verständliche und wiederholte Aufklärung über das Krankheitsbild und die Therapie erhöhen das Verständnis für die erforderlichen Maßnahmen.

5.4 Ulcus cruris arteriosum

Durch arteriosklerotische Gefäßwandveränderung und Endothelschädigung, verursacht durch entsprechende Risikofaktoren wie Nikotinabusus, arteriellen Hypertonus, Diabetes mellitus und Fettstoffwechselstörungen sowie einer gewissen erblichen Disposition, ist die arterielle Durchblutung der betroffenen Extremität vermindert.

Das Ulcus cruris arteriosum (UCA) ist eine der folgenschwersten Wunden. Ursache ist in diesem Fall die periphere arterielle Verschlusskrankheit (pAVK, ➤ Kap. 6.1.4); pAVK ist der medizinische Sammelbegriff für Verengungen oder Verschlüsse der extremitätenversorgenden Gefäße (Arterien). „Die periphere arterielle Verschlusskrankheit (pAVK) bezeichnet eine Einschränkung der Durchblutung der die Extremitäten versorgenden Arterien bzw. seltener der Aorta. Dies kann graduell (durch eine Stenose) oder komplett (Okklusion) sein“ (DGA 2024, S. 22).

Laut DGA (2024) haben 3–10 % der Menschen in Deutschland eine pAVK. Die Prävalenz steigt mit höherem Lebensalter. Die Betroffenen können nur noch kurze Gehstrecken beschwerdefrei zurücklegen. Sie haben starke Schmerzen in den Beinen, häufig auch Wadenkrämpfe, die sich beim Stehenbleiben bessern, daher wird die pAVK auch „Schaufensterkrankheit“ genannt. Ein Fortschreiten der Krankheit führt zu schmerzhaften Wunden, dem UCA (➤ Abb. 5.2). Häufig besteht für diese Menschen ein erhöhtes Herzinfarkt- oder Schlaganfallrisiko, da auch die Herzkranzgefäße bzw. hirnversorgenden Gefäße betroffen sein können. Die Auftrittshäufigkeit des UCA liegt bei 10–15 %. Bei nicht zeitnaher Behandlung der Grunderkrankung kann, je nach Ausmaß der Durchblutungsstörung, eine Amputation von Zehen, Fuß oder des gesamten Beins erforderlich sein.

Menschen mit einem UCA berichten von starken Schmerzen, Wadenkrämpfen, Schlafmangel, Mobilitätseinschränkungen, Trauer und Unsicherheit sowie Körperbild- und Verhaltensänderungen. Oft beschriebene Symptome sind heftige Wadenschmerzen nach kurzer Gehstrecke (Claudicatio intermittens), Ruheschmerz (bereits Verschluss eines Gefäßes), der vor allem nachts auftritt und beim Heraushängenlassen des Beins aus dem Bett nachlässt, kalte Füße sowie eine blasse, bläulich-livide Haut. Die Umgebung des Ulkus ist meist glänzend und haarlos.

➢ Tab. 5.8 gibt einen vergleichenden Überblick über das Krankheitsbild des UCV und des UCA.

Tab. 5.8 Ulcus cruris venosum (UCV) und Ulcus cruris arteriosum (UCA)

Kriterien	Ulcus cruris venosum	Ulcus cruris arteriosum
Typische Lokalisation	Innenknöchel oder Gamaschen-/ Manschettenulkus, das den gesamten Unterschenkel umrundet	Unterschenkelaußenseite, ggf. Tibiaregion
Grunderkrankung	CVI	pAVK
Schmerzen	Unterschiedlich ausgeprägt; Bewegungseinschränkungen durch dick gestaute Beine; Linderung durch Hochlegen der Beine auf/über Herzniveau	Stark/Hoch; Ruheschmerz (vor allem nachts) → Linderung durch Heraushängenlassen des Beins aus dem Bett; Wadenschmerzen und -krämpfe nach kurzer Gehstrecke, Linderung durch Stehenbleiben
Hauterscheinungsbild	Trocken schuppig, Hyperpigmentierungen (Purpura jaune d'ocre), Atrophie blanche, Narben, Kratzspuren, Dermatoliposklerose, Besenreiser, Varizen, Kontaktallergien, Stauungsekzeme, ggf. Entzündungszeichen	Blass, weiß, marmoriert oder bläulich, livide verfärbt, glänzend und haarlos; Nekrosen oder Gangrän an den Zehen, Zehennägel verdickt (Hyperonychie)
Ödeme	Knöchel- und Unterschenkelödeme	Keine (außer Reperfusionsödeme nach invasiven Eingriffen)
Hauttemperatur	Warm	Kalt
Wundrand	Diffus	Klar abgegrenzt (wie ausgestanzt)
Fußpulse	Tastbar	Kaum oder gar nicht tastbar
Wundbeschaffenheit	• Feucht glänzende Wunden mit hoher Exsudation • Schmierige, fibrinöse Beläge oder entzündliche Ablagerungen; **cave:** Nekrosen deuten auf eine pAVK oder andere Erkrankungen, z. B. Dermatosen, hin • Wundverband ist durchnässt, erschöpft aufgeweicht	• Wenig Exsudat, eher trockene Wunden • Ggf. freiliegende Sehnen und Knochen • Nekrosen • Ggf. Entzündungszeichen • Wundverband ist eher trocken, ggf. Nekrosenreste
Wundtiefe	Bis in die Subcutis; tiefer liegende Strukturen sind eher nicht betroffen	Tiefe Wunden, Sehnen, Knochen können sichtbar sein
Fotobeispiele	➢ Abb. 5.1	➢ Abb. 5.2

5.4.1 Entstehung

Entstehungsursache ist die verminderte Durchblutung der betroffenen Extremität durch:

- Arteriosklerotische Gefäßwandveränderungen/Arteriosklerose (➤ Abb. 5.70) durch Ansammlung von Lipiden, komplexen Kohlenhydraten, Blut- und Blutbestandteilen, fibröses Gewebe und Kalziumablagerungen, begleitet von Veränderungen in der Media (mittlere Schicht der Gefäßwand); Endothelschädigung (mechanische, chemische, immunologische, toxische Faktoren)
- Arterielle Embolie (Herzrhythmusstörungen, periphere Aneurysmen)
- Entzündungen bei Vaskulitis (kleine und große Arterien), Endangitis obliterans (kleine Arterien)

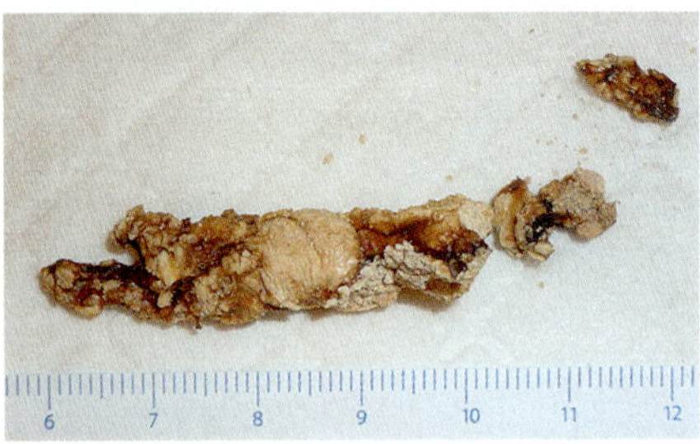

Abb. 5.70 Arteriosklerotische Ablagerungen [O1015]

- Gerinnungsstörungen
- Ggf. Veranlagung
- Risikofaktoren: Nikotinabusus, Alkohol, Hypertonus, Stoffwechselstörungen (Diabetes mellitus), Fettstoffwechselstörungen (erhöhte Blutfette, z. B. Cholesterin), Übergewicht, falsche Ernährung (z. B. zu viel tierische Fette), Stress, Bewegungsmangel, systemische Erkrankungen (z. B. Lupus erythematodes, Vaskulitiden)
- Traumatische Ereignisse (selten alleinige Ursache)

Klassifikation der pAVK

Die Klassifikation der pAVK nach Fontaine-Stadien und Rutherford-Kategorien (DGA 2024) zeigt ➤ Tab. 5.9.

In Deutschland orientiert sich die klinische Einteilung der pAVK üblicherweise an der Stadieneinteilung nach Fontaine. International ist hingegen die Rutherford-Klassifikation etabliert. Die Stadien III und IV werden als kritische Extremitätenischämie (Critical Limb Ischemia, CLI) bezeichnet und gehen mit einem großen Mortalitäts- und Amputationsrisiko einher. Aktuell etabliert sich international hierfür auch die Bezeichnung „Chronic Limb-Threatening Ischemia“ (CLTI, chronische gliedmaßen-

Tab. 5.9 Klassifikation der pAVK nach Fontaine-Stadien und Rutherford-Kategorien

Fontaine-Klassifikation		Rutherford-Klassifikation		
Stadium	**Klinisches Bild**	**Stadium**	**Kategorie**	**Klinisches Bild**
I	Asymptomatisch	**0**	**0**	Asymptomatisch
IIa	Claudicatio intermittens, maximale Gehstrecke > 200 m	**I**	**1**	Leichte Claudicatio
IIb	Claudicatio intermittens, maximale Gehstrecke < 200 m	**I**	**2**	Mittlere Claudicatio
		I	**3**	Schwere Claudicatio
III	Ischämischer Ruheschmerz	**II**	**4**	Ischämischer Ruheschmerz
IV	Ulkus, Gangrän	**III**	**5**	Kleinflächige Nekrose
		III	**6**	Großflächige Nekrose

bedrohende Ischämie). **Cave:** Bei Polyneuropathie ist die Schmerzwahrnehmung reduziert bis nicht mehr vorhanden. Klinische Zuordnung, Risikoabschätzung und Stadieneinteilung sind dadurch erschwert.

5.4.2 Anamnese und Diagnostik

Die Vorgeschichte des Patienten beeinflusst zugleich Krankheit und Heilungsverlauf. Erfragt werden:

- Familienanamnese: familiäre Belastung, z. B. Herzinfarkt, Schlaganfall, Hypertonus, Diabetes mellitus, Lipidstoffwechselstörung, Gefäßkrankheiten
- Eigenanamnese:
  - Atherogene Risikofaktoren: z. B. Nikotinabusus, Diabetes mellitus, arterieller Hypertonus, Lipidstoffwechselstörungen, systemische Grunderkrankungen, z. B. Lupus erythematodes, Vaskulitiden
  - Begleit-, Folge-, Vorerkrankungen: z. B. KHK, Herzinfarkt, Herzschrittmacher, Kontrastmittelallergie, Schilddrüsenerkrankungen, zerebrale arterielle Verschlusskrankheit (**cave:** Karotisstenose/Schlaganfall), Polyneuropathie, chronische venöse Insuffizienz, Lymphabflussstörung, Niereninsuffizienz, Erkrankungen des Bewegungsapparats
  - Vorangegangene Erkrankungen, Operationen, z. B. endovaskuläre Gefäßeingriffe (PTA/Stent) oder Gefäßoperationen
  - Amputationen
  - Body-Mass-Index (BMI)
  - Medikamente
  - Lebensgewohnheiten: Nikotin-, Drogen- und Alkoholkonsum, Sport, körperliche Betätigung/Mobilität, Beruf, Ernährung, Bekleidung
  - Schmerzen in den Beinen/Wadenkrämpfe/schmerzbedingte Gehstreckenverminderung; **cave:** können bei Polyneuropathie fehlen (z. B. Diabetes mellitus)
  - Gefühlsstörungen an den Füßen
  - Frühere Fußläsionen
  - Podologische Therapie: wenn ja, wie oft
  - Schlechte Heilungstendenz kleiner Wunden
  - Nächtlicher Ruheschmerz
  - Irritationen an Nägeln, Haut und Haaren

Dem behandelnden Arzt stehen mehrere Möglichkeiten zur Begutachtung des UCA zur Verfügung. Anhand seiner Ergebnisse verfasst er eine Beurteilung auf Basis der Anamnese.

- **Inspektion** auf Wundlokalisation, Anzahl von Wunden und Wundzustand, Hautbeschaffenheit (trocken), Hautfarbe (livide, blass, bläulich, weiß), Behaarung, Kapillardurchblutung, Varizen, Ödem, Mykose, Hyperonychie, Fußschädigungen/-fehlstellung (z. B. Druckstellen, Schwielen, Blasen), Venenfüllung (Ratschow-Test, s. u.).
- **Palpation** der Fußpulse (Arteria dorsalis pedis, Arteria tibialis posterior) und Hauttemperatur im Seitenvergleich.
- **Ratschow-Test:** Der Betroffene liegt auf dem Rücken, hebt die Beine vertikal und führt 2 Minuten lang kreisende Bewegungen im Sprunggelenk durch. Danach setzt er sich auf und lässt die Beine hängen. Bei normaler Durchblutung rötet sich der Fuß innerhalb von 5 Sekunden, und nach weiteren 5 Sekunden sind die Venen gefüllt. Kommt es bereits bei den Fußbewegungen zu Schmerzen und wird die Fußsohle blass, deutet dies auf eine pAVK hin. Im Sitzen kommt es zur verzögerten Rötung und verspäteten Venenfüllung.
- **Knöchel-Arm-Druck-Index-Messung (KADI); cave:** bei Mediasklerose fälschlich erhöhte Werte (➤ Kap. 5.1.5); **wichtig:** periphere Dopplerdruckwerte

5

< 50 mmHg → kritische Ischämie, periphere Dopplerdruckwerte < 70 mmHg → fehlende Wundheilung

- **Doppler-, Duplexsonografie** der arteriellen Gefäße, bei pathologischem Befund auch **Carotisdoppler**
- **Transkutane Bestimmung der peripheren Sauerstoffsättigung ($tcpO_2$)**
- **Labordiagnostik:** z. B. Fettstoffwechsel, Blutzucker, Gerinnung
- **Laufband** zur Abklärung der noch möglichen beschwerdefreien Gehstrecke
- **EKG-Abklärung** von pathologischen Befunden
- **Wundabstrich** zur Ermittlung kausaler Erreger einer Wundinfektion/MRE (➤ Kap. 3.1.2)
- **Gefäßchirurgisches Konsil** zur Ermittlung der Möglichkeit einer Revaskularisation
- **Ggf. Angiografie,** ggf. auch als **CT/MRT-Angio** (nur falls daraus eine invasive Therapie folgen würde)
- **Digitale Substraktionsangiografie (DSA); cave:** Nierenfunktion beachten; bei Niereninsuffizienz vorab parenterale Flüssigkeitsgabe

5.4.3 Therapie

Die Therapie orientiert sich am sogenannten IRAN-Prinzip:

I	Infektionskontrolle, Mumifizierung der Gangrän
R	Revaskularisation
A	Amputation bzw. Nekrosenentfernung im infektionsfreien Stadium
N	Nachsorge der amputierten Extremität, z. B. Wundbehandlung, Schuhwerk, Gefäßsport, Beseitigung von Risikofaktoren

Die Möglichkeiten der Revaskularisation sind stets gründlich abzuklären. Keine Amputation ohne Abklärung des Gefäßstatus und Einholen einer Zweitmeinung (➤ Kap. 6)!

Therapie bei möglicher Revaskularisation

- **Invasive/Interventionelle Therapie:**
  - Endovaskulär: z. B. perkutane transluminale Angioplastie (PTA), Stent
  - Operativ: z. B. Bypass, Thrombendarteriektomie
  - Hybridtechnik: Kombination offen operativer und endovaskulärer Verfahren
  - Nach erfolgreicher Revaskularisation chirurgisches Débridement (➤ Kap. 2.1.2)
  - Ggf. plastische Deckung
  - Minoramputation nach Demarkation der nekrobiotischen Grenzzone (Grenzzonenamputation)
  - Ggf. Majoramputation (nach Einholen einer Zweitmeinung, ➤ Kap. 6) und zügige prothetische Stumpfversorgung (in Abhängigkeit von den Komorbiditäten und den Begleitumständen), zeitnahe Reha
- **Konservative Therapie:**
  - Strukturiertes Gehtraining unter Anleitung (soweit die Wundverhältnisse es zulassen) zur Verbesserung der Umgehungskreisläufe, bei Vorliegen einer kompensierten Ischämie
  - Bei fehlender Revaskularisationsmöglichkeit Prostanoid-Therapie (Ilomedin®, Prostavasin®)
  - Schmerztherapie, ggf. antidepressive Therapie
  - Ggf. palliative Therapie (bei Multimorbidität)
- **Adjuvante Therapie:**
  - Ggf. Antibiose
  - Optimierung der kardiopulmonalen Situation
  - Schmerztherapie
  - Diabeteseinstellung
  - Einstellung des Lipidstoffwechsels
  - Ggf. Sympathikolyse/Spinal Cord Stimulation (SCS)/elektrische Vagusstimulation (P-STIM)

- **Lokale Therapie**
  - Wundreinigung/Nekrosenabtragung
  - Ggf. sofortige Entlastung von Abszessen
  - Wundbettsanierung durch indikationsbezogene Wundversorgung (➤ Kap. 2)
  - Angepasste Hautpflege
  - Keine Kompressionstherapie, wenn der absolute systolische Knöchelarteriendruckwert < 50 mmHg liegt, d. h., wenn eine kritische Ischämie besteht
  - Druckreduzierung

TIPP

Ein Gerät (VADOplex®, Firma OPED), das das Prinzip der IPK (intermittierende pneumatische Kompressionstherapie, ➤ Kap. 5.2.3) nutzt, kann bei pAVK – auch bei nicht revaskularisierbaren Situationen – den arteriellen Zufluss verbessern. Über eine Fußmanschette bewirkt eine Pumpe eine intermittierende pneumatische Impulskompression, wodurch sich der venöse Rückfluss und gleichzeitig der arterielle Zufluss verbessert (➤ Abb. 5.71). Das Gerät kann sowohl in der Klinik als auch zu Hause vom Patienten und seinen Angehörigen angewendet werden.

Therapie bei nicht möglicher Revaskularisation

- **Mumifizierte, trockene Nekrose**
  - Nach Austrocknung des Randsaums trockene Wundbehandlung

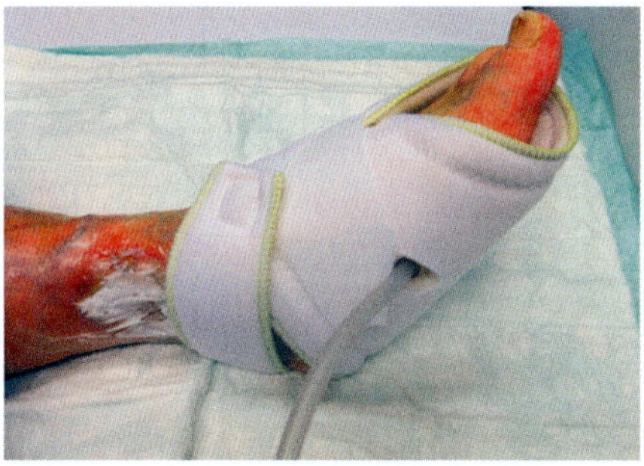

Abb. 5.71 Einsatz von VADOplex® [M291]

- **Feuchte Wunde**
  - Lokale antiseptische Behandlung
  - Infektionsprophylaxe; hierbei ist zu berücksichtigen, dass die Grunderkrankung zur Klärung weiterer chirurgischer Behandlungsmöglichkeiten engmaschig ärztlich kontrolliert wird

Die Grunderkrankung kann im Fall der fehlenden Revaskularisationsmöglichkeit nicht behandelt werden!

Unterstützende und begleitende Maßnahmen

- Regelmäßige und engmaschige Nachsorge, abhängig von der Lokalisation der pAVK und Operationsmethode: Anamnese, Symptombefragung, klinische Untersuchung, Pulsstatus, Dopplerindex (KADI), Duplexsonografie
- Medikamentöse Sekundärprophylaxe: bei stabiler pAVK TFH (Thrombozytenfunktionshemmer), ggf. ASS in Verbindung mit „Low-dose"-Rivaroxaban®, Statintherapie
- Vermeidung bzw. Therapie der Risikofaktoren
- Bewegung, Gefäßsport, strukturiertes Gehtraining

TIPP

Laut AWMF-S3-Leitlinie (DGA 2024) ist das strukturierte Gehtraining bei Menschen mit pAVK im Stadium II nach Fontaine die wichtigste nicht medikamentöse Therapie in Verbindung mit der konsequenten Therapie der kardiovaskulären Risikofaktoren unter Berücksichtigung der Kontraindikationen. Die Dauer dieser konservativen Therapie soll mindestens 3–6 Monate betragen und anschließend reevaluiert werden.

- Abklärung KHK, CAVK
- Medikamentöse Therapie mit Cilostazol® oder Naftidrofuryl® (Stad. II)

- Änderung der Lebensgewohnheiten: z. B. Normgewicht anstreben, Nikotinabusus
- Ggf. orthopädisch angepasste Schuhversorgung
- Individuell angepasste Hautpflege sowie regelmäßige Fußpflege und ggf. Fußbehandlung (Podologie)
- Adäquate Behandlung von (postoperativen) Ödemen
- Schulung: z. B. Diabetes mellitus, Rauchentwöhnung, Druckstellen vermeiden, keine einengende Kleidung tragen, z. B. Mieder, Gürtel, enge Strumpfbündchen; spezielle Eigenfußpflege, Beine zur Nacht tief positionieren; ggf. Fußende bei verstellbarem Lattenrost tiefstellen
- Sofortige Vorstellung beim Gefäßspezialisten beim Auftreten erneuter Beschwerden und (nicht heilender) Wunden
- Regelmäßige Nachkontrollen (optimal durch Gefäßmediziner): z. B. Pulsstatus, Haut, Wunde
- Anbindung an eine diabetische Schwerpunktpraxis bei diabetischem Fußsyndrom

CAVE!

Bei jeglicher Befundveränderung bzw. Neuauftreten von Schmerzen ist der behandelnde Arzt zu konsultieren.

KAPITEL

6 Das diabetische Fußsyndrom

Laut dem Deutschen Gesundheitsbericht Diabetes (DDG 2026) sind in Deutschland ca. 9,3 Millionen Menschen an Typ-2-Diabetes erkrankt. Zudem haben 35.000 Kinder und Jugendliche sowie 340.000 Erwachsene einen Typ-1-Diabetes. Jedes Jahr kommen ca. 500.000 Neuerkrankungen an Diabetes mellitus hinzu.

Diabetes mellitus führt zu kardiovaskulären Erkrankungen und erhöht in der Folge das Sterberisiko, das um 1,54 höher liegt als für nicht an Diabetes Erkrankte. Der Großteil der Betroffenen ist über 65 Jahre alt und weist oft mehrere Begleit- und Folgeerkrankungen auf. Wenn die Erkrankung nicht adäquat behandelt wird oder gar unbehandelt bleibt, kann dies gravierende Folgen haben. So ist die Komplikationsrate für Herzinfarkt, -insuffizienz und Schlaganfall ca. 2- bis 3-fach erhöht. Zudem ist Diabetes die häufigste Ursache dafür, dass Menschen regelmäßig zur Dialyse müssen. Eine dramatische Folge ist das diabetische Fußsyndrom (DFS), das eine Vielzahl von pathologischen Veränderungen aufgrund einer Diabeteserkrankung zusammenfasst. In Deutschland sind jährlich etwa 716.000–850.000 Menschen wegen eines Diabetischen Fußsyndroms (DFS) in Behandlung (DDG 2025). Etwa jeder vierte bis dritte an Diabetes mellitus erkrankte Mensch entwickelt im Lauf seines Lebens ein DFS. Die schwerwiegendsten Folgen sind Fußulzera, Infektionen und Amputationen.

Bei Menschen mit Diabetes mellitus wird drei- bis zehnmal häufiger eine Beinamputation durchgeführt als bei nicht an Diabetes Erkrankten (DDG 2018, DDG 2021). Innerhalb von 5 Jahren liegt die Mortalität für den Charcotfuß (➤ Kap. 6.1.3) bei 29,0 %, für das diabetische Fußulkus (DFU) bei 30,5 %, für Minoramputationen (mit teilweisem Fußerhalt) bei 46,2 % und für Majoramputationen (ohne Fußerhalt) bei 56,6 % (DDG 2023). Letztere sind bei Menschen mit Diabetes mellitus seit 10 Jahren leicht rückläufig (–6,5 %) und lagen 2014 bei ca. 8.500. Minoramputationen stiegen leicht an, 2014 waren es ca. 30.400 (Kröger et al. 2017b). Nachweislich trägt eine frühzeitige strukturierte multidisziplinäre Behandlung, beispielsweise in durch die DDG zertifizierten Fußbehandlungseinrichtungen dazu bei, Amputationen zu vermeiden und das Sterblichkeitsrisiko zu senken.

CAVE!

Eine Amputation ist eine folgenschwere Maßnahme. Da solch ein Eingriff nicht nur eine erhebliche Konsequenz für die Gesundheit, sondern auch für die Lebensqualität und den Alltag des Betroffenen darstellt, ist zuvor grundsätzlich eine Zweitmeinung einzuholen.

Im April 2020 legte der Gemeinsame Bundesausschuss (G-BA) fest, dass sich gesetzlich Versicherte mit einem DFS vor einer Amputation eine unabhängige ärztliche Zweitmeinung einholen können, um die Zweckmäßigkeit des Eingriffs prüfen zu lassen. Hierbei beurteilt ein qualifizierter und genehmigter Zweitmeinungsgeber die medizinische Notwendigkeit des geplanten Eingriffs und berät zu konservativen und möglicherweise weniger invasiven Behandlungsoptionen. Fachärzte, die aufgrund ihrer besonderen Qualifikation für den jeweiligen Eingriff eine Genehmigung als Zweitmeinungsgeber erhalten, sind auf der Website des ärztlichen Bereitschaftsdienstes unter www.116117.de/zweitmeinung aufgeführt.

Das Institut für Qualität und Wirtschaftlichkeit im Gesundheitswesen (IQWiG) hat eine Entscheidungshilfe „Diabetisches Fußsyndrom: Lässt sich eine Amputation vermeiden?" für Betroffene herausgegeben und stellt diese unter www.gesundheitsinformation.de/entscheidungshilfe-diabetisches-fusssyndrom.3608.de.html kostenfrei zur Verfügung.

Diabetes mellitus ist eine chronische Stoffwechselkrankheit mit einem relativen (Typ-2-Diabetes) oder absoluten (Typ-1-Diabetes) Insulinmangel und einem damit verbundenen erhöhten Glukosespiegel im Blut. Die Hormone Insulin (verantwortlich für die Glukoseaufnahme aus dem Blut in die Körperzellen) und Glukagon (setzt bei Bedarf den Glukosespeicher der Leber frei) stehen nicht mehr im Gleichgewicht. Folge ist ein Glukoseanstieg im Blut. Man unterscheidet zwischen Typ 1 (insulinpflichtiger Diabetes), Typ 2 (nicht primär insulinpflichtig), Typ 3 (sog. sekundäre Formen des Diabetes mellitus, die durch verschiedene Ursachen ausgelöst werden, z. B. genetische Defekte, Erkrankungen der Bauchspeicheldrüse, hormonelle Störungen, Virusinfektionen, Medikamente) und Typ 4 (sog. Gestations- bzw. Schwangerschaftsdiabetes, ausgelöst durch eine Glukosetoleranzstörung während der Schwangerschaft, der nach der Entbindung meist wieder verschwindet).

Typ 1 wird durch einen absoluten Insulinmangel ausgelöst und ist nur mit regelmäßigen Insulingaben zu behandeln. Typ 2 ist durch eine zu geringe Insulinproduktion oder -freisetzung aus der Bauchspeicheldrüse bedingt. Auslöser kann auch eine Insulinresistenz sein, die häufig auf extremes Übergewicht zurückzuführen ist. Der Typ-2-Diabetes wird oft auch als „Altersdiabetes" bezeichnet. Allerdings erkranken zunehmend junge Erwachsene und sogar Kinder daran. Er ist assoziiert mit Bewegungsmangel und erhöhtem Körpergewicht. Im Fokus der Therapie stehen regelmäßige Bewegung, angepasste Ernährung und eine Normalisierung des Körpergewichts. Reichen solche Allgemeinmaßnahmen nicht aus, kommen unterstützend orale Antidiabetika (eventuell auch Insulingaben) zum Einsatz. Diäten, wie sie etliche Jahre für Diabetespatienten verbindlich waren (z. B. sechs bis acht Mahlzeiten pro Tag, Nahrungsmittel abwiegen), gelten als nicht mehr zeitgemäß. Allerdings ist darauf zu achten, dass Übergewicht reduziert wird und sich die Ernährung an der körperlichen Aktivität und den persönlichen Lebensumständen orientiert.

Symptome: Zuckerausscheidung im Urin, erhöhter Blutzuckerspiegel, enormes Durstgefühl, Mattigkeit und Leistungsabfall, Hautinfektionen (Pilzbefall, Ekzeme), Abwehrschwäche und damit verbunden häufigere Infekte.

- **Spezielle Symptome Typ 1:** große Urinmengen mit Zucker → viel Durst, Coma diabeticum (Zeichen u. a. Kußmaul-Atmung, Azetongeruch).
- **Spezielle Symptome Typ 2:** Symptome sind diskreter, kennzeichnend ist die Exsikkose, erkennbar am Hautturgor.

Komplikationen: Coma diabeticum bzw. hyperosmolares Koma (Exsikkose, BZ ↑) oder Hypoglykämie.

Spätfolgen: diabetische Retinopathie, Nephropathie, Neuropathie und DFS, Minor-/Majoramputation.

Begleiterkrankungen: Mikro- und Makroangiopathie, Arteriosklerose, Fettleber.

Unter dem Begriff **diabetisches Fußsyndrom (DFS)** werden alle pathologischen Veränderungen an den Füßen zusammengefasst, die begünstigt oder verstärkt durch eine diabetische Grunderkrankung entstehen. Hierzu gehören z. B. das diabetische Fußulkus (DFU), aber auch Nagelbettschädigungen bis hin zur Infektion sowie Defor-

6

mitäten der Zehen bzw. des gesamten Fußes. Verantwortlich für die Entstehung des DFS sind drei Hauptfaktoren: Polyneuropathie (Schädigung sensorischer, motorischer und autonomer Nerven), Angiopathie (periphere arterielle Verschlusskrankheit, pAVK/Ischämie) und Mischformen aus beiden. Ein zusätzlicher Risikofaktor sind Infektionen. Bei einer unzureichenden Behandlung treten Folgeschäden auf, die zur Amputation der gesamten Extremität führen können.

Die physischen und psychischen Folgen des DFS können die Lebensqualität des Patienten gravierend mindern. Des Weiteren beeinflusst diese Erkrankung auch die soziale Kompetenz und die gesellschaftliche Position. Für den Patienten kann dies im Einzelnen bedeuten: eingeschränkte Mobilität, Verkomplizierung gewohnter täglicher Abläufe wie Einkaufen, Arzttermine, Besuche, Treppensteigen, ggf. Schmerzen, Einschränkung in modischen Fragen (insbesondere Schuhauswahl), Depression, Schlafstörungen, Zukunftsangst, Angst vor weiteren Schädigungen und Verletzungen, Verlust des Selbstwertgefühls, Belastung des familiären Umfelds, Isolation, Abhängigkeit von anderen, sich als Last für andere empfinden, Arbeitsausfälle und ggf. frühzeitige Berentung.

6.1 Entstehung

Zum Großteil wird ein DFS durch eine Polyneuropathie (PNP) ausgelöst. Bei der PNP handelt es sich um eine irreversible Schädigung der sensorischen, motorischen und autonomen Nervenfasern. In der Folge kommt es zum Verlust schützender Warnsignale, dem Loss of Protective Sensation (LOPS). Dies bedeutet, dass das Schmerz-, Temperatur-, Lage- und Druckempfinden, das vor Verletzungen schützt oder präventive Maßnahmen ergreifen lässt, verloren geht. Die periphere sensomotorische Polyneuropathie ist der wesentliche Risikofaktor für die Ausbildung eines diabetischen Fußulkus (DFU). Das Krankheitsbild der Neuropathie wird in mehrere Unterarten unterteilt.

6.1.1 Sensorische Neuropathie

Bei der sensorischen Neuropathie handelt es sich um eine Schädigung der Fußnerven.

Symptome: Gefühlsirritationen wie

- Kribbeln (z. B. Ameisenlaufen), Taubheitsgefühl,
- Kältegefühl an warmen Tagen,
- Unsicheres, wackeliges Gangbild, „wie auf Watte gehen",
- Ruheschmerz (vor allem nachts): brennender Schmerz, der sich bei Bewegung bessert,
- verminderte oder nicht mehr vorhandene Wahrnehmung von tatsächlichen Schmerzen, Vibrationen und Temperaturen (➤ Abb. 6.1).

Solche für das Krankheitsbild der sensorischen Neuropathie typischen verminderten oder verfälschten Wahrnehmungen äußerer Einflüsse und Gefährdungen er-

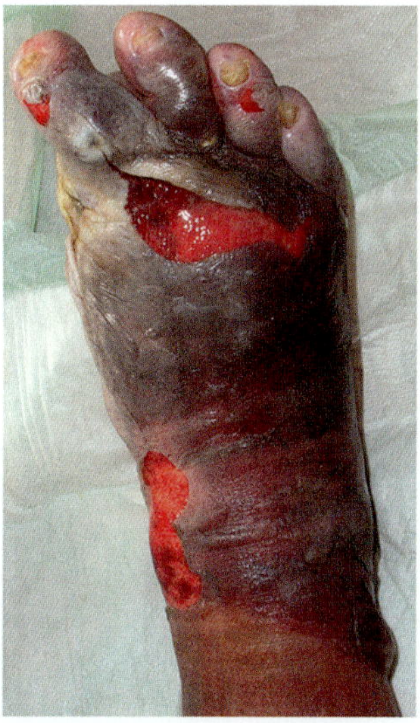

Abb. 6.1 Verbrühung durch zu heißes Fußbad [O1016]

höhen das Verletzungsrisiko, denn die Warnsignale des Körpers werden nicht oder zu spät beachtet. Die eingeschränkte Wahrnehmung im Bereich der Füße, die ungenügenden oder falschen Signale, die aus dieser Körperregion an den Betroffenen gesandt werden, mindern und verfälschen die Selbstwahrnehmung des Patienten. Dies wird somit zum bestimmenden Faktor für die Adhärenz des Patienten, der seine Füße nicht mehr als gleichberechtigten Körperteil wahrnimmt, was der Dortmunder Diabetologe Dr. Alexander Risse als „Leibesinselschwund" bezeichnet (Hochlenert et al. 2022, S. 98). Ein Umstand, der sowohl den eigenständigen Umgang mit den Füßen als auch die Vermittlung von Selbstpflegekompetenzen durch die Versorger erschwert. Aufgrund dieser eingeschränkten bzw. nicht mehr vorhandenen Wahrnehmung fehlt solchen Patienten häufig ein Krankheitsverständnis und somit die Einsicht in die Notwendigkeiten der Therapie. Sie unterziehen sich daher oft nicht oder erst zu spät einer entsprechenden Behandlung und verzögern so mögliche frühzeitige Interventionen. Ulzerationen bilden sich dadurch oft unbemerkt aus und werden bagatellisiert.

6

6.1.2 Motorische Neuropathie

Eine gestörte Nervenversorgung (Innervationsstörung) führt bei der motorischen Neuropathie zu einer Deformation der kleineren Fußmuskeln. Häufige Folge ist eine Deformation des gesamten Fußes. Der normale Abrollvorgang ist nicht mehr möglich. Der Betroffene geht wackelig und unsicher. Eine dadurch bedingte Atrophie der Fußmuskeln verursacht die Ausbildung von Krallenzehen (➤ Abb. 6.2), Hammerzehen, Hallux valgus, Hohl-/Senk-/Spreizfuß oder einer Überstreckung des gesamten Fußes (➤ Abb. 6.23).

Auf diese unphysiologische Druckbelastung reagiert die Haut mit Hornhautbildung

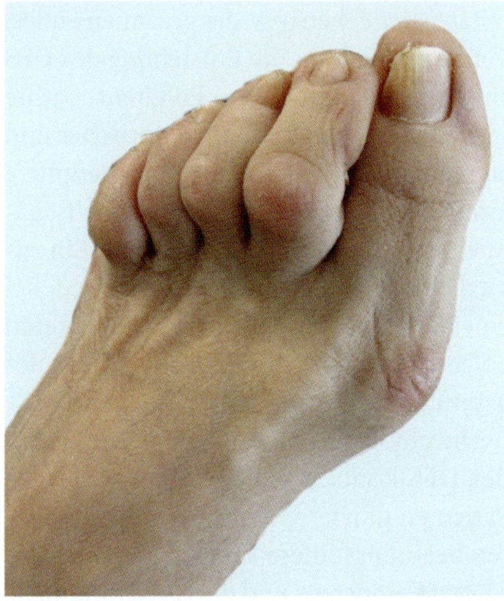

Abb. 6.2 Krallenzehen [M291]

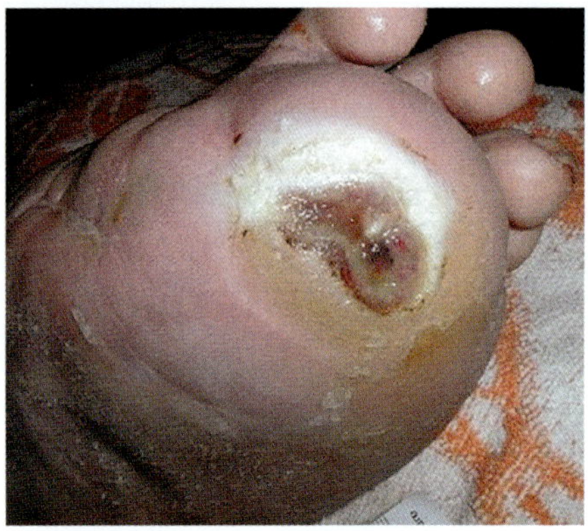

Abb. 6.3 Mal perforans bzw. polyneuropathisches Ulkus [M291]

(Hyperkeratosen, ➤ Abb. 6.20). Unterhalb dieser sich an besonders dem Druck ausgesetzten Körperregionen entstehenden Hornhaut kann es zur Entwicklung von Mal perforans (➤ Abb. 6.3) genannten Druckulzera kommen. Zum Teil bilden sich unter oder in solchen Hyperkeratosen Einblutungen aus (➤ Abb. 6.4).

Die Initiative Chronische Wunden (ICW) e. V. weist darauf hin, dass der Begriff Malum perforans im wörtlichen Sinne das Schlechte (lat. *malus*), das den Fuß durchbohrt (lat. *perforare*), beschreibt. Damit die Ätiologie nachvollziehbar ist, empfiehlt die ICW des-

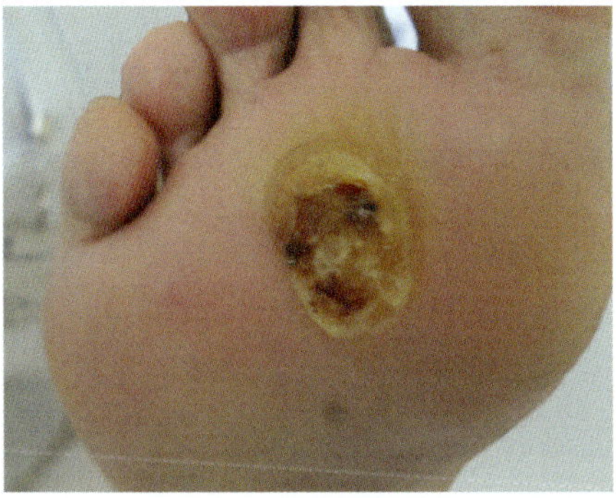

Abb. 6.4 Hyperkeratose mit Einblutung [O1087]

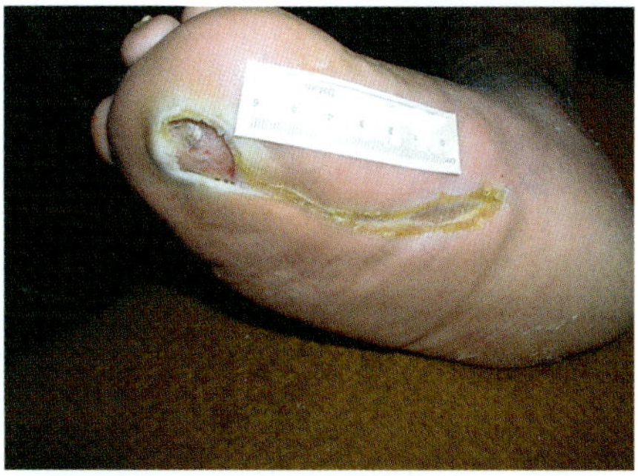

Abb. 6.5 Charcotfuß, Infektion bei sekundärer Wundheilungsstörung [M291]

halb, von einem polyneuropathischen Ulkus oder ggf. einem diabetischen Fußulkus zu sprechen (Dissemond et al. 2018a).

6.1.3 Autonome Neuropathie

Bei der autonomen Neuropathie sind Nerven beeinträchtigt, die verschiedene Organe und Körperfunktionen steuern, welche nicht bewusst kontrolliert werden können. Durch die autonome Neuropathie kommt es zu einer Vasodilatation der peripheren arteriellen Gefäße. Dadurch entwickeln sich zwischen den Gefäßen Kurzschlussverbindungen (Shunts), die eine vermeintlich erhöhte Durchblutung bewirken. An den Füßen kommt es zu Rötungen sowie Erwärmung, Ödeme bilden sich aus. Diese Shunts stellen jedoch keine ideale Durchblutung dar, da sie das Zielgebiet, in dem die Sauerstoffversorgung gewährleistet werden muss, teilweise umgehen. Bei einer gleichzeitig bestehenden pAVK (➤ Kap. 6.1.4) mit Verschluss der großen Gefäße (Oberschenkel-, Unterschenkelarterien) kann damit trotz der rosigen Haut als Ausdruck der Shunts eine Ischämie nachweisbar sein. Des Weiteren verändert sich die Blutzirkulation, die Fließgeschwindigkeit erhöht sich. Dadurch werden dem Knochengerüst wichtige Mineralien entzogen und die Fußstatik verändert sich. Aufgrund beeinträchtigter Schmerzwahrnehmung wird diese Veränderung vom Betroffenen oft nicht bemerkt. Die drastischste Folge ist der Zusammenbruch des Fußgewölbes. Es entwickelt sich der sogenannte Charcotfuß (➤ Abb. 6.5), die diabetische Neuro-Osteoarthropathie (DNOAP), die auch als Charcot-Neuro-Osteoarthropathie (CNO) bezeichnet wird. Eine weitere Auffälligkeit der autonomen Nervenschädigung ist die verminderte Schweißproduktion bis hin zur Anhidrose, die zu einer sehr trockenen Haut (Xerosis cutis) mit Rissen (Rhagaden, ➤ Abb. 6.19) und erhöhtem Infektionsrisiko, oft Pilzbefall (Nagel- und Hautpilz, ➤ Abb. 6.22), führt.

6.1.4 Periphere arterielle Verschlusskrankheit (pAVK)

Für einen Diabetespatienten besteht ein 6-mal höheres Risiko, an einer Angiopathie zu erkranken, als für andere Menschen. Bei Menschen mit Diabetes mellitus liegt die Prävalenz der pAVK zwischen 20 und 28 %. Jeder zweite Mensch mit einem DFU hat auch eine pAVK (DDG 2023). Durch Verengungen und Verschlüsse der Becken- und Beinarterien (Mikro- und Makroangiopathie) kommt es zu Verminderung oder Unterbrechung des Blutkreislaufs. Die Klassifikation der pAVK erfolgt z. B. nach Fontaine und/oder Rutherford (➤ Kap. 5.4.1, ➤ Tab. 5.9). Ohne eine ausreichende Durchblutung im betroffenen

Bereich kann ein DFU nicht abheilen. Typische Symptome der pAVK sind Schmerzen und Wadenkrämpfe beim Gehen. Da der Patient beim Stehen Linderung erfährt, unterbricht er kurze Gehstrecken immer wieder zum Ausruhen; man spricht hier von der sogenannten Schaufensterkrankheit (Claudicatio intermittens). Der Patient hat kalte Füße, aber ein normales Schmerz- und Temperaturempfinden. Die Haut ist dünn, pergamentartig, blass-bläulich, häufig haarlos und glänzend. Wunden und Läsionen sind meist äußert schmerzhaft und bilden sich an den äußeren Extremitätenenden, den Zehen, aus (➤ Abb. 6.6, ➤ Abb. 6.7). Der Ruheschmerz beim Liegen bessert sich durch Heraushängen der Füße aus dem Bett.

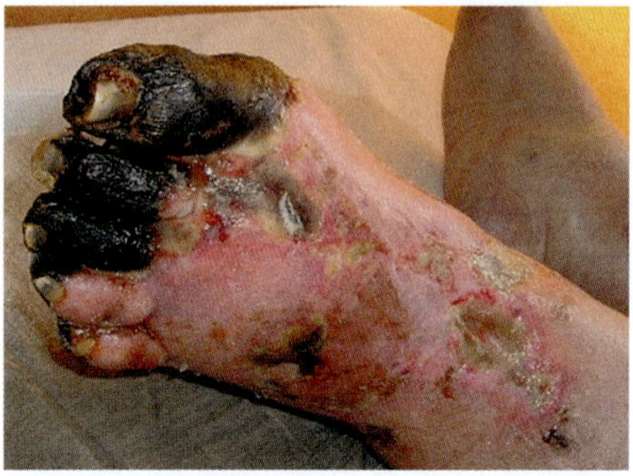

Abb. 6.6 Diabetischer Fuß, pAVK 4. Grades, fortschreitende Nekrosenbildung, Infektion und CVI [M291]

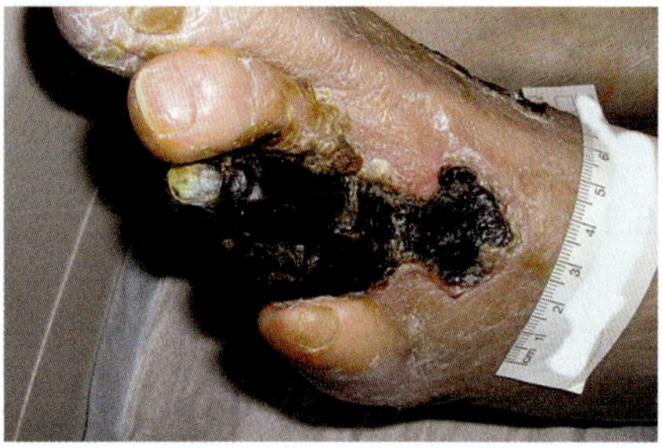

Abb. 6.7 Diabetischer Fuß, trockene Nekrose 3. und 4. Zeh bei pAVK 4. Grades [M291]

CAVE!

Die typischen Symptome der pAVK fehlen, wenn gleichzeitig eine Polyneuropathie besteht, sodass das tatsächliche Ausmaß der Erkrankung unterschätzt wird.

Die Entstehung eines DFS wird oft durch ein Zusammenwirken von Neuro- und Angiopathie bewirkt (➤ Tab. 6.1).

Tab. 6.1 Symptome und Folgen von Neuropathie und pAVK (Fotos: [M291])

Kriterien	Neuropathie	pAVK
Haut	Rosig, warm, trocken (durch verminderte Schweißsekretion), z. T. mit tiefen Rhagaden, Pilzbefall, Einblutungen	Kühl, dünn, pergamentartig, blassbläulich, glänzend und haarlos
Effekte bei Hochlagerung (ca. 30°)	Keine Farbveränderung	Vorfuß erblasst
Kapillarpuls an den Zehen (Ausübung von leichtem Druck über einige Sekunden auf die Haut)	Ursprüngliche Farbe ist nach ca. 10 Sekunden wiederhergestellt	Dauert bei eingeschränkter Kapillardurchblutung deutlich länger als 10 Sekunden
Ödem	Häufig nachweisbar	Eher selten, Haut häufig in Falten abhebbar
Ulzerationen	Kaum oder nicht schmerzhaft, meist an der Vorfußunterseite bzw. an druckexponierten Stellen	(Sehr) schmerzhaft, meist an den Extremitätenenden (Zehen)

Tab. 6.1 Symptome und Folgen von Neuropathie und pAVK (Fotos: [M291]) *(Forts.)*

Kriterien	Neuropathie	pAVK
Ausbildung von Hautauffälligkeiten, z. B. Verhornungen	Hyperkeratosen (z. T. mit Einblutungen), Hühneraugen, Blasen an druckexponierten Stellen, Risse im Fersenbereich	Eher selten
Fußpulse	Tastbar	Kaum tastbar oder nicht mehr vorhanden
Erscheinungsbild der Fußnägel	Nagelpilz, Einblutung unterhalb des Nagels	Verdickte Nägel und übermäßige Nagelbildung (Hyperonychie)
Empfinden	Temperaturen/Schmerzen/Berührungen/Druck/Vibrationen werden verringert oder nicht mehr wahrgenommen; kein Achillessehnenreflex	Wahrnehmung nicht eingeschränkt, bei zusätzlicher Neuropathie entsprechend verringert bis nicht mehr vorhanden; Achillessehnenreflex vorhanden
Erscheinungsbild der Füße	Fußdeformitäten wie Hammer-/Krallenzehen, Hallux valgus, Hohl-/Senk-/Spreizfuß, Fußverbreiterung, glatte Fußsohle ohne Falten, eingebrochenes Fußgewölbe (Charcotfuß)	Keine Deformitäten; ggf. Amputationen (z. B. Zehen, Vorfuß)
Schmerzen	Kaum oder gar nicht; Missempfindungen wie Kribbeln, Taubheitsgefühl und Kältegefühl an warmen Tagen; nächtlicher Ruheschmerz → Linderung durch Bewegung	Meist sehr ausgeprägte Schmerzen bei Bewegung, Linderung beim Stehenbleiben (Claudicatio intermittens); Ruheschmerz beim Liegen → Linderung durch Beintieflagerung
Gangbild	Unsicheres Gehen („wie auf Watte")	Starke Schmerzen bei Bewegung, Wadenkrämpfe, dadurch (sehr) kurze Gehstrecke
Fotobeispiele	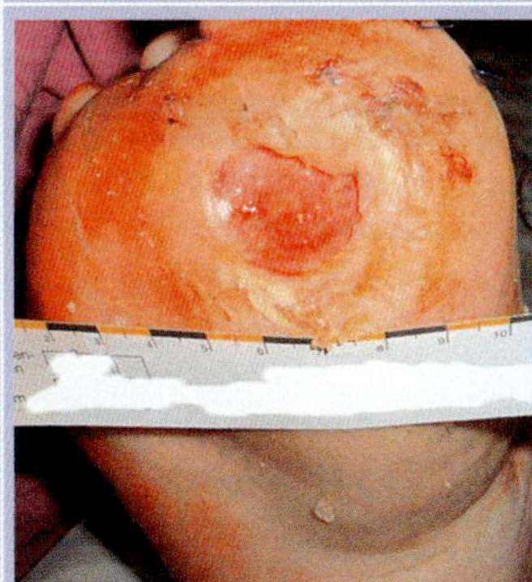	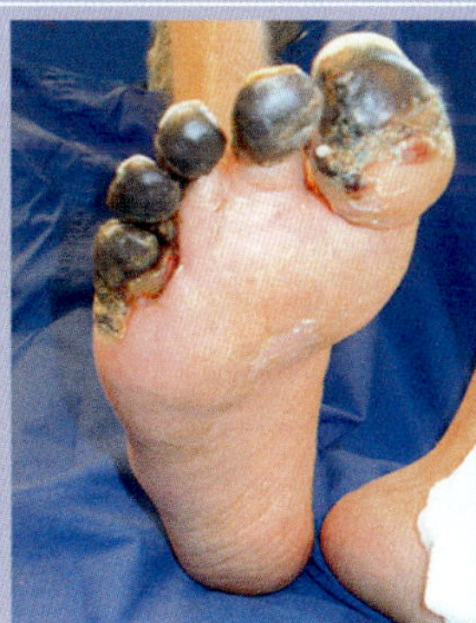

6.2 Gefährdungsrisiko

Grundsätzlich ist jeder an Diabetes mellitus erkrankte Mensch gefährdet, im Laufe seines Lebens ein **diabetisches Fußulkus** (DFU) zu entwickeln. Eine adäquate und halbjährlich wieder aufgefrischte Patientenschulung sowie regelmäßige Arztbesuche sind Voraussetzung für die Analyse von Risikofaktoren und die Feststellung von ersten Warnsignalen. Neben den täglichen Selbstuntersuchungen sollten mindestens einmal pro Jahr Füße, Schuhe und Strümpfe von Menschen mit Diabetes mellitus zusätzlich durch den behandelnden Arzt kontrolliert werden.

Die Intervalle der Vorsorgeuntersuchungen orientieren sich am individuellen Risikostatus. Die Internationale Arbeitsgruppe zum diabetischen Fuß (International Working Group on the Diabetic Foot, IWGDF) publizierte 2023 ein Risikostratifizierungssystem, aus dem die empfohlene Häufigkeit der Fußuntersuchungen in Bezug auf den Risikostatus abzulesen ist (➤ Tab. 6.2).

Risikofaktoren für die Entwicklung eines DFU

Versorger sollten folgende Risikofaktoren kennen und im Blick haben:

- **Diabetes:** schlechte Stoffwechsel-/Blutzuckereinstellung, Dauer, Verlauf
- **Neuropathie:** sensorisch, motorisch, autonom
- **Periphere arterielle Verschlusskrankheit** inkl. Folgeerkrankungen, z. B. Schlaganfall, Niereninsuffizienz
- Allergie/n
- **Lebensumstände:**
  - Lebensalter: > 60 Jahre
  - Psychosoziale Faktoren: alleinlebend, schlechte Einbindung in die Sozialstruktur, Frustration, Depression
  - Ungesunder Lebenswandel: z. B. Adipositas 2. Grades (BMI ≥ 35), Bewegungsmangel, Sucht (z. B. Rauchen, Alkohol), falsche Ernährung
  - Keine Hilfe oder Unterstützung bei der täglichen Fußkontrolle und -pflege, keine oder nur unzureichende Erreichbarkeit der Füße mit den Händen

Tab. 6.2 Empfohlene Frequenz der Kontrolluntersuchungen gemäß DFU-Risiko

Kategorie	Ulkusrisiko	Merkmale	Frequenz
0	Sehr niedrig	Kein Verlust des Schutzgefühls (LOPS) und keine Anzeichen von pAVK	1 × jährlich
1	Niedrig	Verlust des Schutzgefühls (LOPS) oder pAVK	1 × alle 6–12 Monate
2	Mäßig	Verlust des Schutzgefühls (LOPS) und pAVK *oder* Verlust des Schutzgefühls (LOPS) und Fußdeformität *oder* pAVK und Fußdeformität	1 × alle 3–6 Monate
3	Hoch	Verlust des Schutzgefühls (LOPS) oder pAVK und eine oder mehrere der folgenden: • Vorerkrankung an einem Fußulkus • Amputation der unteren Extremitäten (minor oder major) • Nierenerkrankung im Endstadium	1 × alle 1–3 Monate

- **Augen:** maßgebliche Einschränkungen der Sehleistung, Retinopathie
- **Füße:**
  - Ungenügende Erreichbarkeit der Füße
  - Druck durch Ausbildung von Hornhaut, Verlust des Fettpolsters, Fußdeformitäten
  - Falsche oder unzureichende Fuß-, Nagel-, Hautpflege und Hygiene oder keine Unterstützung dabei (➤ Abb. 6.8, ➤ Abb. 6.9)
  - Barfuß laufen oder ungeeignetes Schuhwerk (➤ Abb. 6.10)
  - Eingewachsene Zehennägel, Warzen, Hühneraugen
  - Zustand nach einer bereits schlecht heilenden Wunde am Fuß
  - Keine Wahrnehmung von Bagatellverletzungen und Verbrennungen
  - Infektion von Bagatellverletzungen und Verbrennungen
- **Gelenke/Bewegung:**
  - Entzündliche Gelenkerkrankungen von Hüfte, Knie, oberem Sprunggelenk
  - Funktionseinschränkung durch Gelenkimplantat oder Kontraktur
  - Eingeschränkte Gelenkbeweglichkeit (Limited Joint Mobility), z. B. infolge von Fußdeformitäten
  - Motorische Funktionsbeeinträchtigung oder Parese eines oder beider Beine
  - Vorangegangene Amputation/en
- **Behandlung:**
  - Immunsuppression einschließlich Glukokortikoiden
  - Vorangegangene Amputation/en

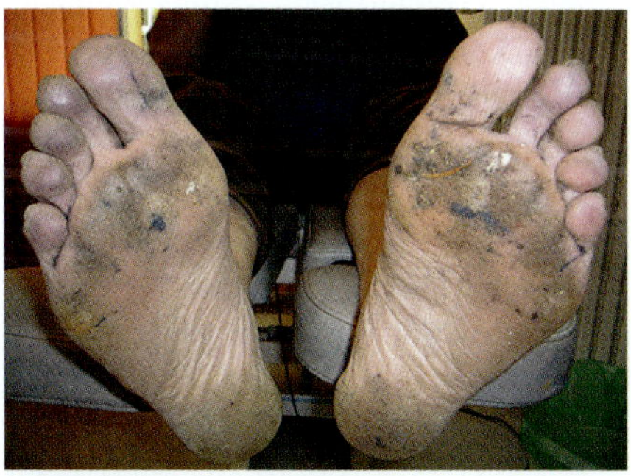

Abb. 6.8 Ungenügende Fußpflege [O1018]

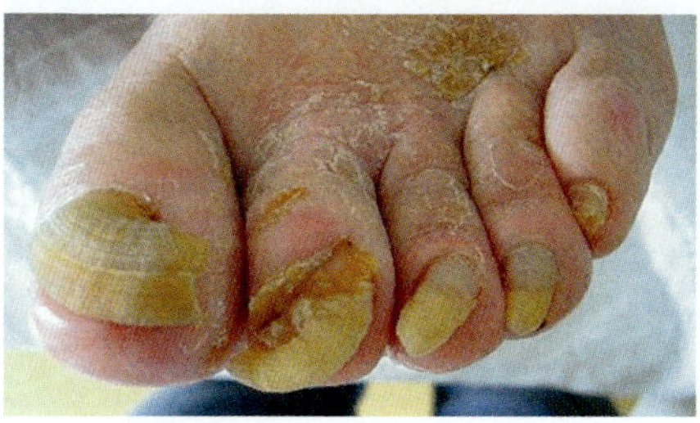

Abb. 6.9 Ungenügende Nagelpflege [O1018]

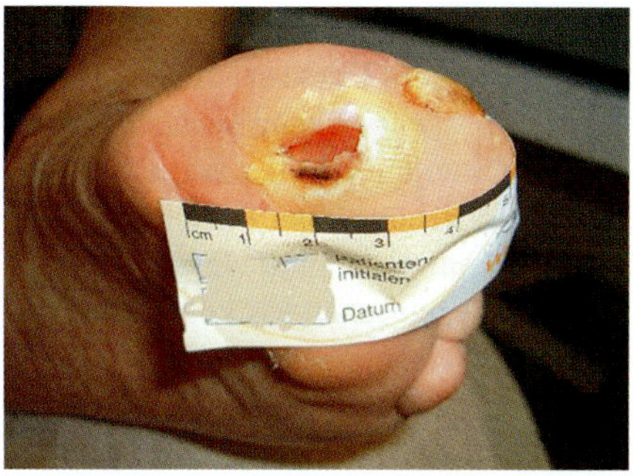

Abb. 6.10 Ausbildung eines polyneuropathischen Ulkus durch Druck von zu engen Schuhen [M291]

6.3 Prävention

Prävention von diabetischen Fußulzerationen und -komplikationen

Laut der IWGDF (2023) gibt es fünf zentrale Maßnahmen, die wesentlich die Vorbeugung eines DFU unterstützen:

1. Identifizierung des gefährdeten Fußes
2. Regelmäßige Kontrolle/Inspektion und Untersuchung des gefährdeten Fußes
3. Strukturierte Aufklärung von Patienten, Angehörigen und medizinischem Fachpersonal
4. Anregung des Patienten zum routinemäßigen Tragen geeigneten Schuhwerks
5. Behandlung von Risikofaktoren für eine Ulzeration

Jeder Mensch mit Diabetes mellitus lebt mit dem Risiko, eines Tages ein Fußulkus infolge eines DFS zu entwickeln. Sachgerecht geschulte Patienten können Warnhinweise, die der Entstehung eines Fußulkus vorausgehen, erkennen, entwickeln ein Bewusstsein für die typischen Risikofaktoren und sind motiviert, regelmäßig Behandlungs- und Kontrolltermine wahrzunehmen. Betroffene sollten, optimalerweise zusammen mit Ihren Angehörigen, halbjährlich Schulungen durch Diabetesberater (➤ Kap. 6.6) besuchen, deren Inhalte ihrer Erkrankung und ihren individuellen Fähigkeiten angepasst sind. Inhalte einer Patienten-/Angehörigenschulung zur Prävention sind:

- Befähigung zur Selbstuntersuchung: tägliche Inspektion von Füßen, Zehen und Schuhen vor dem Anziehen
- Vermittlung von Wissen über angepasste Ernährung
- Befähigung zur selbstständigen Blutzuckerermittlung
- Kenntnis über adäquate, verletzungsfreie Fußpflege

Aktive Prävention: Mitarbeit des Betroffenen

Die Ausführlichkeit und der vermittelte Informationsgehalt der Patienten-/Angehörigenschulung sind bei der Prävention die entscheidenden Faktoren. Als unterstützende und vertiefende Erfahrung kann dem Betroffenen die Teilnahme an einer Selbsthilfegruppe dienen. Die regelmäßige Fußpflege ist unerlässlich zur Vorbeugung von Fußschäden. Bei Fragen oder Selbstpflegedefiziten des Patienten in Bezug auf die eigene Fußpflege ist in regelmäßigen Abständen ein Podologe (➤ Kap. 6.6) aufzusuchen. Gegebenenfalls ist die Einbindung eines ambulanten Pflegedienstes erforderlich. Mitarbeit, Vertrauen, Akzeptanz und Verständnis sind immer die Grundvoraussetzung für die Adhärenz des Patienten. Folgende Maßnahmen und Vorgaben sind Bestandteil der Prävention des DFS bzw. der Ausbildung eines DFU.

- **Ggf. Änderung des Lebensstils:** Anpassen der Ernährung, Nikotin und Alkohol meiden und auf ausreichende Bewegung achten.
- Die **regelmäßige Kontrolle des Blutzuckerspiegels** gewährleistet die optimale Einstellung des Diabetes (➤ Kap. 6.6). Ein sorgfältig geführter **Diabetespass** gibt Aufschluss über Veränderungen.
- Die Grundlagen und Aspekte der **täglichen Fußinspektion** sollten in der Patienten-/Angehörigenschulung eingängig vermittelt werden. Ein langstieliger Handspiegel ermöglicht auch in ihrer Bewegung eingeschränkten Patienten die gründliche Inspektion ihrer Füße (➤ Abb. 6.11). Ausreichendes Sehvermögen ist hierfür Voraussetzung (**cave**: Retinopathie!). Zu achten ist insbesondere auf Blasen, Hornhautbildung, entstehende Druckstellen oder Schwielen, Risse, Einblutungen, Anzeichen von Pilzbefall, Fußdeformitäten (z. B. Krallenzehen, Hallux valgus), Verletzungen oder Entzündungen.
- **Regelmäßige Fußpflege:** Täglich die Füße mit einem weichen Waschlappen und einer pH-hautneutralen (pH-Wert 5,5) Waschlotion waschen, anschließend vorsichtig und sorgfältig vor allem

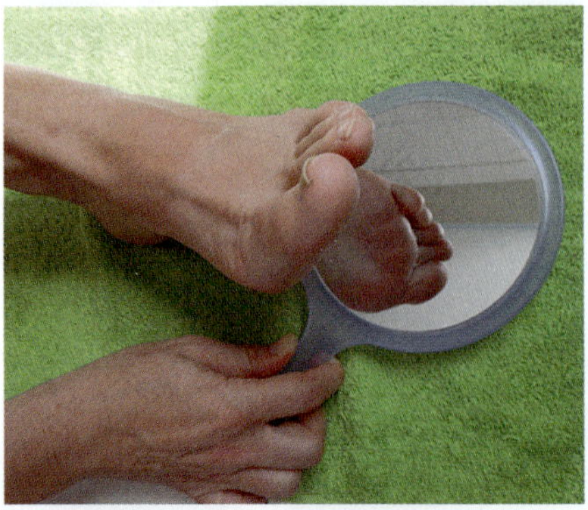

Abb. 6.11 Fußinspektion mit Spiegel [M291]

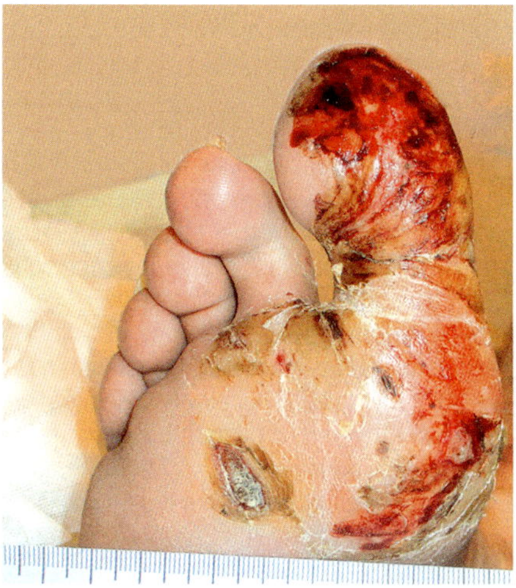

Abb. 6.12 Eigenverletzung mit Hornhauthobel [O1088]

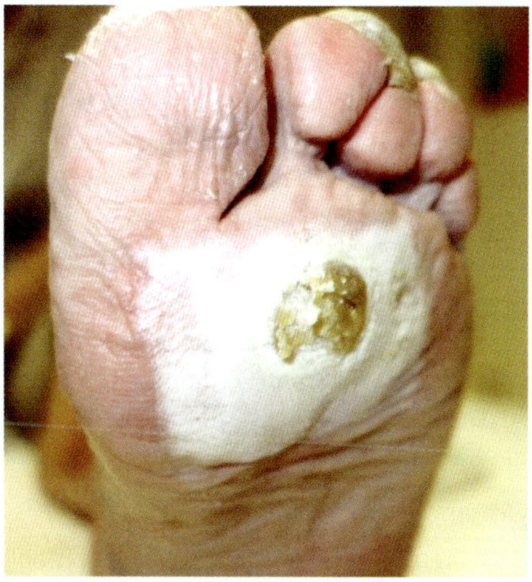

Abb. 6.13 Komplett mazerierte und eingerissene Haut durch viel zu großflächig aufgeklebtes Hornhautpflaster [M291]

in den Zehenzwischenräumen abtrocknen. Auf Fußbäder ist aus Verletzungsgründen (z. B. Gewebeaufweichung, Infektions- und Verbrennungsgefahr, ➤ Abb. 6.1) generell zu verzichten. Vorhandene Hornhaut wird mit einem Bimsstein oder einer Feile schonend abgetragen. Besser ist jedoch eine regelmäßige Fußpflege durch einen Podologen. Hornhauthobel, Rasierklingen und Scheren sollten nicht zur Anwendung kommen, da diese zu Verletzungen führen können (➤ Abb. 6.12). Auch auf Hornhaut- (➤ Abb. 6.13) und Hühneraugenpflaster ist zu verzichten, da diese durch ätzende Substanzen (z. B. Salicylsäure) die Haut angreifen.

- Zur **Pflege der Fußnägel** eine Nagelfeile verwenden. Dabei sind die Nägel nur gerade zu feilen und die Ecken etwas abzurunden, damit sie nicht an die anliegenden Zehen drücken. Scharfe und spitze Instrumente, wie Nagelschere oder Nagelzwicker, können zu Verletzungen führen. Der Patient wird darauf aufmerksam gemacht, seine Zehennägel nicht selbst zu schneiden, wenn er schlecht sieht, ein Taubheitsgefühl verspürt, die Durchblutung vermindert ist, er die Füße nicht mehr optimal erreicht oder die Fußnägel zu dick sind.
- **Hautpflege:** Da die Füße häufig eine verminderte Schweißsekretion bis hin zur Anhidrose aufweisen, ist die Haut in der Regel trocken und schuppig. Daher ist häufiges Eincremen notwendig, wobei die Zehenzwischenräume auszusparen sind, um Mazerationen und Pilzbefall nicht zu begünstigen. Zu bevorzugen sind feuchtigkeitsspendende Hautmittel, wie Wasser-in-Öl-Emulsionen oder Pflegeschäume, die Feuchthaltefaktoren, z. B. Harnstoff (Urea) 5–10 %, Glycerin oder Milchsäure, enthalten. Babyöl, Pasten, fettende Salben oder Puder sollten nicht mehr zur Anwendung kommen (➤ Kap. 1.3.4).
- Zur **Vermeidung von Fußverletzungen** sollten Menschen mit Diabetes mellitus nie barfuß, nur auf Socken oder in offenen Schuhen laufen. Aus Gründen der Verbrennungsgefahr ist auf die Verwendung von Wärmflaschen oder Heizdecken zu verzichten.
- **Fußbekleidung:** Empfehlenswert sind nahtlose Socken oder Strümpfe ohne einengende Bündchen und drückende

Nähte. Ideal ist atmungsaktives Material wie Mikrofaser, Wolle oder Baumwolle, durch das die Feuchtigkeit gut verdunstet. Hautprobleme sowie Pilzrisiken werden dadurch reduziert. Zudem sollte auf helle Farben geachtet werden, um mögliche Exsudatreste oder Fußverletzungen zu bemerken. Die Socken sind aus hygienischen Gründen einmal täglich zu wechseln. Auf ein faltenfreies Anziehen ist zu achten.

Strumpf- und Schuhauswahl

Schuhe am besten am späten Nachmittag oder abends kaufen, da zu diesem Zeitpunkt die Füße dicker sind. Die Schuhe sollten weich sein, über eine ausreichende Länge, Breite und Höhe verfügen, keine drückenden Nähte oder Ösen haben, sich den Füßen gut anpassen und keine Blasen oder Druckstellen hervorrufen. Gegebenenfalls sind eine Sohlenversteifung und Abrollhilfe notwendig. Generell ist auf atmungsaktives Material zu achten, das weder Chrom-VI, Formaldehyd, PCP (Neopren) noch Azofarbstoffe enthält. Patienten mit einer Polyneuropathie können die Passform der Schuhe nicht mehr adäquat beurteilen. Um sicherzustellen, dass die Form des ausgewählten Schuhs zur Fußform passt, kann es hilfreich sein, die Umrisse des Fußes mittels einer Pappschablone festzuhalten. Diese wird an die Schuhsohle gehalten und so die passende Größe ermittelt. Der Besuch bei einem Orthopädie-Schuhtechniker ergibt genauere Ergebnisse. Dieser ermittelt u. a. durch Fußscan (➤ Abb. 6.14 a), Trittbox (➤ Abb. 6.14 b) und elektronische Messplatten sowohl Auftrittsfläche als auch die Druckverteilung der Fußbelastung. Beim Anpassen der Schuhe sind Socken bzw. Strümpfe zu tragen, die später auch in den neuen Schuhen angezogen werden. Die ausgewählten Modelle sollten über einen weiten und hohen Spann, wenig biegsame Sohlen mit durchgehender Innensohle, einen gepolsterten Einschlupf (zur Vermeidung von Verletzungen) und flache Absätze verfügen. Zur besseren Abpolsterung ist eine dicke Sohle angeraten. Neue Schuhe sollten eingetragen werden, z. B. anfangs nur eine Stunde pro Tag. Danach wird eine Inspektion auf eventuelle Druckstellen durchgeführt.

Cave: Füße verändern im Lauf des Lebens ihre Form, meist werden sie größer und breiter und ggf. steigt die Schuhgröße.

Der Fachhandel bietet **konfektionierte diabetische Schutzschuhe** (mit diabetesadaptierter Weichbetteinlage, ➤ Abb. 6.15) an. Bei bereits bestehenden Schädigungen/Deformationen ist eine individuell angepasste orthopädische Schuhversorgung mit spezieller Fußbettung, z. B. diabetesadaptierte Weichbettung, und Sohlenzubereitung, z. B. mit Abrollhilfe, unerlässlich.

Zur Grundausstattung sind bei entsprechender Indikationsstellung (z. B. diabetische Polyneuropathie mit LOPS und/oder ausgeprägter Angiopathie, verbunden mit bereits vorhandenen oder abgeheilten Ulzera und/oder sonstigen mechanischen Irritationen, die zu regionalen Druckspitzen führen [Risikogruppe IIa/b und III nach Klassifizierung der DDG]), zwei Paar Straßenschuhe und ein Paar Hausschuhe verordnungs- und erstattungsfähig. Alle 2 Jahre können die Straßen-, alle 4 Jahre die Hausschuhe neu verordnet werden.

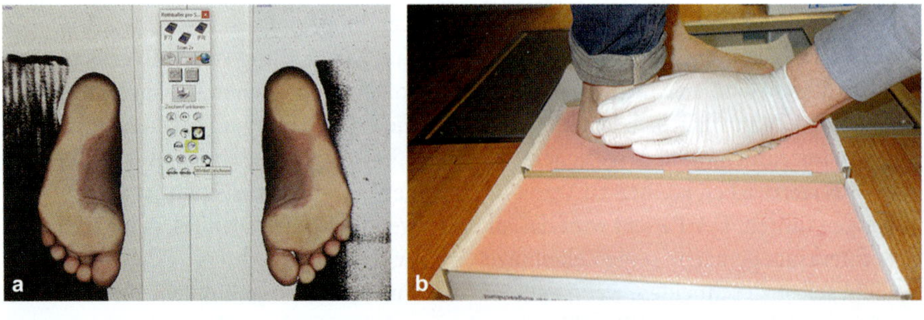

Abb. 6.14 a) Fußscan. b) Trittboxabdruck. Dieser wird im Sitzen durchgeführt und der Fuß dazu sanft in die Trittbox gedrückt [M291]

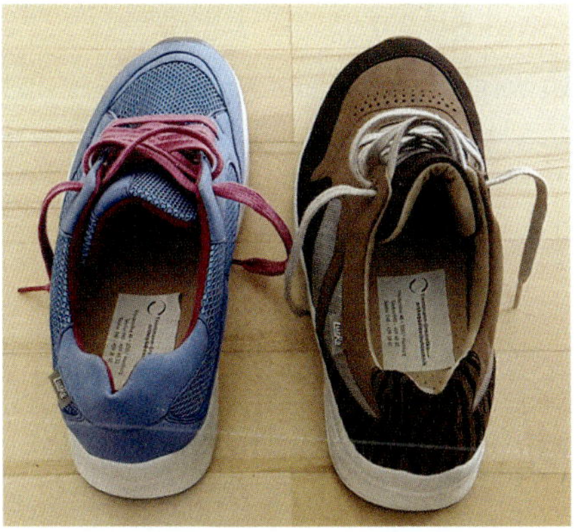

Abb. 6.15 Diabetesadaptierte Schuhe [M291]

- Vor dem Anziehen die **Schuhe** immer auf eventuelle Fremdkörper, z. B. kleine Steine, inspizieren bzw. austasten. Bei Empfindungsstörungen kann ein Patient ggf. auf einer Reißzwecke laufen, ohne dass er es merkt.
- Patienten zur Verbesserung der **Durchblutung der Füße** einfache gymnastische Übungen (mit den Füßen wippen, kreisen, auf- und abrollen, Greifübungen mit den Zehen) zeigen, die gut in den Alltag integriert werden können, z. B. beim Fernsehen oder Lesen.
- **Keine Bettbretter:** Verletzungsgefahr (➤ Abb. 6.16)!

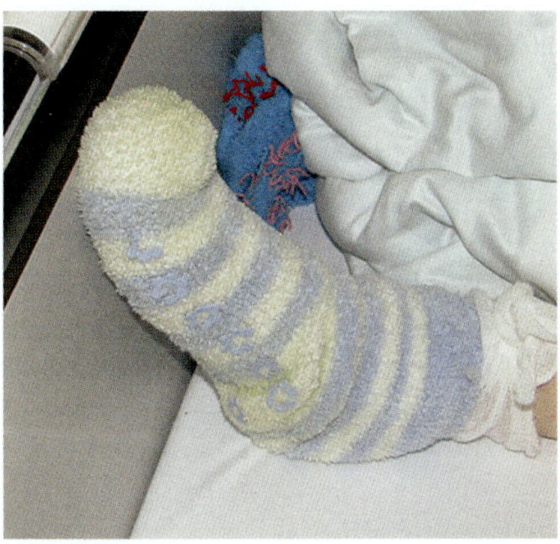

Abb. 6.16 Beim Anliegen der Füße an einem Bettbrett besteht Verletzungsgefahr. Deshalb: Bettbrett entfernen! [O1034]

- Bei kleinsten Veränderungen oder Anzeichen von Rötung oder Schwellung den behandelnden **Arzt informieren.** Nicht versuchen, Verletzungen selbst zu therapieren!

Maßnahmen zur Prävention des DFS bzw. eines DFU sind nur unter Mitarbeit des Betroffenen erfolgreich und erfordern dessen Einsicht in die Notwendigkeit und Selbstdisziplin bei der regelmäßigen Durchführung.

6.4 Klassifikation

Die Klassifikation eines DFU bildet die Basis für die Kommunikation innerhalb des Versorgerteams und bietet eine Hilfestellung für weiterführende Therapieentscheidungen. Die SINBAD-Klassifikation (➤ Tab. 6.3) erfasst die wesentlichen Merkmale eines DFU und kann zudem zur Risiko- und Prognoseeinschätzung beitragen. Je höher der Punktwert, desto schlechter ist die Prognose.

Ein gängiges Instrument zur Beschreibung des neuropathisch-ischämischen diabetischen Fußes ist die kombinierte Klassifikation nach Wagner-Armstrong (➤ Tab. 6.4, ➤ Abb. 6.17).

Bei der Wagner-Armstrong-Klassifikation ist jedoch keine Schweregradeinteilung der Infektion oder Ischämie möglich. Mit der IDSA/IWGDF(Infectious Diseases Society of America/International Working Group on the Diabetic Foot)-und-PEDIS-Klassifikation – Perfusion (Durchblutung), Extent (Wundfläche), Depth (Wundtiefe), Infection (Infektion), Sensation (Wahrnehmung/Empfinden) – lässt sich das Risiko bzw. die Schwere von Fußinfektionen einschätzen (➤ Tab. 6.5).

Tab. 6.3 SINBAD-Klassifikation eines DFU (Quelle: IWGDF 2023)

Merkmal	Ausprägung	Punktwert	
S	Site = Lokalisation	Vorfuß	0
		Mittel-, Rückfuß	1
I	Ischämie	Intakte Fußdurchblutung, mindestens ein tastbarer Puls	0
		Klinische Anzeichen einer verminderten Fußdurchblutung	1
N	Neuropathie	Schützende Sensibilität intakt	0
		Schützende Sensibilität nicht mehr vorhanden	1
B	Bakterielle Infektion	Keine	0
		Vorhanden	1
A	Area = Fläche	Ulkus < 1 cm^2	0
		Ulkus > 1 cm^2	1
D	Depth = Tiefe	Ulkus ist beschränkt auf die Haut, max. subkutanes Gewebe	0
		Ulkus reicht bis in die Muskeln, Sehnen oder tiefer (Knochen)	1
Mögliche Gesamtpunktzahl			0 bis 6

Tab. 6.4 Kombinierte Klassifikation nach Wagner-Armstrong*

Wagner-Grad/Armstrong-Stadium	0	1	2	3	4	5
A	Prä- oder postulzerative Läsion	Oberflächliche Wunde	Wunde bis zur Ebene von Sehne oder Kapsel	Wunde bis zur Ebene von Knochen oder Gelenk	Nekrose von Fußteilen	Nekrose des gesamten Fußes
B	Mit Infektion	Mit Infektion	Mit Infektion	Mit Infektion	Mit Infektion	Mit Infektion
C	Mit Ischämie	Mit Ischämie	Mit Ischämie	Mit Ischämie	Mit Ischämie	Mit Ischämie
D	Mit Infektion und Ischämie	Mit Infektion und Ischämie	Mit Infektion und Ischämie	Mit Infektion und Ischämie	Mit Infektion und Ischämie	Mit Infektion und Ischämie

* Die Wagner-Klassifikation unterteilt die Fußulzerationen anhand deren Tiefenschädigung in sechs Stadien (0–5). Die Armstrong-Klassifikation erhebt zusätzlich neben dem Ausmaß der Gewebsschädigung die Aspekte Infektion und Ischämie.

6

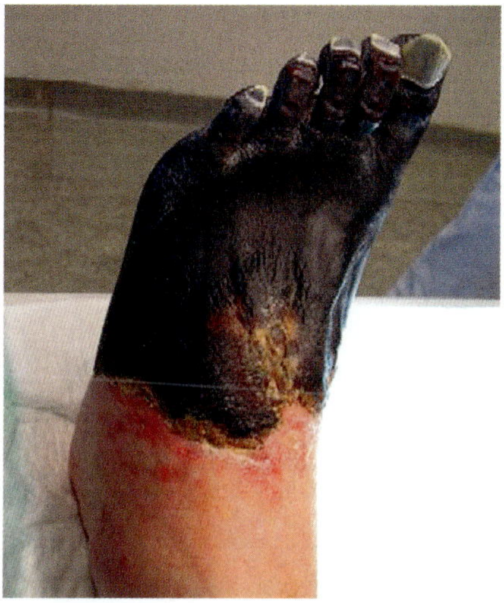

Abb. 6.17 Wagner-Grad 4, Armstrong-Stadium C [M291]

CAVE!

Das Vorhandensein einer kritischen Ischämie verschiebt den Schweregrad der Infektion (im Hinblick auf die Prognose) in Richtung „schwer", kann jedoch die klinischen Zeichen der Infektion abmindern. Aufgrund der fortgeschrittenen Durchblutungsstörung sind bei kalten, blass-bläulichen Füßen Entzündungszeichen nicht zu erkennen.

Mit dem sogenannten WIfI-Score (Wunde, Ischämie, Fußinfektion) lassen sich neben der Wundtiefe und der Infektionsschwere auch das Amputationsrisiko und die Wahrscheinlichkeit eines möglichen Revaskularisationsbenefits anhand weniger klinischer Parameter beurteilen (➤ Abb. 6.18).

6.5 Diagnostik

Generell gehört zur Diagnostik immer eine ausführliche Anamnese des Patienten unter folgenden Kriterien:

- Lebensalter, Größe/Gewicht
- Dauer der Erkrankung und Diabetes-Typ sowie bisherige Therapie
- Blutzuckereinstellung, HbA1c-Wert (➤ Abb. 6.26)
- Begleit- und Folgeerkrankungen: z. B. diabetische Nephro-/Retino-/Polyneuropathie, periphere arterielle Verschlusskrankheit (pAVK), diabetische Neuro-Osteoarthropathie (DNOAP)/ Charcot-Neuro-Osteoarthropathie (CNO), Hypertonus, Herzinfarkt,

Tab. 6.5 IDSA/IWGDF-PEDIS-Klassifikation von Fußinfektionen (Quelle: IWGDF 2023)

Klinische Manifestierung der Infektion	Schwere der Infektion	PEDIS-Grad
Wunde ohne Eiterung oder andere Anzeichen einer Entzündung	Nicht infiziert	**1**
Vorhandensein von ≥ 2 Anzeichen einer Entzündung (Eiterung oder Rötung, [Druck-]Schmerz, Überwärmung oder Verhärtung), aber jedes Entzündungszeichen ≤ 2 cm um das Ulkus; Infektion ist auf die Haut oder das oberflächliche subkutane Gewebe beschränkt; keine andere lokale Komplikation oder systemische Erkrankung	Milde	**2**
Infektion (wie oben) bei einem Patienten, der systemisch gesund und stoffwechselstabil ist, aber ≥ 1 der folgenden Merkmale aufweist: Entzündungszeichen erstrecken sich > 2 cm um das Ulkus, Lymphangitis, Ausbreitung unter die oberflächliche Faszie, Abszess im tiefen Gewebe, Gangrän und Beteiligung von Muskel, Sehne, Gelenk oder Knochen	Mäßig	**3**
Infektion bei einem Patienten mit systemischen Entzündungszeichen oder instabiler Stoffwechsellage (z. B. Fieber, Schüttelfrost, Tachykardie, Hypotonie, Verwirrtheit, Erbrechen, Leukozytose, Azidose, schwere Hyperglykämie oder Azotämie)	Schwer	**4**

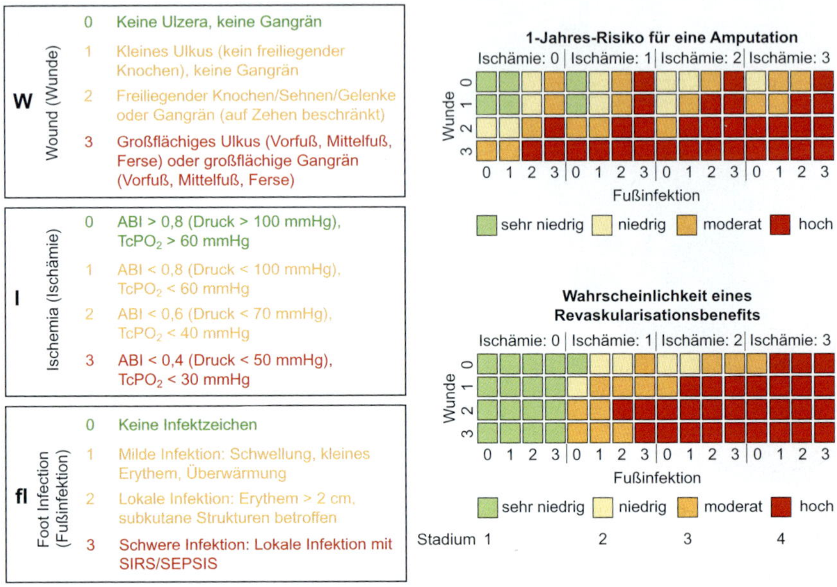

Abb. 6.18 WIfI-Score nach Mills (2014) [L143]

Schlaganfall, Störungen des Lipidstoffwechsels
- Familiäre Risiken
- Bewegungsgewohnheiten
- Allergien, Medikamente, Nikotinabusus, Alkoholkonsum und Ernährungsgewohnheiten
- Vorherige Operationen, frühere Fußläsionen
- Auslösende Ursachen: z. B. unpassendes Schuhwerk, Folgen/Traumen einer Fußpflege, eingewachsene Zehennägel, barfuß/auf Strümpfen gehen, Hühneraugenpflaster, Warzenbehandlung, Verbrennungen durch Wärmflasche/Heizdecke/Fußbad
- Befragen nach: Missempfindungen (Parästhesien), Taubheitsgefühl, Fehlen jeglicher Empfindung (LOPS)
- Schmerzen: Stärke, Qualität (z. B. brennend, stechend), Auftreten, Lokalisation
- Fußpflege (womit) und -inspektion (wie häufig)
- Diabetes-/Ernährungsschulung
- Wund- und therapiebedingte Beeinträchtigungen des Betroffenen
- Vorhandene wund- und therapiebedingte Hilfsmittel
- Patientenwissen und Informationsstand
- Wundanamnese (➤ Kap. 10.2)

An die Anamnese obiger Grundsätzlichkeiten schließt eine ausführliche Inspektion der vorliegenden Schädigungen an. Das Augenmerk liegt dabei auf folgenden Aspekten:
- Lokalisation
- Wundstadium, Größe und Tiefe der Schädigungen, Wundgrundbeschaffenheit, Exsudatmenge/-beschaffenheit, Geruch
- Entzündungszeichen/Infektion
- Hautbeschaffenheit: trocken, rissig, Anhidrose, Begleitödem, Rhagaden (➤ Abb. 6.19), Hyperkeratosen (➤ Abb. 6.20) und Fissuren
- Fußbehaarung, Nägel
- Farbe und Temperatur der Umgebung
- Akrale Nekrosen
- Druckstellen, Schwielen, Blasen, Warzen, Hühneraugen, Einblutungen/subkalöse Hämatome (➤ Abb. 6.21)
- Pilzbefall: Haut-, Interdigital-, Nagelmykose (➤ Abb. 6.22)

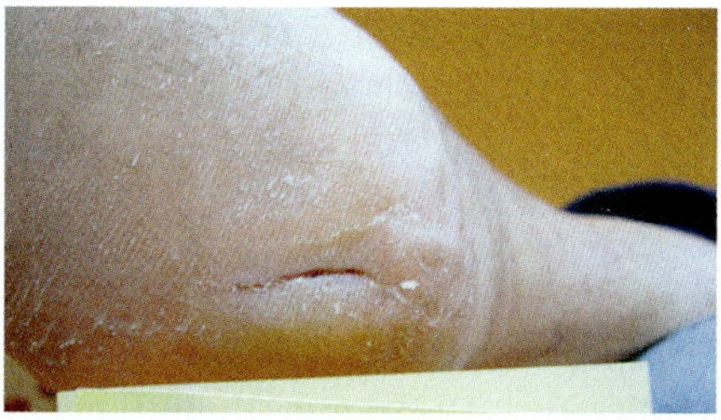

Abb. 6.19 Rhagade [O1018]

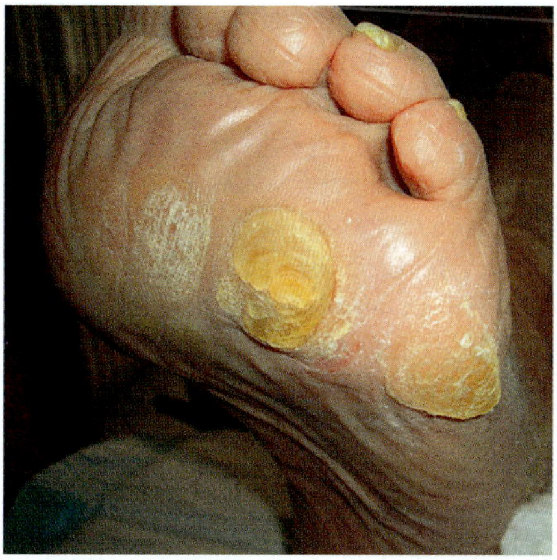

Abb. 6.20 Ausgeprägte Hyperkeratosenbildung [M291]

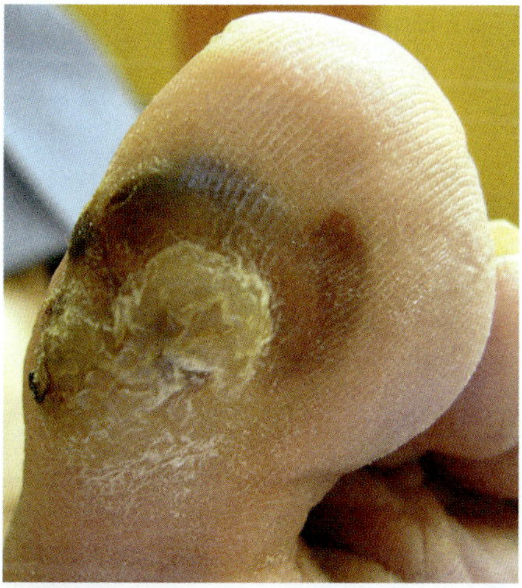

Abb. 6.21 Subkalöses Hämatom [O1018]

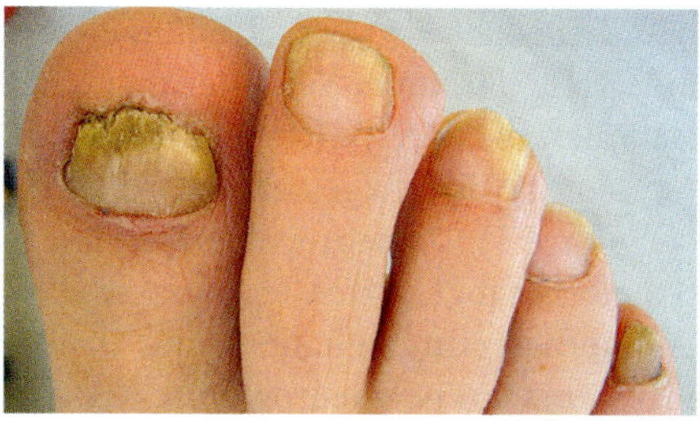

Abb. 6.22 Nagelpilz [O1018]

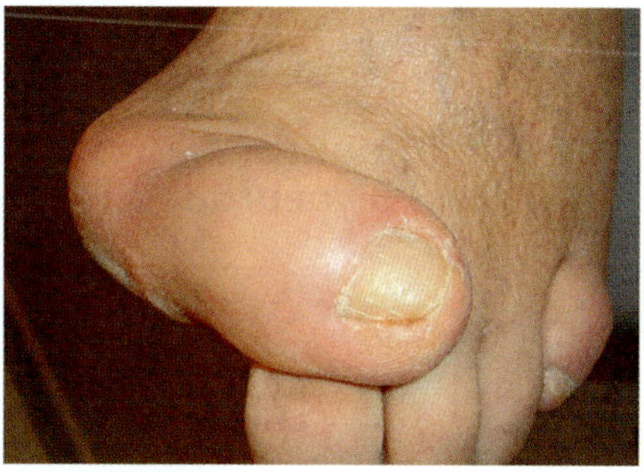

Abb. 6.23 Hallux valgus und Hammerzehe [M291]

- Veränderungen der Muskulatur, Fußdeformitäten, Hallux valgus, Hammerzehe (➤ Abb. 6.23), Krallenzehen, Hohl-/Senk-/Spreizfuß
- Vorangegangene Amputation/en
- Inspektion verwendeter und bevorzugter Schuhe, Einlagen und Socken
- Gehstrecke, Gangbild, insbesondere Abrollvorgang
- Status der Gelenkbeweglichkeit

Um eine genaue Aussage über das Ausmaß der Krankheit und eine exakte Beurteilung der eventuellen Fußveränderungen treffen zu können, wird zunächst eine ausführliche Diagnostik betrieben. Als Erstes erfolgt eine Inspektion beider Füße, inkl. Schuhen und Strümpfen (s. o.). Hierfür sind spezielle Fußanamnesebögen (*5_(Wund-)Dokumentationsformulare, 03_Dokumentation Diabetisches Fußulkus, 06_Fußdokumentationsbogen der AG Fuß)* hilfreich. Folgende Kriterien deuten auf eine Polyneuropathie hin: Hyperkeratosen, Hühneraugen, trockene, warme Haut mit herabgesetzter oder fehlender Schweißsekretion, Pilzbefall, Risse, Fissuren, Veränderungen wie Hammerzehe oder Verformungen bis zum Charcotfuß (Spätfolge der DNOAP/CNO, ➤ Abb. 6.5). Da neuropathische Patienten ein herabgesetztes Temperatur- und Schmerzempfinden haben, sind Druckulzera wie das polyneuropathische Ulkus (Mal perforans, ➤ Abb. 6.3) typischerweise an schwer einsehbaren Stellen wie dem Zehenballen lokalisiert.

6.5.1 Neurologische Basisdiagnostik der Polyneuropathie

Eine wichtige Untersuchung ist das **Überprüfen von Patellar- und Achillessehnenreflex.** Sind diese Reflexe eingeschränkt oder gar aufgehoben, ist eine ausgeprägte Neuropathie vorhanden.

Auch das **Gangbild** des Patienten, z. B. Fehlbelastungen, falsches Abrollen des Fußes oder unsicheres Gehen („wie auf Watte"), deutet auf eine Schädigung der Nerven hin. Um eine Polyneuropathie zu erkennen, gibt es verschiedene Funktions- und Wahrnehmungstests.

Der **Stimmgabeltest** mit einer 128-Hz-Stimmgabel (nach Rydell-Seiffer) gibt Aufschluss über das **Vibrationsempfinden** und die **Tiefensensibilität** des Patienten (➤ Abb. 6.24). Zunächst wird die Stimmgabel an Handgelenk, Ellbogen oder Schlüsselbein des Patienten angelegt, sodass dieser auf das vibrierende Gefühl vorbereitet ist. Dann erfolgt eine Anlage auf der dorsalen Seite des Großzehs an einer Stelle, wo der Knochen zu spüren ist. Hierbei wird die Stimmgabel senkrecht und mit konstantem Druck aufgesetzt. Nimmt der Patient keine Vibrationen am großen Zeh wahr, wird die Stimmgabel proximal am Fußrücken oder Schienbein erneut angesetzt.

Mit einem **10-Gramm-Monofilament** nach Semmes-Weinstein wird jeweils das **Wahrnehmungsvermögen** von äußeren Reizen geprüft (➤ Abb. 6.25). Das 10-Gramm-Monofilament ist ein kleiner Kunststoffdraht, der an einem Stab befestigt ist und sich bei Druck durchbiegt. Dies beugt Verletzungen vor, wie sie durch das Benutzen einer Nadel entstehen könnten.

Die Messung erfolgt an drei plantaren Punkten: an der Großzehe und an der jeweiligen Basis des 1. und 5. Metatarsalknochens. Stark hyperkeratierte oder vernarbte Bereiche sind für eine aussagekräftige Messung ungeeignet. Sobald sich das Monofilament etwas durchbiegt, wird ein Druck von 10 g erzeugt. Nimmt der Patient diesen nicht mehr wahr, ist sein Empfinden bereits deutlich eingeschränkt und seine Schutzfunktion ent-

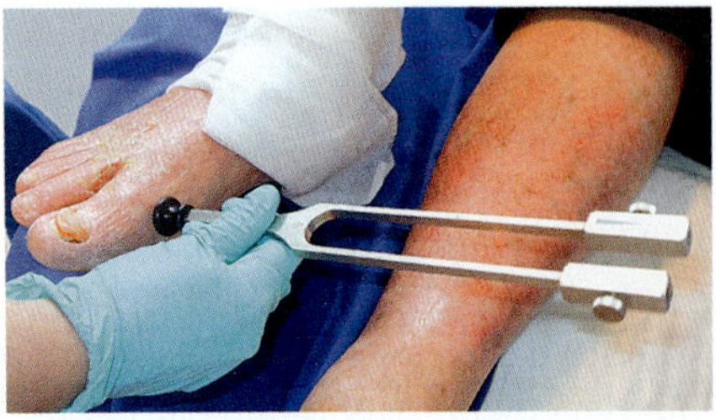

Abb. 6.24 Stimmgabeltest [M291]

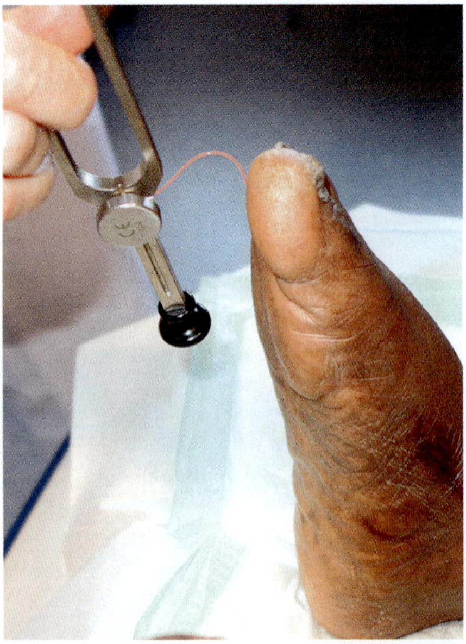

Abb. 6.25 10-Gramm-Monofilament-Test [M291]

sprechend reduziert. Da sich die Filamenteigenschaften bei Anwendung verändern, sollte ein einzelnes Monofilament bei nicht mehr als zehn Patienten hintereinander zum Einsatz kommen und erst nach einer 24-stündigen Pause erneut verwendet werden.

Ein verändertes **Temperaturempfinden** lässt sich mit dem sogenannten **Tip-Therm** feststellen. Dabei handelt es sich um einen Kunststoffstab, der an der einen Seite mit einem kühlen Metallstück, auf der anderen Seite mit einem wärmer empfundenen Kunststoffstück endet. Zunächst wird das Tip-Therm an einer Körperregion mit noch intaktem Empfinden erprobt, z. B. am Handgelenk, sodass der Patient auf das Gefühl vorbereitet ist. Danach erfolgt die Messung auf dem Fuß und plantar an nicht verhornten Stellen.

Diese Tests erfordern eine gute Mitarbeit des Patienten. Bei mangelnder Adhärenz ist es nicht möglich, ein aussagekräftiges Ergebnis zu erhalten.

6.5.2 Gefäßdiagnostik

Da neben einer Neuropathie auch noch eine pAVK oder eine Mischform aus beiden vorliegen kann, sind ebenfalls Untersuchungen der Durchblutungssituation durchzuführen. Kalte, blasse, bläuliche Haut, kurze Gehstrecken (Claudicatio intermittens; **cave:** eingeschränktes Schmerzempfinden bei Neuropathie!), eventuell vorhandene Zehennekrosen sowie nicht tastbare Fußpulse geben erste Hinweise auf eine Störung der Gefäßfunktionen. **Cave:** Tastbare Fußpulse schließen eine pAVK nicht aus. Der Kapillarpuls an den Zehen ist durch das reaktive Auffüllen nach leichtem Druck zu beurteilen und gibt Aufschluss über eine arterielle Durchblutungsstörung (➤ Tab. 6.1). Allerdings fehlen diese typischen Symptome der pAVK bei einer gleichzeitigen Neuropathie.

Die Ermittlung des **Knöchel-Arm-Druck-Index (KADI),** auch ABI (Ankle Brachial Index) genannt, ist nur eingeschränkt verwertbar (➤ Kap. 5.1.5). Bei einer sogenannten Mediasklerose, die typischerweise bei Menschen mit Diabetes mellitus auftritt, ist die Gefäßwand aufgrund von Einlagerungen so kalkhart, dass auch durch den hohen Druck der Blutdruckmanschette keine Komprimierung mehr zu erzielen ist. In diesem Fall liegt der gemessene Quotient weit über 1,3 – der KADI ist nicht mehr aussagekräftig. Trotz des hohen Werts besteht eine Durchblutungsstörung. Generell sollte ein Gefäßmediziner hinzugezogen werden, wenn der KADI < 0,7 oder die systolischen Zehendrücke < 40 mmHg oder ein $tcPO_2$-Wert < 30 mmHg ist. Beträgt der absolute KADI in Ruhe < 50 mmHg, liegt eine kritische Ischämie vor und es besteht ein hohes Amputationsrisiko.

Die ergänzende Beurteilung des **Dopplerfrequenzspektrums** kann genau wie eine **hydrostatische Zehendruckmessung** (Pole-Test) oder eine **transkutane Sauerstoffpartialdruckmessung** ($tcpO_2$) zur Absicherung der Diagnose dienen.

Eine **farbkodierte Duplexsonografie (FKDS)** gibt genauen Aufschluss über eine vorhandene pAVK und die Lokalisation von Gefäßeinengungen oder -verschlüssen. Im Fall eines nicht aussagekräftigen Befunds oder eines Fontaine-Stadiums > II (➤ Kap. 5.4.1) können eine **kontrastmittelverstärkte MR-Angiografie** oder eine **intraarterielle digitale Substraktionsangiografie (DSA)** diagnostische Alternativen darstellen.

Gängig ist die Klassifikation der pAVK nach den Fontaine-Stadien und Rutherford-Kategorien (DGA 2024, ➤ Kap. 5.4.1).

6.5.3 Radiologische Diagnostik

Durch eine Röntgenuntersuchung sind Skelettveränderungen und Knochenbrüche nachweisbar. Radiologische Diagnostik der Fußstatik: Nativ-Röntgen in zwei Ebenen und seitliche Belastungsaufnahme, ggf. Knochenszintigrafie (NMR), MRT mit Beurteilung von Skelett und Weichteilen des Fußes.

Die Verlaufsstadien der **diabetischen Neuro-Osteoarthropathie (DNOAP)** lassen sich nach Levin wie folgt unterteilen:

- **Stadium I** (akutes Stadium): Fuß gerötet, geschwollen, überwärmt (ggf. im Röntgenbild noch kein sichtbarer Befund)
- **Stadium II:** Knochen und Gelenkveränderungen, Frakturen
- **Stadium III:** Fußdeformität: ggf. Plattfuß, später Wiegefuß durch Frakturen und Gelenkzerstörungen
- **Stadium IV:** zusätzlich plantare Fußläsionen

6

6.5.4 Labor

Zudem gibt es eine Reihe von Laboruntersuchungen, mit denen ergänzende Ergebnisse über die Stoffwechselsituation, Entzündungszeichen und eventuelle Risikofaktoren zu erhalten sind, z. B. HbA1c, BSG, CRP, Leukozyten, Blutzucker-Tagesprofil, Kreatinin und Harnsäure, Cholesterin mit HDL, LDL und Triglyceriden.

Mikrobiologische Diagnostik: Wundabstrich (z. B. bei systemischer Infektion zur Antibiogrammbestimmung, ➤ Kap. 3.1.2); ggf. Schuppendiagnostik bei Verdacht auf Pilzbefall (➤ Kap. 1.3.2), Gewebeproben aus tiefen Wundregionen verbessern die Aussagekraft.

6.6 Therapie

Primäre Therapieziele sind die Sicherung oder Wiederherstellung der Lebensqualität des Patienten sowie die Vermeidung von Komplikationen. Die Definition dieser Therapieziele steht jeder Behandlung voran. Die Füße von Menschen mit Diabetes mellitus sollten mindestens einmal jährlich ärztlich untersucht werden. In spezialisierten Diabeteszentren liegt die Rate an Majoramputationen durch die Zusammenarbeit der Berufsgruppen nach einheitlichen Standards bei 3,1 %, in nicht spezialisierten Einrichtungen hingegen bei 10–20 % (DDG 2020).

Die Behandlung der dem Fußulkus zugrunde liegenden Ursachen, also die sogenannte **Kausaltherapie,** ist die Voraussetzung für eine erfolgreiche Abheilung. Zum einen ist die ausreichende Durchblutung sicherzustellen, zum anderen eine Komplettentlastung des betroffenen Fußes zu erzielen. Die Therapie orientiert sich an der **IRAS-Regel:** Infektsanierung, Revaskularisation, Amputation und Schulung. Eine Weiterentwicklung ist das **IRBESA-PP-Konzept,** wobei das Akronym IRBESA-PP für Infektionsmanagement, Revaskularisation, Begleiterkrankungen, Entlastung, stadiengerechte (indikationsbezogene) Wundversorgung, (Grenzzonen-)Amputation, Physiotherapie und psychosoziale Unterstützung sowie Präventionsmaßnahmen inklusive podologischer Therapie steht. Dieses interprofessionelle und strukturierte Behandlungskonzept kann als eine Art Checkliste dienen, die alle Aspekte in der Therapie von Menschen mit DFS beinhaltet (➤ Tab. 6.6).

„Nach dem Ulkus ist vor dem Ulkus." Denn auch wenn ein DFU abgeheilt ist und keine Amputation erforderlich war, handelt es sich nicht um eine Heilung im eigentlichen Sinn. Gemäß Studienlage ist nach Abheilung eines DFU mit einem Rezidiv bei etwa 30 % im ersten Jahr, 50 % nach 3 Jahren und 70 % nach 10 Jahren zu rechnen (DDG 2023).

Stoffwechsel optimieren

Eine wichtige kausaltherapeutische Maßnahme ist die Optimierung des Blutzuckers,

Tab. 6.6 IRBESA-PP-Konzept (modifiziert nach Eckard 2019 und Eckard, Engels 2023)

Aspekte		Zu klärende Fragen	Eventuell beteiligte Berufsgruppen
I	**I**nfektionsmanagement	Liegt eine Infektion vor? Falls ja, sollte der Schweregrad klassifiziert werden	Mikrobiologe, Hygieniker
R	**R**evaskularisation	Ist die Durchblutung hinreichend gut?	Angiologe, interventioneller Radiologe, Gefäßchirurg
B	**B**egleiterkrankungen	Welche Begleitmaßnahmen sind erforderlich?	Diabetologe, Nephrologe, Kardiologe, Dermatologe, Psychologe
E	**E**ntlastung	Wie ist eine suffiziente Entlastung **24/7** sichergestellt? Sind operative Maßnahmen zur Entlastung zu erwägen?	Orthopädischuhtechniker, Orthopädietechniker, Fußchirurg, Podologe
S	**S**tadiengerechte (indikationsbezogene) Wundbehandlung	Wie ist die kompetente lokale Versorgung inklusive regelmäßiger Débridements sichergestellt?	Pflegerische und ärztliche Wundexperten, Diabetologe, Chirurg/plastischer Chirurg
A	(Grenzzonen-)**A**mputation	Zweitmeinung angeboten? „Shared Decision"?	Fußchirurg, Gefäßchirurg, plastischer Chirurg
P	**P**hysiotherapie und **p**sychosoziale Unterstützung	Findet Physiotherapie statt? Was an konkretem Support ist nötig?	Physiotherapeut, Ergotherapeut, Psychologe, Sozialarbeiter
P	**P**rävention inkl. **Podo**logie	Finden regelmäßig podologische Therapie sowie Schulung statt?	Patient, Angehörige und **alle** Leistungserbringer, Podologe

d. h. regelmäßige Stoffwechselkontrollen und die Therapie von internistischen Begleiterkrankungen. Laut AWMF-S3-Leitlinie Therapie des Typ-1-Diabetes (DDG 2023a) sollte der HbA1c-Wert bei diesem Typ unterhalb < 7,5 % liegen, solange keine problematischen Hypoglykämien auftreten. Zudem wird empfohlen, dass bei Menschen mit Typ-1-Diabetes ein individueller HbA1c-Zielwert vereinbart werden soll, wobei u. a. folgende Faktoren abzuwägen sind:

- Risiko für Hypo- und Hyperglykämien und deren Folgen
- Erwartbare Risikoreduktion hinsichtlich diabetesbedingter Akut- und Folgekomplikationen
- Patientenpräferenz und Möglichkeiten des Patienten zur Therapieadhärenz
- Bestehende diabetesassoziierte Folgeerkrankungen oder Komorbiditäten
- Alter und Lebenserwartung sowie Erkrankungsdauer

Bei Menschen mit Typ-2-Diabetes sollen ebenfalls individualisierte Therapieziele für den HbA1c vereinbart werden. Dabei sind diverse Aspekte gemäß ➤ Abb. 6.26 zu berücksichtigen (BÄK et al. 2023).

Operative Maßnahmen

Die Therapie kann operative Maßnahmen beinhalten, z. B. eine Revaskularisation in Form von Bypass oder Gefäßdilatation durch eine PTA (perkutane transluminale Angioplastie) bei einer pAVK, Hallux-valgus-OP, bei Krallenzehen (➤ Abb. 6.27)

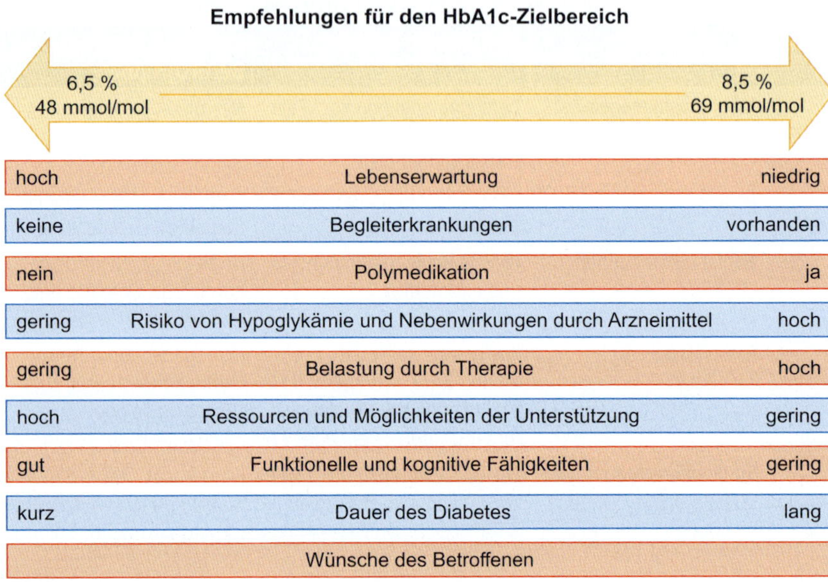

Abb. 6.26 Der HbA1c-Wert wird von verschiedenen Faktoren beeinflusst, die bei dessen Einstellung entsprechend berücksichtigt werden müssen [L143]

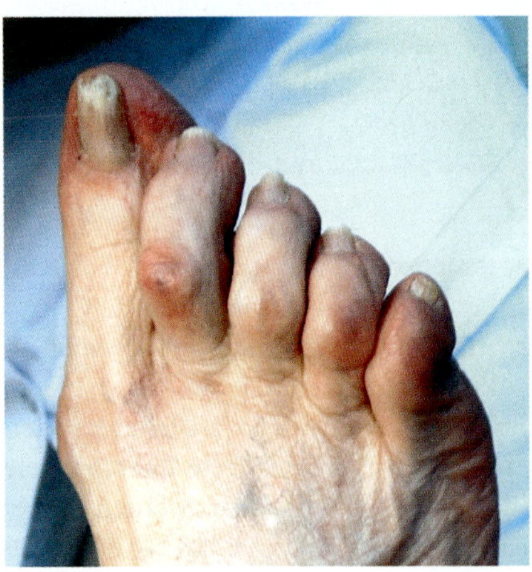

Abb. 6.27 Krallenzehen mit Druckstellen [M291]

bzw. Fußdeformitäten im Zehenbereich eine perkutane Beugesehnendurchtrennung (Tenotomie) zur Korrektur der Fehlstellung, Resektion des Mittelfußknochens, eventuelle Minor- oder Majoramputationen und großflächiges chirurgisches Wunddébridement (➤ Kap. 2.1.2). Die oft kritisierte sogenannte Salamitaktik beschreibt wiederholte Nachresektionen in immer höheren Regionen des Fußes, da die Wundheilung aufgrund einer mangelnden Beachtung der Durchblutungssituation ausbleibt. Daher ist zuerst immer die Durchblutung sicherzustellen und einige Tage später ggf. eine sogenannte Minor- oder Grenzzonenamputation durchzuführen. Mit Grenzzone wird genau die Region beschrieben, in der die Durchblutung gerade eben noch ausreichend ist, sodass eine Abheilung der gesetzten Wunde erwartet werden darf.

Die Indikationsstellung für eine Operation ist umsichtig abzuwägen. Es kann bei einer Revaskularisation auch zur Überschwemmung mit totem Material und zur Sepsis kommen. Bei geplanten Amputationen ist grundsätzlich immer eine ärztliche Zweitmeinung einzuholen, da solch ein Eingriff eine enorme Einschränkung der Lebensqualität des Patienten bedeutet und weitreiche Folgeprobleme mit sich bringt.

- **Indikationen für Minoramputationen:** offenes Gelenk, freiliegender Knochen mit Zeichen einer Osteitis, feuchte Gangrän oder trockene Nekrose.

- **Indikationen für Majoramputationen:** Wenn eine bestehende, distale Infektion aufsteigt und sich trotz aller Gegenmaßnahmen weiter ausbreitet; verminderte Durchblutung, die zum Absterben von Muskelgewebe und damit auch zur Bedrohung anderer Organfunktionen führt; therapieresistenter und vom Patienten nicht mehr auszuhaltender Ruheschmerz.

Wenn Verdacht auf eine diabetische Neuro-Osteoarthropathie (Charcotfuß bzw. Charcot-Neuro-Ostearthropathie, CNO) besteht, ist eine komplette Druckentlastung und Ruhigstellung (z. B. Vollkontaktgips [Total Contact Cast, TCC], individuell angefertigte [Rahmen-]Orthese [➤ Kap. 6.6], Druckentlastung) des betroffenen Fußes zu gewährleisten. Nach Behandlung der ulkusauslösenden Ursachen beschleunigen lokale Maßnahmen der symptomatischen Therapie, u. a. eine indikationsbezogene Wundversorgung, den Heilungsprozess.

Druckentlastung

Oberstes Prinzip zur erfolgreichen Behandlung des DFS ist die weitestgehende Druckentlastung des betroffenen Fußes. Viele der druckentlastenden Maßnahmen schränken allerdings maßgeblich die Selbstständigkeit des Betroffenen ein, der seinen Alltag eigenständig gestalten möchte. Daher ist die Entscheidung für eine solche Maßnahme immer individuell unter Abwägung von Risiko und Nutzen sowie orientiert an den Bedürfnissen des Patienten zu treffen. In der Therapie ergänzen konservative Maßnahmen wie eine angepasste Hilfsmittelversorgung zur sogenannten äußeren Entlastung die operativen Eingriffe, welche zur inneren Entlastung durch beispielsweise dauerhafte Beseitigung innerer Druckpunkte führen. Erst dann können weiterführende therapeutische Maßnahmen greifen. Hierzu gehören eine individuell angepasste Wundversorgung, eine Druckminderung durch Rollstuhl, Unterarmgehstützen oder ggf. Bettruhe sowie adäquates Schuhwerk. Dazu zählen orthopädische Schuhe ggf. mit entsprechenden Einlagen, Interimsschuhe (z. B. VACOpaso® Free), Langzeitverbandschuhe (z. B. WCS® Light Geschlossener Langzeitverbandschuh), Therapieschuhe (mit versteiften Sohlen, Einlagesystemen und Abrollhilfen), orthetische Vakuum-Stütz-Systeme (z. B. VACO®ped Diabetic, AIRCAST® Diabetic Pneumatic Walker), Vollkontaktgips in Zweischalentechnik (TCC) oder orthetische Versorgungen, z. B. Zweischalenorthese sowie nach Unter- bzw. Oberschenkelamputation das Anpassen einer Prothese. Für alle diese Versorgungsarten gilt, dass immer auf einen Absatzausgleich am anderen Fuß geachtet werden muss.

Verbandschuhe sind in den meisten Fällen die erste Versorgungsoption, wenn es darum geht, mit einem Verband mobil zu sein. Sie sorgen allerdings nicht für eine Druckentlastung. Verbandschuhe sind serienmäßig konfektioniert, leicht, günstig, waschbar, hautfreundlich und bieten ausreichend Platz für Verbandmaterialien. Zudem haben einige Modelle (z. B. Modell Erfurt oder Leipzig) Platz für Einlagen bzw. Bettungen und sind damit individuell zurichtbar. Verbandschuhe eignen sich nur für die kurzzeitige Anwendung in der akuten Phase als temporäre Versorgung. Bei einigen Modellen kann die Einlage herausgenommen und durch eine Einlage mit individuell zurichtbaren Aussparungen – je nach Wundlokalisation – ersetzt werden. Solche Einlagen sind grundsätzlich mehrlagig, wobei die oberste Schicht durchgängig ist. Beispiele für solche Schuhe und passende zurichtbare Einlagen zeigt ➤ Abb. 6.28.

Das System LIGASANO® PLANTAFIT besteht aus zwei fußförmigen Platten aus Polyurethan(PUR)-Schaum, die auf die jeweilige Schuhgröße angepasst und in den Verbandschuh eingelegt werden können.

6

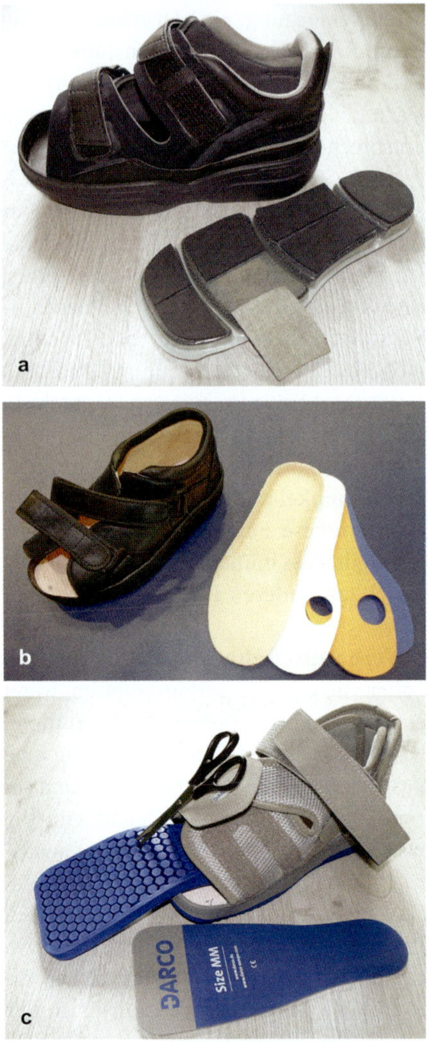

Abb. 6.28 Beispiele für Verbandschuhe: a) VACOpaso Free® mit individuell herausnehmbaren Elementen der Einlage. b) WCS® Verband- und Wundtherapieschuh mit verschiedenen Einlegesohlen, die individuelle zugeschnitten werden können. c) Darco Relief Dual® Plus mit zuschneidbarer Einlegesohle PegContour® Insole Uni [M291]

Hinzu kommen zwei nierenförmige, kleinere Platten, um die mediale Fußwölbung zu stützen (➤ Abb. 6.29). Die untere Platte (2 cm) und die beiden kleineren Platten (2 cm und 1 cm) bestehen aus LIGASANO® orange, einem offenporigen, großporigen PUR-Schaum. Darüber wird der gemischt-

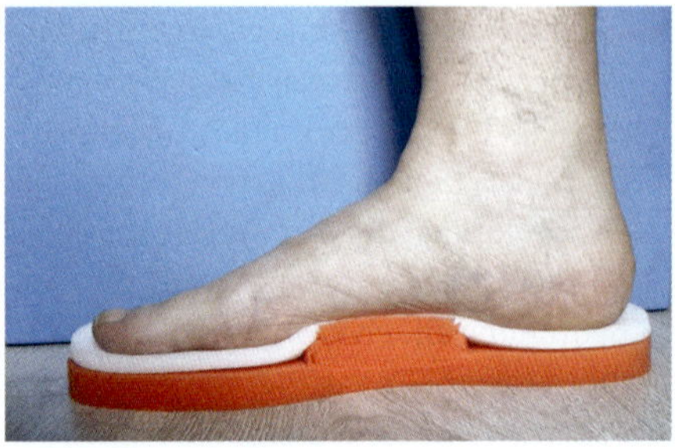

Abb. 6.29 LIGASANO®-PLANTAFIT-System [M291]

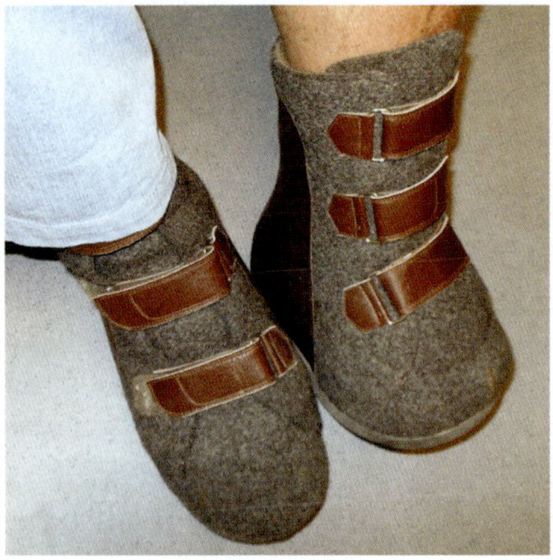

Abb. 6.30 Interimsschuhe [M291]

porige PUR-Schaum LIGASANO® weiß (1 cm) geklebt. Dieses System ermöglicht eine Druckverteilung und ist als Verbandmittel verordnungs- und erstattungsfähig.

Interimsschuhe, auch **Therapieschuhe** genannt, sind maßangefertigte, leichte, meist textile orthopädische Schuhe mit hohem gepolsterten Schaft für den vorübergehenden Einsatz, die über seine stabile Sohle und eine individuelle mit 3 cm dicke Fußbettung verfügen (➤ Abb. 6.30). Sie werden über einen Sonderleisten hergestellt, wenn ein Verbandschuh aufgrund Fuß-/Zehenfehlstellung nicht möglich ist.

CAVE!

Ein **Vorfußentlastungsschuh** sollte nicht zum Einsatz kommen! Dieser Schuh hat im Vorfußbereich eine Aussparung, über die der Fuß nicht abgerollt werden kann. Trotzdem versuchen Patienten, damit „normal" zu gehen, und belasten so den Vorfußbereich permanent. Auch eine Gangschulung schafft in solchen Fällen selten Abhilfe, da der Patient aufgrund des verminderten Schmerzempfindens nicht bemerkt, wenn er etwas falsch macht. Das unsichere Gangbild aufgrund der Neuropathie wird noch verstärkt. Dadurch erhöht sich das Sturzrisiko. Aus dem Vorfußentlastungsschuh wird somit ein Vorfußbelastungsschuh!

Der Goldstandard in der Versorgung des DFU ist der **Total Contact Cast (TCC),** beispielsweise in Zweischalentechnik (➤ Abb. 6.31). Dies ist ein kniehoher Vollkontaktgips, der die Druckbelastung individuell auf unbetroffene Fußflächen verteilt. Der TCC ist permanent Tag und Nacht zu tragen. Optimal sind Versorgungen, die keine eigenständige komplette Abnahme ermöglichen, d. h., der Gips umschließt oberhalb der Wade das Bein. Darunter ist ein Teil abnehmbar, um Bein und Fuß auf Druckstellen begutachten und die Wunde versorgen zu können. Je nach Wundsituation wird dabei regelmäßig die Polsterung, die eine Entlastung im Gipsbett gewährleistet, neu adaptiert. Manchmal fällt es Patienten schwer, den sperrigen TCC zu akzeptieren. Auch hier sind eine Gangschulung ggf. mit weiteren Hilfsmitteln (z. B. Unterarmgehstützen) sowie alltagstaugliche Anleitungen für den Betroffenen hilfreich. Die signifikanten Abheilungsraten unter Anwendung des TCC gewährleisten zudem letztendlich eine

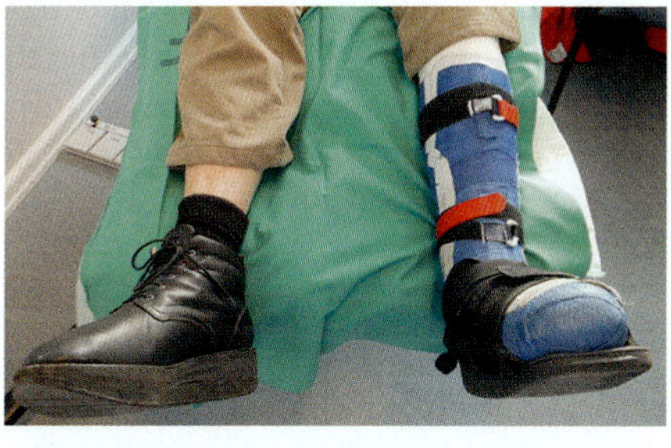

Abb. 6.31 Total Contact Cast in Zweischalentechnik (Vollkontaktgips), Absatzausgleich auf der anderen Seite [M291]

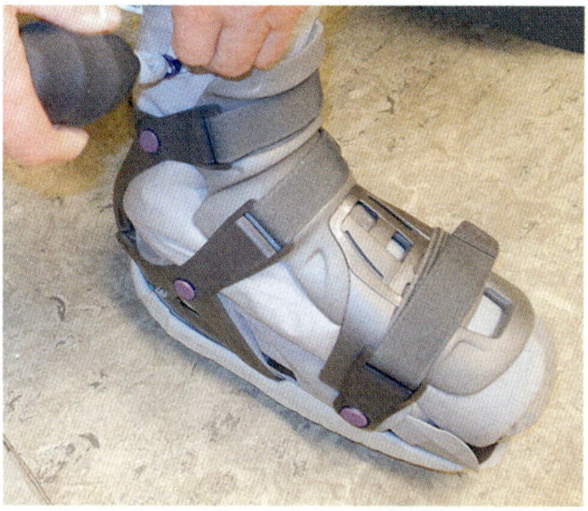

Abb. 6.32 Selbstanlage des VACO®ped-Diabetic-Schuhs und Erzeugung des Vakuums mit Handpumpe [M291]

Steigerung der Lebensqualität. Der TCC erfordert einen Antrag bei der Krankenkasse.

Eine Alternative zum TCC sind orthetische Versorgungen, Walker oder sogenannte orthetische Vakuum-Stützsysteme. Verbreitete Produkte sind z. B. der VACO®ped Diabetic oder der AIRCAST® AIRSELECT™ ELITE. Bei diesen Versorgungen passt sich ein Vakuumkissen der Fußform und der Deformität entsprechend an und verteilt somit den Druck am Fuß gleichmäßig (➤ Abb. 6.32). Diese Produkte sind als Hilfsmittel zugelassen.

Eine neuere, effektive Methode ist die Druckentlastung durch einen distanzpolsternden Verband, das sogenannte **Filzen.** Dies ermöglicht ein geschütztes Gehen durch Distanzpolster. Hierfür werden selbstklebende Filzplatten (z. B. Cellona®) zur Entlastung des polyneuropathischen Ulkus (Mal perforans) individuell zurechtgeschnitten und mit Fixierklebevlies appliziert (➤ Abb. 6.33). Dies gewährleistet eine permanente Druckentlastung, auch wenn der Betroffene ohne entlastendes Schuhwerk nur barfuß bzw. auf Socken durch die Wohnung geht. Bei dieser Versorgungsform ist auf ausreichend große Schuhe zu achten.

Nach abgeheilten Verletzungen ist eine **Gangschulung** zum sachgerechten Tragen von druckentlastendem orthopädischen Schuhwerk und zur Vermeidung von Stür-

6

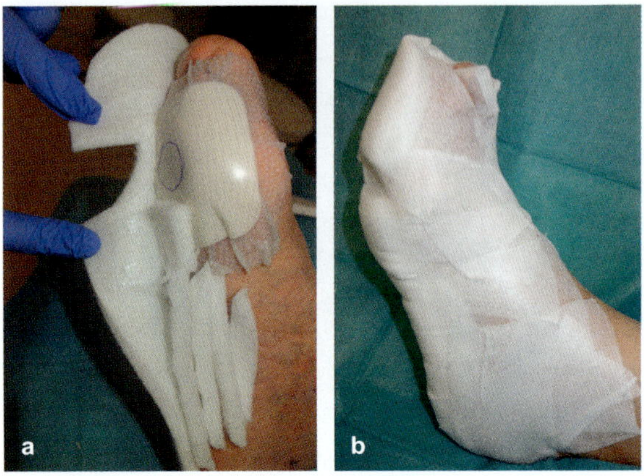

Abb. 6.33 a) Anlage einer Filzdistanzpolsterung. b) Fixierung der Filzdistanzpolsterung [M291]

zen unerlässlich. Patienten haben aufgrund von Sensibilitätsstörungen und -verlusten einen unsicheren Gang und Stand. Eine begleitende physiotherapeutische Behandlung inkl. Anleitung für selbstständiges Training verbessert die Gelenkbeweglichkeit und trägt zur Erhaltung der Muskelkraft bei.

Bei allen Schuhversorgungen sollte die bestmögliche alltagstaugliche Mobilität gewährleistet sein.

CAVE!

Die zu versorgenden Menschen haben ein vermindertes oder kein Schmerzempfinden. Dies bedeutet, dass das Bewusstsein für das permanente Tragen der verordneten Schuhversorgung eingeschränkt ist: „Die Verordnung abnehmbarer Hilfsmittel verordnet die Abnahme" (zit. nach Dr. Gerald Engels, Facharzt für Chirurgie, zertifizierter Fußchirurg [GFFC] Köln).

TIPP

Bei jeder Schuhversorgung inklusive TCC, Orthesen ist zu beachten, dass am anderen Fuß ein Höhenausgleich gewährleistet wird. Entsprechende Anfertigungen stellen Orthopädieschuhtechniker her.

Aktuelle Entwicklungen wie Schuh- und Einlagensysteme mit Drucksensoren und App-basierte Feedbacksysteme können zukünftig eine wertvolle Unterstützung sein. Aufgrund der meist unvermeidbaren Beeinträchtigung im Bewegungsumfang sollten unterstützend physio- und ergotherapeutische Maßnahmen erfolgen. Hierbei steht ein bestmöglicher Mobilitätserhalt trotz effektiver Entlastung im Fokus (DDG 2023).

Hautpflege und -schutz

Typische Auswirkung der autonomen Neuropathie ist eine verminderte Schweißproduktion bis hin zur Anhidrose, die zu einer trockenen und rissigen Haut führt. Eine besondere Bedeutung hat also die regelmäßige, mindestens tägliche Hautpflege. Die Füße benötigen Hautmittel auf Wasser-in-Öl-Basis mit Feuchthaltefaktoren wie Harnstoff (Urea), Glycerin oder Milchsäure, die schnell einziehen. Die speziellen Eigenschaften des Harnstoffs unterstützen die Hautpflege, insbesondere bei Hornhaut, Hyperkeratosen, Einrissen, Rhagaden und Fissuren. Der häufig auftretende Juckreiz und das Infektionsrisiko vermindern sich unter Harnstoffanwendung ebenfalls. Urea gehört zur Gruppe der NMF, der natürlich feucht haltenden Faktoren, denn er hat die Eigenschaft, Wasser in der Haut zu binden. In der oberen Hautschicht (Stratum corneum) führt Harnstoff zu einer Einlagerung von Wasser nicht nur in den Zellen, sondern auch in den Zellzwischenräumen. Die Elastizität und Festigkeit der Haut erhöht sich, was das Eindringen von Bakterien erschwert. **Cave:** Zehenzwischenräume nicht eincremen, um Mazeration und Pilzbefall zu vermeiden.

Pilzinfektionen sind nach ärztlicher Anordnung mit lokalen Antimykotika zu behandeln. Dabei ist zu beachten, dass das Antimykotikum nur so gut ist wie der jeweilige Anwender, der es korrekt nutzt. Betroffene und Angehörige sind über folgende Dinge aufzuklären:

- Strümpfe täglich wechseln und bei mind. 60 °C waschen; dies gilt auch für benutzte Handtücher. Alternativ können bei kälteren Temperaturen geeignete Hygienewaschmittel genutzt werden.
- Schuhe täglich nach dem Tragen wischdesinfizieren.
- Nagelpflege-Utensilien, z. B. Feile, jedes Mal wischdesinfizieren.

Zur **Vorbeugung von Mazerationen** im Zwischenzehenbereich eignen sich transparente Hautschutzmittel auf Acrylat-Copolymer-Basis (➤ Kap. 1.3.4). Diese können nur wirksam werden, wenn sie antrocknen. Daher sollten die Zehen während der Antrocknung (ca. 30 Sekunden) auseinandergehalten werden. **Cave:** vor Applikation Pilzbefall ausschließen!

TIPP

Zum Schutz vor Druck und Feuchtigkeit wie Schweiß und Wundexsudat, aber auch vor Pilzbefall oder bei bereits bestehenden kleinen Ulzerationen lässt sich ein gemischtporiger, individuell zugeschnittener Polyurethanschaum (LIGASANO® weiß), z. B. in den Zehenzwischenräumen, aber auch als Schutz eines polyneuropathischen Ulkus der Ferse oder der Knöchel verwenden (➤ Abb. 6.34).
Damit sich in den Zehenzwischenräumen – etwa durch Aneinanderreiben der Zehen – keine Ulzerationen ausbilden oder um Pilzbefall zu vermeiden, empfiehlt es sich, kleine Kompressenstreifen einzeln einzulegen. Die Kompresse sollte dabei nicht schlangenförmig durch die Zehenzwischenräume geführt werden, da dies die Zehen unphysiologisch nach vorne und hinten schiebt und Fehlstellungen unterstützt.

Wundversorgung

Die IWGDF (2023) hat Bereiche des Fußes definiert, für die das höchste Risiko für Ulzerationen besteht (➤ Abb. 6.35).

Infektion

Patienten mit einer diabetischen Neuropathie haben meist ein herabgesetztes Temperatur- und Schmerzempfinden (LOPS). Daher bilden sich Ulzerationen oft unbemerkt aus und werden bagatellisiert. Diese „Verschleppung" birgt das Risiko einer Keimansiedlung bis hin zur Ausbildung einer Infektion. Das Risiko bzw. die Schwere von Fußinfektionen wird mit der der IDSA-/IWGDF Einteilung als nicht infiziert, milde, mäßig oder schwer eingeschätzt (➤ Kap. 6.4). Bei Verdacht auf oder bei einer bereits diagnostizierten Wundinfektion finden zeitgemäße Anti-

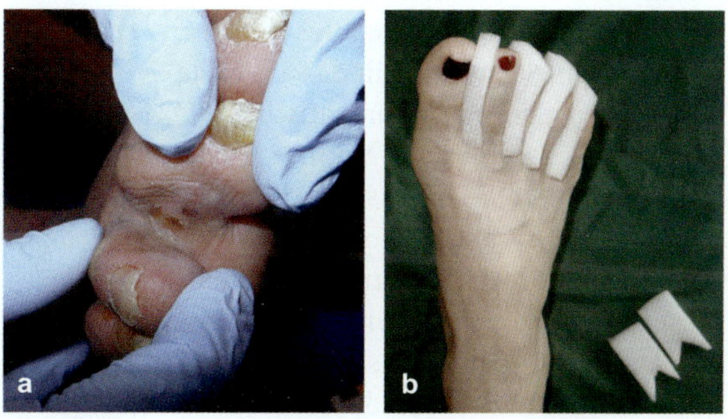

Abb. 6.34 a) Ulzerationen in den Zehenzwischenräumen. b) Schutz der Zehenzwischenräume durch eingelegten PUR-Schaum (Ligasano® weiß) [M291]

6

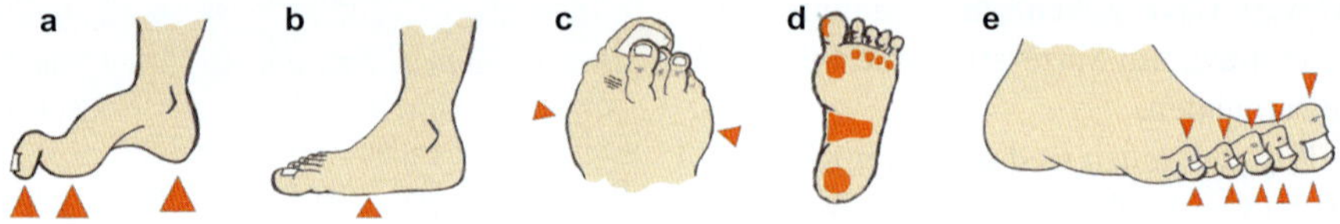

Abb. 6.35 Durch Ulzerationen besonders gefährdete Bereiche am Fuß bei Menschen mit Diabetes mellitus [O453]

septika Anwendung (➤ Kap. 2.1.1). Neben diesen flüssigen bzw. halbfesten Wundantiseptika stehen moderne Wundauflagen mit Silber oder Polihexanid (PHMB) sowie keimbindende hydrophobe Wundauflagen (➤ Kap. 2.2.2) zur Verfügung. Zusätzlich erfolgt bei systemischer Infektion eine systemische Antibiotikatherapie nach Antibiogrammbestimmung. Eine nicht klinisch infizierte Wunde sollte nicht mit Antibiotika behandelt werden. Es gelten die Regeln der Antibiotic Stewardship (ABS): die richtige Indikation, das richtige Medikament (gezielte kulturgesteuerte Gabe), die richtige Applikationsform, die richtige Dosis. Menschen, die wiederkehrende Fußinfektionen haben und wiederholt Antibiotika erhalten, sollten einen Antibiotika-Pass führen.

Débridement und Wundversorgung

Ein weiteres Augenmerk liegt auf der lokalen Wundsituation. Grundsätzlich steht das Débridement der Behandlung des neuropathischen DFU voran. Zunächst wird per Débridement (➤ Kap. 2.1.2) die Wunde von avitalem Gewebe und Belägen gereinigt sowie Hyperkeratosen im Bereich von Wundrand und -umgebung entfernt. Als Ausnahmekriterium gilt das arterielle oder gemischt arteriell-neuropatische DFU mit vorliegender trockener Nekrose. Solche Nekrosen sind erst im Anschluss an eine erfolgreiche Revaskularisation oder zur Entlastung akuter Infektionen zu entfernen. Sie dürfen keinesfalls vor einem solchen Eingriff angeweicht werden. Bis dahin sind nur trockene Verbandwechsel durchzuführen!

Bei nicht infizierten Wunden erfolgt die Wundreinigung mit sterilen, wirkstofffreien Lösungen oder konservierten Wundspüllösungen.

Nach ausführlicher Wundreinigung folgt eine indikationsbezogene Wundversorgung (➤ Kap. 2.2). Diese zielt generell auf die Schaffung eines feucht-warmen Wundmilieus mit adäquater Exsudatkontrolle ab (IWGDF 2023, DGfW 2023). Als Standard gelten feinporige Polyurethanschaumverbände. Diese sind für Wunden mit mittlerer Exsudation und für solche mit wenig Exsudat als sogenannte Lite-Variante gut geeignet. Aufgrund der trockenen, rissigen Haut sind Produkte ohne Klebeflächen oder ggf. mit hautfreundlicher Silikonbeschichtung zu erwägen. Eine Fixierung erfolgt z. B. durch elastische Schlauchverbände. **Cave:** Keinen Druck auf die Zehen durch abschließende Drehungen provozieren! Bei Nutzung elastischer Mullbinden oder selbsthaftender Fixierbinden ist darauf zu achten, dass keine Einschnürungen entstehen.

Wenn bei nicht infizierten DFU unter Standardtherapie nach 2 Wochen keine Heilungsfortschritte erkennbar sind, ist zu erwägen, Sucrose-Octasulfat-haltige Verbandmittel (UrgoStart®) einzusetzen (IWGDF 2023, DGfW 2023; ➤ Kap. 2.2.1).

CAVE!

Beim DFU ist der **Einsatz von Hydrokolloidverbänden** (➤ Kap. 2.2.3) nicht grundsätzlich kontraindiziert, jedoch kritisch zu sehen. Maßgeblich sind immer die Herstellerangaben. Allerdings erfordern die mit der Grunderkrankung Diabetes mellitus häufig verbundenen Probleme wie verminderte Immunabwehr, erhöhtes Infektionsrisiko, Durchblutungsstörung,

Polyneuropathie, Hautmykosen sowie trockene, rissige Haut mit teilweise tiefen Rhagaden den differenzierten Einsatz dieser Wundauflagen. Als generelle Kontraindikationen gelten klinisch infizierte Wunden, freiliegendes Muskel-, Sehnen- oder Knochengewebe sowie ischämische Ulzera, speziell die arterielle Verschlusskrankheit im Stadium IV. Wie oben ausgeführt, bemerken Patienten mit einer Polyneuropathie Entzündungszeichen häufig nicht. Dementsprechend kann sich insbesondere bei diesen Wundauflagen aufgrund eines schlechteren Gasaustauschs und längerer Wechselintervalle unbemerkt eine Infektion ausbilden. Daher ist unbedingt eine engmaschige Beobachtung angeraten. Die zusätzliche Reizung durch die Hydrokolloidklebeflächen kann die oben beschriebenen Hautprobleme weiter verstärken.

Podologische Therapie

Als Therapie von Fußschädigungen, die infolge eines Diabetes mellitus entstanden sind, gelten podologische Maßnahmen als verordnungsfähige Heilmittel (➤ Kap. 14.1.2). Infolge der Änderung der Heilmittelrichtlinie vom 1. Juli 2020 ist eine podologische Therapie auch bei Menschen ohne Diabetes mellitus verordnungs- und erstattungsfähig, wenn diese Symptome haben, die mit denen des DFS vergleichbar sind, z. B. Schädigungen infolge einer sensiblen oder sensomotorischen Neuropathie oder eines Querschnittsyndroms.

Die podologische Therapie ist alle 4–6 Wochen verordnungs- und erstattungsfähig. Ein Anrecht auf diese Therapie besteht bei Menschen mit einem DFS, die ohne entsprechende Behandlung durch gravierende Folgeschädigungen der Füße wie Entzündungen und Wundheilungsstörungen gefährdet wären. Liegt beim Betroffenen eine Neuro- und/oder Angiopathie ohne Hautdefekt, d. h. ohne Hautulkus (Wagner-Stadium 0), vor, ist die Verordnung zulässig. Die Behandlung von Hautdefekten und Entzündungen (Wagner-Stadium 1–5, ➤ Tab. 6.4) sowie von eingewachsenen Zehennägeln gilt als ärztliche Leistung. Zur podologischen Therapie gehören u. a. eine Fuß-, Nagel-, Hautinspektion und -pflege, die Behandlung krankhaft verdickter und eingewachsener Zehennägel und das Abtragen von Hyperkeratosen.

Diverse Faktoren gelten als Indikationen für die Einleitung einer podologischen Therapie bei Menschen mit Diabetes mellitus. Hierzu gehören fortbestehende Druckstellen, Fußdeformitäten, Zustand nach einer Ulkusanamnese im Zusammenhang mit einer sensorischen Neuropathie und/oder einer pAVK. Auch wenn der Patient eine Sehschwäche hat oder gar erblindet ist oder weitere körperliche Behinderungen eine Eigenbehandlung einschränken bis unmöglich machen, ist auf jeden Fall die Hinzuziehung eines Podologen angeraten.

Ziel der podologischen Therapie ist die Wiederherstellung, Verbesserung und Erhaltung der physiologischen Funktion von Haut und Zehennägeln an den Füßen bei Patienten mit DFS. Als verordnungsfähiges Heilmittel beinhaltet die podologische Therapie hierfür folgende Maßnahmen (➤ Abb. 6.36):

- **Hornhautentfernung:** Verdickte Hornhaut ist abzutragen, um Hautschädigungen wie Fissuren, Ulzera und Entzündungen vorzubeugen. Hierbei erfolgen eine Schälung und ein Schleifen der Haut mit verschiedenen Techniken und Methoden.

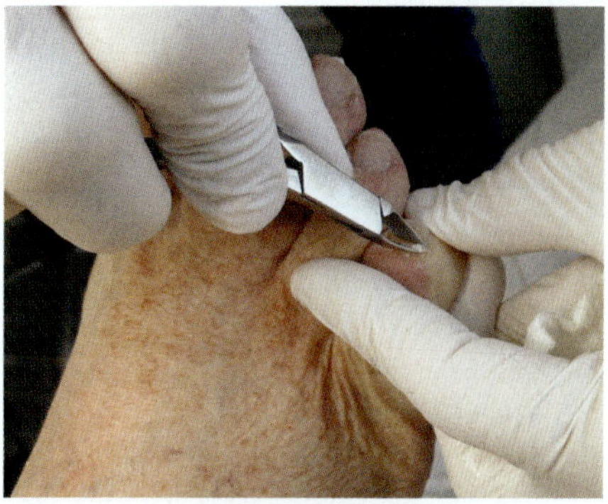

Abb. 6.36 Podologische Therapie [M291]

- **Nagelbearbeitung durch Kürzen und Feilen der Zehennägel:** Bei der Pflege der Zehennägel sind abnorme Nagelausprägungen verletzungsfrei zu beseitigen, um drohende Schäden an Nagelbett und Nagelwall vorzubeugen. Dies erfolgt durch spezifische Techniken wie Schneiden, Schleifen und/oder Fräsen.

Tritt an einem Fuß mit bereits vorliegenden Hautdefekten und Entzündungen im Bereich Wagner-Stadium 1–5 zusätzlich eine geschlossene Fehlbeschwielung (Wagner-Stadium 0) auf (➤ Tab. 6.4), darf diese ebenfalls durch einen Podologen behandelt werden. Jede Folgeverordnung der podologischen Therapie setzt die erneute störungsbildabhängige Erhebung des aktuellen Fußbefunds voraus, der auf dem Verordnungsvordruck anzugeben ist.

Die Heilmittelrichtlinie definiert die Verordnungsrichtlinien der gesetzlichen Krankenversicherung (GKV) für Heilmittel und ist in § 92 SGB V verankert. Diese Richtlinie gilt somit auch für die podologische Therapie. Sie wird als Heilmittel ärztlich verordnet auf dem Formular 13. Es wird empfohlen, bei Betroffenen regelmäßig Fuß-, Nagel-, Hautpflege sowie die Behandlung krankhaft verdickter Zehennägel durchzuführen. Zudem werden Nägel behandelt, die dazu neigen, in die Haut einzuwachsen. Darüber hinaus erfolgen eine Inspektion sowie das Abtragen der Hornhaut. Diese Behandlung ist regelmäßig – alle 4–6 Wochen – zu wiederholen.

Zur Verordnung von Podologie siehe ✚ 3_Standards Wundzentrum Hamburg e. V., 08_Abrechnungsfähige Heilmittelverordnung für podologische Therapie

Kontaktadressen Podologie

Verband Deutscher Podologen (VDP) e.V., info@verband-deutscher-podologen.de, www.verband-deutscher-podologen.de
Deutscher Verband für Podologie (ZFD) e.V., info@podo-deutschland.de, www.podo-deutschland.de

Diabetesberater

Diabetesberater können Betroffenen und ihren Angehörigen durch Schulungen und allgemeine Informationen zu diesem Krankheitsbild eine wertvolle Unterstützung bieten. Zudem beraten sie zur diabetesgerechten Ernährungsweise und überwachen therapeutische Maßnahmen. Sie befähigen Betroffene, Risikofaktoren und Anzeichen, die der Entwicklung eines DFS vorausgehen, zu erkennen, und motivieren zu regelmäßigen Arztbesuchen. Sie beraten zu regelmäßiger, selbstständiger Blutzuckermessung, der täglichen Selbstuntersuchung der Füße sowie der Inspektion und Austastung der Schuhe vor dem Anziehen und vermitteln Wissen über eine sachgerechte, verletzungsfreie Fußpflege und zu einer angepassten Ernährung.

Interdisziplinäre und interprofessionelle Zusammenarbeit

Eine erfolgreiche Therapie setzt ein interprofessionelles und interdisziplinäres Zusammenwirken aller an der Versorgung beteiligten Berufsgruppen voraus. Hierzu gehören u. a. Diabetologen, Angiologen, Phlebologen, Internisten, Gefäßchirurgen, Dermatologen, Diabetesberater, Ernährungsberater, Podologen, Physiotherapeuten, Orthopädie-Schuhtechniker, Wundpflegefachkräfte und Apotheker. Einrichtungen wie Fußambulanzen, die nach der Deutschen Diabetes Gesellschaft (DDG) zertifiziert sind, sind eine gute Anlaufstelle und auf der Homepage der DDG (www.ddg.info/behandlung-leitlinien/zertifizierte-praxen-/-kliniken) zu finden.

In Deutschland gibt es eine Vielzahl von spezialisierten diabetischen Fußnetzen/-zentren, diabetologischen Schwerpunktpraxen, diabetischen Fußsprechstunden und Diabetesambulanzen. Eine frühzeitige Überweisung kann die Therapie durch den

Einsatz spezialisierter Fachkräfte optimieren und beugt der nachhaltigen Verschlimmerung des Krankheitsbilds vor. Unter spezialisierter Behandlung gibt es deutlich weniger Majoramputationen, weniger stationäre Aufenthalte und weniger Komplikationen. Die Stationen der Versorgung laufen optimalerweise ohne Versorgungsbrüche ab. Hierfür ist ein enger Austausch innerhalb des Versorgungsteams die beste Voraussetzung. Gemeinsame Standards helfen, widersprüchlichen Aussagen, entgegengesetzten Therapiemaßnahmen oder gar Versorgungsbrüchen vorzubeugen.

6_Patienten- und Angehörigenbroschüren, 01_Patientenbroschüre Fußgesundheit bei Diabetes mellitus

KAPITEL

7 Ernährung und Wunden

Essen ist Lebensqualität. Ernährung ist die Grundlage für die Energiegewinnung, die Regulation von Stoffwechselprozessen und den Aufbau von Körpergewebe. Sie ist außerdem Voraussetzung für Wachstum, Aufrechterhalten der Zellfunktionen, Synthese und Ersatz von körpereigenen Stoffen. Leitlinien weisen darauf hin, dass eine optimale Ernährung die Wundheilung unterstützt, die Immunkompetenz stärkt und dadurch das Infektionsrisiko senkt.

Aus diesen Gründen sollte sich die Nahrung ausgewogen aus den als Makronährstoffen bezeichneten Kohlenhydraten, Fetten und Proteinen sowie den als Mikronährstoffen zusammengefassten Mineralstoffen, Vitaminen, Ballaststoffen und Spurenelementen zusammensetzen. Zusätzlich benötigt der menschliche Körper Wasser.

Ein Ungleichgewicht dieser für den menschlichen Organismus wichtigen Stoffe, die sogenannte Malnutrition, kann die Wundheilung negativ beeinflussen.

Nachfolgend aufgeführte Referenzwerte basieren auf den Angaben der Gesellschaften für Ernährung in Deutschland (DGE), Österreich (ÖGE) und der Schweiz (SGE) von 2020 sowie der DGE und ÖGE 2025.

7.1 Makronährstoffe

7.1.1 Kohlenhydrate

Für den menschlichen Körper sind Kohlenhydrate die wichtigste Energiequelle und sollten mehr als 50 % der täglichen Nahrung ausmachen. Insbesondere die Zellproliferation ist ein sehr energiefordernder Prozess. Kohlenhydrate kommen in der Nahrung als Einfach-, Zweifach-, Mehrfach- bis hin zum Vielfachzucker (Mono-, Di-, Oligo- und Polysaccharide) vor.

Wichtige Monosaccharide sind z. B. Glukose und Fruktose. Glukose ist u. a. wesentlich für die Funktion des zentralen Nervensystems, der Nebennieren und der roten Blutkörperchen. Maltose und Laktose zählen zu den Disacchariden.

Besonders zu nennen sind zudem Vielfachzucker wie Ballaststoffe und Stärke. Ein Großteil der Ballaststoffe reguliert die Darmtätigkeit. Mit Zucker gesüßte Lebensmittel wie Süßigkeiten, Gebäck und Softdrinks enthalten unnötige Kalorien und erhöhen das Kariesrisiko. Zudem sind sie meist nährstoffarm und sättigen nur kurz. Da Einfachzucker im Darm sofort resorbiert und ins Blut aufgenommen werden, erhöhen sie den Blutzuckerspiegel unmittelbar, aber nur kurzzeitig. Sie lösen dadurch Heißhunger aus.

Da bei polysaccharidhaltigen Lebensmitteln, z. B. Vollkornprodukten, der Blutzuckerspiegel nur langsam, aber nachhaltig ansteigt, sind diese den Monosacchariden vorzuziehen. Das Sättigungsgefühl hält länger an und extreme Blutzuckerspitzen werden vermieden.

Empfehlenswerte Lieferanten für Kohlenhydrate sind z. B. Obst, Gemüse, Hülsenfrüchte, Kartoffeln und Vollkornprodukte. Diese Lebensmittel liefern zudem wichtige Vitamine, Mineralstoffe und Ballaststoffe.

7.1.2 Fette

Fette sind der zweitwichtigste Energielieferant im menschlichen Körper und sollten 30 % der täglichen Nahrung ausmachen. Sie dienen als Energiespeicher (Depotfett) und bieten einen Wärme- und Kälteschutz. Fette sind ein lebenswichtiger Bestandteil der Zellmembran und Zellorganellen (vor allem im Nervensystem zu finden). Auch stellen sie eine Schutzfunktion vor mechanischen Einflüssen dar. Zudem sind Fette Träger von Geschmacksstoffen sowie von essenziellen Fettsäuren und fettlöslichen Vitaminen (E, D, K, A), die für die Wundheilung benötigt werden.

Essenzielle Fettsäuren sind mit der Nahrung zuzuführen, da sie nicht vom Körper hergestellt werden können. Je nach Kettenlänge und Sättigungsgrad werden Fettsäuren in gesättigt, einfach ungesättigt oder mehrfach ungesättigt unterschieden. Letztere wirken sich in mehrfacher Hinsicht positiv auf den Körper aus: z. B. Senkung des Cholesterolspiegels, Blutdruckregulation, Beeinflussung des Immunsystems und von Entzündungsreaktionen. Sie dienen zudem der Infektabwehr, der Aufrechterhaltung der Kreislauftätigkeit und dem Strukturaufbau einiger Organe.

Beispielsweise wirken die mehrfach ungesättigten Omega-3- und Omega-6-Fettsäuren gefäßerweiternd und entzündungshemmend. Bei einer Unterversorgung mit solchen essenziellen Fettsäuren kann es z. B. zu Wachstumsstörungen, einer gestörten Wundheilung oder zu Hautveränderungen kommen. Ungesättigte Fettsäuren, vor allem pflanzliche Fette wie Oliven-, Lein- und Erdnussöl, haben eine positive Wirkung auf die Blutfette und sind den gesättigten Fettsäuren tierischer Fette, die das Risiko von Herz-Kreislauf-Erkrankungen erhöhen, vorzuziehen.

7.1.3 Proteine (Eiweiße)

Proteine sollten 8–10 % der täglichen Nahrung ausmachen und sind Voraussetzung für zahlreiche körpereigene Prozesse, so auch für den Aufbau von Muskulatur und Stütz- bzw. Kollagengewebe. Proteine bestehen aus einer Kette von Bausteinen, den Aminosäuren. Es gibt verschiedene Proteingruppen, die sich der Körper aus den Aminosäuren aufbaut: Hormone (z. B. Insulin, Wachstumshormon) regulieren verschiedene Stoffwechselprozesse wie den Glukosestoffwechsel. Strukturproteine (z. B. Kollagen, Keratin, Elastin) sind am Aufbau von Haaren, Haut, Nägeln und Bindegewebe beteiligt. Schutzproteine wie Fibrinogen, Immunoglobuline und Thrombin spielen eine wichtige Rolle bei der Blutgerinnung und Körperabwehr. Einige Eiweiße haben wichtige Transportfunktionen wie Hämoglobin, Lipoprotein und Transferrin, die Sauerstoff, Fette und Eisen transportieren. Das Transportprotein Albumin kann Wasser binden und reguliert den Flüssigkeitsanteil in den Blutgefäßen. Ein Albuminmangel kann zu Eiweißmangelödemen (➤ Kap. 7.5.3) führen. Auch Enzyme gehören zur Gruppe der Proteine, die als Biokatalysatoren agieren. Besonders hervorzuheben sind essenzielle Aminosäuren, z. B. Arginin, die nicht selbstständig vom Körper synthetisiert werden können und durch die Nahrung zugeführt werden müssen. Sie sind wichtig für das Immunsystem, indem sie u. a. die Synthese von T-Helferzellen und Lymphozyten stimulieren. Arginin ist darüber hinaus wesentlich für den Kollagenaufbau und die Produktion von Wachstumshormonen und damit ein ausschlaggebender Faktor in der Wundheilung. Gute Eiweißlieferanten sind Milch, Milchprodukte, Eier, Fleisch, Fisch, Hülsenfrüchte (z. B. Soja, Linsen und Erbsen), Kartoffeln und Getreide.

7.2 Mikronährstoffe

7.2.1 Vitamine

Vitamine sind essenzielle Nährstoffe, die der Körper nicht selbst produziert und die deshalb regelmäßig mit der Nahrung zugeführt werden müssen. Es gibt fettlösliche (Vitamine E, D, K, A) und wasserlösliche Vitamine, die unterschiedlich lange Speicherzeiten im Körper haben. Vitamine sind Grundlage für wichtige Stoffwechselvorgänge und fördern die Kollagenbildung (Vitamine A und C, ➤ Tab. 7.1). Eine ungenügende Zufuhr kann zu schweren Mangelerscheinungen und sogar zu einer akuten Lebensbedrohung führen. Größere Wunden verursachen überdurchschnittliche Verluste durch Wundexsudat. Hinzu kommt die Ausscheidung wasserlöslicher Vitamine über den Urin. Ein Mangel an Vitamin C erhöht die Infektanfälligkeit, erschwert die Wundheilung und kann zu Blutungen der Haut, Muskulatur, Schleimhäute und inneren Organe sowie zu Zahnausfall führen.

7.2.2 Mineralstoffe

Mineralstoffe sind ebenfalls essenzielle Nährstoffe und spielen eine wichtige Rolle bei der Immunabwehr und Wundheilung. Sie regulieren den Wasser- sowie den Säure-Basen-Haushalt, liefern Elektrolyte, z. B. Kalium, Kalzium, Magnesium, Natrium

Tab. 7.1 Einige Vitamine im Überblick und ihre Bedeutung für den Körper

Vitamin	Wird benötigt für …	Vorkommen	Bedarf*
C (Ascorbinsäure)	Aufbau von Knochen, Zähnen, Bindegewebe (Kollagensynthese), Wassertransport, Infektabwehr	Obst und Gemüse: z. B. Paprika, Zitrusfrüchte, Brokkoli, Fenchel, Spinat	Mann: 110 mg/Tag Frau: 95 mg/Tag
A (Retinol)	Entwicklung von Zellen und Geweben, wichtig für die Augen und die Immunfunktion	Retinol ist nur in tierischen Lebensmitteln enthalten: z. B. Leber, Fisch und Käse Provitamin-A-Carotinoide (werden in Retinol umgewandelt) sind in pflanzlichen Lebensmitteln enthalten: z. B. Paprika, Karotten, Aprikosen, grünes Blattgemüse	Mann: 0,85 mg/Tag Frau: 0,7 mg/Tag
K	Blutgerinnung und Knochenstoffwechsel	Zum Beispiel grünes Gemüse, wie Spinat, Grünkohl, Brokkoli, Milch und Milchprodukte, Fleisch, Eier, Getreide	Mann: < 51 Jahre 70 µg/Tag > 51 Jahre 80 µg/Tag Frau: < 51 Jahre 60 µg/Tag > 51 Jahre 65 µg/Tag
D	Kalziumaufnahme und Knochenhärtung, Steigerung der Muskelkraft	Hauptsichtlich über die körpereigene Bildung in der Haut unter Sonnenlicht Nur gering in Lebensmitteln enthalten, z. B. in Fettfischen wie Hering und Makrele, Eiern, einigen Pilzen	Bei fehlender endogener Synthese 20 µg/Tag

* Werte lt. DGE, www.dge.de/wissenschaft/referenzwerte

Tab. 7.2 Einige Mineralstoffe im Überblick und ihre Bedeutung für den Körper

Mineralstoff	Wird benötigt für ...	Vorkommen	Bedarf*
Chlorid	Regulation von Blutdruck, Wasser-, Elektrolyt- und Säure-Basen-Haushalt	Speisesalz sowie verarbeitete Lebensmittel, z. B. Brot, Käse, Wurstwaren, Fischkonserven	Erwachsene: 2.300 mg/Tag
Kalium	Regulation von Blutdruck, Wasser-, Elektrolyt- und Säure-Basen-Haushalt, Muskel- und Herzfunktion	Einige Mehlsorten (Dinkel- und Roggenmehl), Nüsse, Gemüse und Obst wie Aprikosen, Bananen, Karotten, Kohlrabi, Tomaten	Erwachsene: 4.000 mg/Tag
Kalzium	Knochen- und Zahnaufbau, Nervensystem, Muskulatur, Blutgerinnung und Zellwandstabilität	Milch und Milchprodukte, grünes Gemüse, z. B. Brokkoli, Grünkohl, Rucola sowie Samen und Nüsse	Erwachsene: 1.000 mg/Tag
Magnesium	Energie- und Knochenstoffwechsel, Reizübertragung und Muskelkontraktion	Vollkornprodukte, Hülsenfrüchte, grünes Blattgemüse, Nüsse, Samen, Fisch und Meeresfrüchte	Mann: 350 mg/Tag Frau: 300 mg/Tag
Natrium	Regulation von Blutdruck, Wasser-, Säure-Basen-Haushalt und Reizweiterleitung	Speisesalz und fast alle Lebensmittel, z. B. Brot, Käse, Wurstwaren, Fischkonserven **Cave:** Eine zu hohe Natriumzufuhr kann das Risiko für Bluthochdruck erhöhen	Erwachsene: 1.500 mg/Tag

* Werte lt. DGE, www.dge.de/wissenschaft/referenzwerte

und steuern den osmotischen Druck in den Körperflüssigkeiten (➤ Tab. 7.2). Krankheitszustände, z. B. Durchfall, können zu akuten Verlusten führen, die einen schnellen Ausgleich mit Mineralstoffen notwendig machen.

7.2.3 Spurenelemente

Spurenelemente wie Jod, Mangan, Selen oder Zink werden zur optimalen Aufnahme der Makronährstoffe Kohlenhydrate, Fett und Protein benötigt. Sie verbessern die Angiogenese, die postoperative Narbenbildung und sind in allen Wundheilungsphasen wichtig (➤ Tab. 7.3). Insbesondere Zink spielt in der Eiweißsynthese eine bedeutende Rolle.

7.2.4 Ballaststoffe

Ballaststoffe gewinnt der Körper aus pflanzlicher Nahrung. Sie sind selbst unverdaulich, haben aber positive Auswirkungen auf die Verdauung. Zudem haben Ballaststoffe schützende Effekte auf Herz-Kreislauf-Erkrankungen, Diabetes mellitus Typ 2, Adipositas, Bluthochdruck, Dickdarm- und Brustkrebs und senken das Mortalitätsrisiko. Typische Lieferanten sind Vollkornprodukte, Nüsse, Samen, Hülsenfrüchte, Steinpilze, Pfifferlinge, Gemüse und Obst, z. B. Artischocken, Paprika, Birnen, Rhabarber und Beeren.

Tab. 7.3 Einige Spurenelemente im Überblick und ihre Bedeutung für den Körper*

Mineralstoff	Wird benötigt für …	Vorkommen	Bedarf
Eisen (wichtiger Baustein des Hämoglobins)	Blutbildung, Sauerstofftransport, Kollagensynthese	Vollkornprodukte, Fleisch, Gemüse, Hülsenfrüchte	Mann: 11 mg/Tag Frau: vor Menopause: 16 mg/Tag nach Menopause: 14 mg/Tag
Jod	Energiestoffwechsel, Regulation der Körpertemperatur, Zellteilung und -wachstum	Jodiertes Speisesalz, Seefisch, ggf. Milch und Eier	Mann: < 51 Jahre: 200 µg/Tag > 51 Jahre: 180 µg/Tag Frau: 150 µg/Tag
Kalzium	Knochen- und Zahnaufbau, Nervensystem, Muskulatur, Blutgerinnung und Zellwandstabilität	Milch und Milchprodukte, grünes Gemüse, z. B. Brokkoli, Grünkohl, Rucola sowie Samen und Nüsse	Erwachsene: 1.000 mg/Tag
Mangan	Aufbau und Erhalt von Knorpel und Knochen	Grünes Gemüse, Tee, Haferflocken	Erwachsene: 2–5 mg/Tag
Selen	Immunsystem, Regulation der Schilddrüsenhormone, als Baustein für Spermien	Fleisch, Fisch, Eier	Mann: 70 µg/Tag Frau: 60 µg/Tag
Zink	Zellwachstum, Wundheilung, Immunsystem	Fleisch, Geflügel, Eier, Milchprodukte, Hülsenfrüchte, Vollkornprodukte und Nüsse	Mann: 11–16 mg/Tag Frau: 7–10 mg/Tag

* Werte lt. DGE, www.dge.de/wissenschaft/referenzwerte

7.3 Gesteigerter Bedarf bei Wunden

Eine Wunde belastet den Energie- und Nährstoffhaushalt des Körpers in besonderer Weise. Daher ist eine ausgewogene und individuell angepasste Ernährung wesentlicher Bestandteil einer jeden Wundbehandlung. Bei der Wundheilung findet ein aufwendiger Wiederherstellungsprozess statt, der viel Energie und Zellbaumaterial verbraucht. Die Nahrung dient zur Bereitstellung dieser benötigten Ressourcen und ist somit ein wesentlicher Faktor für einen erfolgreichen, komplikationsarmen Heilungsprozess. So kann der Ernährungszustand bei ungenügender Nährstoffzufuhr die Abheilung negativ beeinflussen und z. B. das Auftreten eines Dekubitus beschleunigen.

Der Stoffwechsel wird in zwei Kategorien von Vorgängen unterteilt: Es gibt die abbauenden, sogenannten **katabolen** Reaktionen, welche durch den Abbau von chemisch komplexen Nahrungsstoffen zu einfacheren Stoffen Energie liefern, und die aufbauenden, sogenannten **anabolen** Reaktionen, welche unter Energieverbrauch körpereigene Stoffe aus einfachen Bausteinen aufbauen.

In der ersten Phase der Wundheilung, der **Reinigungsphase,** findet eine katabole (Eiweißabbau) Autolyse statt, d. h. eine Selbstreinigung der Wunde durch Ausschwemmung. Leukozyten wie u. a. Makrophagen sind die Hauptakteure beim Abbau von Zelltrümmern, Bakterien, Abfallprodukten und Belägen.

Die zweite Phase, die **Proliferations-** oder **Granulationsphase,** wird durch eine

anabole (Aufbaustoffwechsel) Stoffwechselumstellung eingeleitet. Durch Einwanderung von Fibroblasten erfolgt der Aufbau von Kollagengewebe. Rot gekörntes, gut durchblutetes Granulationsgewebe wird sichtbar. Es kommt zur Intensivierung der Eiweißsynthese in den Körperzellen, speziell der Albuminsynthese in der Leber. Die Muskelkraft wird durch diesen anabolen Eiweißeinbau verstärkt. Aus den Nährstoffen nimmt der Körper vermehrt Proteine auf, wodurch sich das Hungergefühl steigert. Die anabole Umstellung des Stoffwechsels ist die Grundvoraussetzung für eine optimale Wundheilung. Daraus wird deutlich, dass der Organismus während dieser Phase eine speziell optimierte Nahrung benötigt, um eine Wundheilung zu erreichen und zu fördern.

Erst dann kann die dritte Phase der Wundheilung, die **Epithelisierung,** einsetzen. Die „gut ernährte Wunde“ beginnt nun, sich vom Wundrand her langsam zuzuziehen, also zu epithelisieren. Mit Beendigung dieses Prozesses ist die Wundheilung abgeschlossen.

7

7.3.1 Energie und Energiebedarf

Der Körper gewinnt Energie hauptsächlich aus Kohlenhydraten, Fetten, Proteinen und Alkohol. Er benötigt Energie für alle Funktionen, Bewegungen und den Stoffwechsel. Energie wird in den Einheiten Kalorie (kcal) und Joule (J) angegeben (1 kcal = 4,184 kJ und 1 kJ = 0,239 kcal). Es wird unterschieden zwischen dem **Ruheenergieverbrauch (Grundumsatz)** und dem **Energieverbrauch für körperliche Aktivität.** Dieser variiert von Mensch zu Mensch und hängt vom der individuellen Gestaltung des Alltags ab.

Bei einem gesunden Erwachsenen mittleren Alters wird ein täglicher Grundumsatz (GU) mit 24 kcal/kg Körpergewicht/Tag berechnet. Der Grundumsatz ist u. a. abhängig von Geschlecht, Körpergröße und -gewicht, Klima, Stress, Hormonen und Lebensalter. Zudem unterliegt er Schwankungen. Insbesondere Einflüsse wie Fieber, Schwangerschaft, Schilddrüsenüberfunktion oder Muskelaufbau durch Leistungssport steigern den Grundumsatz.

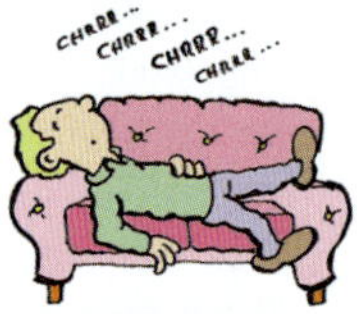

Durch körperliche Aktivität steigt die Stoffwechselleistung an, der Grundumsatz muss dann entsprechend erhöht werden. Bei sehr anstrengendem körperlichem Einsatz kann dies eine Erhöhung bis zu 60 % bedeuten.

Berechnung des Energiebedarfs

Grundumsatz (BMR) × körperliche Aktivität (PAL) = Energieumsatz (TEE)

Der Grundumsatz (GU auch Basal Metabolic Rate, BMR) multipliziert mit der körperlichen Aktivität (Physical Activity Level, PAL) ergibt den Energieumsatz (Total Energy Expenditure, TEE). Die PAL-Werte sind dabei abhängig von der Arbeitsschwere und dem Freizeitverhalten (➤ Tab. 7.4).

Individuelle Anpassungen dieser Werte erfolgen bei Abweichungen vom Normbereich, vor allem bei Übergewicht und bei geringer körperlicher Aktivität. Wichtigster Orientierungswert ist dabei das aktuelle Körpergewicht.

Folgende Krankheitsbilder und Symptome können den Energiebedarf erhöhen:

- Bettlägerigkeit: 25–30 kcal/kg Körpergewicht/Tag
- Tumoren, Dekubitus, andere Wunden: 30–35 kcal/kg Körpergewicht/Tag
- Polytraumen, hochgradige Verbrennungen: 35–40 kcal/kg Körpergewicht/Tag

Tab. 7.4 PAL-Werte in Abhängigkeit von Arbeitsschwere und Freizeitverhalten

Arbeitsschwere und Freizeitverhalten	PAL	Beispiele
Ausschließlich sitzende oder liegende Lebensweise 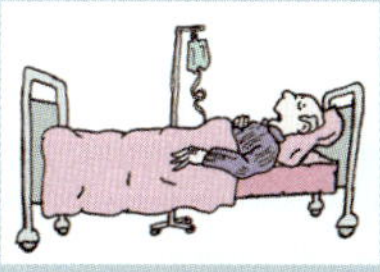	1,2	Alte, gebrechliche Menschen, z. B. bettlägerige Senioren
Ausschließlich sitzende Tätigkeit mit wenig oder keiner anstrengenden Freizeitaktivität 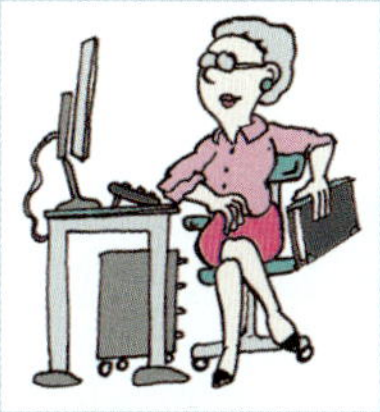	1,4–1,5	Büroangestellte, Feinmechaniker
Sitzende Tätigkeit, zeitweilig auch zusätzlicher Energieaufwand für gehende und stehende Tätigkeiten 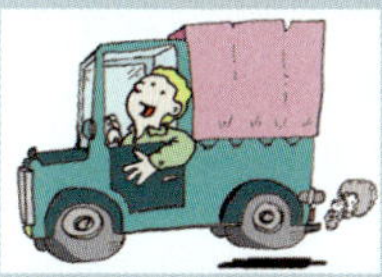	1,6–1,7	Laboranten, Kraftfahrer, Studierende, Fließbandarbeiter
Überwiegend gehende und stehende Tätigkeit 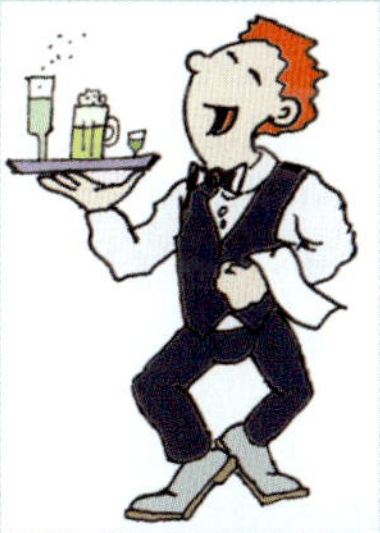	1,8–1,9	Verkäufer, Kellner, Mechaniker, Handwerker
Körperlich anstrengende berufliche Arbeit 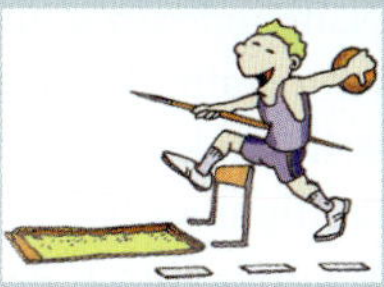	2,0–2,4	Bauarbeiter, Landwirte, Waldarbeiter, Bergarbeiter, Leistungssportler

Diese Angaben sind allerdings nur Pauschalwerte. Eine genauere **Berechnungsmethode des Grundumsatzes GU** (BMR) bietet die Erfassung nach der **Harris-Benedict-Formel,** die wiederum anhand von Gewichtsmessungen auf Richtigkeit überprüft werden muss. Das Ergebnis wird in Kilokalorien (kcal) berechnet.

Beispiel Männer:

GU (kcal/24h) = 66,5 + (13,8 × Gewicht in kg) + (5 × Größe in cm) − (6,8 × Alter in Jahren)

Beispiel eines Mannes mit 76 kg, einer Größe von 176 cm und 74 Jahren:

GU (kal/24h) = 66,5 + (13,8 × 76) + (5 × 176) − (6,8 × 74) = 1492,10 kcal

Beispiel Frauen:

GU (kcal/24h) = 655 + (9,6 × Gewicht in kg) + (1,8 × Größe in cm) − (4,7 × Alter in Jahren)

Beispiel einer Frau mit 66 kg, einer Größe von 161 cm und 80 Jahren:

GU (kcal/24h) = 655 + (9,6 × 66) + (1,8 × 161) − (4,7 × 80) = 1202,4 kcal

Die Harris-Benedict-Formel beschreibt lediglich den Grundumsatz. Ergänzend hierzu sollten die sogenannten bedarfssteigernden Faktoren Aktivität oder Stress in die Berechnung mit einfließen (➤ Tab. 7.5). Gewählt wird der jeweils prominentere Aspekt.

Tab. 7.5 Aktivitäts- und Stressgrad und der Einflussfaktor auf den Grundumsatz

Aktivitätsgrad	Aktivitätsfaktor
Bettlägerig	GU × 1,2
Teilmobil	GU × 1,25
Mobil	GU × 1,3
Stressgrad	**Stressfaktor**
Komplikationslos	GU × 1,0
Frakturen großer Knochen	GU × 1,15–1,3
Kleine Operation	GU × 1,2
Wunde/Dekubitalulkus < 50 cm² in Abhängigkeit von Tiefe/Taschenbildung	GU × 1,3–1,5
Wunde/Dekubitalulkus > 50 cm² in Abhängigkeit von Tiefe/Taschenbildung	GU × 1,5–1,9
Schwere Infektion/Trauma	GU × 1,1–1,3
Verbrennungen	GU × 1,2–2,0

Der Gesamtenergiebedarf berechnet sich aus GU × Aktivitätsfaktor und/oder Stressfaktor. Je nach Krankheitsbild wird immer der höhere Faktor herangezogen (Österreichische Arbeitsgemeinschaft für Klinische Ernährung 2008/2010).

7.3.2 Eiweißbedarf

Der Eiweißbedarf von Menschen mit Wunden ist erhöht. Gesunden Menschen < 65 Jahren wird eine Eiweißaufnahme von 0,8 g/kg Körpergewicht/Tag empfohlen (ab dem 65. Lebensjahr 1 g/kg Körpergewicht). Bei Patienten mit Dekubitus oder anderen Wunden, einer ausgeprägten Mangelernährung oder hochgradigen Verbrennungen liegt der Proteinbedarf bei 1,0–1,5 g/kg Körpergewicht/Tag. Proteine werden für die Vernarbung und somit zur Abheilung der Wunde benötigt. Je nach Grad der Wundexsudation können pro Tag bis zu 50 g Eiweiß über die Wunde verloren gehen.

7.3.3 Flüssigkeitsbedarf

Der Körper benötigt Wasser als Transport- und Lösungsmittel für Nährstoffe sowie zur Regulation der Körpertemperatur. Es ist in allen Zellen und Körperflüssigkeiten vorhanden und wird beständig über Nieren, Darm, Haut sowie die Lunge durch das Atmen ausgeschieden. Eine regelmäßige Wasserzufuhr ist daher für den Körper überlebenswichtig. Über die feste Nahrung, vor allem Gemüse und Obst, wird bereits ein Drittel des benötigten Wassers aufgenommen und durch Getränke mehr als die Hälfte. Der Flüssigkeitsbedarf beträgt bei einem herzgesunden Menschen, ausgehend vom Körpersollgewicht, ohne Flüssigkeitseinschränkung 30–40 ml/kg Körpergewicht/Tag. Diese Zahl gilt als Orientierungswert und leitet sich aus Empfehlungen der Deutschen Gesellschaft für Ernährung (DGE) ab. Diese Methode berechnet den gesamten Tagesflüssigkeitsbedarf. Um die Trinkflüssigkeitsmenge zu berechnen, sind von diesem Gesamtwert die Flüssigkeitsanteile der aufgenommenen Nahrung abzuziehen. Bei üblicher Nahrungszusammensetzung wird je zugeführter Kilokalorie angenommen, dass ca. 0,33 ml Flüssigkeit enthalten sind. Bei Sondenkost ist auf die Angaben der Hersteller zu achten.

Bei vermehrten Flüssigkeitsverlusten im Fall von Fieber, Erbrechen, Durchfall, starkem Schwitzen, großflächigen Wunden und Verbrennungen ist die verlorene Flüssigkeit entsprechend auszugleichen. Bestimmte Krankheitsbilder wie Niereninsuffizienz, Dialysetherapie, Herzinsuffizienz oder Ödeme können aber auch eine Flüssigkeitsrestriktion erfordern. Dies ist jeweils auf ärztliche Anordnung zu berücksichtigen und genau festzulegen.

Für die Wundheilung ist ausreichend Flüssigkeit erforderlich. Durch einen Flüssigkeitsmangel wird das Blut dickflüssiger, d. h., die Durchblutung wird schlechter, und so ist auch die Versorgung der Zellen mit Sauerstoff und Nährstoffen nicht ausreichend gewährleistet und die Wundheilung dadurch gestört.

Wird der Flüssigkeitsbedarf nicht gedeckt, kann es zu einer **Dehydratation** kommen. Kennzeichen einer drohenden oder bereits bestehenden Dehydratation sind trockene Mundschleimhäute, verminderter und konzentrierter Urin, schwacher und schneller Puls, in Falten abhebbare Haut und zunehmende Eintrübung. Üblicherweise führt eine Unterversorgung mit Flüssigkeit zu Schwindel, Schwäche und Blutdruckabfall. Dadurch steigt das Risiko von Verletzungen und Knochenbrüchen durch Stürze. Weitere physiologische Auswirkungen sind trockene Haut mit herabgesetzter Hautspannung und Elastizität, Elektrolytentgleisung mit begleitenden Krämpfen und Obstipation. Flüssigkeitsmangel kann weitere dramatische Folgen haben. Schwere Fälle von Austrocknung führen zu Kreislauf- und Organversagen und Bewusstlosigkeit bis zum Tod. Eine Ein- und Ausfuhrkontrolle, z. B. mittels eines Trinkplans, ist bei gefährdeten Patienten/Bewohnern deshalb empfehlenswert.

CAVE!

Alkohol ist zwar ein Energielieferant, aber auch ein Zellgift und trägt zur Entstehung vieler Krankheiten bei. Er beeinträchtigt die Aufmerksamkeit, reduziert die Reaktionszeit und vermindert die Koordination. Bei regelmäßigem Genuss entsteht eine Suchtgefahr. Zu viel Alkoholkonsum kann zu folgenschweren Nerven- und Organschäden führen, z. B. an Leber, Bauchspeicheldrüse und Herz. Zudem besteht ein erhöhtes Risiko für psychische Störungen und einige Krebserkrankungen.

7.4 Ernährungstherapie bei Wunden/Dekubitus

Wichtig ist bei bestehenden Wunden die Zufuhr von:

- Nährstoffen, die entscheidend am Aufbau von neuen Zellen und Kollagengewebe beteiligt sind, z. B. Proteine, Vitamin A, alle B-Vitamine, Vitamin C, Arginin, Zink und Eisen.
- Nährstoffen, die entzündlichen Reaktionen entgegenwirken und freie Radikale ausschalten können, z. B. Antioxidantien; generell ist die Zufuhr von Proteinen und Mikronährstoffen, z. B. Vitaminen der B-Gruppe, Vitamin C,

Arginin, Zink, Selen und weiteren Antioxidantien wie die Vitamine A und E notwendig.
- Flüssigkeit in ausreichender Menge, um Nährstoffe herbei- und Abfall-/Schlackenstoffe abzutransportieren; mögliche Flüssigkeitsverluste durch Wunden, Fieber etc. sind entsprechend auszugleichen.

Es gibt verschiedene Möglichkeiten, die benötigten Nährstoffe aufzunehmen:
- Über die tägliche Nahrung: Diese sollte sich zu 30 % aus Fetten, zu mehr als 50 % aus Kohlenhydraten und bis zu 10 % aus Proteinen zusammensetzen sowie erforderliche Vitamine, Mineralstoffe, Ballaststoffe und Spurenelemente enthalten.
- Durch Anreicherung von Speisen und Getränken mit gehaltvollen Lebensmitteln, z. B. Sahne, Butter, Öl, Nüsse oder mit Nährstoffkonzentraten wie Maltodextrin, Proteinpulver, Vitaminpräparaten oder anderen Nahrungsergänzungspulvern (vorzugsweise geschmacksneutral), die mit Mineralstoffen, Spurenelementen, Vitaminen sowie Kalorien angereichert sind und unter die gewohnten Speisen gerührt werden.
- Über extra angereicherte Zusatznahrung: u. a. Trinknahrung.
- Ggf. über Sondennahrung oder parenterale Ernährung.

Zusatznahrung fällt ins Arzneimittel- und Verbandbudget (➤ Kap. 14.1.2). Die Verordnung von Trink- und Sondennahrung ist gesetzlich geregelt und kann in bestimmten Fällen auch zulasten der gesetzlichen Krankenversicherung verordnet werden. Die Arzneimittel-Richtlinie (AM-RL) § 21 (2) definiert: „Enterale Ernährung ist bei fehlender oder eingeschränkter Fähigkeit zur ausreichenden normalen Ernährung verordnungsfähig, wenn eine Modifizierung der normalen Ernährung oder sonstige ärztliche, pflegerische oder ernährungstherapeutische Maßnahmen zur Verbesserung der Ernährungssituation nicht ausreichen. Enterale Ernährung und sonstige Maßnahmen zur Verbesserung der Ernährungssituation schließen einander nicht aus, sondern sind erforderlichenfalls miteinander zu kombinieren" (G-BA 2021, S. 18). Laut AM-RL § 23 sind Elementardiäten und Sondennahrung in Form von norm- oder hochkalorischen Standardprodukten (bilanzierten Diäten) **verordnungsfähig.** Hierzu zählen:
- „Produkte mit Anpassung für Niereninsuffiziente, altersadaptierte Produkte für Säuglinge und Kleinkinder,
- Elementardiäten (so genannte Trinknahrung) mit hochhydrolysierten Eiweißen oder Aminosäuremischungen für Säuglinge und Kleinkinder mit Kuhmilcheiweißallergie oder Patientinnen und Patienten mit multiplen Nahrungsmittelallergien,
- niedermolekulare oder speziell mit mittelkettigen Triglyzeriden (MCT-Fette) angereicherte Produkte bei Patienten mit dokumentierten Fettverwertungsstörungen oder Malassimilitationssyndromen (z. B. Kurzdarmsyndrom, AIDSassoziierten Diarrhöen, Mukoviszidose),
- defektspezifische Aminosäuremischungen (auch fett- und kohlenhydrathaltige Produkte) für Patientinnen und Patienten mit Phenylketonurie oder weiteren angeborenen Enzymdefekten, die mit speziellen Aminosäuremischungen behandelt werden,
- spezielle Produkte für die Behandlung von Patientinnen und Patienten mit seltenen angeborenen Defekten im Kohlenhydrat- oder Fettstoffwechsel (je nach Krankheitsbild auch kohlenhydrat- oder fettfreie Einzelsupplemente) sowie für weitere definierte diätpflichtige Erkrankungen und
- ketogene Diäten für Patientinnen und Patienten mit Epilepsien, wenn trotz optimierter antikonvulsiver Therapie eine ausreichende Anfallskontrolle nicht gelingt" (G-BA 2021, S. 19 f.).

Laut AM-RL §24 sind krankheitsadaptierte Spezialprodukte bei folgenden Indikationen **nicht verordnungsfähig:**
- „chronische Herz-Kreislauf- oder Ateminsuffizienz
- Dekubitusprophylaxe oder -behandlung
- Diabetes mellitus
- Geriatrie
- Stützung des Immunsystems
- Tumorpatienten" (G-BA 2021, S. 20)

CAVE!

Ernährung mit natürlichen Produkten ist der künstlichen Ernährung grundsätzlich vorzuziehen. Sie bietet nicht nur das gewohnte Gefühl des Essensgenusses und erhöht somit die Lebensqualität, sondern fordert auch den Darm stärker und fördert dort die Durchblutung.

Generell ist unterstützend immer eine individuell angepasste Ernährungsberatung hinzuzuziehen. Tagesdosierung und Zusammensetzung der einzelnen Präparate (z. B. Zinkgehalt, Eiweißanteil, Kalorien) hängen vom jeweiligen Wundstatus sowie den Begleiterkrankungen des Betroffenen ab. Zur gesicherten Diagnostik und adäquaten Therapie sind vorab Blutentnahmen durchzuführen. Allerdings kann eine noch so optimale Ernährung und bestmögliche Wundversorgung keinen Heilungserfolg bringen, wenn die Grundursachen der Entstehung nicht mitbehandelt und ausgeschaltet werden.

7.5 Malnutrition

Malnutrition, also eine Fehl- bzw. Mangelernährung, kann bei normal-, über- (zu hohe Energiezufuhr) und untergewichtigen (zu geringe Energiezufuhr) Menschen, z. B. bei Alkoholikern mit sehr einseitiger Ernährung, auftreten. Entscheidend ist, dass der Bestand der dem Körper zugeführten Nährstoffe aus dem Gleichgewicht geraten ist, d. h., es liegen Nährstoffdefizite trotz Normal- oder Übergewicht vor. Essenziell notwendige Stoffe wie Eiweiße, Fette und Mineralstoffe stehen dem Organismus nicht mehr in ausreichenden Mengen zur Verfügung. Mit zunehmendem Alter steigt das Risiko von Malnutrition. Die körperliche Bewegung wird weniger, und die Muskelmasse reduziert sich. Zudem verlangsamt sich die Stoffwechselleistung und die Fettmasse nimmt zu. Dies bedeutet, dass der Energiebedarf sinkt, aber der Vitamin- und Mineralstoffbedarf gleichbleibt. Die Nahrung muss somit bei geringerer Energiedichte mehr Vitamine und Mineralstoffe enthalten.

CAVE!

In der Anfangsphase einer Malnutrition sind Frühsymptome wie Antriebslosigkeit und Müdigkeit eher unspezifisch und werden oft als Demenz interpretiert.

7.5.1 Auftreten und Diagnostik

Leitlinien weisen darauf hin, dass eine optimale Ernährung die Wundheilung unterstützt, die Immunkompetenz stärkt und dadurch das Infektionsrisiko senkt.

Das frühzeitige Erkennen eines schlechten Ernährungszustands ist Voraussetzung für erfolgreiche Gegenmaßnahmen. Bei Verdacht auf eine Mangelernährung sind Möglichkeiten zur Nahrungsbeschaffung, -zubereitung und -aufnahme zu erfassen. Zur Vermeidung von Mangelernährung ist eine individuelle Unterstützung bei der Nahrungs-/Flüssigkeitsaufnahme unter Beachtung körperlicher sowie sozialer Hemmnisse zu gewährleisten. Zudem sollte ein Ernährungsberater hinzugezogen werden. Bei Patienten mit Diabetes mellitus ist eine optimierte Einstellung des Blutzuckerspiegels zur Förderung der Wundheilung notwendig. Verschiedene Analysemethoden stehen für die Bewertung des Ernährungszustands zur Verfügung. Bei Verdacht auf eine Mangelernährung erfolgt eine systematische Einschätzung. Für eine aussagekräftige Beurteilung sind immer mehrere Faktoren zu betrachten.

Laboruntersuchung

Dies ist die genaueste Art der Erfassung. Hierbei werden u. a. Parameter wie Albumin (Gesamteiweiß), Präalbumin, Kalium, Folsäure, Magnesium, Vitamin-B-Spiegel, Serumeisen, Serumzink, Cholesterin, Lymphozytenzahl, Elektrolyte, kleines Blutbild, Gerinnung und weitere Spurenelemente erfasst.

Screening

Durch ein Screening werden erste Anzeichen für einen Verdacht auf ein Bestehen oder das Risiko einer Mangelernährung identifiziert. Hierfür stehen verschiedene Screening-Instrumente zur Verfügung, z. B. **Mini Nutritional Assessment MNA™** der Firma Nestlé (⊞ *1_Assessmentinstrumente, Ernährung, 01_Nutritional Risk Screening NRS)* für den geriatrischen Bereich, **Nutritional Risk Screening NRS** (⊞ *1_Assessmentinstrumente, Ernährung, 02_Mini Nutritional Assessment MNA)* für den Krankenhausbereich, **Malnutrition Universal Screening Tool MUST** (⊞ *1_Assessmentinstrumente, Ernährung, 03_Malnutrition Universal Screening Tool MUST)* für die ambulante Versorgung, **Pflegerische Erfassung von Mangelernährung und deren Ursachen PEMU** (⊞ *1_Assessmentinstrumente, Ernährung, 04_Pflegerische Erfassung von Mangelernährung und deren Ursachen PEMU)* für die stationäre Langzeit-/Altenpflege (DNQP 2017b). Das DNQP legte 2017 in der Aktualisierung des Expertenstandards „Ernährungsmanagement zur Sicherstellung und Förderung der oralen Ernährung in der Pflege" generelle Kriterien zur Risikoerfassung von Mangelernährung fest (➤ Tab. 7.6).

Daneben gibt es noch weitere, eher unsichere Möglichkeiten der Identifizierung für eine drohende oder bestehende Mangelernährung.

Body-Mass-Index (BMI)

Der BMI kann Aufschluss über ein Unter-, Norm- oder Übergewicht geben. Allerdings

Tab. 7.6 Generelle Kriterien zur Risikoerfassung von Mangelernährung lt. DNQP (2017b)

Mögliches Kriterium von Mangelernährung	Anzeichen
Grobe Anzeichen für einen Nahrungs-/Flüssigkeitsmangel	• Unbeabsichtigter messbarer Gewichtsverlust: 5 % in 1–3 Monaten, 10 % in 6 Monaten • Subjektiver Eindruck des Ernährungszustands: z. B. zu weit gewordene Kleidung, vorstehende Knochen, eingefallene Wangen, tief liegende Augen • Zeichen, die mit einem Flüssigkeitsmangel in Verbindung gebracht werden könnten: konzentrierter Urin, trockene Schleimhäute, plötzliche Verwirrtheit
Auffällig geringe Ess-/Trinkmenge	• Beobachtung/Vermutung, dass angebotene Speisen/Getränke über einen Zeitraum von mehreren Tagen nicht oder nicht vollständig verzehrt werden, z. B. auffällige Essensreste, Trinkmenge weniger als 1.000 ml/Tag • Appetitmindernde schwere Erkrankungen/Behandlungen oder solche, die eine Nahrungskarenz erfordern, z. B. Operation, Medikamentennebenwirkung
Erhöhter Energie-, Nährstoff- und Flüssigkeitsbedarf bzw. jeweilige Verluste	• Schwere akute oder chronische Erkrankungen, Fieber, offene Wunden, erhöhte Mobilität und Hyperaktivität (z. B. bei Menschen mit Demenz), Stresssituationen, zu warme Umgebung (z. B. Sommerhitze), unzweckmäßige Kleidung • Nährstoffverluste durch Absorptions-/Digestionsstörungen, erhebliche Blutverluste

reicht dieses Instrument zur alleinigen Bewertung eines Ernährungszustands nicht aus. So ist es möglich, dass der BMI (insbesondere bei älteren Menschen) leicht über eine vorhandene Mangelernährung hinwegtäuscht, weil z. B. ein hoher Wasseranteil (Wassereinlagerungen, Eiweißmangelödem) im Körper eingelagert ist und der Mensch dadurch mehr wiegt. Für Patienten mit Kontrakturen, Deformitäten, starke Verkrümmungen der Wirbelsäule oder Amputationen ist diese Berechnungsmethode nicht aussagekräftig.

Werte von ≤ 19 stehen für Untergewicht, von 20–25 für Normalgewicht und von > 25 für Übergewicht. Mit zunehmendem Alter verschieben sich die Normbereiche. Die Grundsatzstellungnahme „Essen und Trinken im Alter" des Medizinischen Dienstes der Spitzenverbände der Krankenkassen (heute Medizinischer Dienst Bund, MD-Bund) gibt bei der Altersgruppe ≥ 65 Jahre den Normbereich mit 24–29 an (MDS 2020). Die Normwerte sind im Alter erhöht, um so einen Puffer bzw. Reserven für z. B. Krankheiten vorzuhalten.

Body-Mass-Index (BMI)

Der Body-Mass-Index errechnet sich folgendermaßen:

$$\text{Ist-Gewicht (kg)} \div \text{Körpergröße (m)}^2$$

Beispiel:
Körpergewicht: 60 kg, Körpergröße: 1,66 m

$$60\,\text{kg} \div (1{,}66)^2 = 21{,}7$$

TIPP

Ermitteln der Körpergröße

Bei bettlägerigen oder sitzenden Patienten, die ggf. nicht mehr ausgestreckt liegen können, kann zum Ermitteln der Körpergröße ein Kniehöhenmesser genutzt werden. Der Patient beugt im Sitzen oder Liegen sein linkes Kniegelenk um 90°. Die Kniehöhe wird anschließend an der Außenseite des Unterschenkels des linken Beins von der Fußsohle an der Ferse bis zum oberen Rand der Kniescheibe gemessen. Unter Einbeziehung der Faktoren Alter und Geschlecht des Patienten lässt sich mit einem auf dem Kniehöhenmesser montierten Lineal die Körpergröße des Patienten ermitteln.

Tab. 7.7 BMI-Idealwerte nach Lebensalter (Committee on Diet and Health, National Research Council 1989)

Alter	Idealer BMI
19–24	19–24
25–34	20–25
35–44	21–26
45–54	22–27
55–65	23–28
Älter als 65	24–29

➤ Tab. 7.7 berücksichtigt das Lebensalter zur Festlegung eines idealen BMI.

Der sogenannte biografische BMI berücksichtigt individuelle Besonderheiten. Für einen Menschen, der sein Leben lang schlank war und z. B. immer schon einen BMI von 20 hatte, kann dies völlig normal sein, auch wenn der altersgemäße Idealwert darüberliegt. Hoch aktive, demente Patienten können dementsprechend auch einen erhöhten Energie- und Flüssigkeitsbedarf haben.

Bioelektrische Impedanzanalyse (BIA)

Die BIA bestimmt Anteile an Körperwasser, Fett- und Körperzellmasse (Muskeln und Organe). Die Messung erfolgt über zwei Elektroden, die an Hand- und Fußrücken fixiert werden. Ein schwacher, nicht spürbarer Strom wird durch den Körper geleitet. Das BIA-Gerät misst die unterschiedlichen Widerstände der Körpergewebe und ermittelt so den jeweiligen Anteil. Bei Patienten mit Kontrakturen ist diese Messmethode nicht anwendbar, da diese Widerstände darstellen und das Ergebnis verfälschen, das

Gleiche gilt für Amputationen. Die Methode ist relativ ungenau. Wenn die Elektroden bei Folgemessungen nicht exakt an den gleichen Körperstellen appliziert werden, kann sich bereits dadurch das Ergebnis verändern.

Waden-, Oberarmumfang und Trizepshautfaltendicke

Diese Messungen geben Aufschluss über die Zusammensetzung der Fett- und Muskelmasse des Körpers. Die Messwerte sind bei voranschreitender Malnutrition stark verringert. Die Messung erfolgt an der dicksten Stelle der Wade. Der Mindestumfang sollte bei 31 cm liegen. Werte darunter weisen auf ein Risiko für eine Unterernährung hin. Beim Oberarmumfang – auch hier wird an der dicksten Stelle gemessen – werden Werte unter 21 cm als Indikator für eine Malnutrition bewertet. Die Trizepshautfaltendicke gibt Aufschluss über das subkutane Fettgewebe. Hierbei wird mit einem Messschieber die Dicke der Hautfalte unterhalb des Oberarms erfasst.

Assessment

Deuten die Ergebnisse des Screenings auf eine Mangelernährung hin, erfolgt eine gründliche Einschätzung durch ein systematisches Assessment. Hierzu gehört das Anlegen und Führen eines **Ess- und Trinkprotokolls.** Dieses sollte Aufschluss geben über z. B. Art der Mahlzeit (Haupt-/Zwischenmahlzeit), aufgenommene Menge, gewählte Speisen und jeweiliger Zeitpunkt (Datum/Uhrzeit) der Nahrungsaufnahme. Die Angaben über die verzehrte Speisemenge können grob, beispielsweise in Viertelportionen erfolgen. Die Trinkmenge wird in ml erfasst.

Das Ernährungsverhalten des Patienten kann durch verschiedene Faktoren beeinflusst sein.

7.5.2 Ursachen

Orientiert am Expertenstandard „Förderung und Sicherstellung der oralen Ernährung in der Pflege" (DNQP 2017b) lassen sich folgende Risikofaktoren und Ursachen unterteilen:

- **Krankheits-, therapie- und altersbedingte Einschränkungen**
  - Akute und chronische Krankheiten, Multimorbidität
  - Auswirkungen von Krankheit oder Behandlung: z. B. Übelkeit, Erbrechen, Diarrhö, Schmerzen
  - Erhöhter Energie-, Nährstoff- oder Flüssigkeitsbedarf, z. B. durch offene Wunden, Fieber, motorische Unruhe
  - Kognitive Beeinträchtigungen, z. B. Demenz
  - Körperliche Beeinträchtigungen: z. B. Funktionalitäts-, Mobilitätseinschränkungen, Immobilität
  - Verminderte Sinneswahrnehmung: z. B. Abnahme von Geschmacks-, Geruchssinn und Sehvermögen
  - Schluckstörungen, schlechter Mund-, Zahnstatus (Gebiss-/Prothesenprobleme), Verletzungen, Entzündungen in der Mundhöhle, verminderte Speichelproduktion
  - Appetitlosigkeit, geringere Verdauungsleistung, herabgesetztes Hungergefühl
  - Nebenwirkungen von Medikamenten
  - Stoffwechselstörung, verminderte Aufnahmefähigkeit von Nährstoffen
- **Psychosoziale Einschränkungen**
  - (Alters-)Depression
  - Einsamkeit, Isolation, fehlendes soziales Netzwerk, Verlust von Ehepartnern, nahen Freunden und Verwandten
  - Ungünstiges Ernährungsverhalten, z. B. durch Armut, Unkenntnis, Gewohnheit, Abhängigkeit von Alkohol, Suchtmitteln

  - Ängste, z. B. im Zusammenhang mit Allergien, Unverträglichkeiten oder Vergiftung (Paranoia)
  - Schlankheitswahn
  - Verlust der vertrauten Umgebung
  - Ablehnung fremder Hilfe, z. B. beim Einkauf oder bei der Zubereitung der Mahlzeiten
- **Umgebungsbedingte Einschränkungen**
  - Unflexible Essenszeiten
  - Unzureichendes, unangemessenes Hilfsmittel- oder Unterstützungsangebot während der Mahlzeiten
  - Unruhe, Unterbrechungen während der Mahlzeiten
  - Unerkannter oder ungeäußerter Unterstützungsbedarf beim Essen und Trinken
- **Spezielle Risiken im Krankenhaus**
  - Ernährungsbeeinträchtigende Krankheiten bzw. chirurgische Eingriffe, z. B. große intestinale Operationen, Nahrungskarenz, künstliches Koma, intensivmedizinische Behandlung
  - Angst vor Diagnose, Behandlung
  - Ungewohnte, befremdliche Umgebung
  - Abneigung, Ablehnung der Krankenhauskost, z. B. Geschmack, Angst vor unbekannten, nicht gewünschten Speisenzusätzen/-zutaten
  - Unterbrechungen bei den Mahlzeiten, z. B. Untersuchungen, Visiten
- **Spezielle Risiken in der ambulanten Pflege**
  - Einschränkungen bei der Lebensmittelversorgung, z. B. mangelnde Einkaufsmöglichkeit im näheren Umfeld bzw. eingeschränktes Angebot für bestimmte Kostformen, finanzielle Einschränkungen
  - Einschränkungen bei der selbstständigen Lebensführung, z. B. Lebensmittelbesorgung, Zubereitung der Mahlzeiten
  - Einschränkungen beim selbstständigen Essen und Trinken
  - Soziale Isolation, Einsamkeit, Depression
- **Spezielle Risiken in der stationären Langzeitpflege, in Wohngruppen**
  - Störende Umgebungsfaktoren, z. B. Lärm, Unruhe bei den Mahlzeiten
  - Störende Mitbewohner
  - Scham, Zurückhaltung oder mangelnde Ausdrucksfähigkeit beim Einfordern von Unterstützung/Hilfe
  - Ungeäußerte Wünsche, Bedürfnisse oder Gewohnheiten beim Essen und Trinken
  - Abneigung, Ablehnung der Speisen-/Getränkeangebote in der Gemeinschaftsverpflegung
- **Medikamente**

  Auch Medikamente können eine Mangelernährung begünstigen. Beispielsweise beeinträchtigen sie das Geschmacksempfinden, lösen Mundtrockenheit aus, stören den Antrieb bzw. lösen Schläfrigkeit aus, reduzieren die Stoffwechselleistungen und beeinträchtigen die Nährstoffaufnahme sowie -ausscheidung. Zudem können sie Übelkeiten verursachen und den Appetit beeinflussen.

  Beispiele:
  - Antibiotika → Angriff der Magen- und Darmflora, Abwehrschwäche
  - Antihypertensiva, antineoplastische Medikamente → Übelkeit
  - Anti-Parkinson-Mittel, Antihistaminika, trizyklische Antidepressiva → Mundtrockenheit
  - Diuretika → Elektrolytausschwemmung bis -entgleisung
  - Opiate → Obstipation
  - Sedativa → Antriebsminderung
  - Tranquilizer, Digitalispräparate, Neuroleptika → Appetitlosigkeit
  - Zytostatika → gestörter Geschmacks- und Geruchssinn

TIPP

Förderung der Nahrungsaufnahme

- Gemütliche, appetitanregende Stimmung erzeugen: aufrechte Sitzhaltung, Keramikgeschirr, dekorierte Speisen
- Richtige Temperatur der Speisen
- Berücksichtigung von Vorlieben, Abneigungen
- Attraktive, wechselnde Essensauswahl
- Flexible Essenszeiten, Zwischenmahlzeiten, Fingerfood
- Servietten nutzen, keine Lätzchen, denn diese erinnern an die Kleinkinderzeit
- Rutschende Zahnprothesen mit Haftcreme/-pulver fixieren; Gebisse, die Druckstellen verursachen, sanieren lassen
- Speichelfluss durch Kaugummi, Bonbon oder künstlichen Speichel anregen
- Bei Entzündungen im Mund mit Kamille- und Salbeiextrakten spülen lassen
- Patient bestimmt Frequenz der Nahrungsaufnahme (auch beim Essen)
- Essensgabe immer auf Augenhöhe des Patienten
- Bei selbstständigen Patienten zu Hause ggf. Unterstützung durch Einkaufshilfe
- Hilfsmittel, z. B. Teller mit Randerhöhung, Antirutschmatte, Bretter mit Nägeln oder Klemmen, gebogenes Besteck mit Griffverstärkung, Greifverstärker für Flaschen, Gläser etc., Nasenbecher, spezielle Becher mit Griffverstärkung oder Mulden und verschließbarem Trinkhalm anbieten (➤ Abb. 7.1); Einsatz von Tüllenbechern (umgangssprachlich auch Schnabelbecher genannt) abwägen → sie erschweren das Schlucken, Menge und Temperatur des Getränks sind nicht abschätzbar
- Bei Patienten mit Schluckstörungen ggf. Andickungsmittel verwenden

7.5.3 Folgen

Mangelernährung geht häufig einher mit Appetitlosigkeit, die das Essverhalten nachhaltig stört. Die daraus resultierende Minderversorgung an essenziellen Nährstoffen führt zum körperlichen Abbau und schwächt den gesamten Organismus. Mögliche Folgen:

- Wundheilungsstörung/Dekubitusgefahr
- Infektanfälligkeit, beeinträchtige Immunfunktion
- Beeinträchtigung der Herzleistung und Atemfunktion
- Verlangsamung der Genesung nach Erkrankungen
- Störung der geistigen und physischen Funktionen
- Haut- und Schleimhautdefekte
- Verminderte Leistungsfähigkeit
- Abnahme der Muskelkraft, erhöhtes Sturzrisiko

Weitere Folgen sind u. a. **Antriebsarmut** und **Immobilität.** Der Patient wechselt immer seltener seine Position. So kann über einen längeren Zeitraum Druck auf das Gewebe des Patienten einwirken und dadurch eine verminderte Durchblutung

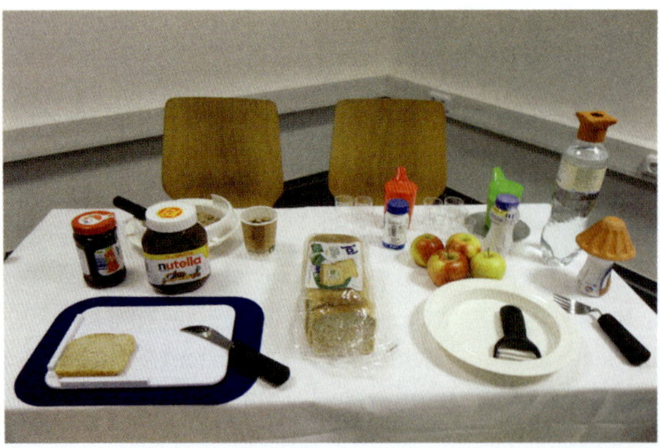

Abb. 7.1 Beispiele für Hilfsmittel wie Antirutschmatte, Tellerranderhöhung, gebogenes und griffverstärktes Besteck, Greifverstärker, Tüllenbecher [M291]

provozieren. Daraus resultiert eine unzureichende Versorgung des Gewebes mit Nährstoffen wie Glukose, Eiweiß, Elektrolyten, Sauerstoff, Spurenelementen und Vitaminen. Die Zellen in der betroffenen Körperregion sterben ab, und es bildet sich ein Druckgeschwür bis hin zur Nekrose aus.

Eine weitere Folge der Malnutrition ist die **Kachexie.** Durch einen fortschreitenden Gewichtsverlust kommt es zur Reduktion des Unterhautfettgewebes, und die Haut über den Knochenvorsprüngen wird zunehmend dünner und atrophiert. Die Krümmung der Körperkontur hebt sich stärker hervor. Gleichzeitig nimmt die Widerstandsfähigkeit der Haut immer weiter ab. Die Druckempfindlichkeit wird so zunehmend erhöht. Als Folge kommt es zur Unterversorgung des Gewebes mit Nährstoffen, zum Absterben der Zellen und letztlich zum Ausbilden einer Gewebsnekrose. Insbesondere ein Mangel an Vitamin D und eine Minderversorgung mit Kalzium führen zu einer Beeinträchtigung der Knochensubstanz. Die Folgeerkrankung ist Osteoporose, und bereits leichte Stürze können Knochenbrüche auslösen.

Auch kommt es zur Ausbildung von **Eiweißmangelödemen.** Flüssigkeit tritt aus der Blutbahn ins Gewebe aus und drückt die Kapillaren ab. Zudem verlangsamt sich der Blutfluss in den Gefäßen bis hin zur Ischämie. Das Gewebe wird nur noch unzureichend mit Sauerstoff und Nährstoffen versorgt, und Stoffwechselendprodukte werden verspätet abtransportiert. Dies führt letztendlich zur Ausbildung eines Ulkus.

Eine Mangelversorgung an lebensnotwendigen Nährstoffen kann **negative Folgen für die Wundheilung** haben, z. B.:

- Verlängerte Entzündungsphase
- Verminderte Kollagensynthese
- Schwächung des Immunsystems
- Reduzierte Fibroblastenaktivität
- Reduzierte Angiogenese
- Blutgerinnungsstörungen durch Vitamin-K-Mangel
- Druckbelastung durch Proteinmangelödeme
- Verzögertes Remodelling/Epithelisierung
- Reduzierte mechanische Stabilität der Wunde

Dies führt zu einer deutlich verzögerten Wundheilung. ➤ Abb. 7.2 zeigt die Zusammenhänge zwischen Mangelernährung und den Ursachen für die Ausbildung eines Dekubitus.

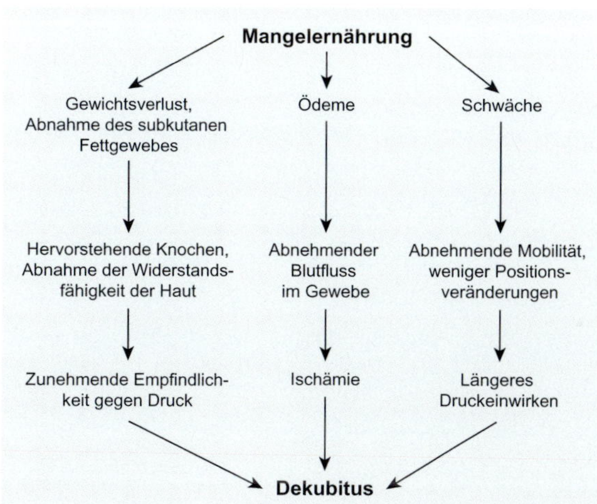

Abb. 7.2 Zusammenhänge zwischen Mangelernährung und Dekubitus [M291, V492]

KAPITEL

8 Schmerz

Schmerz ist nicht objektiv messbar, sondern eine subjektive körperliche oder seelische Sinnesempfindung, die individuell unterschiedlich wahrgenommen wird. Schon Goethe machte darauf aufmerksam, dass der Schmerz der beste Freund des Menschen ist. Schmerz ist ein Signal des Körpers, das vor nachhaltigen Schäden warnt. Durch ihn werden Reflexe ausgelöst, die unwillkürliche Reaktionen zur Folge haben. Würde man z. B. einen Stein im Schuh nicht bemerken, könnte der permanente Druck ein Druckulkus auslösen. Typisch ist auch das Augenschließen oder Zwinkern, um das Auge vor einem eindringenden Fremdkörper zu schützen. Ebenso bewahren die durch Hitze ausgelösten Schmerzen und die entsprechenden Schutzreaktionen, z. B. das Zurückzucken der Hand von einer heißen Herdplatte, den Körper vor Verbrennungen. Das Zwicken eines Splitters im Finger fordert etwa auf, den Splitter zu entfernen, bevor er eine Entzündung auslöst. Allerdings haben Grunderkrankungen wie eine Polyneuropathie einen Einfluss auf die Warnfunktion des Schmerzes. Betroffene können aufgrund der Nervenstörung Schmerzen kaum oder gar nicht mehr wahrnehmen und dadurch unbemerkt eine Wunde mit gravierenden Folgeschäden bis hin zur Infektion ausbilden (➤ Kap. 6.1). Wenn die Schmerzwahrnehmung über das normale, warnende Maß hinausgeht, kann dies auf chronische Schmerzen hinweisen, die von akuten Schmerzen abzugrenzen sind. Als Leitkriterium kann die Schmerzdauer gelten. Wenn diese 3 Monate überschreitet, liegt ein chronischer Schmerz vor.

Akuter Schmerz: plötzlich und für einen begrenzten Zeitraum auftretende schmerzhafte Wahrnehmung, die auf eine drohende oder eine tatsächliche Gewebeschädigung hinweist.
Chronischer Schmerz: dauerhafte oder wiederkehrende schmerzhafte Wahrnehmung, die nicht auf einen unmittelbar auslösenden Reiz zurückzuführen ist und mindestens 3 Monate besteht.

Schmerzen sind die häufigste Einschränkung durch eine Wunde und deren Therapie. Die Lebensqualität des Betroffenen wird durch Schmerzerleben und Schmerzerwartung gesenkt. Dies hat Einfluss auf sein Wohlbefinden und in der Folge negative Auswirkungen auf die Wundheilung. Daher ist ein effizientes, auf den Patienten und seine Wundsituation angepasstes Schmerzmanagement wesentlicher Bestandteil der Versorgung. Der DNQP-Expertenstandard „Schmerzmanagement in der Pflege" formuliert: „Jeder Mensch mit akuten, chronischen oder zu erwartenden Schmerzen erhält ein individuell angepasstes Schmerzmanagement, das der Entstehung sowie der Chronifizierung von Schmerzen und schmerzbedingten Krisen vorbeugt oder Schmerzen beseitigt sowie zu einer akzeptablen Schmerzsituation und zu Erhalt oder Erreichung einer bestmöglichen Lebensqualität und Funktionsfähigkeit beiträgt" (DNQP 2020, S. 27).

8.1 Schmerzentstehung und -einteilung

In allen Organen des menschlichen Körpers mit Ausnahme des Gehirns liegen freie Nervenenden, sogenannte Nozizeptoren. Diese sind über Nervenfasern mit dem Rückenmark und dem Hirnstamm verbunden. Wird ein Nozizeptor stimuliert, überträgt sich diese Erregung durch elektrische Impulse auf das zentrale Nervensystem und wird an den Thalamus weitergeleitet. Dieser verarbeitet die Reize und sendet sie an höhere Hirnregionen, wo die bewusste Wahrnehmung und Lokalisierung als Schmerz stattfindet. Eine Schädigung des Gewebes führt zur Freisetzung von körpereigenen Stoffen, sogenannten Schmerzmediatoren, die die Nozizeptoren stimulieren.

Man unterscheidet drei Arten von Schmerzen: den **nozizeptiven** Schmerz, der durch Reize, z. B. mechanisch, thermisch, chemisch, infolge einer Gewebsschädigung ausgelöst wird, den **neuropathischen** Schmerz, der sich durch eine Störung oder Verletzung des peripheren sowie des zentralen Nervensystems ergibt, und den **psychogenen** Schmerz, der durch negative Erfahrungen (Schmerzgedächtnis), z. B. Furcht oder Angst, erzeugt wird. Beim psychogenen Schmerz besteht kein organisches Korrelat. Ursächlich für psychogene Schmerzen sind negative Erfahrungen, die der Betroffene im Zusammenhang mit bestimmten Behandlungsmethoden gemacht hat. Angst, die durch eine negative Vorerfahrung ausgelöst wird, beispielsweise ein erlebter Verbandwechsel mit angetrockneten Kompressen, verstärkt die tatsächliche Schmerzwahrnehmung. Der psychogene Schmerz lässt sich nicht durch Schmerzmittel lindern. Diesem Schmerz kann nur mittels vertrauensbasierter Kommunikation begegnet werden.

Bei Wunden unterscheidet man zusätzlich akuten und chronischen Wundschmerz. **Akute Wundschmerzen** entsprechen dem nozizeptivem Schmerz und werden als häufigster Wundschmerz wahrgenommen. Sie entstehen durch Schädigung oder Verletzung und lassen sich durch Analgetika oder Lokalanästhetika lindern. Akute Wundschmerzen bzw. nozizeptive Schmerzen bestehen nur über einen begrenzten Zeitraum, d. h., sie vergehen üblicherweise, sobald der auslösende Reiz abklingt. Beispiele für akuten Schmerz sind Stich-, Schnitt- und Schürfverletzungen, Verbrennungen, Koliken sowie postoperative Schmerzen. Der akute Wundschmerz ist klar zu lokalisieren, geht mit dem Anstieg von Blutdruck, Puls sowie der Atemfrequenz einher und dient als Warnung oder zum Schutz vor Schlimmerem.

Vom eigentlichen auslösenden Vorfall abgekoppelt ist der **chronische Wundschmerz.** Bei diesem Signal hängt das Schmerzempfinden nicht mehr vom initiierenden Reiz ab, sondern existiert unabhängig davon. Der chronische Wundschmerz hat seine Warnfunktion verloren und wird als permanente Empfindungsstörung zu einer eigenständigen Erkrankung. Er kann den Heilungsprozess überdauern. Beispiele für chronischen Schmerz sind der Phantomschmerz nach Amputation, Tumorschmerzen und Missempfindungen sowie neuropathischer Schmerz, z. B. beim diabetischen Fußulkus (➤ Kap. 6.1). Oft sind neuropathische Schmerzen Mitauslöser des chronischen Wundschmerzes. Kennzeichnend hierfür ist eine Veränderung der Sensibilität. In der Folge können bereits leichte Berührungen erhebliche Schmerzen oder Missempfindungen (Parästhesien) auslösen.

Schmerztypen bei Wunden

- **Chronischer Wundschmerz,** der auch in Ruhephasen auftritt → Mischform aus nozizeptivem, neuropathischem und psychogenem Wundschmerz; Verlust der Warnfunktion und vom auslösenden Ereignis unabhängig

- **Akuter Wundschmerz** (nozizeptiver Schmerz): durch eine Verletzung oder ein Trauma hervorgerufen und klar lokalisierbar; Warn- und Schutzfunktion vor weiterer Schädigung
- **Akut-rezidivierender Wundschmerz:** wiederkehrender nozizeptiver Schmerz bei bestimmten Tätigkeiten, z. B. Verbandwechsel, Wundspülung, Débridement

8.2 Schmerzerfassung

Als subjektive Sinnesempfindung ist Schmerz nicht mit Geräten messbar. Zudem verfügt jeder Mensch über ein individuell ausgeprägtes Schmerzempfinden. Dies bedeutet, dass nur der Betroffene selbst über Qualität und Intensität des Schmerzes auf Basis des eigenen Empfindens eine Aussage treffen und somit verwertbare Hinweise auf die Schmerzursache liefern kann. Die Erhebung des Schmerzzustands basiert somit auf seinem individuellen Empfinden. Daher ist verbale wie nonverbale Kommunikation das wesentliche Instrument der Schmerzanamnese. Dabei gewährleistet eine strukturierte Vorgehensweise, beispielsweise orientiert an einem **Schmerzerhebungsbogen,** dass keine wesentlichen Informationen im Gespräch verloren gehen *(Checkliste siehe* ⊞ *3_Standards Wundzentrum Hamburg e. V., 15_Schmerzerfassung bei Menschen mit chronischen Wunden).*

Zur angepassten und erfolgversprechenden Schmerzbehandlung ist es notwendig, über Präsenz, Dauer, Qualität und Intensität des Schmerzes, Schmerzart und -ursache sowie bisher durchgeführte Schmerztherapien informiert zu sein. Eine sorgfältige Schmerzerfassung dient zudem der Diagnosefindung sowie der Überprüfung des Therapieerfolgs. So äußern Patienten mit pAVK typischerweise einen Ruheschmerz im Liegen und reagieren durch Stehenbleiben auf Schmerzen beim Gehen (➤ Kap. 5.4). Insbesondere autoimmun bedingte Wunden bereiten schon im Vorfeld der Wundentstehung starke Schmerzen, z. B. Pyoderma gangraenosum.

Instrumente

Als Erfassungsinstrumente der Schmerzintensität dienen Schmerzskalen. Eine **numerische Rangskala,** z. B. von 0 bis 10, teilt die Schmerzintensität in einen Zahlenstrahl ein, und der Patient benennt den Wert, dem sein empfundener Schmerz entspricht.

Bei der Schmerzerfassung mittels **visueller Analogskala (VAS,** ➤ Abb. 8.1) mar-

8

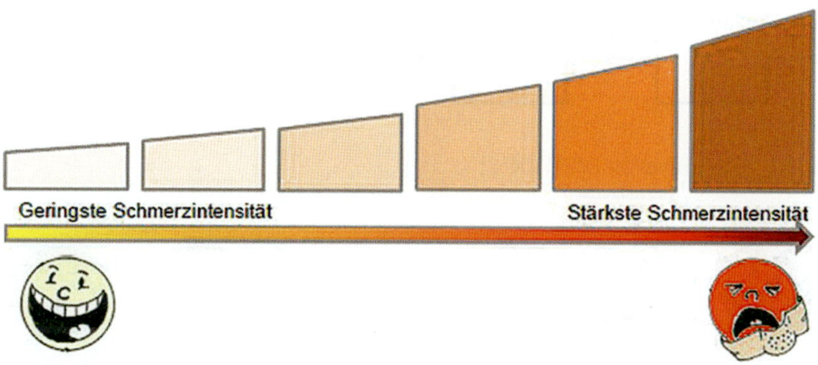

Abb. 8.1 Visuelle Analogskala [M291, O453]

kiert der Patient auf einer Linie, deren Endpunkte mit „geringste Schmerzintensität" und „stärkste Schmerzintensität" gekennzeichnet sind, sein subjektives Schmerzempfinden. Der Abstand zwischen dieser Markierung und dem Beginn der Linie definiert die Schmerzintensität. Zusätzlich können Symbole wie Gesichter und intensiver werdende Einfärbungen den Patienten bei der Markierung unterstützen. Anhand eines ebenfalls auf dem Erfassungsinstrument vorhandenen – parallel zu der Linie verlaufenden – Zahlenstrahls kann auf einigen dieser VAS die Schmerzintensität in einen Zahlenwert übersetzt werden.

Bei der Schmerzerfassung mittels einer **verbalen Rangskala (VRS,** ➤ Abb. 8.2) definiert der Patient anhand vorgegebener Begriffe seine Empfindung, z. B. keine Schmerzen, wenig Schmerzen, stärkere Schmerzen, starke Schmerzen. Zu beachten ist, dass z. B. ein „mäßiger Schmerz" von Patient zu Patient anders empfunden wird.

Die sogenannte **Smiley-Skala** (➤ Abb. 8.3) fragt die Schmerzsituation per symbolisierten Gesichtern ab. Das Symbol, das dem momentanen Empfinden am nächsten kommt, wird vom Patienten gekennzeichnet. Vorteil der Smiley-Skalen ist, dass die unterschiedlich ausgeprägte leidvolle Mimik der Symbole einen guten Anhaltspunkt für die Selbsteinschätzung gibt. Kulturelle und persönliche Prägungen können insbesondere männliche Personen davon abhalten, einen weinenden Smiley zu markieren. Daher sollten Gesichter dieser Skala keine Tränen zeigen. Zudem sollte eine Smiley-Skala eine gerade Anzahl an Gesichtern aufweisen. So wird verhindert, dass Betroffene die wenig aussagekräftige „goldene Mitte" markieren.

Neben der Anwendung einer Schmerzskala beinhaltet die Schmerzanamnese **verbale und nonverbale Kommunikation.** Auf nonverbale Weise wird der Eindruck vom stimmlichen Ausdruck des Patienten (z. B. Stöhnen, Brummen, Aggressivität), seine Mimik und Gestik (z. B. Augen zusammenkneifen, verzerrter/gequälter Gesichtsausdruck, Tränenfluss, Zähne zusammenpressen), Schonhaltungen (z. B. Körperteil halten/massieren, erhöhter Muskeltonus), Vitalfunktionen bzw. physiologische Auswirkungen (schneller Puls, Veränderung der Gesichtsfarbe, schnelle, flache Atmung, Schweißausbrüche) und die allgemeine

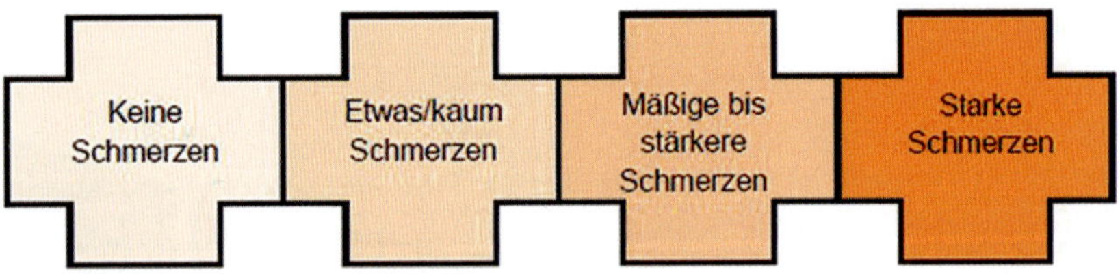

Abb. 8.2 Verbale Rangskala [M291, O453]

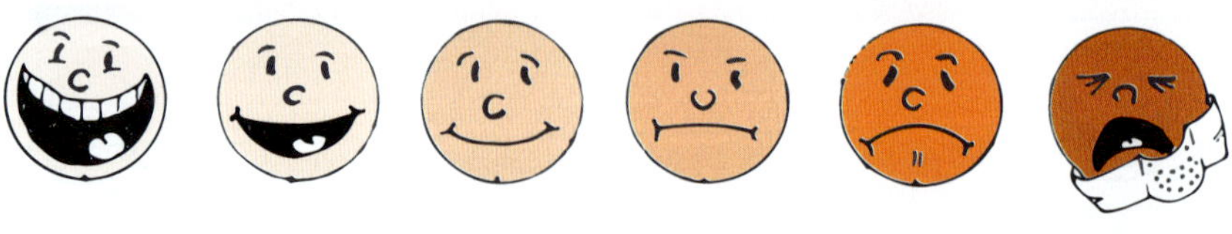

Abb. 8.3 Smiley-Skala [O453]

Körpersprache (z. B. Rastlosigkeit) erfasst. Bei Menschen, die z. B. aufgrund von Demenz oder anderen Beeinträchtigungen des Bewusstseins (Intensivpflege) nicht mehr in der Lage sind, sich über ihre Schmerzsituation zu äußern bzw. ihren Schmerz zu beschreiben, wird eine Fremdbeobachtung empfohlen. Folgende Instrumente können dabei zum Einsatz kommen, z. B.:

- **Behavioral Pain Scale (BPS):** für sedierte, mechanisch beatmete, kritisch kranke Menschen auf Intensivstationen
- **Beurteilung von Schmerzen bei Demenz (BESD)**
- **Beobachtungsinstrument für das Schmerzassessment bei alten Menschen mit Demenz (BISAD)**
- **PAIC 15** (Pain Assessment in Impaired Cognition): zur Schmerzbeurteilung von Menschen mit Demenz
- **Zurich Observation Pain Assessment (ZOPA):** für Menschen mit Beeinträchtigungen des Bewusstseins und der Kognition (Demenz)

CAVE!

Die genannten Instrumente schätzen per Fremdbeobachtung das Verhalten von Patienten ein, das ggf. auf Schmerzen hindeutet. Die Schmerzeinschätzung erfolgt am besten bei Belastung (z. B. Verbandwechsel) oder in Bewegung, da sich Verhaltensmerkmale in solchen Situationen am deutlichsten zeigen.

Durchführung

Im persönlichen Gespräch fragt die erhebende Pflegefachperson einfühlsam und im Bemühen, Ängste abzubauen, Art, Dauer, Intensität, Qualität und Auftreten der Schmerzen sowie bisher angewandte Schmerztherapien (medikamentös und nicht medikamentös) und deren Verlauf bzw. Wirkung ab. Dies beinhaltet Angaben zur Medikation und deren Erfolge und Misserfolge. Was wird wann und wie dosiert eingenommen? Ist die Einnahme ausreichend, erfolgt sie regelmäßig, ggf. zusätzlich bei Bedarf oder nur bei Bedarf und zeitnah unter Beachtung des Wirkeintritts, z. B. 30 Minuten vor dem Verbandwechsel? Gibt es Nebenwirkungen, z. B. Übelkeit, Müdigkeit, Obstipation? Besonders aussagekräftig ist die Feststellung, bei welchen Bewegungen die Schmerzen auftreten und bei welchen Gelegenheiten sich Linderung einstellt. Ein vom Patienten geführtes Schmerztagebuch kann wichtige Informationen hierzu sammeln und darstellen. Laut DNQP-Expertenstandard „Schmerzmanagement in der Pflege" (2020) sind Pflegefachpersonen für die Erfassung und Dokumentation von Schmerzen in Kooperation mit den behandelnden Ärzten sowie für die Beachtung schmerzminimierender Maßnahmen verantwortlich. Da Schmerzen immer subjektiv empfunden und als mehr oder weniger belastend bewertet werden, empfiehlt der Expertenstandard, den Zeitpunkt, an dem der Patient Bedarf an Schmerzmitteln hat, individuell festzulegen. Zudem sollte der Patient über die Dauer des Schmerzes befragt werden: Tritt dieser permanent oder in bestimmten Abständen, bei bestimmten Tätigkeiten (wenn ja, welchen), zu welcher Tageszeit auf, wie ist die Schmerzqualität (pochend, stechend, brennend, ziehend etc.), und wo ist die Schmerzlokalisation (Wunde, Wundrand/-umgebung etc.)? Welche Schmerzerfahrung besteht bezüglich der Wunde, und welche Schmerzerwartung ergibt sich daraus für die Wundbehandlung? Des Weiteren ist zu ermitteln, welche Folgen der Schmerz nach sich zieht: z. B. Appetitlosigkeit, Schlafstörungen, Abhängigkeit von anderen, Angst, Übelkeit, Schwitzen, Verspannungen, Krämpfe, Antriebslosigkeit, Schonhaltung, Schwäche, Bewegungseinschränkung, Arbeitsunfähigkeit, Frustration bis hin zur Depression. Befunde und weitere Unterlagen, z. B. Entlassungs- oder Verlegungsberichte, liefern zusätzliche Informationen zum Schmerzaufkommen.

8.3 Schmerzursachen

Schmerz kann durch diverse physische Faktoren ausgelöst oder verstärkt werden. Deshalb sind schmerzauslösende Krankheitsbilder immer vorrangig zu behandeln und wenn möglich zu beheben, d. h., eine adäquate Kausaltherapie ist stets zu berücksichtigen bzw. zu initiieren. So steht beispielsweise das Infektionsmanagement (Lokalantiseptika bei lokalen Infektionen und ggf. zusätzlich Antibiose nach Antibiogrammbestimmung bei systemischen Infekten) bei infizierten Wunden im Vordergrund.

Schmerzauslösende Faktoren sind z. B.:

- Infektion, z. B. Erysipel
- Druck
- Ödem/e
- Arthritis
- Dermatitis
- Durchblutungsstörung, z. B. pAVK
- Neuropathie
- Wundart, z. B. maligne Wunde, Ulcus cruris arteriosum, Pyoderma gangraenosum
- Trauma (Verletzung), z. B. Verbrennung, Abschürfung, Schnittverletzung
- Fremdkörper in der Wunde, z. B. Splitter
- Nahtdehiszenz
- Hohe Exsudatmengen, z. B. Schädigung von Wundrand und -umgebung
- Ausgetrocknete oder ausgekühlte Wunde
- Wundbehandlung, z. B. chirurgisches Débridement, Wundspülung, Verbandwechsel
- Falsch, z. B. einschnürend oder nicht spannungsfrei angelegte Verbände
- Klebende Verbandmittel auf vorgeschädigter oder dünner, fragiler (Alters-) Haut

Weitere Faktoren wie Bewegung, Nachtruhe, einschnürende oder zu enge Kleidung und ein Kältereiz durch zu langes Offenliegen der Wunde beim Verbandwechsel können vorhandene Schmerzen verstärken.

8.4 Schmerzen beim Verbandwechsel

Schmerzen stellen neben dem bei einigen, insbesondere infizierten Wunden unangenehmen Geruch und großen Exsudatmengen die stärkste Belastung für den Patienten dar. Es handelt sich nicht nur um eine physische, sondern auch um eine psychische Belastung, die das Verhältnis des Patienten zu seiner Erkrankung negativ beeinflusst und somit zu einer Einschränkung seiner Lebensqualität führt.

Physiologische Schmerzauslöser (➤ Kap. 8.3) können z. B. Durchblutungsstörung, Druck, Ödem, Verletzung, Infektion, Neuropathie, Nekrose, Dermatitis sowie ein Tumor sein.

Ein Verbandwechsel ist für den Betroffenen eine Stresssituation, die oft mit Schmerzen verbunden ist. Ein Patient, der Schmerzen erwartet, hat eine ablehnende Haltung gegenüber dieser Maßnahme, was eine ernsthafte Beeinträchtigung der Versorgung bedeutet und den gesamten Behandlungsprozess infrage stellt.

Es ist also angeraten, einige Maßnahmen beim Verbandwechsel zu beachten, um die Schmerzen des Betroffenen zu mindern und die psychische Belastung möglichst gering zu halten. Der Patient sollte vor Beginn über den Ablauf des Verbandwechsels informiert und in die Behandlung miteinbezogen werden oder in dieser Maßnahme angeleitet werden, um sie selbst ausführen zu können. Einfache Taktiken und Techniken können ihm die Angst nehmen.

Eine adäquate Schmerztherapie setzt sich aus einer ursächlichen Schmerztherapie, der Identifikation und Ausschaltung lokaler, Wundschmerz verursachender Faktoren, einer angepassten Analgesie nach WHO-Stufenschema und ggf. dem unterstützenden Einsatz koanalgetischer Medikamente (➤ Kap. 8.5) zusammen.

Schmerzvermeidung beim Verbandwechsel

Ziele sind Schmerzreduktion und -vermeidung beim Verbandwechsel, Erhaltung und Förderung der Lebensqualität und des Wundheilungsprozesses, Vermeiden von Komplikationen, z. B. Schonhaltungen sowie ein koordiniertes Vorgehen aller an der Behandlung beteiligten Personen. Während des Verbandwechsels ist Folgendes zu berücksichtigen:

- Schmerzen sind immer ernst zu nehmen!
- Patienten aufklären und seine Erfahrungen in die Behandlung einbeziehen
- Bei Bedarf rechtzeitig Analgetika verabreichen und Wirkeintritt beachten
- Vorgehensweise absprechen
- Stressfreie Umgebung schaffen: z. B. Handy, Fernseher, Radio ausschalten; Unruhe-/Lärmquellen soweit möglich beseitigen; Ausnahme: Der Betroffene sieht dies als willkommene Ablenkung
- Fenster schließen, Zugluft vermeiden
- Bequeme Positionierung
- Längeres Freiliegen der Wunde vermeiden, um Auskühlen oder Austrocknung vorzubeugen
- Patienten häufig ansprechen, bei Bedarf Pause einlegen und Betroffenen ablenken, z. B. Hand halten
- Stoppsignale vereinbaren (ggf. Klopfzeichen)
- Vorsichtige, behutsame Wundreinigung: z. B. nicht kräftig über die Wunde wischen, statt rauen Mullkompressen weichere Vlieskompressen oder weiche Reinigungspads nutzen oder durch vorsichtiges Andrücken von angefeuchteten Kompressen die Wunde sanft reinigen; alternativ – wenn möglich – den Patienten in der selbstständigen Reinigung der eigenen Wunde anleiten
- Unnötige Reize wie Berührung von Wunde und Wundumgebung oder Druck vermeiden
- Wunde zügig wieder verbinden
- Keine Einschnürungen durch zu festes Anwickeln von fixierenden Mullbinden, selbsthaftende Fixierbinden oder durch falsch angelegte Kompressionsversorgung provozieren

Im Zuge des Verbandwechsels können auf vielerlei Art Schmerzen erzeugt, ausgelöst und verstärkt werden. Verklebende Wundgaze verursacht beim Abziehen ebenso Schmerzen wie die Entfernung einer angetrockneten Wundauflage (➤ Abb. 8.4, ➤ Abb. 8.5, ➤ Abb. 8.6). Diese Materialien der traditionellen trockenen Wundbehand-

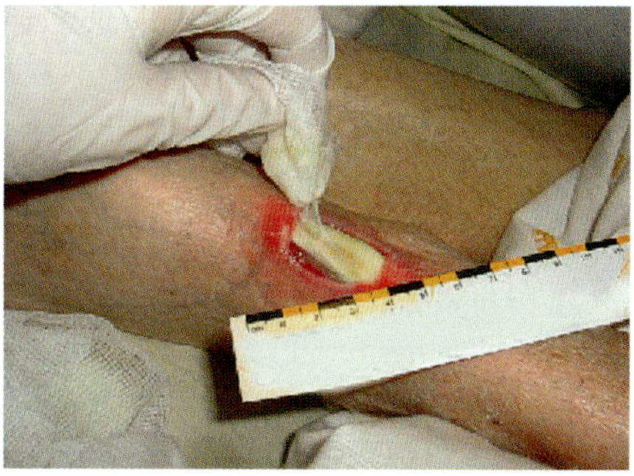

Abb. 8.4 Traumatischer Verbandwechsel durch verklebte Mullkompresse an einer freiliegenden Sehne [M291]

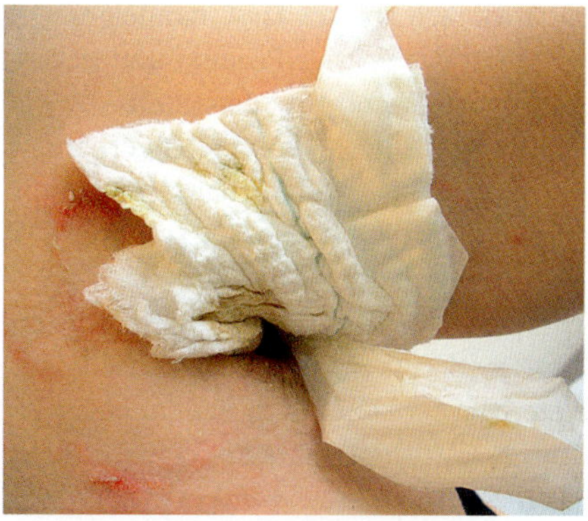

Abb. 8.5 Trockene, verklebte Versorgung, Erosionen aufgrund nicht spannungsfreier Pflasterfixierung [M291]

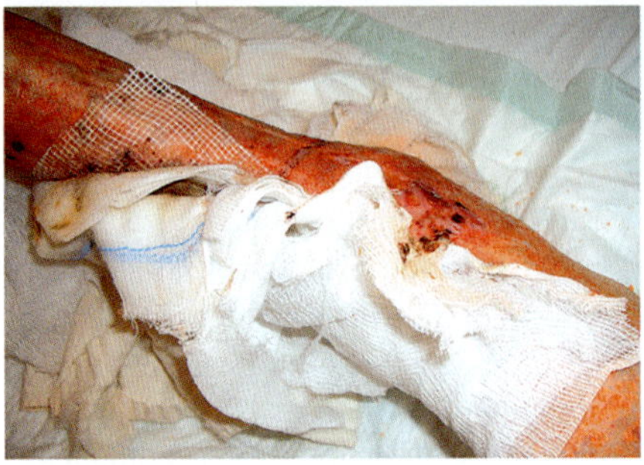

Abb. 8.6 Am Wundgrund festgeklebte Versorgung durch Fettgaze und Kompressen [M291]

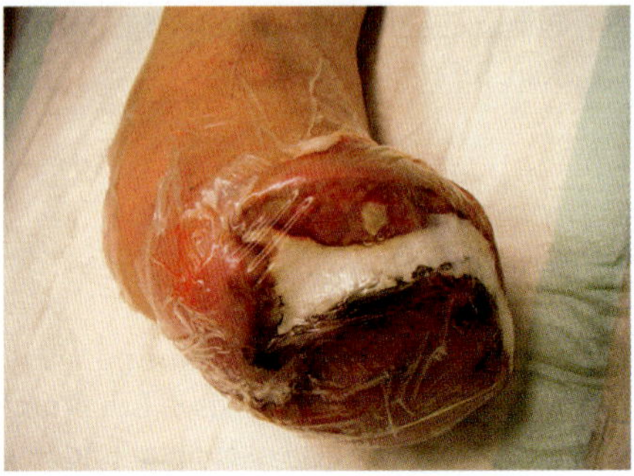

Abb. 8.7 Einsatz von EMLA®-Creme [M291]

lung sollten deshalb neben vielen anderen Gründen (➤ Kap. 1.7.1) nur eingeschränkt oder gar nicht zum Einsatz kommen. Es empfiehlt sich die Anwendung von zeitgemäßen, feucht haltenden Verbandmitteln, indikationsbezogen angepasst, die längere Wechselintervalle ermöglichen. Auch das zu schnelle Abziehen der Wundauflage kann, selbst wenn es sich um ein modernes Produkt handelt, schmerzauslösend sein. Das vorherige Anfeuchten erleichtert ein schonendes Ablösen. Gegebenenfalls ist der Einsatz eines lösungsmittelfreien Pflasterlösers auf Silikonbasis (z. B. Release®, Firma Eakin, Sensi-Care™, Firma Convatec oder Brava®, Firma Coloplast) zum einmaligen schonenden Ablösen eine gute Unterstützung. Dies ist jedoch keine akzeptable Dauerlösung. Bei einer Wundauflage, die sich wiederholt nicht einfach ablösen lässt, handelt es sich nicht um das richtige Produkt und ist deshalb entsprechend auszutauschen.

Falsches Ablösen von Folienverbänden kann zu schmerzhaften Hautläsionen und -rissen (MARSI, ➤ Kap. 1.3.3) führen. Die Folie lässt sich durch stückweises Überdehnen parallel zur Haut atraumatisch lösen. Um Scherkräfte zu vermeiden, wird die Haut unterhalb der Folie durch Handauflegen gestützt. Allerdings sollte auf empfindlicher Haut auf den Einsatz von Verbandmitteln mit Klebebeschichtung verzichtet werden.

Ein chirurgisches Débridement (➤ Kap. 2.1.2) sollte immer geplant unter Anwendung von Analgesie- oder Anästhesieverfahren zum Einsatz kommen. Eine gute Unterstützung zur Schmerzvermeidung/-minimierung beim chirurgischen Débridement ist der Einsatz von dafür zugelassenen Lokalanästhetika, z. B. ANESDERM® oder EMLA®-Creme (➤ Abb. 8.7). Diese Lokalanästhetika werden direkt auf die Wunde aufgebracht, mit einer sterilen Transparentfolie abgedeckt und sollten 30–60 Minuten einwirken. Eine weitere Möglichkeit ist das Ausweichen auf eine schonendere Débridementmethode, z. B. autolytisch mit Hydrogelen in Gelform/als Gelplatte oder osmotisch mit einem Saugspülkörper zur Nasstherapie (➤ Kap. 2.1.2).

Die Wundspülung mit einer kühlen Flüssigkeit und zu großem Spüldruck kann freiliegende Nervenenden in der Wunde ebenfalls unnötig reizen. Es ist daher immer angeraten, die Wundspülflüssigkeit vor Anwendung entsprechend anzuwärmen (➤ Kap. 2.1.1).

Nach Möglichkeit sollten Verbandmittel ohne Kleberand ggf. mit hautfreundlichen Beschichtungen, z. B. Silikon, zum Einsatz kommen, da sich häufig überreizte Nerven in der Wundumgebung befinden. Bei einigen Wunden, insbesondere solchen mit gereizter oder empfindlicher Umgebungshaut und hohen Exsudatmengen, empfiehlt sich der unterstützende Einsatz eines transparenten Hautschutzmittels, um schmerzhafte Mazerationen zu vermeiden (➤ Kap. 1.3.4). Verbandmittel ohne Kle-

8

berand können mit elastischen (Frottee-) Schlauchverbänden fixiert werden. Bei Kompressionsversorgungen ist immer auf eine adäquate Unter- und Aufpolsterung zu achten (➤ Kap. 5.2.3).

Abschließend sollte der Patient den Sitz des Verbands und den Ablauf des Verbandwechsels aus seiner Sicht und nach seinem Empfinden beurteilen.

Manchmal ist es unumgänglich, Schmerzmittel (Analgetika) zu verabreichen. Um die Wirksamkeit zu gewährleisten, sollten akut wirksame schmerzhemmende und schmerzstillende Medikamente entsprechend der Packungsbeilage rechtzeitig vor dem Verbandwechsel gegeben werden (Wirkeintritt beachten, keine Retardprodukte verwenden). Die Medikation erfolgt auf ärztliche Anordnung und wird in der Dokumentation vermerkt. Die systemische Behandlung von Dauerschmerzen sollte sich nach dem Stufenplan zur Behandlung von Schmerzen der Weltgesundheitsorganisation (WHO, ➤ Kap. 8.5) richten.

8.5 Systemische Schmerztherapie

Der ursprünglich für die Tumortherapie entwickelte WHO-Stufenplan hat sich inzwischen als Grundlage moderner Schmerztherapie durchgesetzt.

Stufenplan zur Behandlung von Schmerzen (modifiziert nach WHO, 1986)

- **Stufe 1:** Nichtopioid-Analgetikum + ggf. Supportiva
- **Stufe 2 (bei gleichbleibendem oder stärker werdendem Schmerz):** Nichtopioid-Analgetikum + schwaches Opioid-Analgetikum + ggf. Koanalgetika und Supportiva
- **Stufe 3 (bei gleichbleibendem oder stärker werdendem Schmerz):** Nichtopioid-Analgetikum + starkes Opioid-Analgetikum + ggf. Koanalgetika und Supportiva

Koanalgetika und Supportiva

Koanalgetika sind Arzneimittel anderer Indikationsgebiete, die die Therapie unterstützen, u.a. Psychopharmaka (Neuroleptika, Antidepressiva, Tranquilizer). **Supportiva** wie Antiemetika, Laxanzien, Antacida (H_2-Blocker, Protonenpumpenhemmer), Sedativa, Antiallergika und Antitussiva minimieren die Nebenwirkungen. Beide Gruppen werden häufig unter dem Begriff **Adjuvantien** (unterstützende Mittel) zusammengefasst.

Hinweise

- Die Kombination von Wirkstoffen aus einer pharmakologischen Gruppe kann zu einer Verstärkung der Nebenwirkungen ohne eigentliche Wirkverstärkung führen. Die dauerhafte Schmerztherapie sollte aus einer Hand erfolgen.
- Schmerzmittelbedingte Nebenwirkungen, z. B. Übelkeit, Erbrechen, Obstipation, Benommenheit, Angst, Depression, sind zu erfassen und zu minimieren bzw. erfolgreich zu beseitigen.
- Schmerzangaben sind immer ernst zu nehmen.
- Die Kommunikation mit dem Patienten ist verständnisvoll, wertschätzend und einfühlsam.
- Die ursächliche Behandlung der Schmerzen steht im Vordergrund.
- Faktoren ausschalten, die zu einer Verschlimmerung der Schmerzsituation führen.

Grundregeln der systemischen Schmerztherapie

- Möglichst orale Einnahme
- Ausreichende Dosierung

- Retard-Arzneimittel für gleichbleibende Wirkstoffspiegel nutzen
- Pünktlich und regelmäßig und ggf. zusätzlich bei Bedarf akut wirksame Arzneimittel
- Individuell nach dem WHO-Stufenschema dosieren
- Schmerzmittel nicht intramuskulär (i. m.) verabreichen

Mit Patienten und Angehörigen besprechen

- Art und Weise der Medikamenteneinnahme
- Wirkeintritt und -dauer
- Risiken, Nebenwirkungen, Nutzen
- Eventuelle Beeinträchtigung der Verkehrstüchtigkeit

Häufige Fehler in der Schmerztherapie

- Unterdosierung
- Medikation nur „bei Bedarf"
- Kombination entgegen den WHO-Empfehlungen (zwei Opioide oder zwei Begleitmedikamente)
- Tranquilizer-Dauermedikation
- Fehlende Begleitmedikamente (z. B. keine Antiemetik und Obstipationsprophylaxe bei Opiatstart oder kein begleitender Magenschutz [Protonenpumpenhemmer] bei Diclofenacgabe)

8.6 Weitere Strategien

Gezielte Kälte- und Wärmeanwendungen können akuten Schmerz kurzzeitig lindern. Eine weitere Methode ist eine Schmerzreduktion durch Applikation von Stromstößen und subkutaner Nervenreizung durch die transkutane elektronische Nervenstimulation (TENS). Auch Massage und spezielle Positionierung unter kinästhetischen Gesichtspunkten sowie der Einsatz spezieller Positionierungshilfsmittel können zur Schmerzlinderung beitragen. Meditation, Atem- oder andere Entspannungstechniken erfordern etwas Übung und eine entsprechende Grundeinstellung des Patienten. Auch Musik, Kinesio-Taping und Akupunktur werden in der Schmerztherapie eingesetzt. Letztere erfordert aber entsprechendes Fachpersonal, genau wie die Elektrotherapie oder Schmerzlinderung mittels Ultraschall.

Speziell beschichtete Verbandmittel, z. B. mit Silikon oder Soft-Gel, sowie Silikonfixierstreifen/-pflaster (➤ Abb. 1.16) und Silikondistanzgitter (➤ Kap. 1.7.1) ermöglichen einen schmerzarmen, atraumatischen Verbandwechsel, da solche Beschichtungen ein Verkleben mit dem Wundgrund verhindern.

Ein Polyurethanschaumverband (Biatain®-Ibu) enthält 0,5 mg Ibuprofen pro cm^2, welches bei Kontakt mit dem Wundexsudat freigesetzt wird (➤ Kap. 2.3.2). In Abhängigkeit zur Exsudatmenge soll eine kontinuierliche Abgabe von Ibuprofen in die Wunde (bis zu 7 Tage) erfolgen. Beabsichtigt ist eine lokale Schmerzlinderung über die gesamte Tragezeit und während des Verbandwechsels. Die Indikation umfasst insbesondere Wunden, bei denen der Patient trotz guter Einstellung mit oralen oder transdermalen Analgetika einen erheblichen Restschmerz empfindet. Es muss sichergestellt werden, dass Ibuprofen-haltige Wundauflagen nur ergänzend, nicht als Ersatz professioneller Schmerztherapie eingesetzt werden. Bei schwach exsudierenden Wunden ist der Polyurethanschaumverband vor Aufbringen auf die Wunde mit physiologischer Kochsalzlösung zu tränken, um ein Ankleben zu verhindern. **Cave:** Erstattungsfähigkeit im ambulanten Bereich beachten (➤ Kap. 14.1.2).

Edukative Maßnahmen helfen dem Patienten, schmerzminimierende Strategien kennenzulernen und ggf. selbst anzuwenden. Doch auch die ausgefeilteste Strategie gegen Schmerzen kann nicht die Zuwendung durch das Versorgungsteam ersetzen. Schmerzen stellen immer auch eine psychische Belastung dar. Wenn der Verbandwechsel beim Patienten Stress und Angst auslöst, wird er sich mehr oder weniger bewusst gegen die Therapie sperren. In der Folge hat das negative Auswirkungen auf den Heilungsverlauf. Daher gilt: grundsätzlich Schmerzen ernst nehmen und dem Patienten Zuspruch und Aufmerksamkeit zukommen lassen, Ängste nehmen und Vertrauen durch Aufklärung aufbauen!

In den Online-Inhalten (*3_Standards Wundzentrum Hamburg e. V.*) sind eine Checkliste *15_Schmerzerfassung bei Menschen mit chronischen Wunden,* ein Behandlungsstandard *10_Schmerzbehandlung bei Patienten mit chronischen Wunden* und ein Verfahrensstandard *11_Schmerzvermeidung beim Verbandwechsel* (Wundzentrum Hamburg e. V.) zu finden.

KAPITEL

9 Standards zu Produkten und Methoden der modernen Wundversorgung

Die gesetzlichen Vorgaben beinhalten die Verpflichtung zur Qualitätssicherung (§ 135a ff. SGB V), d. h., es muss gewährleistet sein, dass die Versorgung nachvollziehbar und transparent ist. Standards sollen dabei helfen, die Qualität zu sichern, den richtigen Behandlungsablauf einzuhalten und gleichzeitig Zeit zu sparen.

Die folgenden Standards dienen dem optimalen Einsatz der Produkte und Methoden der modernen Wundversorgung. So können Anwendungsfehler und damit Folgeschäden vermieden und ein koordiniertes Vorgehen aller an der Versorgung Beteiligten gewährleistet werden. Das bedeutet, dass jeder Anwender nach den gleichen Maßgaben und mit denselben Materialien arbeitet. Dadurch wird die Wundheilung gefördert und die Wirtschaftlichkeit des Produkteinsatzes gesichert. Die Standards ersetzen nicht eine persönliche Einschätzung und Beurteilung. Die individuellen Bedürfnisse des Patienten sowie der aktuelle Wundzustand fließen in die Entscheidung zum jeweiligen Vorgehen ein. Abweichungen vom Standard und die Begründung dafür werden in der Dokumentation festgehalten. Auch der Entwicklung der medizinischen Erkenntnisse ist durch eine zeitnahe Aktualisierung und Anpassung der Standards Rechnung zu tragen. Dies bedeutet, dass ein einmal erstellter Standard regelmäßig auf diese Aspekte hin überprüft und ggf. angepasst wird (§ 11 Abs. 1 SGB XI).

Für das Vorgehen beim **Verbandwechsel** gibt es zwei Möglichkeiten: Bei der „Non-Touch-Technik" wird mit unsterilen Handschuhen und sterilen Instrumenten gearbeitet und die Wunde nicht mit den Händen berührt. Sterile Handschuhe sind notwendig, wenn keine sterilen Instrumente zur Anwendung kommen (➤ Kap. 3.1).

Während zur **Wundspülung** üblicherweise Ringerlösung, physiologische Kochsalzlösung oder konservierte Wundspüllösungen (➤ Kap. 2.1.1) verwendet werden, ist bei infektgefährdeten und infizierten Wunden der Einsatz zeitgemäßer Antiseptika, z. B. Octenisept® oder Serasept®, bzw. antiseptischer Polihexanidzubereitungen (über Apotheke) angeraten. In den Standards sind aus Platzgründen jeweils nur physiologische Kochsalz- und Ringerlösung als Wundspüllösungen benannt. Es können aber ebenso die oben beschriebenen konservierten Wundspüllösungen zum Einsatz kommen.

Standards zu Produkten, Produktgruppen und Methoden

Aktivkohlekompresse, Aktivkohleverband mit Silber, Alginat, Enzym-Alginogel, Feinporiger Polyurethanschaumverband/ Polymerer Membranverband (PMV), Hämoglobin-Spray, Hydrobalance-Wundauflage aus feuchter Zellulose, Hydrofaser/Hydrofiber/Faserverband, Hydrogel als Gelplatte, Hydrogel als Tubengel, Hydrokolloidverband, Hydrophobe Wundauflage, Kollagen-Wundauflage und proteasemodulierende Matrix, Lokale Unterdrucktherapie, Offen-/ Grobporige Polyurethanschäume, Feinporiger Polyurethanschaumverband/Wundgaze mit NOSF (Nano-Oligosaccharid-Faktor), Feinporiger Polyurethanschaumverband mit Ibuprofen, Saugspülkörper zur Nasstherapie, Semipermeable Transparentfolie, Silberhaltige Wundauflage, Therapielarven, Transparenter Hydroaktivverband, Ultraschall-assistierte Wundreinigung, V. A. C.-Therapie, Vlieskompresse mit Superabsorber, Wundspülung.

Alle Standards sind in den Online-Inhalten *(2_Standards)* zur Nutzung für die Praxis zu finden. Beispielhaft ist im Folgenden der Standard „Alginat" aufgeführt.

Erstellt am: 2/2026 Erstellt von: Kerstin Protz

Alginate

Aktualisiert am:

Indikationen

- Mittel bis stark exsudierende Wunden
- Feucht (schmierig) belegte Wunden in der Reinigungsphase zur Unterstützung der Autolyse von z. B. Fibrinbelägen, feuchten Nekrosen
- Unterminierte, zerklüftete, tiefe oder flächige Wunden sowie Fisteln und Abzesse
- Spalthautentnahmenstellen
- Verbrennungen 2. Grades
- Infizierte Wunden: Hierfür sind Alginate mit Silber (Ag) indiziert
- Wunden in der Unfall- und Tumorchirurgie

Kontraindikationen

- Trockene Wunden, trockene Nekrosen, verkrustete Beläge (Alginate können bei zu geringer Exsudation kein Gel bilden!)
- Freiliegende Sehnen und Knochen (Gefahr der Austrocknung)
- Schwere Blutungen
- Chirurgische Implantationen
- Verbrennungen 3. und 4. Grades
- Bekannte Überempfindlichkeit gegenüber dem Produkt oder seinen Bestandteilen

Ziele/Eigenschaften

- Werden aus See-Algen hergestellt; enthalten das Kalziumsalz der Alginsäure und ggf. weitere Zusätze wie Zink, Silber, Gelbildner und Carboxymethylcellulose
- Durch den Kontakt mit Wundexsudat findet ein Austausch von Kalzium-Ionen aus dem Alginat und Natrium-Ionen aus dem Wundexsudat statt; es kommt zum Quellen des Alginats und Umwandlung der Fasern in ein hydrophiles Gel, das die Wunde ausfüllt und feucht hält; je nach Alginat kann das Gel gelblich, bräunlich oder grünlich aussehen
- Wundkonditionierung
- Wirken durch das Kalzium blutstillend (durch Thrombozytenaktivierung)
- Mittleres Absorptionsvermögen: nehmen ca. das 20-Fache ihres Eigengewichts an Flüssigkeit auf, haben aber keine Retention, d. h. geben die Flüssigkeit unter Druck wieder ab; Exsudataufnahme erfolgt unter Einschluss von Keimen und Zelltrümmern/Abfällen in die Gelstruktur
- Wundreinigung durch Autolyse
- Granulationsförderung
- Sind weich, flexibel und gut drapierbar bzw. tamponierbar und als Kompressen und Tamponaden erhältlich

Maßnahmen

- Patient über geplante Maßnahmen informieren und entsprechend positionieren
- Bettschutz einlegen und Abwurf bereitstellen
- Ablage, um Material vorzubereiten
- Material bereitlegen: Alginat (je nach Wunde: als Kompresse oder Tamponade); zur Abdeckung **bei nicht infizierten Wunden:** z. B. sterile semipermeable Transparentfolie oder feinporiger Polyurethanschaumverband; **bei infizierten Wunden:** z. B. Vlieskompresse mit Superabsorber oder Saugkompresse; zum Fixieren elastischer Schlauchverband/Klebevlies/Pflaster oder lediglich Randfixierung mit unsteriler semipermeabler Transparentfolie; sterile Schere und Pinzette; ggf. Hautschutzmittel
- Hände desinfizieren und unsterile Handschuhe anziehen
- Mit unsterilen Handschuhen alten Verband lösen und verwerfen
- Hände desinfizieren und Einmalhandschuhe wechseln
- Wundreinigung mit Ringer-/NaCl 0,9 %-Lösung (bei infizierten Wunden Einsatz von Antiseptika wie Octenisept® oder Polihexanid-Lösung, z.B. Serasept®), Spritze, Kanüle, Knopfkanüle oder Einmalspülkatheter
- Wundränder mit steriler Kompresse trocken wischen, bei Bedarf Hautschutzmittel applizieren
- Inspektion der gereinigten Wunde
- Bei Veränderungen Arzt informieren
- Genaue Vermessung der Wunde: bei akuten Wunden 1x/Woche und bei chronischen Wunden spätestens nach 4 Wochen sowie bei relevanten Veränderungen (siehe Wunddokumentation)

- Ggf. Fotodokumentation: bei akuten Wunden 1x/Woche und bei chronischen Wunden spätestens nach 4 Wochen sowie bei relevanten Ver änderungen (siehe Wunddokumentation)
- Alginat je nach Wunde locker in Wundtaschen tamponieren oder passend auf feuchte, oberflächliche Wunden auflegen; es quillt stark auf und würde bei zu festem Tamponieren die Wundränder auseinander treiben und die frischen Zellen zerstören
- Wundabschluss/Sekundärverband je nach Wundart/-exsudation mit entsprechendem Material
- **Möglichkeiten der Abdeckung:** ⊠ stark exsudierende oder infizierte Wunden ⊠ Vlieskompresse mit Superabsorber oder Saugkompressen (mind. 1× tägl. wechseln); mittel/mäßig exsudierende Wunden ⊠ z. B. Saugkompresse und unsterile semipermeable Transparentfolie oder feinporiger Polyurethanschaumverband
- Um frühzeitiges Verrutschen des Sekundärverbandes zu vermeiden, Ränder bei Bedarf zusätzlich mit Klebevlies oder Transparentfolie fixieren (nur bei intakter Umgebungshaut)
- Abfälle entsorgen
- Patienten informieren und positionieren
- Hände desinfizieren

Wunddokumentation

- Regelmäßiges Monitoring der Wunde (= Dokumentation von Veränderungen zum Vorzustand) nach jedem Verbandwechsel auf dafür vorgesehenen Wunddokumentationsbögen oder per EDV-Wunddokumentation
- Dokumentation von: Lokalisation, Wundgrund/häufigste Gewebeart, Wundexsudation (Menge, Farbe, Beschaffenheit), Geruch, Entzündungszeichen, Schmerzen, Wundrand und -umgebung, Größe inkl. Tiefe und Taschen/Fisteln/Unterminierungen (= Vermessung: bei akuten Wunden 1x/Woche und bei chronischen Wunden spätestens nach 4 Wochen sowie bei relevanten Veränderungen); Begleitmaßnahmen: Lagerung/Positionierung, Hilfsmittel, Hautschutz/-pflege, Medikamente
- Fotodokumentation: bei akuten Wunden 1x/Woche und bei chronischen Wunden spätestens nach 4 Wochen sowie bei relevanten Veränderungen

Anwendungshinweise

- **Verweildauer:** je nach Exsudation und Wunde, Produkt und Firma bis zu 7 Tage (Packungsbeilage beachten!); bei infizierten Wunden täglicher Verbandwechsel
- **Cave:** Bei eher trockenen Wunden können Alginate vor Einsatz mit Ringer- oder NaCl-0,9 %-Lösung angefeuchtet werden; allerdings ist zu beachten, dass die Aufnahmekapazität dadurch entsprechend geringer wird!
- Bleiben Alginatanteile trocken, produziert die Wunde zu wenig Wundexsudat Umstellung auf ein geeignetes Präparat, z. B. Hydrogele in Gelform
- Verklebte Faserreste am Wundrand mit NaCl-0,9 %- oder Ringerlösung vorsichtig ablösen
- Alginat rückstandsfrei aus der Wunde entfernen, insbesondere aus Taschen/Wundhöhlen ist ein Fremdkörper; bei Verbleib = Infektionsgefahr!
- Das Alginat sollte nicht den Wundrand überlappen Mazerationsgefahr; unter sterilen Bedingungen passend zurechtfalten oder zuschneiden
- Geruchsbildung
- Sekundärabdeckung erforderlich

Komplikationen

- Unverträglichkeit/allergische Reaktion
- Gewebsschädigung durch zu festes Tamponieren
- Mazeration der Umgebungshaut

Allgemeines

- Bestand überprüfen; b. B. Arzt wegen Verordnung kontaktieren
- Qualifikation: examinierte Pflegefachperson

Unterschriften:

PDL:

Beh. Arzt:

KAPITEL

10 Wunddokumentation

Die Wunddokumentation ist **Grundlage für eine koordinierte Therapie.** Sie stellt die Art der durchgeführten Maßnahmen dar, garantiert die Nachweisbarkeit der geleisteten Tätigkeiten und ist die Basis für eine einheitliche Wundbehandlung. Zusätzlich bildet sie den Heilungsverlauf ab, beugt Doppeluntersuchungen vor und liefert Fakten, die für eine Prognoseeinschätzung notwendig sind. Probleme werden schnell erfasst und können behoben werden. Die adäquate Wunddokumentation macht den Behandlungsprozess für alle an der Versorgung beteiligten Berufsgruppen nachvollziehbar, beugt Versorgungsbrüchen vor und wirkt Schnittstellenproblematiken entgegen. Neben ihren Funktionen als Mittel der Koordination und der Abrechnung ist sie ein wesentlicher Bestandteil der Qualitätssicherung und Evaluation. So lässt sich durch eine Dokumentation von Wundzustand, Heilungsverlauf und Maßnahmen beurteilen, ob der gewählte Behandlungsansatz erfolgreich ist.

Im Falle eines Rechtsstreits gilt eine vollständige Dokumentation als Nachweis der durchgeführten Arbeit („Was nicht dokumentiert ist, gilt als nicht gemacht"). Die geleisteten Maßnahmen und ihr jeweiliger Zeitpunkt sind stets persönlich und zeitnah (in derselben Schicht) in der Dokumentation zu vermerken. Dieser Eintrag darf nicht im Voraus vorgenommen werden und ist nicht an Kollegen delegierbar. Bei vorhandener Handzeichenlegende ist ein Handzeichen als Unterschrift ausreichend. Die Handzeichenlegende ist mindestens einmal jährlich zu aktualisieren, da sich die Handschrift im Lauf der Zeit verändert. Neue Mitarbeiter tragen sich umgehend ein. Wenn Korrekturen vorgenommen werden müssen, sind diese entsprechend kenntlich zu machen. Der Einsatz von Korrekturfluid, Überklebungen, Schwärzungen oder gar die Entnahme und Neuverfassung ganzer Seiten können rechtlich als Urkundenfälschung gewertet werden. Einrichtungen, welche die erforderliche schriftliche Begleitung des Pflege- und Therapieprozesses versäumen, drohen im Schadensfall Regressforderungen und Aufkündigung des Versorgungsvertrags.

Die Wunddokumentation dient in vielfacher Hinsicht der rechtlichen Absicherung. Lehnt der Patient z. B. die Versorgung oder Aspekte derselben ab, hält die Pflegefachperson bzw. der Therapeut dies ebenfalls in der Dokumentation fest. Bei ablehnender Haltung des Patienten sind diesem nachvollziehbar die Risiken seiner Entscheidung darzustellen und ebenfalls in der Dokumentation festzuhalten.

Neben der rechtlichen Absicherung erleichtert die Wunddokumentation ebenso die Weitergabe der relevanten Informationen und hilft bei der Organisation. Eine standardisierte Wunddokumentation ermöglicht die Darstellung der durchgeführten Wundversorgung im Versorgungsprozess und sichert so die Qualität der Behandlung. Daraus resultiert eine erhöhte Sicherheit in der Versorgung. Auch nach längeren Abwesenheitszeiten der Behandelnden, z. B. durch Urlaub oder Krankheit, ist die Behandlung anhand der Wunddokumentation sofort ersichtlich. Die diensthabende Pflegefachperson bzw. der Therapeut kann nachvollziehen, was pflegerisch und therapeutisch zu beachten und wann und womit die Wundversorgung durchzuführen ist.

Probleme wie Komplikationen oder Unverträglichkeiten werden zeitnah festgehalten und behoben. Dies steigert die Qualität der Versorgung und sichert die Kontinuität der Therapie. Die (Muster-)Berufsordnung für die in Deutschland tätigen Ärztinnen und Ärzte (MBO-Ä 1997) verpflichtet laut § 10 Mediziner zur Dokumentation ihrer getroffenen Maßnahmen. Dies stellt gleichermaßen eine Gedächtnisstütze für den Behandler dar und dient dem Interesse des Patienten an einer ordnungsgemäßen Dokumentation seiner Therapie. Diesem ist auf Anfrage Einsicht zu gewähren.

Entsprechend der AWMF-S3-Leitlinie „Lokaltherapie schwerheilender und/oder chronischer Wunden“ dient die Wunddokumentation „[…] der Nachvollziehbarkeit des Behandlungs- und Therapieverlaufs. Dies ist sowohl haftungsrechtlich, im Rahmen der Qualitätssicherung als auch in der Kommunikation notwendig. Weiterhin ermöglicht die Dokumentation eine Evaluation der Therapie mit nachvollziehbarer Anpassung der Therapieanordnungen“ (DGfW 2023, S. 65).

10.1 Voraussetzungen

Um den Anforderungen der Wunddokumentation wie Wundbeurteilung, Darstellung des Heilungsverlaufs und Problemerfassung gerecht werden zu können, sind spezielle Fachkenntnisse notwendig. Hierzu gehören Sicherheit im Umgang mit gängigen Fachbegriffen, umfassendes Wissen über Anatomie und Physiologie der Haut, Entstehung von Wunden, Wundheilungsphasen und -stadien, Kenntnisse über den aktuellen Stand der Wissenschaft und sachgerechtes Dokumentieren (➤ Abb. 10.1,

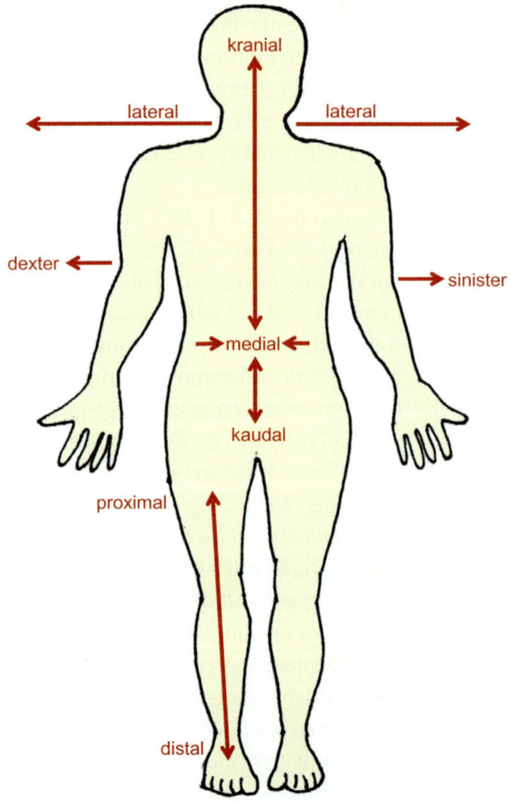

Abb. 10.1 Fachbegriffe zur Lokalisation [M291]

10

Tab. 10.1 Fachbegriffe und ihre Bedeutung

Lateinischer Fachbegriff	Bedeutung
anterior oder ventral	vorne (Bauch-/Brustseite)
posterior oder dorsal	hinten (Rücken-/Gesäßseite)
dexter	rechts
sinister	links
kranial	zum Kopf hin, kopfwärts
medial	zur Körpermitte hin
kaudal	zum Steißbein hin
proximal	zum Körperzentrum/Rumpf hin
distal	vom Körperzentrum/Rumpf weg
lateral	seitlich, zur Seite hin
fibular	zum Wadenbein hin
tibial	zum Schienbein hin
plantar	zur Fußsohle hin
radial	zur Speiche hin
ulnar	zur Elle hin
palmar	zur Handfläche hin

➤ Tab. 10.1). Erst eine grundlegende Kenntnis dieser Aspekte ermöglicht eine adäquate Aufnahme der Fakten, die in der Wunddokumentation enthalten sein sollten.

Da eine qualifizierte Wundbeurteilung, -erfassung und -vermessung ein hohes Maß an spezifischem Fachwissen und Erfahrung voraussetzt, empfiehlt der DNQP-Expertenstandard „Pflege von Menschen mit chronischen Wunden" (2025), zur Wunddokumentation bei Bedarf einen „pflegerischen Fachexperten" hinzuzuziehen (➤ Kap. 12). Pflegerische Fachexperten im Sinne des Expertenstandards sind Pflegefachpersonen, die sich auf die Wundversorgung spezialisiert und weiterqualifiziert haben, über praktische und reflektierte Erfahrung im Umgang mit betroffenen Patienten verfügen sowie ihr Fachwissen durch entsprechende Fort- und Weiterbildungen immer auf dem aktuellen Stand halten.

Die Wunddokumentation bildet die Grundlage der therapeutischen und pflegerischen Versorgung von Menschen mit (chronischen) Wunden. Es gibt derzeit verschiedene Möglichkeiten, Wunden sachgerecht standardisiert zu dokumentieren. In den Kliniken sind meist EDV-Wunddokumentationssysteme ins Krankenhausinformationssystem (KIS) integriert. Im ambulanten Bereich und der stationären Altenpflege nimmt die Nutzung von App-basierten Lösungen zu. Oft findet auch noch eine papierbasierte Wunddokumentation statt.

Schon die äußere Form des Dokumentationssystems beugt eventuell auftretenden Problemen beim Ausfüllen vor. Um Verläufe einfach, überschaubar und zeitnah erfassen zu können, empfiehlt es sich in der Praxis, einfache **EDV-/App-Wunddokumentationssysteme** bzw. **Wunddokumentationsbögen** zu verwenden. Die Daten sollten überwiegend durch Ankreuzen bzw. Anklicken festgehalten werden. Bei Freitextfeldern besteht die Gefahr, „Romane" zu schreiben, wodurch Verläufe nicht nachvollziehbar bzw. nicht schnell ersichtlich sind. Vorformulierte, allgemein verständliche Definitionen vermeiden subjektive Einschätzungen wie „Wunde sifft", „sieht gut aus", „o. B." etc. Auffällige Besonderheiten, die durch die vorgegebenen Beschreibungen des Systems/Bogens nicht definiert werden, sind z. B. unter einem Feld „Sonstiges" einzutragen oder in der allgemeinen Dokumentation festzuhalten. Möglichen Verständnisproblemen durch Sprache, Schriftbild und Ausdruck beugen solche Dokumentationssysteme/-bögen vor. Ein weiterer Vorteil ist, dass Veränderungen zeitnah auf den ersten Blick zu erkennen sind. Bei einer papierbasierten Wunddokumentation ist pro Bogen nur eine Wunde zu dokumentieren.

Für die Ansprüche des zeitnahen Datentransfers, insbesondere bei Patientenentlassungen und -verlegungen, ist die EDV-/App-gestützte Wunddokumentation ein hilfreiches Organisationsmittel. Auch für die interdisziplinäre und interprofessionelle Zusammenarbeit sowie Vernetzung der an der Wundversorgung beteiligten Personen haben solche Systeme eine große Bedeutung. Sie garantieren den zeitnahen, transparenten und umfassenden Austausch relevanter Daten, ermöglichen eine kontinuierliche Therapie und beugen Schnittstellenproblematiken vor. Die Daten müssen vor dem Zugriff Unberechtigter geschützt sein. Die Einverständniserklärung des Patienten ist Voraussetzung für die Übermittlung seiner Daten an Dritte. Nach Abfrage der grundsätzlichen Wunddaten bieten einige solcher Programme eine Auswahl der infrage kommenden Verbandmittel an und kalkulieren nach Anwahl die jeweiligen Kosten. Auch die für die Wundversorgung benötigte Arbeitszeit kann als Faktor berücksichtigt werden. Zudem können die Daten für statistische Auswertungen und Studien genutzt werden. Die Ergebnisse und Verläufe der computergestützten Wunddokumentation sind leicht abrufbar, unkompliziert zu bearbeiten, zu versenden und zu vervielfältigen. So können daraus z. B. Entlassungs-, Behandlungs- und Verlegungsberichte erstellt werden. Ist das System innerhalb eines Netzwerks etabliert, ist es der handschriftlichen Dokumentation überlegen, da die Einträge per Datenfernübertragung versendbar sind. Hierfür sind gesicherte Verbindungen Voraussetzung. Zudem sind unterschiedliche Zugriffsrechte für verschiedene Berufsgruppen und Versorger möglich.

In Deutschland existieren derzeit keine allgemein gültigen, standardisierten papierbasierten Wunddokumentationsbögen. Jede Einrichtung und Praxis erarbeitet und implementiert oft im Rahmen einer Arbeitsgruppe einen eigenen auf individuelle Schwerpunkte abgestimmten Bogen. Ebenfalls gibt es eine Vielfalt an EDV-Wunddokumentationssystemen und Apps, die oft nicht miteinander kompatibel sind.

CAVE!

Herausgabe von Patientenunterlagen an Krankenkassen

Die Krankenkassen fordern oft Patientenunterlagen an. Als Gründe werden meist Genehmigung und Abrechnungsprüfung angegeben. Dies ist nicht zulässig, denn den Kassen Einblick in die Dokumentation zu geben, verstößt gegen die gesetzlich verankerte Aufgabenteilung, selbst wenn ein eventueller Versorgungsvertrag eine solche Klausel beinhalten sollte (Sozialgericht Dortmund, Urteil vom 20.11.2008, Az.: S 40 [31, 24] KN 133/04 KR). Auszüge aus der Dokumentation und andere Patientenunterlagen gehen an den Medizinischen Dienst Bund (MD). Sie können auch der Krankenkasse zur Weitergabe an den MD zugesandt werden, müssen sich dafür aber in einem entsprechend adressierten, verschlossenen Umschlag befinden (Bierther 2011).

10.2 Wundanamnese

Die in der Wundanamnese erfassten Fakten bilden die Grundlage für eine adäquate Wunddokumentation. Sie beinhaltet u. a. Informationen über das soziale Umfeld, das Krankheitsbild, psychosoziale Aspekte und wundauslösende sowie die Abheilung negativ beeinflussende Faktoren. Beispielhafte Inhalte der pflegerischen Anamnese laut dem DNQP-Expertenstandard (2025) sind:

- **Erfassung des Krankheitsverständnisses von Patienten-/Angehörigen:**
  - Zu Wundursache/n
  - Zur Bedeutung spezieller Maßnahmen, wie Kompressionstherapie, Bewegung, Druckverteilung/-entlastung
  - Zu Symptomen: z. B. Wundfeuchtigkeit, Geruch, Juckreiz
  - In Bezug zum kurativen, bedingt kurativen, palliativen Ansatz der Wundversorgung und Vorstellungen zur Abheilungszeit

- **Erfassung wund- und therapiebedingter Beeinträchtigungen, z. B.:**
  - Schmerzen: Stärke, z. B. anhand einer visuellen Analogskala/numerischen Rangskala/Smiley-Skala oder per Fremdeinschätzung, Qualität, Lokalisation, Dauer, Häufigkeit, bisherige Erfahrungen mit Maßnahmen zur Schmerzlinderung, situationsbedingtes Auftreten (➤ Kap. 8.2)
  - Mobilitäts-/Aktivitätseinschränkungen: z. B. Treppen steigen, einkaufen gehen
  - Unangenehme Gerüche, hohe Exsudatmengen, Juckreiz, Ödeme der Beine/Füße
  - Körperbildveränderungen
  - Schwierigkeiten bei der Aufrechterhaltung der persönlichen Hygiene
  - Abhängigkeit von anderen bzw. personeller Hilfe
  - Psychosoziale Aspekte: Frustration, Trauer, Depression, soziale Isolation, Ängste, Sorgen
  - Einschränkungen bei der Kleider- und Schuhauswahl
  - Schlafstörungen
- **Abfrage von bereits vorhandenen wundbezogenen Hilfsmitteln:**
  - Z. B. An- und Ausziehhilfen, medizinische Kompressionsstrümpfe, orthetische Schuhversorgung, druckverteilende Matratzen, Sitzkissen und Positionierungshilfen
  - Sind diese angemessen, d. h. an das Krankheitsbild angepasst und zeitgemäß, werden sie korrekt genutzt und vom Betroffenen akzeptiert?
- **Gesundheitsbezogene Selbstmanagementkompetenzen von Patienten/Angehörigen zu:**
  - Umgang mit wund- und therapiebedingten Beeinträchtigungen (s. o.)
  - Wunde und Verbandwechsel
  - Ernährung und Flüssigkeitsaufnahme
  - Blutzuckerbeobachtung
  - Rauchentwöhnung
  - Medikamenteneinnahme inklusive Bedarfsmedikamenten
  - Hautschutz und -pflege
  - Erhalt von Mobilität und Alltagsaktivitäten: z. B. Spaziergänge, Hobbys, Einkäufe
  - Krankheitsspezifischen Maßnahmen z. B.:
    - Entstauende Maßnahmen: z. B. Hochlegen der Beine über Herzniveau, Venensport/Aktivierung der Venenpumpen (➤ Kap. 5.2.2), Kompressionstherapie (➤ Kap. 5.2.3)
    - Gefäßsport, strukturiertes Gehtraining (➤ Kap. 5.4.3)
    - Präventive Maßnahmen bei Diabetes mellitus/DFU: z. B. Fußpflege und -inspektion, Bewegungsübungen (➤ Kap. 6.6)
    - Druckverteilung und -entlastung
  - Teilnahme an Selbsthilfegruppen
- **Zusätzlich sollten folgende Angaben in der Wundanamnese Berücksichtigung finden:**
  - Lebensalter und Alter der Wunde
  - Medikation
  - Allergie(n)/Unverträglichkeiten
  - Soziales Umfeld: Wie und mit wem lebt der Patient (z. B. Erdgeschoss, Treppenhaus ohne Fahrstuhl, Angehörige)? Ist er selbstständig oder benötigt er Hilfe? Wer versorgte den Patienten bisher (ärztlich, häuslich, pflegerisch)?
  - Immunstatus, Tumor/en
  - Begleit- und Stoffwechselerkrankungen, Operation/en
  - Erfassung des geistigen und seelischen Zustands
  - Lebensgewohnheiten: z. B. Rauchen, Alkohol, Sport
  - Information über Krankheitsbild und Einstellung dazu
  - Kontinenzsituation

10.3 Wundassessment: Kriterien der Wunddokumentation

Eine Wunddokumentation verdeutlicht gleichermaßen den bisherigen Versorgungsprozess als auch den Heilungsverlauf bzw. aktuellen Zustand der Wunde. Die AWMF-S3-Leitlinie „Lokaltherapie schwerheilender und/oder chronischer Wunden …" empfiehlt folgende Inhalte, die mindestens in der Wunddokumentation enthalten sein sollten: „medizinische Diagnose […], Lokalisation, gemessene Wundgröße, Beschreibung von sichtbarer Wundfläche, Exsudat und Erfolg des Exsudatmanagements, Wundrand und Wundumgebung, Therapieanordnung, Therapiedurchführung, Anlass für einen Therapiewechsel sowie begleitende Maßnahmen (wie Kompression und Druckentlastung)" (DGfW 2023, S. 64).

Laut dem DNQP-Expertenstandard (2025, ➤ Kap. 12) gehören folgende Inhalte zum Wundassessment:

- **Medizinische Wunddiagnose:** Grunderkrankung, Wundart und Schweregradeinteilung/Klassifikation der Wunde bzw. der Grunderkrankung
- **Beispiele für Wundarten:** z. B. Ulcus cruris venosum/arteriosum, arterio-venöses Ulcus cruris, diabetisches Fußulkus, Dekubitus, Inkontinenz-assoziierte Dermatitis (IAD), Verbrennungswunde, maligne Wunde, Skin Tear, postoperative Wundheilungsstörung
- **Beispiele für Klassifikationen bzw. Schweregradeinteilungen von Wunden und Grunderkrankungen:**
  - Dekubitusklassifikation, z. B. nach European Pressure Ulcer Advisory Panel (EPUAP)/National Pressure Injury Advisory Panel (NPIAP)/ Pan Pacific Pressure Injury Alliance (PPPIA) (➤ Kap. 4.2.1) oder nach ICD-Klassifikation (➤ Kap. 4.2.2)
  - Klassifikation diabetisches Fußulkus, z. B. nach Wagner-Armstrong-Klassifikation, WIfI-System, SINBAD, IDSA/IWGDF-Klassifikation, PEDIS (➤ Kap. 6.4)
  - Klassifikation IAD, z. B. nach GLOBIAD (➤ Kap. 4.7.3)
  - Klassifikation von Skin Tears, z. B. nach ISTAP (➤ Kap. 1.3.3)
  - Klassifikation der chronischen venösen Insuffizienz (CVI), z. B. nach Widmer oder CEAP (➤ Kap. 5.1.2)
  - Klassifikation der peripheren arteriellen Verschlusskrankheit (pAVK), z. B. nach Fontaine und/oder Rutherford (➤ Kap. 5.4.1)
- Bisherige diagnostische und therapeutische Maßnahmen zur Wundversorgung und zur Grunderkrankung und deren Wirkung
- **Wundlokalisation:** schriftlich ausformuliert und auf einem Schaubild eingezeichnet; ggf. Fotoerstellung ➤ Kap. 10.4)
- **Wunddauer:** notwendig, um Belastungen, (Selbst-)Pflegezeiten und die Heilungszeit für den Patienten einzuschätzen
- **Rezidive:** Erfassung von Anzahl und rezidivfreier Zeit; erlaubt Hinweise auf mögliche Problematiken bei der Prävention
- **Wundgröße, -tiefe und Unterminierung:** Erfassung der größten Länge auf der Körperlängsachse und der größten Breite im 90°-Winkel zur Längsachse des Körpers in cm, Tiefe in cm, Erfassung von Taschen/Untertunnelungen/ Fisteln anhand der Uhrmethode
- **Wundrand/-umgebung:** z. B. unterminiert, vital, mazeriert, epithelisiert, livide, nekrotisch, ödematös, wulstig, gerötet, Juckreiz, trocken, rissig
- **Wundgrund/Gewebeart:** z. B. Nekrose, Fibrinbelag, Granulationsgewebe, Epithelgewebe/-inseln, Knochen, Sehne
- **Wundgeruch:** ja/nein
- **Exsudation:** Menge, Beschaffenheit, Farbe

- **Entzündungszeichen:** Rötung, Schwellung, Überwärmung, Funktionseinschränkung, Schmerzen
- **Wund- bzw. wundnahe Schmerzen** (➤ Kap. 8.2):
  - Intensität anhand z. B. visueller Analogskala, Smiley-Skala, numerischer Rangskala, verbaler Rating-Skala oder per Fremdeinschätzung
  - Situationen, die mit Schmerzen einhergehen, und solche, die zur Verbesserung führen
  - Qualität: z. B. pochend, brennend, stechend

Zudem sollten Angaben zur Therapie wie vollständiger Produktname und -größe (u. a. für Nachbestellungen nötig), Datum und Handzeichen der durchführenden Person enthalten sein.

Jeder Verbandwechsel ist in der Dokumentation festzuhalten, Veränderungen zum Vorzustand werden vermerkt. Ein vollständiges Wundassessment, insbesondere die Wundvermessung, erfolgt bei chronischen Wunden spätestens nach 4 Wochen, bei akuten Wunden nach einer Woche. Je nach Wundzustand und Setting können die Abstände kürzer sein, z. B. infolge von Wundheilungsstörungen wie Infektion oder nach wundbezogenen Interventionen, z. B. chirurgischem Débridement, die einer zeitnahen Therapieanpassung bedürfen. Im Abstand von maximal 4 Wochen sollte zudem eine Überprüfung der Wirksamkeit aller Maßnahmen stattfinden und ggf. notwendige Änderungen im Maßnahmenplan und in der Dokumentation vermerkt werden.

Nachfolgend werden einzelne Assessmentkriterien ausführlicher betrachtet.

Wundlokalisation

Die Bezeichnung des entsprechenden Körperteils erfolgt sowohl schriftlich ausformuliert, z. B. „rechter Großzeh“, „linker Trochanter“, als auch bildlich durch Markierung auf einer stilisierten Zeichnung. Auf vielen Wunddokumentationsbögen/-systemen ist zu diesem Zweck ein menschlicher Körper schematisch dargestellt, auf dem die genaue Lokalisation angegeben werden kann. Ein Foto kann den Befund zusätzlich verdeutlichen (➤ Kap. 10.4).

Größenbestimmung der Wunde

Laut AWMF-S3-Leitlinie ist die Wundgröße „[…] das Ausmaß der Wundfläche, das mittels einer festgelegten Methode zur Erfassung der Länge, Breite und Tiefe ermittelt werden kann“ (DGfW 2023, S. 65). Die Veränderung der Wundgröße gilt als wesentlicher Faktor für die Beurteilung des Heilungsverlaufs. Die Wundgröße sollte nicht mit Aussagen wie „handteller-“, „tomaten-“, „erbsen-“, „stecknadelkopf-“ oder „Ein-Euro-Stück-groß“ beschrieben werden. Dies sind keine exakten Angaben, sondern lediglich Schätzungen, zumal die Hand bei jedem Menschen unterschiedlich groß und auch die Größe eines Gegenstands oder Lebensmittels jedem anders in Erinnerung ist. Auch Aussagen wie „Wunde sieht gut aus“, „Wunde o. B.“ (ohne Befund) gehören mangels Aussagekraft nicht in eine Wunddokumentation.

Herkömmlich wird die Wunde mit einem Einmalpapierlineal ausgemessen (➤ Abb. 10.2). Allerdings kann diese

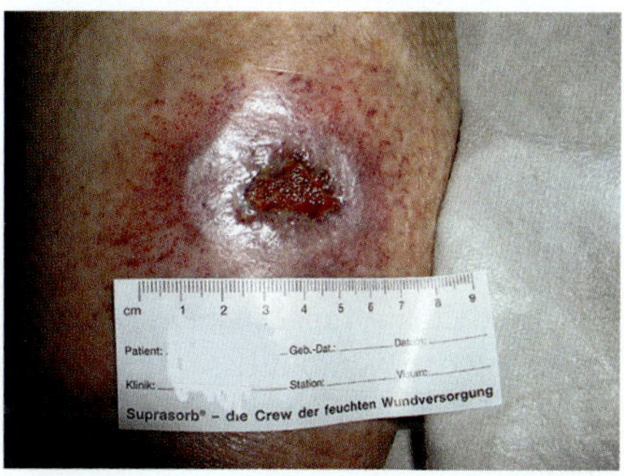

Abb. 10.2 Vermessen der Wunde mit einem Einmalpapierlineal [M291]

Methode nicht die Form einer Wunde abbilden. Mehrfachmessinstrumente wie Stomaschublehren, vernietete Kunststofflineale und Schablonen können nicht sachgerecht oder nur mit großem Aufwand und Kosten desinfiziert werden und begünstigen so die Verschleppung von Keimen. Deshalb sollten diese Instrumente nicht zum Einsatz kommen.

Bei der **Messung** wird vertikal (Länge → Fuß-Kopf-Achse) und horizontal (Breite) jeweils der größte Abstand der Wundränder zueinander bestimmt **(Perpendicular-Methode).** Die Längen- und Breitenachse stehen beim Vermessen im 90°-Winkel zueinander. Es ist wichtig, dass innerhalb des Teams eine Übereinstimmung in Bezug auf die Messpunkte besteht und nicht bei jeder Wundinspektion an anderen Punkten gemessen wird. Im Anschluss an die Abmessung wird das Einmalpapierlineal entsorgt.

TIPP

Wunden gemeinsam dokumentieren

Wenn mehrere Wunden, die auf dieselbe Ursache zurückzuführen sind, dicht beieinander liegen, können sie als eine Wunde dokumentiert werden, wenn sie mit einer einheitlichen Therapie behandelt werden.

Eine Methode, die sich nicht an den Körperachsen, sondern an der Ausrichtung der Wunde orientiert, ist die **Uhrmethode.** Unabhängig von der Lage der Wunde wird hier die längste Ausdehnung gemessen. Davor ist die Ausrichtung der Uhr im Team möglichst eindeutig zu definieren. Als Orientierung gilt das Zifferblatt der Uhr, also zwölf Uhr entspricht kopfwärts, sechs Uhr fußwärts (➤ Abb. 10.3).

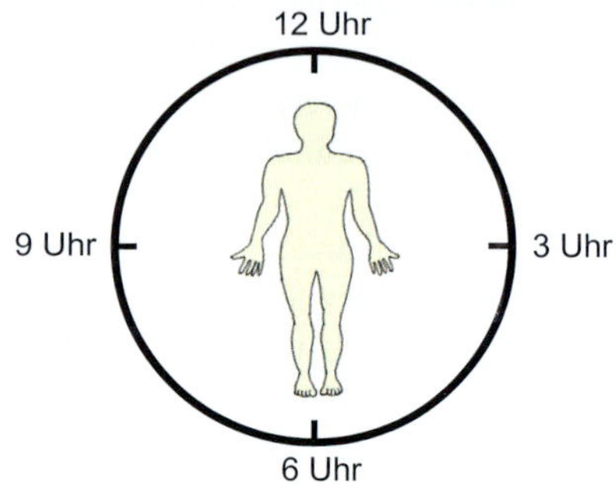

Abb. 10.3 Schematische Darstellung der Uhrmethode [M291]

Eine genauere Vorstellung von der Wunde vermittelt eine möglichst exakte Nachzeichnung der Wundumrisse. Diese kann unter Zuhilfenahme einer sterilen doppellagigen Folie angefertigt werden. Hierzu wird die Folie auf der Wunde aufgebracht und deren Umrisse mit einem wasserfesten Stift, ohne allzu großen Druck auszuüben (Schmerzauslöser!), nachgezogen. Bei Verwendung einer doppellagigen sterilen Folie kann die obere, nicht kontaminierte Folie in der Wunddokumentation abgeheftet werden. Die auf der Wunde verbliebene, kontaminierte Haftfolie wird entsorgt. Zusätzlich werden das Erstellungsdatum und die Lage der Wunde festgehalten. Die Verwendung einer Folie, die über Kästchen – also eine Rasterung – verfügt, kann durch die Erfassung der Kästchenzahl zudem eine Angabe über die Wundfläche vermitteln (➤ Abb. 10.4). Ein Kästchen entspricht dabei einer Größeneinheit von 1 cm^2. Jedes Kästchen, das über die Hälfte gekennzeichnet ist, wird mitgezählt. Dieses Vorgehen wird als **Tracing** bzw. **Planimetrie** bezeichnet. Planimetrie ist auch computergestützt durchführbar.

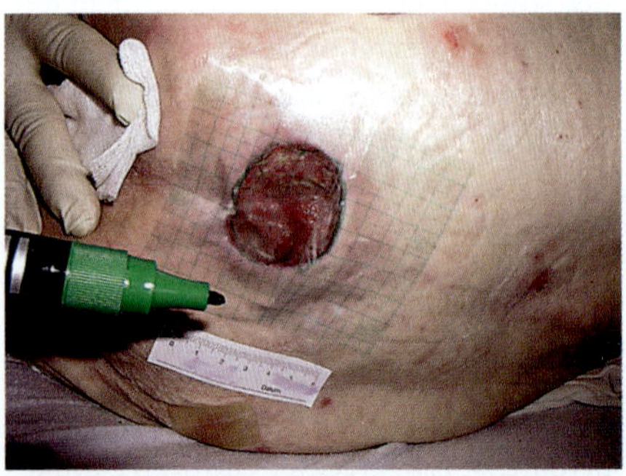

Abb. 10.4 Planimetrie [M291]

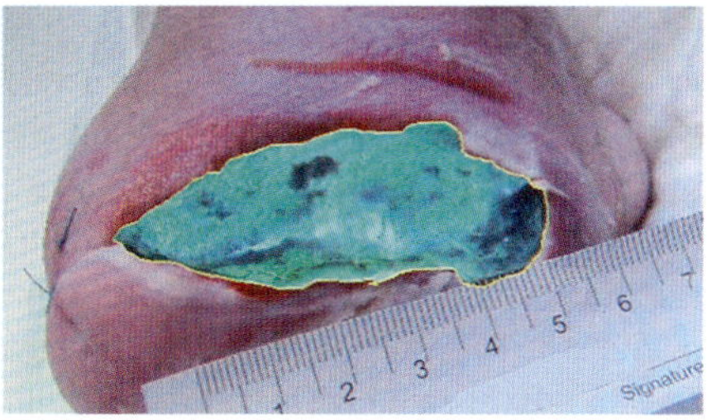

Abb. 10.5 EDV-gestützte Vermessung der Wundfläche [M291]

Verschiedene EDV-gestützte Systeme bieten Möglichkeiten der **elektronischen Wundvermessung.** Sie können beispielsweise anhand eines Fotos nach einer punktuellen Erfassung des Wundrands (unter Definition eines Größenmaßstabs, z. B. Einmalpapierlineal) die Wundfläche anhand Abstand und Lage der Markierungen selbständig errechnen (➤ Abb. 10.5). Eine weitere Möglichkeit ist die elektronische Messung der Wundausdehnung. Hierfür werden unter Definition eines Größenmaßstabs (s. o.) die Länge und die Breite im 90°-Winkel zueinander markiert (➤ Abb. 10.6). Das System errechnet anschließend die jeweilige Ausdehnung der Wunde.

Die elektronischen Verfahren ermöglichen exaktere Ergebnisse als das Abmessen oder Abmalen per Hand. Beide Methoden sind allerdings fehleranfällig, da die Markierung der Messpunkte nach eigener Einschätzung erfolgt. Es gibt inzwischen zahlreiche Anbieter dieser Systeme. Eine Mitarbeiterschulung im Umgang ist hierfür vorab erforderlich.

Um eine Vergleichbarkeit der Messergebnisse zu gewährleisten, sollte die Wundgröße immer mit derselben Methode ermittelt werden.

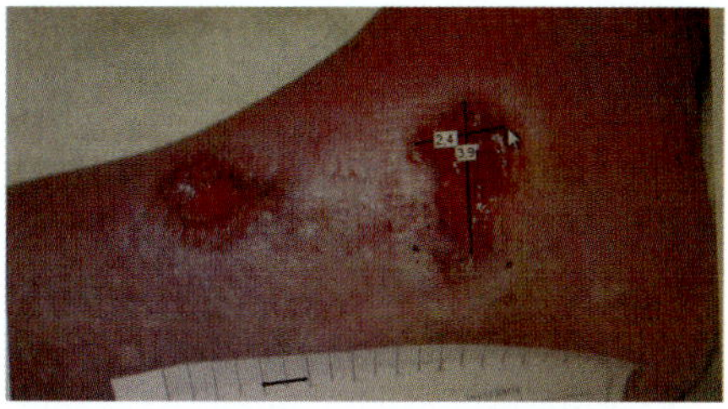

Abb. 10.6 Markierung von 1 cm auf dem Papierlineal zur elektronischen Vermessung von Länge und Breite [M291]

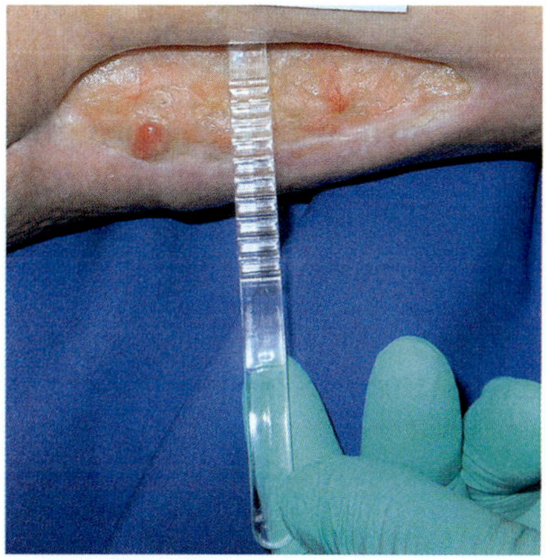

Abb. 10.7 Tiefenmessung der Wunde mit steriler Pinzette [M291]

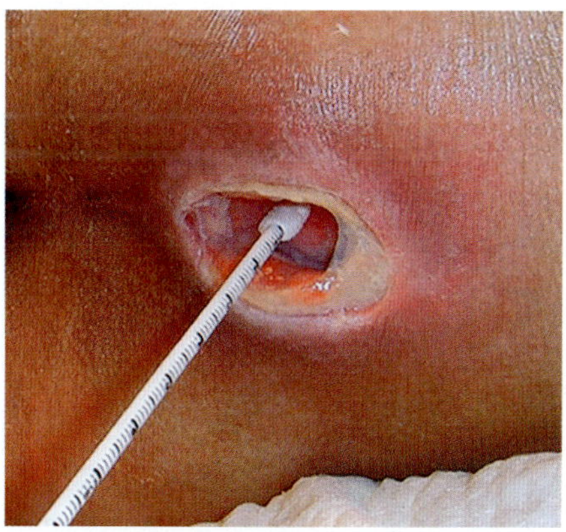

Abb. 10.8 Tiefenmessung der Wunde mit steriler skalierter Messsonde [M291]

Wundtiefe

Die Messung der Wundtiefe erfolgt senkrecht an der tiefsten Stelle. Es gibt verschiedene Möglichkeiten des Materialeinsatzes, z. B. sterile Pinzetten (➤ Abb. 10.7), sterile skalierte Sonden (z. B. Wound® Probe, Firma Advancis; PLUSCUR® Flexi Depth, Vertrieb durch FORLIFE, ➤ Abb. 10.8), sterile

Knopfkanülen, sterile Spülkatheter. Wenn die Wunde unterminiert ist, wird jeweils der tiefste Wundort vermessen. **Cave:** Ein Einsatz von sterilen Watteträgern ist nicht zu empfehlen, da diese Rückstände in der Wunde hinterlassen können und dadurch ein Infektionsrisiko verursachen.

Bei **unterminierten Wunden** ist es empfehlenswert, sich bei der Angabe der Lage der jeweiligen Wundtasche an der Uhrzeit (s. o.) zu orientieren. An den Füßen oder Händen werden Zehen und Fingerspitzen als zwölf Uhr definiert, Ferse als auch Handgelenk gelten als sechs Uhr (➤ Abb. 10.3).

Die AWMF-S3-Leitlinie merkt an, dass zunehmend Vermessungen der Wunde mit künstlicher Intelligenz oder auswertenden Computeranwendungen bzw. -softwares durchgeführt werden, die z. B. auch eine anschließende optische Gewebeklassifikation der Wunde durchführen. Allerdings sind solche Systeme noch nicht hinreichend untersucht (DGfW 2023, S. 67).

Wundexsudat

Das Wundexsudat variiert je nach Wundzustand, Phase und Krankheitsbild. Die Exsudatmenge ist eine relative Größe und lässt sich nicht objektiv beschreiben. Begriffe wie „viel“, „mittel“, „mäßig“, „wenig“, „kaum“ beschreiben lediglich subjektive Wahrnehmungen. Über die jeweilige Bedeutung sollte im Behandlungsteam Einigkeit bestehen. Einen Anhaltspunkt für einen Rückschluss auf die Exsudatmenge liefern die Häufigkeit der Verbandwechsel, die Anzahl der durchnässten Auflagen sowie die Materialauswahl bezüglich Saugkraft, Aufnahmevermögen und Retention. Eine entsprechende Definition im hausinternen Standard erleichtert die Einschätzung. Das Exsudat ist zudem nach Farbe (➤ Tab. 10.2) und Konsistenz (➤ Tab. 10.3) zu beurteilen.

Wundrand

Die Initiative Chronische Wunden (ICW) e. V. definiert den Wundrand als „schmalen Bereich (Grenze) zwischen Wundfläche und Wundumgebung“ (Dissemond et al. 2024b, S. 242). Laut AWMF-S3-Leitlinie ist der Wundrand „[...] der reparativ-epithelisierte Bereich zwischen Wundfläche und original geschichteter Haut sowie die von Wundfläche umgebenen reparativ-epithelisierten Bereiche (‚Epithel-Inseln‘)“ (DGfW 2023, S. 66).

Vom Wundrand geht die Epithelisierung aus. Die Beschaffenheit des Wundrands hat somit Einfluss auf die Einwanderung von Epithelzellen auf die Wunde und somit die Abheilung. Daher sollten bestimmte Veränderungen am Wundrand wie Hyperkeratosen, Mazeration, Einblutungen entsprechend behandelt werden, um den Heilungsprozess zu unterstützen bzw. zu ermöglichen. Der Zustand des Wundrands und seine Entwicklung sind dementsprechend in der Wunddokumentation festzuhalten, z. B. als livide, wulstig, flach, diffus, regelmäßig, scharf/unscharf begrenzt, hyperkeratös, unterminiert, ödematös, gerötet, mazeriert.

10

Tab. 10.2 Exsudatfarben und deren mögliche Bedeutung (Fotos: [M291], [O1014])

Exsudatfarbe	Mögliche Bedeutung	Fotobeispiel
Transparent, klar, bernsteingelb	Normales, seröses Erscheinungsbild oder z. B. durch Lymph-/Harnwegsfistel	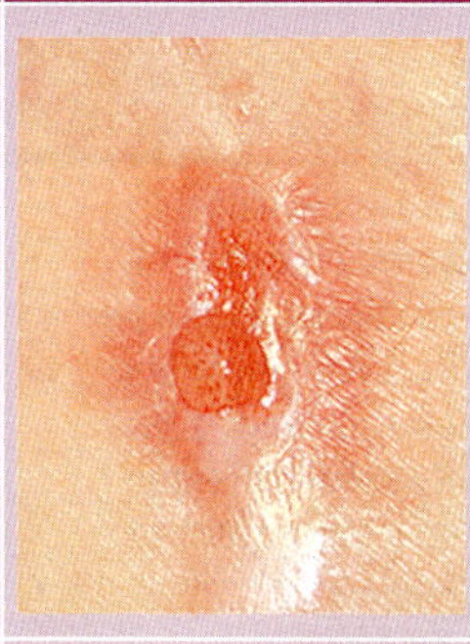
Trübe, milchig oder cremefarben	Fibrinfäden durch Entzündung, Infektion	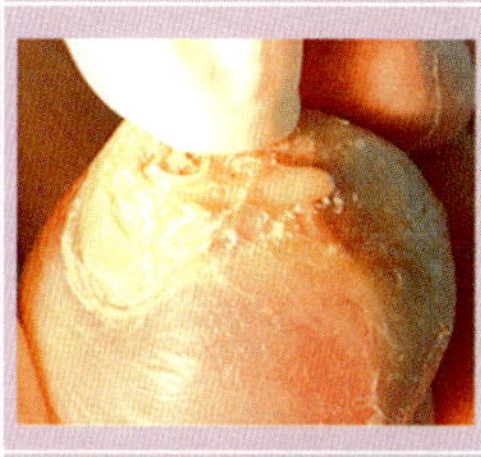
Rot, rosa	Blutzellen im Exsudat, z. B. durch eine Verletzung	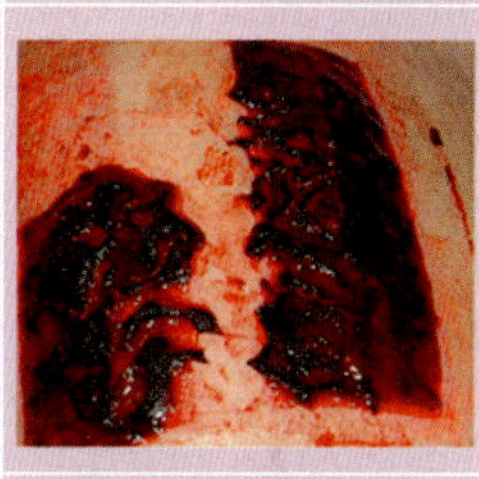
Gelb, braun	Darm-/Harnwegsfistel, Rückstände durch Wundauflagen, z. B. Hydrokolloidverband, Wundschorfbestandteile	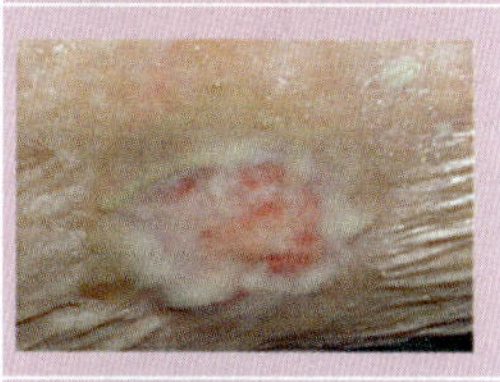
Grün	Infektion durch Pseudomonas aeruginosa	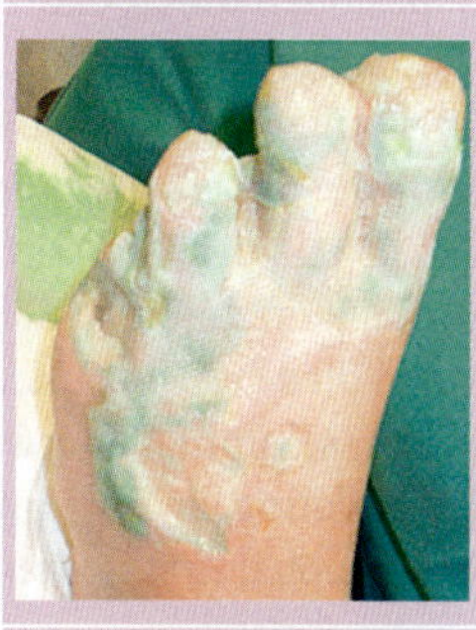
Grau, bräunlich, blau	Rückstände von silberhaltigen Wundauflagen	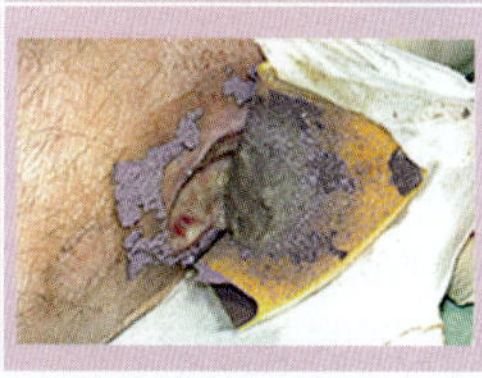

Tab. 10.3 Mögliche Ursachen verschiedener Exsudatviskositäten

Zäh, klebrig oder hochviskös	Dünnflüssig, laufend oder niedrigviskös
• Hoher Eiweißanteil aufgrund eines entzündlichen Prozesses • Rückstände von Verbandmaterial, z. B. Hydrokolloidverband, oder von topischen Präparaten • Nekrosen in der Autolyse • Darmfistel	• Geringer Eiweißanteil, z. B. durch Mangelernährung, venöse Erkrankung oder dekompensierte kardiale Erkrankung • Lymph-, Gelenkspalt- oder Harnwegsfistel

Wundumgebung

Laut der Initiative Chronische Wunden (ICW) e. V. ist die Wundumgebung das Hautareal, „das direkt an den Wundrand grenzt und die Wunde umgibt“ (Dissemond et al. 2024b, S. 242). Die AWMF-S3-Leitlinie definiert die Wundumgebung als „[…] die an den Wundrand oder die Wundfläche angrenzende original geschichtete Haut“ (DGfW 2023, S. 66). Die Beurteilung der Wundumgebung erlaubt Rückschlüsse auf den Heilungsverlauf, z. B. Infektionen, und auf pflegerische Entscheidungen wie Hautpflege, Exsudatmanagement, mangelnde Druckverteilung oder Hautläsionen durch eine inadäquate Kompressionsversorgung. Die Ausdehnung der Wundumgebung hängt von der Ausprägung der bestehenden Hautveränderungen ab. Der Zustand der Wundumgebung ist dementsprechend in der Wunddokumentation festzuhalten, z. B. als unauffällig (blande), trocken, schuppig, überwärmt, ödematös, Blasenbildung, hyperpigmentiert, ekzematisiert, gerötet, Kratzspuren oder mazeriert.

Wundgrund

Der Wundgrund ist das vom Wundrand umgebene geschädigte Gewebe, auf dem sich keine Epithelzellen befinden. Er erlaubt Rückschlüsse auf den Heilungsverlauf. Es erfolgt die Bestimmung von Wundbelägen, z. B. Nekrose, Fibrin, Biofilm, und Krusten sowie Gewebeart, z. B. Granulation und die Feststellung des Ausmaßes der betroffenen Gewebsschichten, z. B. Ober-, Leder-, Unterhaut, und freiliegender Strukturen wie Knochen, Sehne, Muskulatur. Die Wunddokumentation erfasst zudem die Konsistenz der Wundbeläge, die trocken oder feucht sein kann. Dies ist relevant für die Auswahl der Verbandmittel. Bei der Beschreibung des Wundgrunds sollten keine Farbmodelle genutzt werden, da sie zu ungenau sind. So deutet z. B. die Farbe Schwarz auf eine Nekrose hin, die im angeweichten Zustand aber auch gelb sein kann. Sehnen- und Knochenstrukturen oder Fibrinbelag sind aber ebenfalls gelb.

Wundgeruch

Der Wundgeruch erlaubt Rückschlüsse auf den Keimstatus einer Wunde. Zudem hat er gravierende Auswirkungen auf die Lebensqualität des Patienten. Untypischer Wundgeruch sollte mit Ja oder Nein erfasst werden. Spezifizierungen wie süßlich, säuerlich, faulig, jauchig, (besonders übel) stinkend oder fäkal beziehen sich auf subjektive Eindrücke und sind nicht eindeutig. Daher sollte sich eine Aussage über den Wundgeruch darauf beschränken, ob dieser vorliegt oder nicht.

Aufbewahrung von Patientenunterlagen

Patientenunterlagen und somit auch die Wunddokumentation sind laut Bürgerlichem Gesetzbuch (BGB) § 630 f. für eine Dauer von 10 Jahren aufzubewahren. Dem entspricht auch § 10 der (Muster-)Berufsordnung für Ärzte. Allerdings definiert BGB § 199 Abs. 2, dass eine Klagefrist für Schadensersatzansprüche auf Verletzungen von Körper und Gesundheit von 30 Jahren besteht (➤ Kap. 14.2.2). Daher sollten Einrichtungen und Versorger diese Unterlagen 30 Jahre lang aufbewahren.

10.4 Fotodokumentation

Neben der schriftlichen Wundbeurteilung dient die Dokumentation mit digitalen Fotografien der Veranschaulichung der geleisteten Versorgung. Üblicherweise lassen sich digitale Wundfotografien problemlos in die EDV-gestützte Wunddokumentation integrieren. Ein häufig geäußerter Vorbehalt gegenüber der digitalen Fotodokumentation ist die Manipulierbarkeit mit dafür vorgesehenen Bearbeitungsprogrammen. Dennoch haben digitale Fotos vor Gericht Bestand, da jede Art der Dokumentation veränderbar ist.

Der DNQP-Expertenstandard (2025) erwähnt, dass die Beschreibung der Wunde durch eine fotografische Aufnahme unterstützt werden kann, aber nicht muss. Voraussetzung ist immer, dass die rechtlichen Gesichtspunkte gewahrt werden. Die fotografische Dokumentation habe, laut Expertenstandard, den Vorteil, dass ein Befund auf kontaktarme Weise verdeutlicht und Heilungsverläufe visualisiert nachvollziehbar, insbesondere auch für Patienten und deren Angehörige, dargestellt werden können. Er formuliert aber auch die Grenzen dieser Technik. So biete die Fotodokumentation nicht die Möglichkeit, die Dreidimensionalität einer Wunde zu erfassen, und das Ausmaß von Gängen, Fistelungen, Wundtaschen/-höhlen und Farben werde nicht adäquat abgebildet. Aktuell gibt es bereits Kameras, die mithilfe einer speziellen Software Wunden dreidimensional abbilden und somit neben den Abmessungen auch Aufschluss über die Wundtiefe geben können. Neben dem zusätzlichen technischen Aufwand sind sicherlich auch die hohen Kosten für derartige Hardware ein Hindernisgrund für eine Etablierung in der täglichen Praxis.

Fotos ersetzen nicht die schriftliche Dokumentation, sondern stellen lediglich eine Ergänzung dar. Zudem sind sie Grundlage der Wundbeurteilung im Rahmen der Telemedizin. Diese gewinnt insbesondere in facharztarmen ländlichen Regionen und in Bereichen, wo aufgrund struktureller Voraussetzungen kaum Fachärzte verfügbar sind, sowie in der stationären Altenpflege zunehmend an Bedeutung. Eine Fotodokumentation von Wunden muss bestimmte Kriterien erfüllen. Sie dient der Visualisierung des aktuellen Wundzustands und verdeutlicht den Heilungsverlauf, wobei die Bilderfolge als Verlaufskontrolle angesehen werden kann (insbesondere bei Entlassungs- oder Verlegungsberichten).

Eine Wunde wird immer **nach** der Reinigung fotografiert. Es sei denn, dass spezielle Auffälligkeiten, z. B. am Verbandmaterial, vorab festgehalten werden sollen. Die Größe der Wunde ist erkennbar zu machen. Dies kann z. B. durch das Anlegen eines Einmalpapierlineals bei der Aufnahme gewährleistet sein. Dieses sollte nicht weiß sein, da Skalen, Nummerierungen und Notizen, insbesondere bei Verwendung von Blitzlicht, später auf dem Foto nicht zu erkennen sind. Deshalb sollte das Einmalpapierlineal eine leichte Einfärbung, z. B. gelb, grau, haben. Damit das Foto dem jeweiligen Patienten eindeutig zuzuordnen ist, müssen auf dem Lineal bei jeder Aufnahme ein Patientencode oder der Name, Vorname und das Geburtsdatum des Patienten, das Datum der Fotografie und ggf. die Körperseite, auf der sich die Wunde befindet, verzeichnet sein. In der Klinik stehen hierfür Patientenetiketten mit allen Daten zur Verfügung. Auch die Fotodokumentation muss nachvollziehbar sein. Die Aufnahmen erfolgen unter Einsatz von Makrofunktion mit einem identischen Lichteinfall (bei Bedarf Blitz), gleicher Auflösung und Abstand sowie aus demselben Winkel (parallel zum Motiv). Dabei achtet der Fotograf darauf, dass Lichteinfall und Perspektive keine störenden Schatten auf das Motiv werfen (➤ Abb. 10.9), die im Nachhinein eventuell als Nekrose, Taschen o. Ä. missinterpretierbar sind. Der Patient

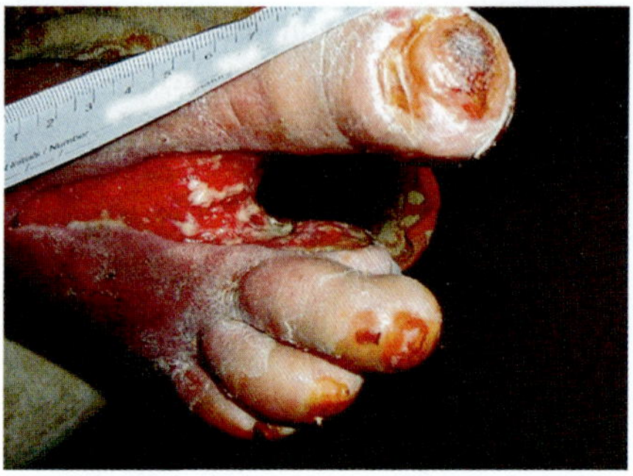

Abb. 10.9 Schattenbildung [M291]

sollte dabei jeweils in der gleichen Position liegen bzw. sitzen. Diese Angaben sind nach der Fotoerstellung in der Dokumentation zu vermerken. Die Verwendung eines neutralen, ruhigen Hintergrunds, z. B. einfarbiger OP- oder Handtücher (➤ Abb. 10.10 a), verstärkt die Aussagekraft des Fotos. Der Unter-/Hintergrund sollte einheitlich, aber nicht weiß sein (➤ Abb. 10.10 b), um Problemen mit dem Weißabgleich beim Blitzeinsatz vorzubeugen.

Eine Fotodokumentation ist immer ein Eingriff in den höchstpersönlichen Lebensbereich und stellt eine Verletzung des Persönlichkeitsrechts dar. Grundvoraussetzung für die Fotodokumentation ist daher die Einwilligung des Patienten oder ggf. seiner Angehörigen/seines Betreuers. Der Patient wird vorab adäquat aufgeklärt und erfährt alles über Grund und Durchführung der Aufnahmen sowie deren Zweck und Verbleib (StGB § 201a, ➤ Kap. 14.2.2). Hilfreich ist hierbei ein vorformuliertes Einwilligungsformular in verständlicher Sprache und einfacher Form. Die jederzeit widerrufbare Zustimmung ist schriftlich in der Akte des Patienten zu fixieren und der Dokumentation beizugeben. Eine Fotodokumentation sollte bei chronischen Wunden ebenfalls spätestens alle 4 Wochen, bei akuten Wunden einmal wöchentlich und zusätzlich bei gravierenden Veränderungen der Wundsituation erfolgen. Es empfiehlt sich, einen einrichtungsinternen Standard über die Anforderungen an die jeweiligen Kriterien zur Fotoaufnahme zu erstellen.

CAVE!

Im niedergelassenen ärztlichen Bereich sind für die Abrechnung der Behandlung bestimmter Krankheitsbilder, z. B. Ulcus cruris venosum, Wundfotografien zu Behandlungsbeginn und dann mindestens alle 4 Wochen unerlässlich. Dies begründet sich auf Vorgaben der Kassenärztlichen Bundesvereinigung (KBV) (EBM 2025 Ziffer 02312).

Voraussetzungen und Vorgehensweise

- Aufklärung und Information des Patienten über die Erstellung der Fotos und deren Verbleib.
- Einholen der Zustimmung des Patienten/gesetzlichen Betreuers und

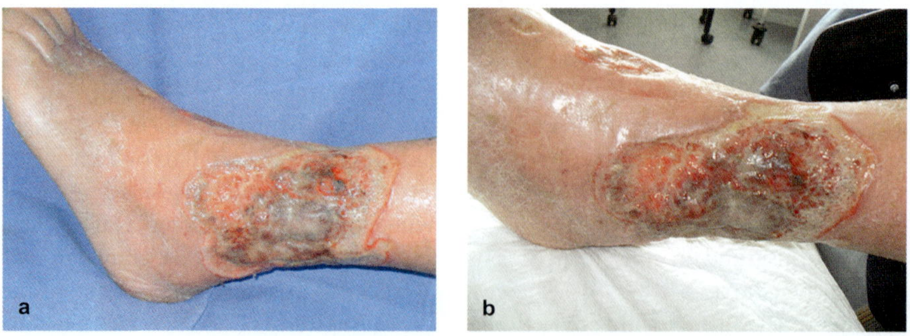

Abb. 10.10 a) Gut erkennbare Wundsituation vor neutralem, ruhigem Hintergrund. b) Wunde vor weißem, unruhigem Hintergrund [M291]

schriftliche Fixierung in der Akte; die Zustimmung kann jederzeit widerrufen werden.

CAVE!

Das Recht des Einzelnen auf informationelle Selbstbestimmung, also auch die Veröffentlichung und Verwendung von personenbezogenen Daten, ist gesetzlich geregelt. Maßgeblich sind die europäische Datenschutzgesetz-Grundverordnung (DSGVO) vom 25.5.2018 (DSGVO) sowie das Bundesdatenschutzgesetz (BDSG) (➤ Kap. 14.2.2).

- In Ausnahmefällen (z. B. zur Beweiserhebung bei Verlegung) werden Fotos vor der Einverständniseinholung erstellt. Das Einverständnis ist dann rückwirkend einzuholen. Wenn dieses verweigert wird, sind die Bildaufnahmen entsprechend zu vernichten.
- Immer gleiches Kameramodell nutzen.
- Fotos immer unter den gleichen Bedingungen erstellen, um eine Aussagekraft zu ermöglichen.
- Das Foto muss dem jeweiligen Patienten eindeutig zuordbar sein: neben dem Erstellungsdatum Patientencode oder Vor- und Nachname sowie Geburtsdatum vermerken.
- Um Wundgröße und -verlauf kenntlich zu machen, Einmalmaßband oder graduierte Fotokärtchen verwenden; ggf. Angabe der Körperregion/-seite bzw. Kopfrichtung; Maßband immer an gleicher Stelle anlegen; optimal sind zwei Maßbänder für Längen- und Breitenmessung, die im rechten Winkel zueinander liegen.
- Um Messfehler zu vermeiden, ggf. Punkte der Wundabmessung auf dem Foto markieren.
- Erstellung jeweils einer Nah- und Übersichtsaufnahme (➤ Abb. 10.11). Die Wunde sollte bei Nahaufnahme mindestens ein Drittel des Fotos einnehmen.
- Foto immer erst nach der Wundreinigung, erstellen. Ausnahme: Besondere Auffälligkeiten sollen vorab festgehalten werden (➤ Abb. 10.12).
- Neutralen, ruhigen Hintergrund verwenden, z. B. einfarbige Tücher (nicht weiß wegen Problemen mit dem Weißabgleich) unterlegen (➤ Abb. 10.10)
- Auf ausreichende Bildschärfe sowohl bei der Wunde wie der Umgebung achten; Nutzung von Makro- oder Automatikfokus und Bildstabilisator.
- Schattenbildung vermeiden (mögliche Fehlinterpretation als Nekrose oder Taschenbildung, ➤ Abb. 10.9).
- Auf gleiche Lichtverhältnisse wie bei vorangegangenen Aufnahmen, auf realistische Farbwiedergabe der Wunde und hohe Auflösung achten.
- Auf gleichen Abstand, Winkel (parallel zum Aufnahmepunkt) und gleiche Position des Patienten wie bei vorangegangenen Aufnahmen achten; nach

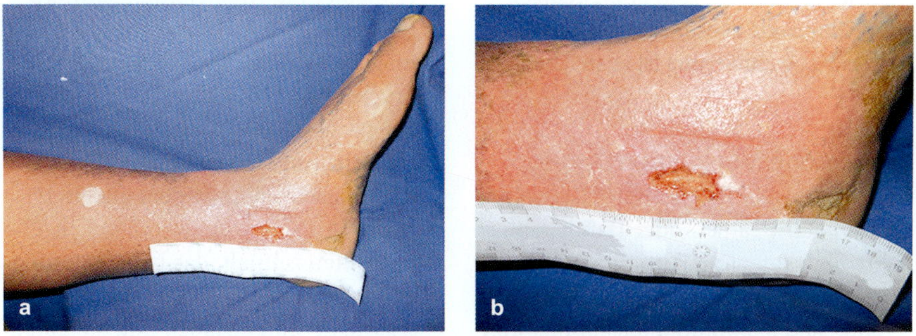

Abb. 10.11 Fotodokumentation: a) Übersichtsaufnahme. b) Nahaufnahme [M291]

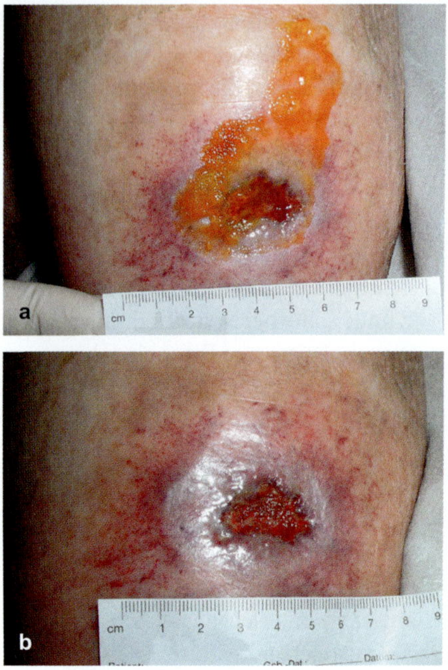

Abb. 10.12 Fotodokumentation: a) vor Wundreinigung, b) nach Wundreinigung [M291]

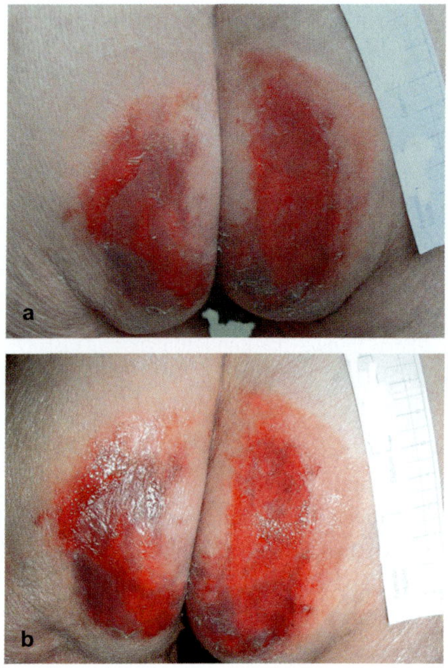

Abb. 10.13 Fotodokumentation: a) ohne Blitz, b) mit Blitz [M291]

Ersterstellung diese Angaben in der Dokumentation vermerken.

- Bei jedem Patienten je nach Lichtverhältnissen entscheiden, ob mit (➤ Abb. 10.13 b) oder ohne Blitz (➤ Abb. 10.13 a) fotografiert wird; diese Entscheidung bei späteren Aufnahmen beibehalten und immer zur gleichen Tageszeit fotografieren; Reflexionen/Spiegelungen durch den Blitz vermeiden; ggf. für unterstützende seitliche Beleuchtung sorgen.
- Abschließend das Foto der jeweiligen Patientenakte zuordnen; eine EDV-basierte Archivierung ist ausreichend.

Technische Voraussetzungen

Eine Digital-, Tablet- oder Handykamera sollte über folgende Funktionen und Eigenschaften verfügen:

- Blitz- und Makrofunktion; optimal wäre ein Ringblitz (aus Kostengründen einrichtungsintern abzuwägen).
- Großes LC-Display (Diagonale mindestens 2 Zoll, d. h. 5,1 cm), um die Tauglichkeit der erstellten Aufnahme umgehend prüfen zu können.
- Die Standardauflösung für Fotoerstellung sollte mindestens 1.984 × 1.488 Pixel (3 MB) haben.
- Automatische Datums- und Zeiterfassung.
- Bildstabilisator.
- Ausreichend große Speicherfunktion oder -karte.
- Computer mit Archivierungssoftware mit Suchfunktion, Kameraanschlussmöglichkeit (z. B. über USB), ggf. Farbdrucker und Fotopapier.
- Um nachträgliche Veränderungen nachvollziehen zu können, muss eine Kontrollmöglichkeit im System integriert sein.

Fotos sollten zeitnah, das bedeutet. möglichst täglich ausgelesen oder von der Speicherkarte heruntergeladen und auf einem externen sicheren Medium gespeichert werden.

CAVE!

Bei der Nutzung von Tablets oder Smartphones zur Fotoerstellung ist sicherzustellen, dass diese nicht in die Hände von Dritten gelangen können. Die Daten sind unmittelbar auszulesen und auf dem Gerät zu löschen. Eine Nutzung von Privatgeräten ist aus juristischen Gründen (Datenschutz) ausgeschlossen.

TIPP

Die ausgedruckte Aufnahme kann abhängig von der Bearbeitungssoftware, dem Drucker und dem verwendeten Papier variieren. Bei speziellen Wundverläufen wie Unterminierungen oder Fistelgängen sind der Fotodokumentation Grenzen gesetzt. Solche Wundzustände können durch eingelegte sterile Pinzetten oder auf der Wundumgebung angebrachten Transparentfolien mit eingezeichneten Markierungen (➤ Abb. 10.14) verdeutlicht werden.

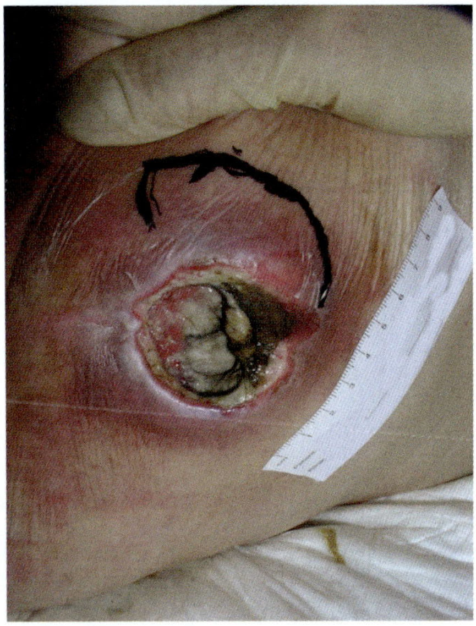

Abb. 10.14 Auf der Folie ist die Ausdehnung der Wundtasche eingezeichnet [M291]

3_Standards Wundzentrum Hamburg e. V., 12_Digitale Fotodokumentation

Die folgenden Bögen erleichtern die Dokumentation der Wundversorgung. Seite 1 ist bei allen Bögen krankheitsbildbezogen unterschiedlich. Seite 2 erfasst das eigentliche Wundassessment. Alle Bögen finden sich auch zum Ausdrucken in den Online-Inhalten (*5_(Wund-)Dokumentationsformulare*).

Dokumentation Dekubitus

Erstellungsdatum: ____________ **Blattnummer:** ____

Persönliche Patientendaten

Name, Vorname: ______________________ **Geburtsdatum:** ____________ **Größe, Gewicht:** ____________

Beh. Arzt/Telefon: ____

Verantwortliche Pflegefachkraft/Telefon: ______________________________________

Anamnese

Erstwunde: ☐ nein ☐ ja **Rezidiv:** ☐ nein ☐ ja, wievieltes: ______ in welchem Zeitraum: ________ **Wunde besteht seit:** ________

Entstehungsursache: ____

Enstehungsort: ☐ zu Hause ☐ stationäre Altenpflege ☐ Krankenhaus ☐ nicht bekannt ☐ Sonstiges: ____________

Wundart: ☐ Dekubitus Kategorie (n. EPUAP/NPIAP I bis IV): ________
☐ Keiner Kategorie zuordbar (Tiefe unbekannt)
☐ Vermutete tiefe Gewebeschädigung (Tiefe unbekannt)
☐ Druckverletzung der Schleimhautmembran
☐ Gerätebedingtes Druckulkus

ICD-10-GM 2024: ☐ L89.0 Dekubitus, Stadium/Kategorie 1 ☐ L89.1 Dekubitus, Stadium/Kategorie 2 ☐ L89.2 Dekubitus, Stadium/Kategorie 3
☐ L89.3 Dekubitus, Stadium/Kategorie 4 ☐ L89.9 Dekubitus, Stadium/Kategorie nicht näher bezeichnet

Therapierelevante Diagnose/n: ☐ Diab. mell. ☐ Polyneuropathie ☐ IAD ☐ pAVK (Stadium n. Fontaine/Rutherford)
☐ CVI _____ (Grad n. Widmer/CEAP) ☐ Para-/Tetraplegie Wundinfektion: ☐ lokal ☐ systemisch Sonstige: ____________

Allergie/n: ☐ nein ☐ ja, siehe Allergiepass ______________________ **Medikamente:** ☐ siehe Medikamentenplan

Bisherige Wundtherapie: ____

Einflussfaktoren

☐ Skelettdeformierungen ☐ Kachexie ☐ Adipositas ☐ Rauchen ___ Zig./Tag ☐ Alkohol/Drogen
☐ Stress ☐ Psyche ☐ Exsikkose ☐ Harninkontinenz ☐ Stuhlinkontinenz
☐ Fraktur/en ☐ Harninkontinenz ☐ Hautfeuchtigkeit ☐ Bewegungsmangel ☐ Lange Narkosezeit
☐ Demenz ☐ Langes Sitzen/falsche Sitzposition ☐ Hauterkrankung/Ekzem
☐ Fehlendes Krankheitsverständnis

Mobilität: ☐ selbstständig ☐ eingeschränkt ☐ mit Hilfe ☐ immobil Sonstige Einflussfaktoren: ____________

Wund- und therapiebedingte Beeinträchtigungen

☐ Hohe Exsudatmengen ☐ Unangenehme Gerüche ☐ Mobilitäts-/Aktivitätseinschränkungen ☐ Abhängigkeit von anderen/fremder Hilfe
☐ Schlafstörungen ☐ Ängste/Sorgen ☐ Schwierigkeiten bei der persönlichen Hygiene ☐ Depression/Frustration
☐ Soziale Isolation ☐ Trauer ☐ Reizarme Umgebung
Sonstige: ____________________

Schmerzen: Stärke ________ (VAS-Skala) Analgetikatherapie: ☐ ja, siehe Medikamentenplan ☐ nein Schmerztagebuch: ☐ ja ☐ nein

Zusatzmaßnahmen

☐ Weichlagerungsmatratze: ____________ ☐ Wechseldruckmatratze/Positionierungssystem: ____________
☐ Mikropositionierungssystem: ____________________
☐ Positionierungshilfsmittel, welche: ____________________
☐ Bewegungsförderung (siehe Bewegungsplan) ☐ Positionierung sart: ____________ Positionierungsintervall: ____________
☐ Sanitätshaus/Hilfsmittellieferant (Telefon): ____________________
☐ Kontinenzunterstützende Maßnahmen: ____________________

Hautpflege/-schutz mit: ____________ ☐ Hydrophil O/W ☐ Lipophil W/O
☐ Harnstoff ☐ Transparentes Hautschutzmittel zum Verbleib

Zusatz-/Trinknahrung: ____________________

Sonstiges: ____________________

Wundlokalisation (s. Skizze): ____________________

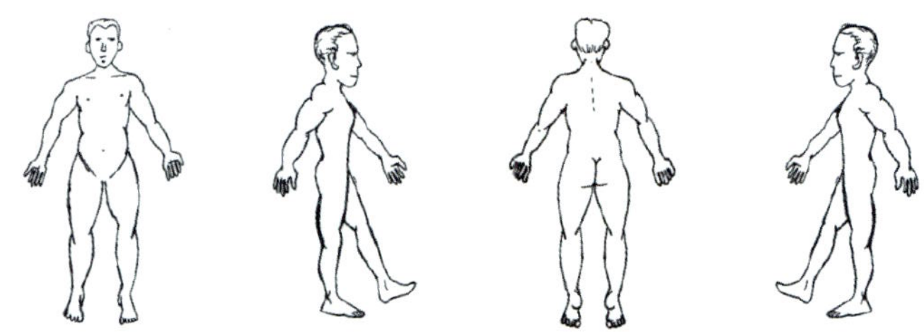

Platz für ärztliche Anordnungen
(evtl. vorhandene Fotos umseitig befestigen)

Wundabstrich: ____________________

Syst. Antibiotikagabe/Dos.: ____________________

Kontrollabstrich: ____________________

HZ/Unterschrift: ____________________

Dokumentation Diabetisches Fußulkus

Erstellungsdatum: ______________ **Blattnummer:** _____

Persönliche Patientendaten

Name, Vorname: ______________ **Geburtsdatum:** ______________ **Größe, Gewicht:** ______________

Beh. Arzt/Telefon: ______________

Verantwortliche Pflegefachkraft/Telefon: ______________

Anamnese

Erstwunde: ☐ nein ☐ ja **Rezidiv:** ☐ nein ☐ ja, wievieltes: ________ in welchem Zeitraum: ____________ **Wunde besteht seit:** ____________

Entstehungsursache: ______________

Wundart: ☐ Dekubitus Kategorie ☐ Klassifikation nach Wagner-Armstrong: ______________

Therapierelevante Diagnose/n: ☐ Polyneuropathie ☐ pAVK (Stadium n. Fontaine/Rutherford) ☐ CVI __________ (Grad n. Widmer/CEAP)

☐ HBA_{1C}-Wert __________ ☐ Hyperkeratosen ☐ Hallux valgus ☐ Krallenzeh/en ☐ Druckstellen/Schwielen

☐ Hühneraugen/Warzen ☐ Charcot-Fuß ☐ Einblutungen ☐ Eingewachsene Zehnägel ☐ Rhagaden/Fissuren

☐ Hammerzeh ☐ Mykose/n, wo: ______________ ☐ Zustand nach Amputation (Lokalisation): ______________

Wundinfektion: ☐ lokal ☐ systemisch ☐ Sonstige: ______________

Fußpulse tastbar: Arteria tibialis posterior ☐ links ☐ rechts Arteria dorsalis pedis ☐ links ☐ rechts

Knöchel-Arm-Druck-Index (KADI): _________ (links) _________ (rechts)

Letzte Gefäßdiagnostik: ______________ wann: ______________ wo: ______________

Allergie/n: ☐ nein ☐ ja, siehe Allergiepass ______________ **Medikamente:** ☐ siehe Medikamentenplan

Bisherige Wundtherapie: ______________

Einflussfaktoren

☐ Kachexie ☐ Adipositas ☐ Rauchen ___ Zig./Tag ☐ Alkohol/Drogen ☐ Stress ☐ Psyche ☐ Trauma ☐ Exsikkose

☐ Geschwächter Immunstatus ☐ Inadäquates Schuhwerk ☐ Fehlendes Krankheitsverständnis ☐ Ekzem/Hauterkrankung

☐ Trockene Haut ☐ Inadäquate Fußpflege (eingewachsene Nägel, Hyperkeratosen, Rhagaden etc.) ☐ Einschnürende Kleidung

Mobilität: ☐ selbstständig ☐ eingeschränkt ☐ mit Hilfe ☐ immobil Sonstige: ______________

Wund- und therapiebedingte Beeinträchtigungen

☐ Kribbeln/Missempfindungen ☐ Taubheitsgefühl ☐ Trauer ☐ Hohe Exsudatmengen ☐ Unangenehme Gerüche
☐ Mobilitäts-/Aktivitätseinschränkungen ☐ Ängste/Sorgen ☐ Abhängigkeit von anderen/fremder Hilfe ☐ Schlafstörungen
☐ Eingeschränkte Kleider-/Schuhauswahl ☐ Schwierigkeiten bei der persönlichen Hygiene ☐ Frustration/Depression ☐ Soziale Isolation
Sonstige: ____________________

Schmerzen: Stärke ________ (VAS-Skala) Analgetikatherapie: ☐ ja, siehe Medikamentenplan ☐ nein Schmerztagebuch: ☐ ja ☐ nein

Zusatzmaßnahmen

Druckentlastung: ☐ Unterarmgehstützen ☐ Rollstuhl ☐ Bettruhe ☐ Filzdistanzpolsterung
Schuhversorgung: ☐ Diabetes adaptiertes Schuhwerk ☐ Maßschuh ☐ Orthese ☐ orthetische Vakuumstützsysteme (z. B. VACO®ped Diabetic)
☐ Verbandschuh ☐ Fußgerechte Konfektionsschuhe ☐ Interimsschuh ☐ Vollkontakt-Gips in Zwei-Schalen-Technik (Total Contact Cast) ☐ Absatzausgleich

Sonstige: ____________________

Hautpflege/-schutz mit: ____________________ ☐ Hydrophil O/W ☐ Lipophil W/O
☐ Harnstoff ☐ Transparentes Hautschutzmittel zum Verbleib

☐ Blutzuckereinstellung ☐ Diabetes-/Ernährungsschulung ☐ Gangschulung ☐ Rauchentwöhnung ☐ Fußgymnastik
☐ Tragen von nicht einschnürender Kleidung **Podologie:** ☐ nein ☐ ja, wie häufig ____________________
Sonstiges: ____________________

Wundlokalisation (s. Skizze): ____________________

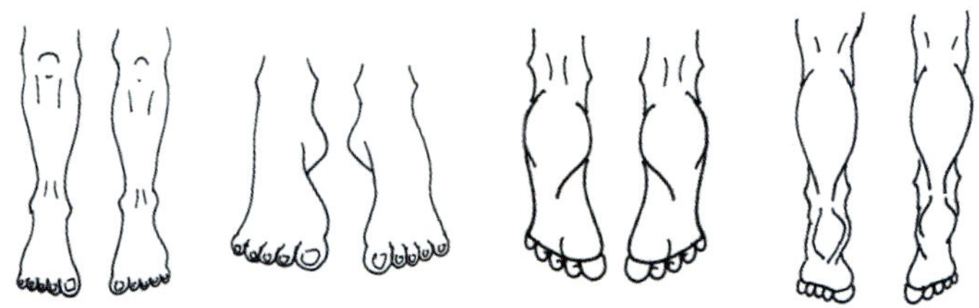

Platz für ärztliche Anordnungen
(evtl. vorhandene Fotos umseitig befestigen)

Wundabstrich: ____________________
Syst. Antibiotikagabe/Dos.: ____________________
Kontrollabstrich: ____________________
HZ/Unterschrift: ____________________

Dokumentation Sekundär heilende Wunden

Erstellungsdatum: ____________ **Blattnummer:** ____

Persönliche Patientendaten

Name, Vorname: ______________________ **Geburtsdatum:** ____________ **Größe, Gewicht:** ____________

Beh. Arzt/Telefon: ______________________________

Verantwortliche Pflegefachkraft/Telefon: ______________________________

Anamnese

Erstwunde: ☐ nein ☐ ja **Rezidiv:** ☐ nein ☐ ja, wievieltes: ______ in welchem Zeitraum: ________ **Wunde besteht seit:** ________

Entstehungsursache: ______________________________

Enstehungsort: ☐ zu Hause ☐ stationäre Altenpflege ☐ Krankenhaus ☐ nicht bekannt ☐ Sonstiges:

Wundart:

☐ Verletzungswunde > 6 h ☐ Offene Amputationswunde ☐ Bisswunde ☐ Verbrennung, Grad:

☐ Sekundär heilende OP-Wunde ☐ Maligne Wunde ☐ Platzbauch ☐ Skin Tears (Kat. n. ISTAP) ________ ☐ Ablederung

Therapierelevante Diagnose/n: ☐ Diab. mell. ☐ Polyneuropathie ☐ IAD ☐ pAVK (Stadium n. Fontaine/Rutherford)

☐ CVI _____ (Grad n. Widmer/CEAP) ☐ Para-/Tetraplegie Wundinfektion: ☐ lokal ☐ systemisch Sonstige: ________

Allergie/n: ☐ nein ☐ ja, siehe Allergiepass ______________ **Medikamente:** ☐ siehe Medikamentenplan

Bisherige Wundtherapie: ______________________________

Einflussfaktoren

☐ Skelettdeformierungen ☐ Kachexie ☐ Adipositas ☐ Rauchen ___ Zig./Tag ☐ Alkohol/Drogen ☐ Stress ☐ Psyche

☐ Fehlendes Krankheitsverständnis ☐ Exsikkose ☐ Inkontinenz ☐ Demenz ☐ Trauma

☐ Hautfeuchtigkeit ☐ Fraktur/en ☐ Lange Narkosezeit ☐ Geschwächter Immunstatus ☐ Stoma im Wundgrund/am Wundrand

Mobilität: ☐ selbstständig ☐ eingeschränkt ☐ mit Hilfe ☐ immobil

Sonstige: ______________________________

Wund- und therapiebedingte Beeinträchtigungen

☐ Hohe Exsudatmengen ☐ Unangenehme Gerüche ☐ Mobilitäts-/Aktivitätseinschränkungen ☐ Abhängigkeit von anderen/fremder Hilfe
☐ Schlafstörungen ☐ Trauer ☐ Eingeschränkte Kleider-/Schuhauswahl ☐ Schwierigkeiten bei der persönlichen Hygiene
☐ Frustration/Depression ☐ Soziale Isolation ☐ Ängste/Sorgen

Sonstige: ______

Schmerzen: Stärke ______ (VAS-Skala) Analgetikatherapie: ☐ ja, siehe Medikamentenplan ☐ nein Schmerztagebuch: ☐ ja ☐ nein

Zusatzmaßnahmen

☐ Bewegungsförderung (siehe Bewegungsplan) ☐ Kontinenzunterstützende Maßnahmen: ______

☐ Stomaberatung, durch wen: ______

Hautpflege/-schutz mit: ______ ☐ Hydrophil O/W ☐ Lipophil W/O ☐ Harnstoff ☐ Transparentes Hautschutzmittel zum Verbleib

Zusatz-/Trinknahrung: ______

Sonstiges: ______

Wundlokalisation (s. Skizze): ______

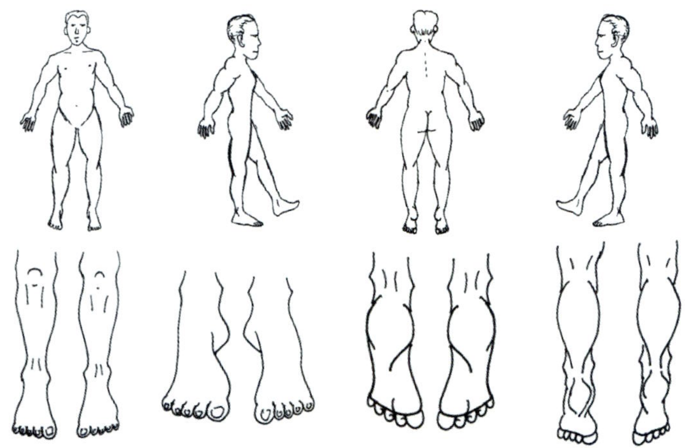

Platz für ärztliche Anordnungen

(evtl. vorhandene Fotos umseitig befestigen)

Wundabstrich: ______

Syst. Antibiotikagabe/Dos.: ______

Kontrollabstrich: ______

HZ/Unterschrift: ______

Dokumentation Ulcus cruris

Erstellungsdatum: ____________ **Blattnummer:** ____

Persönliche Patientendaten

Name, Vorname: ______________________ **Geburtsdatum:** ____________ **Größe, Gewicht:** ____________

Beh. Arzt/Telefon: ____

Verantwortliche Pflegefachkraft/Telefon: ______________________________

Anamnese

Erstwunde: ☐ nein ☐ ja **Rezidiv:** ☐ nein ☐ ja, wievieltes: ______ in welchem Zeitraum: ________ **Wunde besteht seit:** ________

Entstehungsursache: ____

Wundart Ulcus curis: ☐ venosum ☐ arteriosum ☐ arterio-venös ☐ lymphatisch ☐ vaskulistisch ☐ Infektion ☐ Dermatosen

☐ metabolische Fakturen ☐ Neoplasien ☐ Sonstige ______________________________

Therapierelevante Diagnose/n: ☐ Diab. mell. ☐ pAVK (Stadium n. Fontaine/Rutherford) ☐ CVI _____ (Grad n. Widmer/CEAP) ☐ Polyneuropathie

Sonstige: ____

Fußpulse tastbar: Arteria tibialis posterior ☐ links ☐ rechts Arteria dorsalis pedis ☐ links ☐ rechts

Knöchel-Arm-Druck-Index (KADI): ____ (links) ____ (rechts) **Ödeme:** ☐ nein ☐ positives Kaposi-Stemmer-Zeichen links/rechts (einkreisen)

Umfangmessung (cm): ☐ Vorfuß ____ (links) ____ (rechts) ☐ Knöchel ____ (links) ____ (rechts) ☐ Wade ____ (links) ____ (rechts)

Allergie/n: ☐ nein ☐ ja, siehe Allergiepass ______________________ **Medikamente:** ☐ siehe Medikamentenplan

Bisherige Wundtherapie: ____

Einflussfaktoren

☐ Bewegungsmangel ☐ Geschwächter Immunstatus ☐ Ekzem/Hauterkrankung ☐ Alkohol/Drogen ☐ Rauchen _____ Zig./Tag

☐ Stress ☐ Adipositas ☐ Kachexie ☐ Exsikkose ☐ Stehende/sitzende Tätigkeit ☐ Trauma ☐ Fehlendes Krankheitsverständnis

☐ Einschnürende Kleidung ☐ Psyche

Mobilität: ☐ selbstständig ☐ eingeschränkt ☐ mit Hilfe ☐ immobil

Sonstige: ____

Wund- und therapiebedingte Beeinträchtigungen

☐ Hohe Exsudatmengen ☐ Unangenehme Gerüche ☐ Mobilitäts-/Aktivitätseinschränkungen ☐ Abhängigkeit von anderen/fremder Hilfe
☐ Schlafstörungen ☐ Schwellung der Beine ☐ Eingeschränkte Kleider-/Schuhauswahl ☐ Schwierigkeiten bei der persönlichen Hygiene
☐ Frustration/Depression ☐ Soziale Isolation ☐ Ängste/Sorgen
Sonstige: ______

Schmerzen: Stärke ______ (VAS-Skala) Analgetikatherapie: ☐ ja, siehe Medikamentenplan ☐ nein Schmerztagebuch: ☐ ja ☐ nein

Zusatzmaßnahmen

Kompressionstherapie: ☐ ja ☐ nein
☐ Medizinischer Kompressionsstrumpf (KKL): ______ ☐ flachgestrickt ☐ rundgestrickt Alter: ☐ < 6 Mon. ☐ > 6 Mon.
☐ Ulkus-Strumpfsystem: ______ ☐ Mehrkomponentensystem: ______
☐ Med. adaptive Kompressionsbandage: ______ ☐ Sonstiges: ______
☐ Kurzzugbinden (Größe/cm): ______ ☐ Bandagierungstechnik: ______
☐ Wechselintervall: ______ tgl./Tage ☐ Polsterung mit: ☐ Watte ☐ Schaumstoff ☐ Pelotten ☐ Sonstige: ______
☐ Intermittierende pneumatische Kompressionstherapie: Druck bis ____ mmHg ____ täglich ☐ Manuelle Lymphdrainage: ____ Woche
☐ Venensport ☐ Flaches Schuhwerk ☐ Täglich Fußübungen (kreisen/wippen) ☐ Hochlegen der Beine über Herzniveau
☐ Strukturiertes Gehtraining ☐ Gefäßsport ☐ Tragen von nicht einschnürender Kleidung ☐ Meiden von Temperaturen über 28 °C
Sonstige: ______

Hautpflege/-schutz mit: ______ ☐ Hydrophil O/W ☐ Lipophil W/O
☐ Harnstoff ☐ Transparentes Hautschutzfmittel zum Verbleib

Platz für ärztliche Anordnungen
(evtl. vorhandene Fotos umseitig befestigen)

Wundlokalisation (s. Skizze): ______

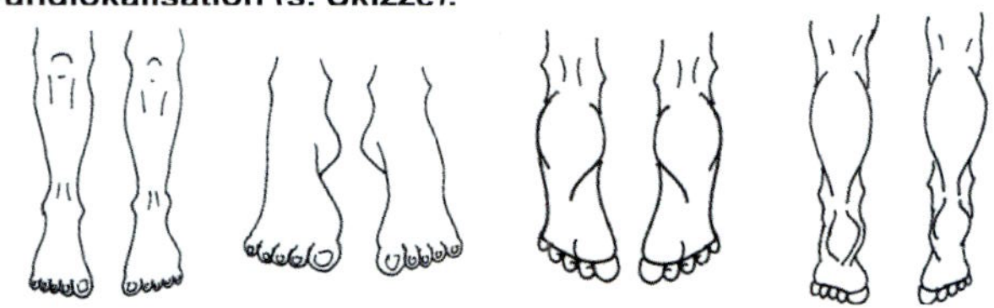

Wundabstrich: ______
Syst. Antibiotikagabe/Dos.: ______
Kontrollabstrich: ______
HZ/Unterschrift: ______

Beurteilung des Wundzustands															
Datum:								**Datum:**							
Größe der Wunde								**Wundexsudation**							
Länge (cm)								keine							
Breite (cm)								wenig							
Tiefe (cm/ml)								mittel							
Taschenbildung								viel							
ja/nein (einkreisen)								blutig							
bei wie viel Uhr?								trübe/zäh							
Tiefe (cm)								serös							
Wundrand								Farbe:							
intakt								**Wundschmerz**							
mazeriert								nein							
hyperkeratös								Nur beim Verbandwechsel, Stärke laut NRS (0–10)							
epithelisiert: 25, 50, 75 %, voll															
ödematös/wulstig								Dauerhaft, Stärke laut NRS (0–10)							
unterminiert								**Wundgrund/Gewebe und Strukturen**							
Sonstiges:								Nekrose: trocken (1), feucht (2)							
Wundumgebung								Fibrinbelag: schmierig (1), dick (2)							
intakt								Granulation: rot (1), blass (2), Ödem (3)							
trocken/schuppig								Epithelinseln							
Pergament-/Altershaut								Hämatom							
gerötet								Muskulatur							
ödematös								Sehne							
Kratzspuren								Knochen							
mazeriert								Sonstiges:							
Sonstiges:															

Beurteilung des Wundzustands

Datum:							
Entzündungszeichen							
ja/nein (einkreisen)							
Rötung							
Überwärmung							
Schmerz							
Schwellung							
Funktionseinschränkung							
Wundspülung							
Womit:							
Wundreinigung							
chirurgisch/scharf (einkreisen)							
mechanisch							
autolytisch/osmotisch (einkreisen)							
biochirurgisch (Therapielarven)/ osmotisch (einkreisen)							
Sonstiges:							
Therapie/Produktname/Größe							
Alginat/Hydrofaser							
Hydrogel in Gelform/Gelkompresse (einkreisen)							
Schaumverband							

Datum:							
Hydrokolloid							
Aktivkohle							
Silberhaltige Produkte							
Transparentfolie							
Vlieskompresse mit Superabsorber							
Wunddistanzgitter							
Lokale Unterdrucktherapie							
Kompressen							
Elast. Mullbinden/Schlauchverband (einkreisen)							
Hautschutzmittel							
Sonstiges:							
Foto erstellt							
Hz./Unterschrift							

KAPITEL

11 Unzeitgemäße Produkte – Negativliste

Dieses Kapitel wurde in Zusammenarbeit mit Werner Sellmer erstellt. Auf seiner Homepage www.werner-sellmer.de können weitere Informationen abgefragt werden.

Im Folgenden werden Stoffe, Gegenstände und Produkte benannt, die bei der Wundbehandlung nicht eingesetzt werden sollten, die unzeitgemäß, entbehrlich oder obsolet sind oder – wenn überhaupt – nur noch streng im Rahmen der Indikationen der Packungsbeilage einzusetzen sind. Derartige Negativlisten sind Bestandteil vieler Wundfibeln und Leitlinien, erleichtern die Materialauswahl und unterstützen einen wirtschaftlichen Umgang.

Lebensmittel

Lebensmittel wie Haushaltshonig, Zucker, Zitronensaft, Kohlblätter (➤ Abb. 11.1), Teebeutel, Wein oder Quark sind weder als Arzneimittel noch als Medizinprodukt zugelassen. Zudem erfüllen sie nicht die erforderlichen hygienischen Voraussetzungen. Deshalb ist ihr Einsatz in der Wundversorgung unzulässig (unterstellbarer Tatbestand der vorsätzlichen Körperverletzung).

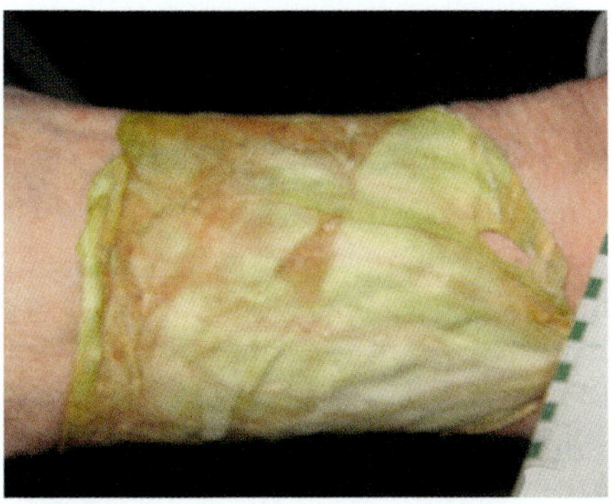

Abb. 11.1 Unsachgemäße Versorgung mit Kohlblättern bei Ulcus cruris [O1088]

Bedarfsgegenstände/Kosmetika

Haushaltsutensilien wie Zahnpasta, Zeitungspapier, Seesand, Heilerde, Benzin, Glyzerin, Teebaumöl oder Waffenöl sowie Kosmetika und ätherische Öle sind ebenfalls weder als Arzneimittel noch als Medizinprodukt zugelassen und haben keine therapeutische Indikation. Zudem erfüllen sie die erforderlichen hygienischen Voraussetzungen nicht. Deshalb ist ihr Einsatz in der Wundversorgung nicht zulässig (unterstellbarer Tatbestand der vorsätzlichen Körperverletzung).

Farbstoffe

Farbstoffe machen durch die Verfärbung eine Beurteilung der Wunde unmöglich. Sie gerben und trocknen Wunden aus und töten somit frische und bereits bestehende Zellen ab. Farbstoffe sind nur mäßig bakterizid, enthalten teilweise Schwermetalle und stellen somit eine hohe Belastung für den menschlichen Organismus und die Umwelt dar. Die durch sie verursachte Verfärbung der Bettwäsche und Kleidung bedeutet hohe Reinigungskosten und kann eine Neuanschaffung nötig machen. Die fast 100%-ige mitoseblockierende Wirkung aller

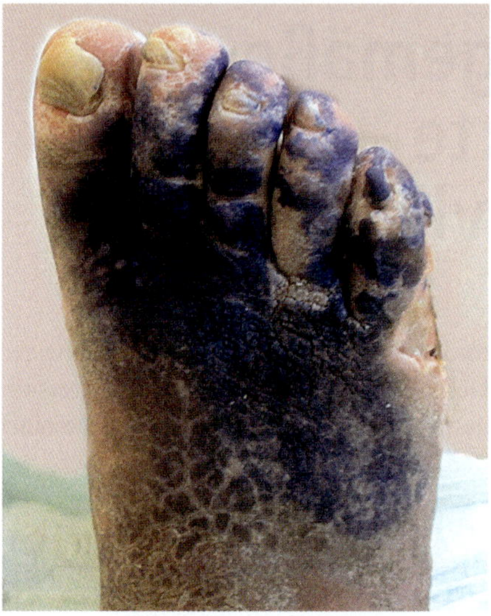

Abb. 11.2 Keine Beobachtung mehr möglich, da die Haut mit Pyoktanin lila verfärbt ist. [O1087]

Triphenylmethanfarbstoffe wurde bereits 1984 von Prof. Niedner publiziert.

- Farbstoffe wie **Gentianaviolett, Brillantgrün, Methylviolett, Pyoktanin** (➤ Abb. 11.2) enthalten Schwermetalle und sind zelltoxisch.
- **Merbromin (Mercuchrom®)** enthält trotz Umbenennung von Mercurochrom® in Mercuchrom® unverändert Quecksilber → darf seit 1.7.2003 in Deutschland nicht mehr in Verkehr gebracht werden.

Enzyme

Lediglich ein Enzymprodukt ist nach der zehnten Novellierung des Arzneimittelgesetzes (10. AMG-Novelle) noch am Markt verfügbar und als verschreibungspflichtiges Arzneimittel erhältlich (➤ Kap. 2.1.2): **Iruxol® N** hat eine Wirkdauer bis zu einem Tag. Die Wirksamkeit ist klinisch gut belegt, jedoch z. B. an eine ausreichende Wundexsudation gebunden. Als Nebenwirkungen können Schmerzen, Brennen und Hautreizungen auftreten. Die häufigen Verbandwechsel beim Einsatz von Iruxol® N stören die Wundruhe, der Heilungsprozess wird behindert und die Einwanderung von Keimen begünstigt. Hinzu kommt die Belastung des Patienten durch häufige Verbandwechsel. Hiermit geht eine Einschränkung der Lebensqualität einher.

NexoBrid®, ein lyophilisiertes steriles Gemisch aus proteolytischen Enzymen aus dem Stamm der Ananaspflanze, darf derzeit nicht in (chronischen) Wunden verwendet werden. Gemäß Zulassung ist eine Anwendung nur bei Verbrennungen und bei volljährigen Patienten erlaubt.

Lokalantibiotika

Lokal eingesetzte Antibiotika sind schwer dosierbar, ihre Konzentration ist nicht kontrollierbar, und ihnen fehlt die Tiefenwirkung. Sie sind im Tierversuch wundheilungshemmend und erzeugen oft Hautreaktionen und Kontaktallergien. Nekrosen oder Beläge verhindern den Aufbau ausreichender Wirkspiegel und fördern damit eine schnelle Resistenzentwicklung. Letztere wird durch substratspezifische Lücken im Wirkspektrum verstärkt (Keimselektion). **Produktbeispiele:** Leukase®-N-Salbe, Refobacin®-Creme, Fucidine®-Salbe, InfectoGenta® 0,1 %.

Salbenkompressen/Wundgazen

Salbenkompressen oder Wundgazen sind grobmaschige Netze aus natürlichen oder Kunstfasern, die mit einer hydrophoben Salbe (Vaseline oder dickflüssigen Paraffinen) beschichtet sind, um ein Verkleben der Wundauflage mit der Wunde zu verhindern (➤ Kap. 1.7.1). Da diese Beschichtung meist sehr schnell aufgebraucht ist, tritt oft schon nach wenigen Stunden genau dieser Effekt ein. Die Folge ist ein schmerzhafter Verbandwechsel mit Gewebsschädigung. Als Alternative zu den üblichen vaselinegetränkten Gazen können spezielle feinmaschige Wunddistanzgitter, z. B. mit Silikonbeschichtung, genutzt werden (➤ Kap. 1.7.1).

Wasserstoffperoxidlösung 3 %

H_2O_2 3 % bereitet vielen Patienten beim Spülen der Wunde Schmerzen. Das körpereigene Enzym Katalase spaltet Wasserstoffperoxid in Wasser und Sauerstoff auf. Hierdurch kommt es zu einem Aufschäumen, das Beläge ablöst, jedoch auch Zell- und Zellwandproteine sowie Enzyme denaturiert. Es hemmt die Bildung von Granulationsgewebe und ist toxisch gegenüber Fibroblasten und Keratinozyten. Bei der Anwendung in Wundhöhlen kann es durch Freisetzung von Sauerstoff zu Gasembolien kommen. Wasserstoffperoxid hat Lücken im Wirkspektrum (wirkt lediglich sporozid und bakteriostatisch) und wird durch zeitgemäße Antiseptika (z. B. Octenisept®, Serasept® und Polihexanidzubereitungen) komplett ersetzt.

PVP-Jod

Wässrige PVP-Jod-Lösung hat ein gutes Wirkspektrum und wirkt innerhalb einer Minute. PVP-Jod verursacht allerdings auch allergische Reaktionen und hat systemische Nebenwirkungen (Hyperthyreose). Die Wundbeurteilung ist durch die Einfärbung erschwert. Jod wird durch Blut, Eiter und Wundexsudat inaktiviert (sichtbar an der Entfärbung des Jods von Braun zu Gelb = Eiweißfehler). Jodprodukte sind in der Versorgung von chronischen Wunden durch moderne Antiseptika komplett zu ersetzen. Sie behalten jedoch ihren Stellenwert in der Versorgung akuter Wunden (➤ Tab. 2.2).

Ethacridinlactat (Rivanol®)

Ethacridinlactat erschwert die Wundbeurteilung, trocknet die Haut aus und zerstört so frisch gebildete Zellen. Allergische Reaktionen wurden häufig beobachtet. Die intensiven gelben Verfärbungen der Wunde und der Bekleidung sowie die wirkstoffspezifische Lücke gegen gramnegative Bakterien sind problematisch und therapeutisch ein großes Problem. Die früher übliche Anwendung von Rivanol® bei einem Erysipel kann durch im Kühlschrank gekühlte physiologische Kochsalz- oder Ringerlösung bzw. bei offenen Hautdefekten durch gekühltes Octenisept®/Serasept® ersetzt werden.

Systemisch wirksame Arzneistoffe

Die Anwendung von zugelassenen Arzneimitteln außerhalb ihrer Indikation wie Insulin, Heparin oder von herzwirksamen Glykosiden (Novodigal®), aber auch aktuell von Lidocain (Versatis®-Pflaster) gilt als Off-Label-Einsatz und birgt eine mögliche strafrechtliche Konsequenz. Ihr Einsatz auf Wunden wird von der gesetzlichen Krankenversicherung aufgrund einer Entscheidung des Gemeinsamen Bundesausschusses (G-BA) von Dezember 2005 nicht erstattet.

Laut der Konsensusempfehlung zur Wundantiseptik – Update 2018 (Kramer et al. 2018) sind die in ➤ Tab. 11.1 gezeigten Wirkstoffe für die Wundbehandlung nicht empfehlenswert, obsolet oder entbehrlich.

Weitergehende Informationen sind dem Verfahrensstandard „Negativprodukte und Methoden in der Behandlung chronischer Wunden" des Wundzentrums Hamburg e. V. zu entnehmen, der in den Online-Inhalten (*3_Standards Wundzentrum Hamburg e. V., 13_Negativprodukte und Methoden in der Behandlung chronischer Wunden)* zu finden ist.

Tab. 11.1 Obsolete und entbehrliche Wirkstoffe in der Wundbehandlung

Substanz	Konsensusempfehlung
8-Chinolinol (Chinosol®)	Entbehrlich
Chlorhexidin	Entbehrlich
Taurolidin	Entbehrlich
Nitrofural	Entbehrlich
Quartäre Ammoniumverbindungen wie Benzalkoniumchlorid	Entbehrlich
Silbersulfadiazin (z. B. Flammazine®)	Entbehrlich
Ethacridinlaktat (Rivanol®)	Obsolet
Farbstoffe	Obsolet
Organische Quecksilberverbindungen	Obsolet
H_2O_2 3 % (Wasserstoffperoxid)	Obsolet
Lokalantibiotika	Obsolet

KAPITEL 12 Nationaler Expertenstandard „Pflege von Menschen mit chronischen Wunden"

Aktuelle Schätzungen gehen davon aus, dass knapp 1 Million Menschen in Deutschland an chronischen Wunden leiden (DAK 2024). Die Gesetzeslage verpflichtet die Einrichtungen und Personen, die mit der Versorgung und Pflege von Menschen beauftragt sind, nach Standards vorzugehen. Die Erstellung und Nutzung hauseigener Standards bietet jedoch in der juristischen Auseinandersetzung keine Rechtssicherheit.

Im Deutschen Netzwerk für Qualitätsentwicklung in der Pflege (DNQP) haben sich Fachkollegen aus Pflege und Ärzteschaft zusammengeschlossen, um sich über das Thema Qualitätsentwicklung auszutauschen. Als Zielsetzung gilt die Förderung der Pflegequalität durch Ausformulierung und Veröffentlichung von wissenschaftlich fundierten Praxis- und Expertenstandards bezüglich aller Einsatzfelder der Pflege.

Ausrichtung und Ziele

Die Zielsetzung des Expertenstandards „Pflege von Menschen mit chronischen Wunden" lautet: „Jeder Mensch mit einer chronischen Wunde der Wundart Dekubitus, Ulcus cruris venosum/arteriosum/arterio-venös oder diabetischem Fußulcus erhält eine pflegerische Versorgung, die das individuelle Krankheitsverständnis berücksichtigt, die Lebensqualität fördert, die Wundheilung unterstützt und die Rezidivbildung von Wunden vermeidet" (DNQP 2025, S. 23). Hierbei weist der Expertenstandard darauf hin, dass Ulzera infolge einer pAVK nicht nur am Unterschenkel, sondern oft auch an den Füßen entstehen.

Die Expertenstandards des DNQP gründen sich auf den aktuellen Stand der wissenschaftlichen Forschung und beziehen die Erfahrungen der pflegerischen Praxis mit ein. Die Mitglieder der Expertengruppe, die mit der Formulierung des Expertenstandards „Pflege von Menschen mit chronischen Wunden" beauftragt waren, kamen aus den Bereichen ambulante Pflege, Klinik, pflegerische Wundambulanz, Fallmanagement, Schulung und Pflegewissenschaft. Zudem waren eine Patientenvertreterin und eine Ärztin anwesend.

Als Adressaten gelten mindestens dreijährig examinierte Pflegefachpersonen in allen Bereichen der pflegerischen Versorgung. Der Expertenstandard fasst unter dieser Berufsbezeichnung alle Mitglieder der verschiedenen Pflegeberufe zusammen wie Altenpfleger/innen, Gesundheits- und Krankenpfleger/innen, Gesundheits- und Kinderkrankenpfleger/innen, Pflegefachmänner/-frauen sowie Pflegefachpersonen mit und ohne akademischen Grad, also auch diejenigen Fachkräfte, die über eine Hochschulqualifikation in einem pflegebezogenen Studiengang verfügen. Allerdings sei laut Expertenstandard eine allgemeine pflegerische Ausbildung nicht ausreichend für die Erfüllung aller notwendigen Aufgaben. Laut Studien sind für spezielle Aufgaben wie differenzierte Erfassung und Dokumentation der Wunde (➤ Kap. 10),

Dekubitusklassifikation (➤ Kap. 4.2.1) oder das sach- und fachgerechte Anlegen einer Kompressionstherapie (➤ Kap. 5.2.3) speziell fortgebildete bzw. weiterqualifizierte Pflegefachpersonen mit reflektierter praktischer Erfahrung notwendig. Das Hinzuziehen von pflegerischen Fachexperten (s. Kasten) ist infolgedessen im Rahmen der Pflege und Versorgung von Menschen mit chronischen Wunden vorgesehen. Jede Einrichtung sollte über eine solche fachspezifisch weitergebildete Pflegefachperson und eine Vertretung für Ausfälle bzw. Urlaubszeiten verfügen. Diese können sowohl in der eigenen Einrichtung angestellt oder mittels einer Kooperation verfügbar sein. Bei Einbeziehung externer pflegerischer Fachexperten muss ein entsprechender Versorgungsvertrag sowie das Einverständnis des Patienten bzw. seines gesetzlichen Betreuers vorliegen. Für Einrichtungen, die nicht auf eine solche pflegerische Fachexpertise zurückgreifen können, ist eine Kooperation mit entsprechend ausgerichteten Versorgungseinrichtungen wie Wundzentren/-ambulanzen oder spezialisierten Pflegediensten sinnvoll. Die Beratung durch externe Dienstleister, z. B. Sanitätshäuser/ Homecare-Unternehmen, sollte produktunabhängig sowie unter ökonomischen Aspekten erfolgen und die Lebenssituation des Betroffenen berücksichtigen sowie sein gesundheitsbezogenes Selbstmanagement (➤ Kap. 13) in den Vordergrund stellen. Der Expertenstandard sieht in diesem Zusammenhang eine alleinige Kooperation mit einem Sanitätshaus oder Homecare-Unternehmen kritisch.

Pflegerischer Fachexperte

Pflegerische Fachexperten im Sinne des Expertenstandards sind solche Pflegefachpersonen, die sich auf die Wundversorgung spezialisiert haben, über praktische und reflektierte Erfahrung im Umgang mit betroffenen Patienten verfügen sowie ihr Fachwissen durch entsprechende Fort- und Weiterbildungen immer auf dem aktuellen Stand halten. Die Kompetenzen der pflegerischen Fachexperten sollten u. a. Pflege, Edukation, Begutachtung, Koordination, Kooperation, Evaluation und Befähigung zur Vermittlung von wundspezifischen Inhalten – etwa im Rahmen einer selbst abgehaltenen Fortbildung – umfassen.
Beispiele für weitere erforderliche Kompetenzen von pflegerischen Fachexperten:

- Erfassung und Berücksichtigung pflegebezogener Problematiken sowie Einbindung der Patienten in den Pflegeprozess
- Kenntnisse über Pathophysiologie sowie Prävention und Rezidivprophylaxe chronischer Wunden sowie entsprechender hygienischer Maßnahmen
- Kenntnisse und Beherrschen zeitgemäßer Therapieoptionen sowie Wissen um deren Auswirkung auf die Lebensqualität
- Kenntnisse und Fähigkeiten zur Edukation und Förderung des gesundheitsbezogenen Selbstmanagements
- Fähigkeit, zur sachgerechten und aussagekräftigen Dokumentation und Evaluation von Wundzustand und -verlauf

Bei der Auswahl aus der Vielzahl an wundspezifischen Fort- und Weiterbildungsangeboten sollten laut Expertengruppe Qualifikationen gewählt werden, die von einer wundbezogenen Fachorganisation angeboten werden, deren Lehrpläne evidenzbasiertes Wissen vermitteln und deren Abschlüsse eine Personenzertifizierung und eine Rezertifizierung vorsehen. Hierzu gehören beispielsweise die Initiative Chronische Wunden (ICW) e. V., die Deutsche Gesellschaft für Wundheilung und Wundbehandlung (DGfW) e. V., die Fachgesellschaft Stoma, Kontinenz und Wunde (FgSKW) e. V. oder internationale Organisationen wie die European Wound Management Association (EWMA).

Anwendung

Zusätzlich zu den körperlichen Beschwerden bringt eine chronische Wunde für den Betroffenen immer auch eine Einschränkung seiner Lebensqualität mit sich. Oftmals geht mit einer Belastung des sozialen Umfelds ein Rückzug aus dem gesellschaftlichen Leben einher. Der Lebenswandel kann nicht wie gewohnt selbstbestimmt gestaltet werden, wodurch sich das Selbstwertgefühl des Betroffenen mindert.

Im Vordergrund des Expertenstandards steht also der Patient und nicht die Wunde, auf die sich Betroffene oft reduziert fühlen (➤ Abb. 12.1). Zudem wird berücksichtigt, dass Patienten häufig eigene Vorstellungen entwickeln, sowohl zur Entstehung der Wunde als auch hinsichtlich deren Behandlung. Die Ansätze des Expertenstandards beschäftigen sich entsprechend mit den wund- und therapiebedingten Beeinträchtigungen, wie Schmerzen, Geruchs- und Exsudatbelästigungen, Mobilitätsbeeinträchtigungen sowie Einschränkungen der Körperhygiene und berücksichtigen individuelle Bedürfnisse bei der Planung der Maßnahmen.

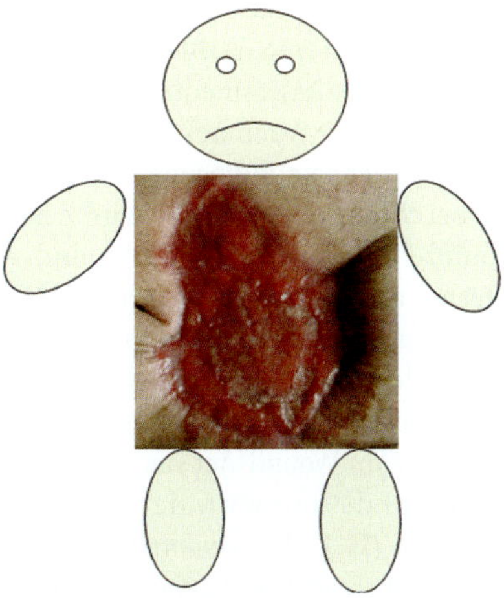

Abb. 12.1 Nicht selten fühlen sich Patienten nicht als Persönlichkeit gesehen, sondern auf ihre Wunde(n) reduziert. Der Expertenstandard „Pflege von Menschen mit chronischen Wunden" wirkt dem entgegen [M291]

Der Expertenstandard bietet keine Auflistung von Produkten zur Wundversorgung oder Hinweise zu ihrer Anwendung. Der Schwerpunkt liegt auf der Pflege von Menschen mit einer chronischen Wunde sowie deren damit verbundenen Beeinträchtigungen und Selbstpflegedefiziten. Maßgeblich für die Verwendung bestimmter Verbandmittel sind Kriterien wie Wundgröße/-tiefe, Wundbeschaffenheit, Wundlokalisation, Exsudatmenge und -viskosität, Entzündungszeichen, Hautzustand, Schmerzen, Kontinenzsituation sowie Kosten- und Effektivitätskriterien. Ein wesentlicher Gesichtspunkt ist immer die Akzeptanz des Patienten gegenüber der jeweiligen Versorgung. Sie sollte als bequem und nicht störend empfunden werden und ihn in seinem Alltag sowie dem gewohnten Lebenswandel nicht beeinträchtigen. Das Material sollte einen atraumatischen Verbandwechsel gewährleisten und einfach zu handhaben sein. Die Wundsituation sowie die Herstellerangaben sind maßgeblich für die Wechselintervalle. Dabei unterstreicht die Expertengruppe die Bedeutung der Kausaltherapie für die Wundheilung.

Ziel der Entwicklung war, nicht auszuformulieren, wie eine Wunde im Detail versorgt wird. Da die Therapiehoheit allein im Verantwortungsbereich des behandelnden Arztes liegt, wäre eine „Anleitung" auch nicht rechtskonform. Auch aus diesem Grund verzichtet der Expertenstandard auf die Auflistung von Materialien oder Versorgungsformen. Grundlage der Versorgung nach den Vorgaben des Expertenstandards stellt aber unwidersprochen die moderne feuchte Wundversorgung (➤ Kap. 1.7.2) dar.

Im Vordergrund der Erarbeitung standen die Umsetzbarkeit in der Praxis bei gleichzeitiger Abdeckung eines breiten Spektrums an chronischen Wunden, mit denen Pflegefachpersonen zu tun haben. Der

Expertenstandard fokussiert dementsprechend auf die Krankheitsbilder Dekubitus, diabetisches Fußulkus und gefäßbedingte Ulcera cruris. Dadurch, dass der ausformulierte Standard tabellarisch (S. 23) auf eine DIN-A4-Seite passt, wird des Weiteren die Übersichtlichkeit gewahrt. Um den Expertenstandard erfassen und umsetzen zu können, sind jedoch weitere Informationen notwendig.

Inhalte

Die Präambel, die allen Expertenstandards vorangestellt ist, erläutert die Zielrichtung des Standards und bietet Hilfestellung zum Verständnis. Die Kommentierung stellt den eigentlichen Inhalt des Expertenstandards dar. Hier werden die einzelnen Aussagen zu den Ebenen beleuchtet. Umfangreichster Abschnitt des Expertenstandards ist die Literaturstudie, in der dargestellt wird, wie die der Arbeit der Experten zugrunde liegenden Quellen recherchiert und bewertet wurden. Abschließend wird das Auditinstrument vorgestellt, das für alle Expertenstandards des DNQP Anwendung findet. Das entsprechende Tool für den vorliegenden Expertenstandard steht auf der Website des DNQP als Download zur Verfügung.

Die Gliederung des Expertenstandards, und somit die Abfolge der Ebenen, orientiert sich an der Logik professionellen pflegerischen Handelns, ohne jedoch vorzuschreiben, wie diese Handlungen fallbezogen und innerhalb der beteiligten Institutionen zu erfolgen haben. Der Standard ist in drei Säulen aufgeteilt (Prozess-/Struktur-/Ergebnisqualität), die sich jeweils in fünf Ebenen gliedern. Jede Ebene definiert ein klar umrissenes Ergebnis, sozusagen ein Ziel, an das der nächstfolgende Arbeitsschritt anknüpft.

In **Ebene 1** erfolgt zunächst die Entscheidung, ob der Expertenstandard greift, d. h., ob eine der hier adressierten chronischen Wunden vorliegt. Grundlage hierfür ist die Wunddiagnose. Sie beinhaltet die Grunderkrankung sowie die Wundart und den Schweregrad der Wunde bzw. der Grunderkrankung. Auf Basis der Wunddiagnostik werden unter frühzeitiger Einbindung pflegerischer Fachexpertise wund- und therapiebedingte Beeinträchtigungen erfasst und die Wunde eingeschätzt. Die Bereitstellung der notwendigen Materialien für Assessment und Dokumentation als auch die Grundlagen für eine inter- und intraprofessionelle Zusammenarbeit werden von der Einrichtung gewährleistet. Verständnisvoll, kommunikativ und einfühlsam wird in Zusammenarbeit mit dem Patienten und seinen Angehörigen ermittelt, welche Beeinträchtigungen durch die Wunde und die damit verbundene Therapie vorliegen, und was diese für seine Lebensqualität bedeuten. Des Weiteren erfolgt eine Erfassung der Selbstmanagementfähigkeiten. Hierfür enthält der Expertenstandard einen entsprechenden Kriterienkatalog (➤ Kap. 10.2). Zusätzlich kann für die Einschätzung der gesundheitsbezogenen Selbstmanagementkompetenzen beispielsweise der Wittener Aktivitätenkatalog der Selbstpflege bei venös bedingten offenen Beinen (WAS-VOB) genutzt werden. Als hilfreiches Assessmentinstrument für die pflegerische Anamnese zur Selbsteinschätzung der wundbezogenen Lebensqualität bei chronischen Wunden wird z. B. der Wound-QoL aufgeführt. Der Wound-Act leitet aus dessen Ergebnissen konkrete Vorschläge für Maßnahmen ab und unterstützt so die Pflegeplanung und das weitere Vorgehen. Weitere Informationen zum Wound-QoL und zum Wound-Act sind unter www.woundqol.de und www.dermavalue.de erhältlich (*⊞ 1_Assessmentinstrumente, Wunde, 04_Fragebogen Lebensqualität bei chronischen Wunden Wound-QoL, 04a_Kurzanleitung Wound-QoL, 05_Einführung Wound-Act, 05a_Wound-Act, 02_Wittener Aktivitätenkatalog der Selbstpflege bei venös bedingten offenen Beinen WAS-VOB, 02a_*

Auswertung Wittener Aktivitätenkatalog der Selbstpflege bei venös bedingten offenen Beinen).

Für das Wundassessment hat die Expertengruppe ebenfalls eine Kriterienliste erarbeitet (➤ Kap. 10.3). Die Unterstützung des pflegerischen Fachexperten bei der Einschätzung des Versorgungsbedarfs ist ein wesentlicher Beitrag wie auch dessen Hilfe bei der adäquaten Wundbeurteilung und Dokumentation. Sollte keine Diagnose vorliegen, wird auch dies in der Dokumentation festgehalten. Ergebnis der Arbeitsschritte der ersten Ebene ist eine aussagekräftige Dokumentation, die differenzierte Angaben zu Einschränkungen, Ängsten, Wissen, Selbstpflegemöglichkeiten und -defiziten des Betroffenen sowie eine spezifische Wunddiagnose und Detailangaben zur Grunderkrankung und zur aktuellen Wundsituation enthält. Auf diesen Angaben baut die nachfolgende Versorgung auf.

In **Ebene 2** wird definiert, über welche Kompetenzen die Pflegefachperson verfügen sollte. Hierzu gehören der Umgang mit wund- und therapiebedingten Beeinträchtigungen, Wissen zu krankheitsspezifischen Maßnahmen je nach Wundart, zur hygienischen Wundversorgung und Lokaltherapie, zur Grunderkrankung und zur Rezidiv- und Infektprophylaxe sowie zu Hautpflege und Hautschutz. Darauf aufbauend plant die Pflegefachperson unter Nutzung der inter- und intraprofessionellen Verfahrensregelung ihrer Einrichtung das weitere Vorgehen. Entscheidendes Erfolgskriterium hierfür ist auch die Einbeziehung aller an der Versorgung Beteiligten, d. h. auch des Betroffenen und seiner Angehörigen.

Zu den geplanten Vorgehensweisen gehören Maßnahmen zur Vermeidung von und zum Umgang mit Schmerzen, Mobilitätsbeeinträchtigungen, Wundgeruch sowie Wundexsudat. Die krankheitsspezifischen Maßnahmen können u. a. eine Druckentlastung beim diabetischen Fußulkus, druckverteilende und -entlastende Maßnahmen beim Dekubitus oder eine sach- und fachgerechte Kompressionstherapie beim UCV sowie allgemeine Maßnahmen zur Bewegungsförderung, zur Ernährung und Flüssigkeitszufuhr, zur Wundversorgung, zur Rezidivprophylaxe sowie zu Hautschutz und -pflege beinhalten. Ein besonderes Augenmerk liegt auf der Vermeidung weiterer Schäden. Als Ergebnis der zweiten Ebene liegt ein individueller Maßnahmenplan vor, der alle den jeweiligen Patienten betreffenden Aspekte und die Selbstmanagementkompetenzen berücksichtigt. Die Pflegefachperson orientiert sich bei der Planung der Arbeitsschritte vorrangig an den Patientenbedürfnissen.

Eine weitere wesentliche Aufgabe der Pflegefachperson gemäß den Statuten des Expertenstandards wird in **Ebene 3** thematisiert: die Edukation (Information, Schulung, Beratung) von Patienten und Angehörigen (➤ Kap. 13). Hier ist insbesondere die kommunikative Kompetenz der Pflegefachperson gefordert. In der Zusammenarbeit mit Patienten und Angehörigen ist Fachsprache möglichst zu vermeiden, und Begriffe, die nicht dem allgemeinen Sprachgebrauch eines Laien entsprechen, sollten erklärt werden. Bei besonderem edukativen Bedarf wird der pflegerische Fachexperte hinzugezogen. Die Auswahl der Inhalte und Themen orientiert sich am Krankheitsbild (Wundart und Grunderkrankung) und spiegelt Bedürfnisse, Fähigkeiten und Möglichkeiten des Betroffenen wider. Edukation kann in Form von sogenannten Mikroschulungen erfolgen und durch die Aushändigung von schriftlichen Informationen von Fachgesellschaften und Vereinen (z. B. Wundzentrum Hamburg e. V., 6*_Patienten- und Angehörigenbroschüren*) vertiefend ergänzt werden. Ergebnisse sind die Vermittlung von Wissen und somit die Sicherheit des Patienten und ggf. seiner Angehörigen im Umgang mit der Wunde und das Erlernen von Möglichkeiten der Selbstpflege. Der Patient kennt die Therapieziele, und das Vertrauen in seine eigenen Fähigkeiten ist gestärkt. Er erhält einen Kompetenzzuwachs und kann sich, ggf. mit Unterstützung durch seine Angehörigen, in die Therapie einbringen.

Die **Ebene 4** definiert das Vorgehen bei der Koordinierung der beteiligten Berufsgruppen durch die Pflegefachperson basierend auf dem Maßnahmenplan. Hierbei fließen die Ermittlungen und Feststellungen aus den vorangegangenen Ebenen ebenso mit ein wie die individuellen Bedürfnisse des Patienten und seine Selbstpflegkompetenzen. Die Pflegefachperson koordiniert das gemeinsame Vorgehen aller an der Versorgung Beteiligten. Die Einrichtung gewährleistet dabei, dass Materialien für eine hygienische Wundversorgung unverzüglich und verordnete Verband- sowie Hilfsmittel zeitnah ohne Versorgungsbrüche bereitstehen. Ein besonderes Augenmerk liegt auf den hygienischen Voraussetzungen. Die Einrichtung stellt ihren Mitarbeitenden sterile Instrumente, Desinfektionsmittel und Schutzkleidung zur Verfügung und sorgt für eine angemessene Personalplanung. Die Pflegefachperson trägt die Verantwortung für die Durchführung einer sach- und fachgerechten Wundversorgung. Bei Anordnungen, die nicht dem aktuellen Stand der Wissenschaft entsprechen, sollte die Pflegefachperson auf den inkorrekten Sachverhalt hinweisen und dies in der Dokumentation festhalten (➤ Kap. 14.2.1). Die Durchführung der Versorgung im Rahmen von koordinierten und fachgerechten Maßnahmen ist das Ergebnis der vierten Ebene. Dies erfolgt unter Einbindung des Betroffenen und seiner Angehörigen. Eine fortlaufende Dokumentation beugt dabei Brüchen in der Versorgung vor und garantiert die Transparenz und Nachvollziehbarkeit des Versorgungsprozesses.

In **Ebene 5** findet die Evaluation, also die Überprüfung der Wirksamkeit und Effizienz der geleisteten Maßnahmen und Tätigkeiten statt. Dies ist ein unabdingbarer Bestandteil der Pflege von Menschen mit chronischen Wunden (➤ Kap. 10.3). In diesen Vorgang sollte wieder der pflegerische Fachexperte und bei Bedarf ärztliche Expertise miteinbezogen werden. Eventuell notwendige Änderungen des Maßnahmenplans erfolgen in Absprache mit allen an der Versorgung Beteiligten. Der Expertenstandard empfiehlt, die Wirksamkeit der Therapie mindestens in einem vierwöchigen Abstand zu überprüfen und daran orientierte Anpassungen vorzunehmen.

Ziele sind eine bestmögliche Entwicklung der Wundheilung und eine Verbesserung der Lebensqualität. Erfolgte Änderungen werden im Maßnahmenplan dokumentiert. Infolge der Chronizität der fokussierten Erkrankungen ist nicht immer eine Verbesserung der Wundsituation zu erzielen. Eine verbesserte Lebensqualität, etwa durch weniger Wundexsudat, weniger Schmerzen oder Gerüche sowie einen Mobilitätszuwachs, sollte in diesem Zeitrahmen immer erreicht werden.

Änderungen gegenüber der Vorauflage

Präambel: Entscheidend für den Heilungserfolg der im Expertenstandard thematisierten chronischen Wunden ist die Behandlung der Grunderkrankung. Auf deren Bedeutung wird daher bereits in der Präambel hingewiesen und dem Thema auch in den Ebenen mehr Aufmerksamkeit gewidmet als bisher.

Da der Fokus auf den wund- und therapiebedingten Beeinträchtigungen liegt, sind Inhalte, die sich auf Wundeinschätzung und Wundversorgung beziehen, im Vergleich zur Vorgängerversion eingekürzt. Zu diesen Themen wird auf die entsprechenden Leitlinien verwiesen. Wenn keine ausreichend fachliche Kompetenz vorhanden ist, empfiehlt der Expertenstandard hier die frühzeitige Einbeziehung eines pflegerischen Fachexperten (s. o.), dessen Rolle auch in den einzelnen Ebenen mehr Gewicht bekommt.

Ebene 1: Die Ergebniskriterien wurden in E1a und E1b aufgesplittet. Dies betont die Wichtigkeit der Diagnostik von Wundart und Grunderkrankung. Beim Dekubitus wird entsprechend ein stärkerer Fokus auf die Risikofaktoren und die auslösenden Faktoren gelegt.
Ebene 2: Die Reihenfolge der Handlungsebenen wurde analog zu den anderen Expertenstandards angepasst. So befindet sich nun die Verfahrensregelung, die ursprünglich zur Ebene 1 gehörte, in Ebene 2 (Strukturkriterium S2b). Auf Basis dieser Verfahrensregelung koordinieren sich beispielsweise die Pflegfachpersonen der Einrichtung und die pflegerischen Fachexperten.
Ebene 3: Die Inhalte zu Information, Schulung und Beratung wurden, analog zu den anderen Expertenstandards aus der vierten in die dritte Ebene vorgezogen.
Ebene 4: Das Strukturkriterium S4b betont, dass die Einrichtung für die Verfügbarkeit von Verband- und Hilfsmitteln ohne Unterbrechung der Versorgungskontinuität sorgt. In diesem Zusammenhang kommt einem umsichtigen Entlassmanagement aus dem Krankenhaus eine besondere Bedeutung zu.
Ebene 5: Eine Abheilung der Wunde bei den im Expertenstandard adressierten Wundarten kann nicht immer erreicht werden. Daher wird im Ergebnis dieser Ebene von einer „bestmöglichen Entwicklung der Wundheilung" gesprochen.

Die Inhalte des Expertenstandards wurden hier lediglich in sehr verkürzter Form dargestellt. Eine ausführliche Publikation kann beim Deutschen Netzwerk für Qualitätsentwicklung in der Pflege (DNQP) erworben werden: Geschäftsstelle des DNQP, Albrechtstr. 30, 49076 Osnabrück, dnqp-bestellung@hs-osnabrueck.de, www.dnqp.de

KAPITEL 13 Patientenedukation und Selbstmanagement

Die meisten Menschen möchten ihr Leben selbstständig gestalten, nicht von anderen abhängig sein oder diesen zur Last fallen. Dies gilt auch, wenn sie zu Patienten werden. Für Patienten ist es oft schwierig, sich auf die als unflexibel empfundenen Terminplanungen aufgrund notwendiger therapeutischer Maßnahmen einzustellen, die nicht immer zum gewohnten Tagesablauf passen und zusätzlich Stress auslösen. Hinzu kommt, dass die Versorger häufig wechseln, was eine vertrauensvolle Zusammenarbeit erschweren kann, da jeweils andere Schwerpunkte und Ansätze verfolgt werden. Für den Betroffenen ist es wichtig, dass die Therapieziele nachvollziehbar sind, er die damit verbundenen Maßnahmen versteht und sich auf dieser Basis in den Versorgungsprozess einbringen kann. Hierbei haben Betroffene oft andere Schwerpunkte als die Versorger, was im Edukationsprozess berücksichtigt werden sollte.

Patientenedukation bedeutet nicht nur einen zusätzlichen Aufwand an Zeit und an Ressourcen, sondern ist ein wesentlicher Bestandteil der pflegerischen Maßnahmen. Sie ermöglicht dem Patienten ein Verständnis der Zusammenhänge von Erkrankung, erforderlichen Maßnahmen, adäquatem Materialeinsatz und -umgang. Zudem eröffnet Edukation Wege für einen Umgang mit der Erkrankung und der Integration in den individuellen Alltag. Dies mindert die Abhängigkeit von anderen und steigert gleichzeitig das gesundheitsbezogene Selbstmanagement, das Wohlbefinden sowie die Lebensqualität der Betroffenen.

13.1 Inhalte und Voraussetzungen

Nur ein informierter Patient kann sich konstruktiv in den Versorgungsprozess einbringen. Der Schlüssel hierfür ist die Edukation der Patienten und ihrer Angehörigen. Die Unterstützung des Betroffenen beim alltäglichen Umgang mit seiner Erkrankung steht hierbei im Vordergrund. Zu Beginn der edukativen Maßnahmen erleichtert eine abgesprochene Zielvorgabe allen Beteiligten das gemeinsame Vorgehen und ermöglicht im Nachhinein eine Beurteilung des Erfolgs. **Edukation** umfasst die Bereiche **Information, Beratung, Schulung** sowie **Anleitung,** die sich ergänzen und teilweise ineinander übergehen (➤ Abb. 13.1). Die hiermit verbundenen Maßnahmen sollten sich immer an den individuellen Bedürfnissen und

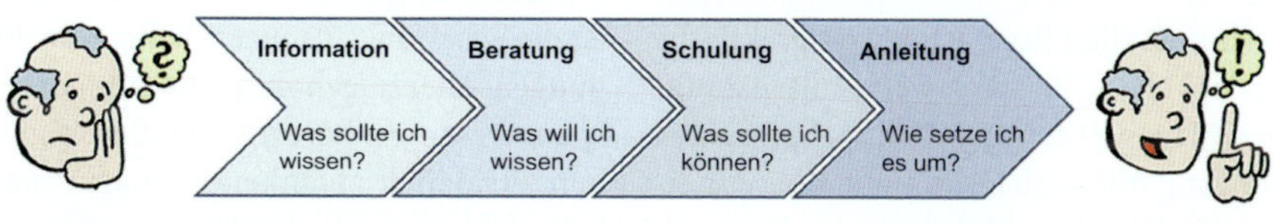

Abb. 13.1 Ablauf der Patientenedukation [O453, M291]

Möglichkeiten des Betroffenen orientieren. Grundlage hierfür ist die personenzentrierte Haltung der Versorger. Während bei ihnen beispielsweise die Abheilung der Wunde oft im Fokus steht, haben die Patienten mitunter ganz andere Ziele. Sie interessiert, wie sich ihr Alltag möglichst schmerzarm bewältigen lässt, ob Geruch und Exsudat sich reduzieren lassen, damit die Enkelkinder bzw. ihre Angehörigen/Freunde sie nicht meiden, oder welche alltagstauglichen „schicken" Alternativen es bei der Kleider- und Schuhauswahl gibt. Eine klare Zielvorgabe zu Beginn der edukativen Maßnahmen erleichtert daher allen Beteiligten das gemeinsame Vorgehen und ermöglicht im Nachhinein eine Beurteilung des Erfolgs. Edukation beeinflusst somit in vielfacher Hinsicht die Lebensqualität des Betroffenen.

Die Edukation beginnt mit der Vermittlung von **Informationen** im persönlichen Gespräch. Dieses kann durch die eigenständige Lektüre von Texten wie Broschüren oder Websites ergänzt, vertieft und nachvollziehbar gemacht werden. Erkenntnisse daraus bieten ihrerseits wieder Anreize für darauf aufbauende Gespräche. Die vermittelten Informationen nutzt die **Beratung,** deren Inhalte sich ergebnisoffen aus der individuellen Situation des Betroffenen sowie seinen Fragen und Befürchtungen ergeben. Auf den hierbei erläuterten Themenkomplexen baut die nachfolgende **Schulung** auf, die sach- und problembezogene Handlungsanleitungen, z. B. zur Selbstbeobachtung und zum Umgang mit der Erkrankung, gibt. Die Schulung orientiert sich am Wissensstand und an der Auffassungsgabe des Patienten. Sie erhöht seine Alltagskompetenz durch Wissen und Verstehen und ist somit Basis der nun folgenden **Anleitung.** Hierbei vermittelt die Pflegefachperson praktische Fertigkeiten, beispielsweise alltagstaugliche Tipps zum hygienisch sachgerechten Umgang mit Verbandmitteln oder der eigenständigen Durchführung eines Verbandwechsels.

Nicht jede edukative Maßnahme muss alle oben genannten Bereiche enthalten. Auf Grundlage der Situation des Betroffenen geht es manchmal nur um das grundsätzliche Verständnis einer Maßnahme oder das Einüben eines Handlungsablaufs. Bei Menschen mit Ulcus cruris venosum ist z. B. ihre Eigenbewegung maßgeblich für den Therapieerfolg. Dies beinhaltet u. a. regelmäßigen Venensport wie Fußgymnastik oder Gehübungen zur Aktivierung der Sprunggelenk- und Wadenmuskelpumpe (➤ Kap. 5.2.2). Allerdings vermeiden es die Betroffenen häufig, sich zu bewegen, da sie Angst haben, sich eine Verletzung zuzuziehen und so eine weitere Wunde zu provozieren.

Als Ergebnis der Edukation hat der Betroffene sein gesundheitsbezogenes **Selbstmanagement** im Rahmen seiner Möglichkeiten verbessert. Seine Symptome sind optimalerweise gemindert und der Gesundheitszustand verbessert. Pflegende Angehörige sollten in diese Maßnahmen stets mit einbezogen sein. Effektive und frühzeitig einsetzende Edukationsstrategien tragen dazu bei, die Patientenzufriedenheit und den gesamten Behandlungserfolg zu steigern, das Komplikationsrisiko zu senken und damit Kosten zu reduzieren.

Voraussetzungen aufseiten der Pflegefachperson

Als Ergebnis der Edukation ist der Patient in der Lage, erlernte Inhalte in seinen Alltag zu integrieren. Damit es der Pflegefachperson gelingt, den Patienten mit edukativen Maßnahmen zu erreichen, müssen bestimmte Voraussetzungen erfüllt sein. Grundlegend ist die Schaffung adäquater Rahmenbedingungen. Hierzu gehören eine ruhige, entspannte Atmosphäre und die Beseitigung von zusätzlich ablenkenden Lärm- bzw. Stressfaktoren, z. B. das Telefon auf lautlos stellen. Die Pflegefachperson benötigt u. a.

soziale, fachliche, kommunikative und pädagogische Kompetenzen. So sollte die Vermittlung der Inhalte nicht zu sehr an eine Schulsituation erinnern oder bevormundend wirken. Dies kann schnell zu Ablehnung auf Patientenseite führen. Zudem ist aktuelles Fachwissen erforderlich, damit nicht unterschiedliche Aussagen beim Betroffenen zu Unsicherheit, Ablehnung oder gar Aggression führen. Auch benötigt die Pflegefachperson umfassende Kenntnisse, um den Patienten und ggf. seine Angehörigen sach- und fachgerecht über benötigte Verband- und Hilfsmittel sowie deren korrekte Nutzung und Pflege aufzuklären. Voraussetzung für ein Verständnis auf Patientenseite ist, dass die Informationen nachvollziehbar und ggf. unterstützend mit Anschauungsmaterial erklärt werden. In der Zusammenarbeit mit Patienten und Angehörigen ist Fachsprache möglichst zu vermeiden und Begriffe, die nicht dem allgemeinen Sprachgebrauch eines Laien entsprechen, sollten erklärt werden. Dies beugt Missverständnissen vor, die dazu führen können, dass der Patient die Therapie im Ganzen anzweifelt. So äußern Betroffene häufig Unverständnis, warum Wundexsudat, das sie selbst als Eiter interpretieren, durch die Kompressionstherapie anscheinend wieder ins Bein zurückgedrückt wird. Sie verstehen z. B. unter dem Wort „Ulkus" nicht ihre Wunde am Unterschenkel, sondern ein Magengeschwür. Auch der Begriff „venös" ist für den Betroffenen, der seine Wunde als „offenes Bein" bezeichnet, eine abstrakte Beschreibung. Ergebnis sollte sein, dass das Vertrauen des Patienten in seine eigenen Fähigkeiten gestärkt ist und er einen Kompetenzzuwachs erfährt.

Aspekte auf Patientenseite

Versorger, Betroffene und ggf. deren Angehörige sollten zunächst eine **gemeinsame, vertrauensvolle Basis** finden. Dabei ist vorab zu klären, in welchem Verhältnis Patient und Pflegefachperson zueinander stehen, ob der Patient offen, ängstlich oder verschlossen ist und ob die „Chemie" stimmt. Gegebenenfalls ist ein anderer Kollege aus dem Team mit der Versorgung zu beauftragen. Folgende Faktoren können eine Edukation erschweren:

- Desorientierung, Vergesslichkeit
- Körperliche Schwäche oder Behinderung
- Frustration, Depression
- Kulturelle Aspekte
- Schwerhörigkeit, sonstige Kommunikationsstörungen
- Fehlendes Sprachverständnis: fremde Sprache, sensorische Aphasie
- Negative Vorerfahrungen des Patienten und seiner Angehörigen

Es ist zu beachten, dass Patienten ihre chronische Erkrankung als Abfolge von stabilen, instabilen und krisenhaften Phasen erleben. Je nach Phase sind Versorgungsbedarf und Strategie der Krankheitsbewältigung unterschiedlich. Patienten wünschen sich eine wertschätzende, vertrauensvolle und kompetente Kommunikation, die die Auswirkungen der Wunde auf ihren Alltag erfasst und entsprechende Strategien mit einbezieht. Sie möchten nicht als dickköpfig, starrsinnig oder non-adhärent beurteilt werden. Patienten, die so erscheinen, sind ggf. nur ungenügend aufgeklärt und haben eventuell negative Vorerfahrungen. Die ablehnende Haltung kann als Gesprächseinstieg genutzt werden, indem der Patient direkt auf schlechte Erfahrungen angesprochen wird. Dabei sollte nicht die Arbeit der Vorversorger kommentiert werden („Oje, wer hat Ihnen das denn angetan?"), zu denen möglicherweise ein Vertrauensverhältnis besteht. Zudem sollten keine widersprüchlichen Aussagen vom Behandlungsteam geäußert werden, die Unsicherheiten erzeugen können.

13.2 Strategien und Planung

Die Pflegefachperson erfasst beim ersten Termin das Vorwissen des Patienten, z. B. über sein Krankheitsbild, zum Verbandwechsel, dessen sachgerechte Durchführung sowie sein persönliches Therapieziel. Zudem ermittelt sie, was Wunde und Therapie für die Lebensqualität des Betroffenen bedeuten und welche Einschränkungen dieser dadurch hat. Darauf aufbauend erfolgen die Erfassung der gesundheitsbezogenen Selbstmanagementfähigkeiten und die Abfrage des individuellen Beratungs- und Unterstützungsbedarfs. Um die Perspektive des Patienten zu erfassen, empfiehlt es sich, offene Fragen zu stellen. Gemeinsam wird anschließend besprochen, welche Maßnahmen der Betroffene erlernen möchte und kann, z. B. Verbände selbstständig ganz oder teilweise anzulegen. Manchmal ist es ausreichend, auch nur Kenntnisse darüber zu vermitteln, was, wann, wie und warum gemacht und verwendet wird, z. B. Sinn und Zweck einer Kompressionstherapie. Es ist immer hilfreich, die Angehörigen mit einzubinden. Für alle diese Maßnahmen ist ein zeitlicher Rahmen zu definieren: Wann soll was erledigt werden, und wie häufig und wie lange sehen sich Pflegefachperson und Patient und/oder Angehörige? Um den Patienten nicht zu überfordern, sollte ein Edukationstermin nicht länger als 20 Minuten dauern. Geeignete Formate sind beispielsweise **Mikroschulungen,** in denen wenige Informationen oder Fertigkeiten durch ausreichende Wiederholungen vermittelt werden. Folgetermine sollten mindestens einmal pro Woche, eher häufiger stattfinden, um zeitnah Unsicherheiten oder eventuelle Fehler zu bemerken und entsprechende Gegenstrategien ergreifen zu können. Zudem sind Beobachtungskriterien zu verabreden, aufgrund derer der Patient auch außerhalb der vereinbarten Termine zeitnah mit der betreuenden Pflegefachperson Kontakt aufnehmen sollte. Hierzu gehören zunehmende Schmerzen, Druckstellen, Einschnürungen, starker Juckreiz, plötzliches hohes Feuchtigkeitsaufkommen bzw. stark durchnässte Verbände (➤ Abb. 13.2), Unverträglichkeiten auf Verbandmittel (➤ Abb. 13.3), unangenehme Geruchsentwicklung und einsetzende Missempfindungen. Grundlage hierfür ist die Vermittlung von Selbstbeobachtungs-, Selbstbewertungs- und Selbstkontrollstrategien hinsichtlich von Symptomen und Verhalten. Sofern dem Patienten z. B. zwischenzeitlich Fragen und Wissensdefizite auffallen, sollte er diese in einem Notizbuch festhalten, um sie beim nächsten Termin anzusprechen. Die Übergabe von ergänzendem und verständlichem Informationsmaterial sowie der Hinweis auf hilfreiche Internetangebote unterstützt die verbale Anleitung.

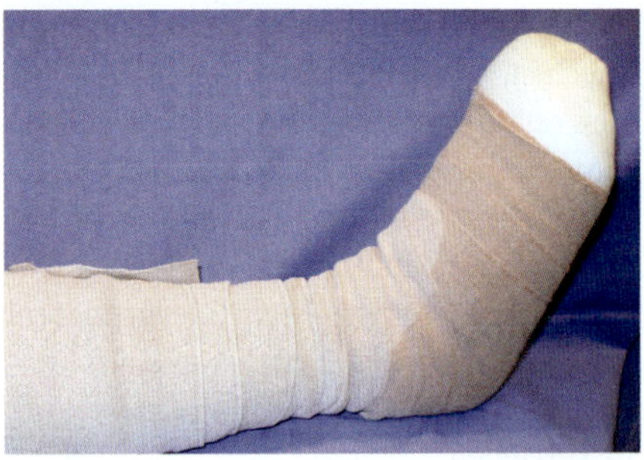

Abb. 13.2 Völlig durchnässter Verband im Fußbereich [M291]

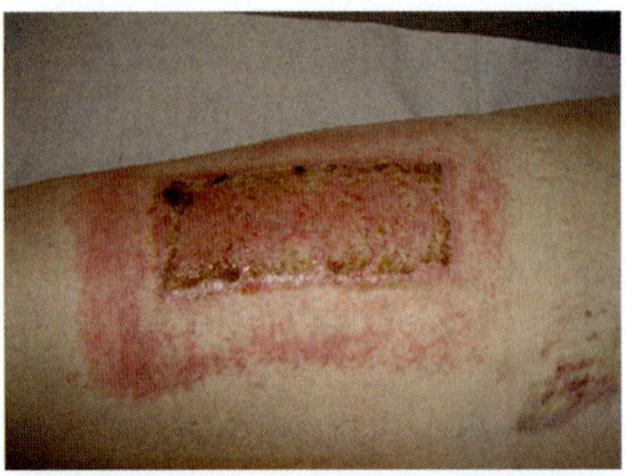

Abb. 13.3 Unverträglichkeitsreaktion auf Wundauflage [M291]

Bei chronischen Wunden handelt es sich um ein komplexes Krankheitsbild. Daher beinhalten die edukativen Maßnahmen eine Vielzahl an patientenrelevanten Themen. So werden Patienten u. a. zur Wundursache, zur bedarfsgerechten Ernährung und ggf. Gewichtsreduktion, zur individuell angepassten Hautpflege, zur Kleidungs- und Schuhauswahl, zur Rauchentwöhnung sowie zum Umgang mit Beschwerden wie Schmerzen, gestauten Beinen, Geruch und Exsudat informiert und beraten. Patienten und Angehörige erhalten zudem Informationen über die sachgerechte Durchführung notwendiger Maßnahmen zur Wundbehandlung. Hier setzen auch Schulung und Anleitung an. Thematisiert werden zudem der Einsatz steriler Materialien, das hygienisch korrekte Arbeiten, der Grund für eine Kompressionstherapie sowie deren sach- und fachgerechte Ausführung. Auch die Vermittlung von Kontakten zu Selbsthilfegruppen, z. B. bei Diabetes mellitus oder zu speziellen Sportgruppen (Gefäßsport, strukturiertes Gehtraining), oder Beratungsangebote von Krankenkassen können eine wichtige Unterstützung sein.

13.3 Evaluation

Zum Abschluss erfolgt die Abstimmung des weiteren Vorgehens. Ein besonderes Augenmerk liegt auf der Situation des Betroffenen. Eine erfolgreiche Edukation stärkt das Vertrauen des Patienten in seine Fähigkeiten zur Befolgung und Durchführung von erforderlichen therapeutischen Maßnahmen im Rahmen seiner Möglichkeiten. Sein gesundheitsbezogenes Selbstmanagement ist entsprechend gestärkt und dem Gefühl von Macht- und Hilflosigkeit wurde vorgebeugt. Im Idealfall führt dies auch zu einer verbesserten Lebensqualität. Abschließend werden noch verbleibende Fragen geklärt und das weitere Vorgehen besprochen. Hierzu gehören neben weiteren Terminen auch neue Lernziele oder die Wiederholung besprochener Inhalte. Der Betroffene wird dahingehend motiviert, Beobachtungen und Fragen zu notieren, die dann beim Folgetermin aufgegriffen werden.

Unter folgenden Aspekten bewertet die Pflegefachperson anschließend ihr eigenes Verhalten und leitet daraus weiterführende Erkenntnisse sowie Strategien ab:

- Besteht ein empathischer Zugang zum Patienten?
- Was habe ich dem Patienten erläutert, was kann er beim nächsten Mal ggf. noch lernen?
- Welche Aspekte funktionieren aufgrund einer Verhaltensänderung des Patienten nicht mehr oder sind nicht mehr erforderlich, da sie vertieft erlernt und umgesetzt wurden?
- Was sollte beim Folgetermin erneut angesprochen oder vertieft werden?
- Stehen Menge, Inhalt und Zeitaufwand in einem ausgewogenen Verhältnis, oder ist der Patient unter- bzw. überfordert?

TIPP

Auf der Website des Wundzentrums Hamburg e. V. (www.wundzentrum-hamburg.de) können vier Patienten- und Angehörigenbroschüren zu den Themen „Wundwissen", „Fußgesundheit bei Diabetes mellitus", Kompression einfach – tragbar" und „MRE Multiresistente Erreger" kostenlos als PDF-Dokument heruntergeladen werden. Diese Broschüren sind auch in den Online-Inhalten zu finden. Über das Netzwerk Patienten- und Familienedukation in der Pflege e. V. (www.patientenedukation.de) sind weiterführende Informationen zu erhalten.

13.4 Rechtliches und Möglichkeiten der Verordnung

Seit Beginn der Entwicklung der DNQP-Expertenstandards im Jahr 1999 wird vonseiten der Pflege die Edukation als integraler Bestandteil pflegerischer Maßnahmen definiert. Auch in den gesetzlichen Vorgaben und Leistungsbeschreibungen findet die Edukation zunehmende Beachtung.

So ist seit 2003 der Themenkomplex Anleiten und Beraten mit der Änderung der Ausbildungs- und Prüfungsverordnung des Krankenpflegegesetzes als Ausbildungsziel definiert. Das Curriculum der Auszubildenden in der Pflege widmet sich entsprechend vermehrt den Möglichkeiten und Erfordernissen der Edukation. Auch Methoden der Patientenanleitung werden verstärkt thematisiert. Das aktuelle Pflegeberufegesetz (PflBG), dessen Vorgaben seit dem 1.1.2020 für die pflegerische Ausbildung verbindlich sind, stärkt die Rolle der Pflege in der Edukation zusätzlich. Laut § 4 in Verbindung mit § 5(3) gehören „Beratung, Anleitung und Unterstützung von zu pflegenden Menschen bei der individuellen Auseinandersetzung mit Gesundheit und Krankheit sowie bei der Erhaltung und Stärkung der eigenständigen Lebensführung und Alltagskompetenz unter Einbeziehung ihrer sozialen Bezugspersonen“ zu den der Pflege vorbehaltenen Tätigkeiten.

Die Grundlagen der ambulanten Krankenpflege sind in § 37 SGB V festgelegt. Entsprechend formulierte der Gemeinsame Bundesausschuss (G-BA) im Jahr 2009 Richtlinien zur Versorgung von Menschen mit chronischen und schwer heilenden Wunden. Die „Richtlinie über die Verordnung von häuslicher Krankenpflege“, die sogenannte HKP-Richtlinie, trat im Oktober 2023 in Kraft. Gefordert wird hier eine Anleitung bei der Grund- und der Behandlungspflege in der Häuslichkeit. Diese umfasst ebenfalls edukative Maßnahmen und sieht Information und Beratung als notwendige Bestandteile einer jeden Anleitung, mit dem Endziel „Beherrschen einer Maßnahme“ (G-BA 2025, S. 22), „um die Maßnahme dauerhaft selbst durchführen oder dauerhaft Hilfestellung bei der eigenständigen Durchführung der Maßnahme geben zu können“ (G-BA 2025, S. 16).

Die Leistungsbeschreibungen Nr. 1 und 7 der HKP-Richtlinie verdeutlichen, dass sich die Edukation auch auf Angehörige und weitere Personen aus dem Umfeld des Betroffenen erstreckt.

Im Rahmen der Grundpflege sind edukative Maßnahmen, beispielsweise sach- und fachgerechte Hautpflege, bis zu fünfmal gegenüber den Kostenträgern abrechenbar. Anleitung und Schulung in Maßnahmen der Behandlungspflege, wie eigenständiges Anlegen der medizinischen Kompressionsstrümpfe oder adaptiver Kompressionsbandagen, sind bis zu zehnmal abrechenbar. Die Verordnung erfolgt über das „Muster 12 – Verordnung häuslicher Krankenpflege“. Die maximale Anzahl und Honorierung der Maßnahmen sind abhängig von Krankenkasse und Bundesland. Allerdings fehlen für die erfolgreiche routinemäßige praktische Umsetzung noch Detailinformationen. So sind beispielsweise Umfang und Vergütung derzeit nicht einheitlich geregelt.

KAPITEL

14 Rechtliche Grundlagen

14.1 Kostenaspekte und -erstattung

Die Kostenerstattung für Wundauflagen und sonstige Verbandmittel ist im ambulanten Sektor grundsätzlich anders geregelt als im klinischen Bereich. Krankenhäuser beziehen diese Materialien meist über den klinischen Einkauf, eine versorgende Apotheke oder die Klinikapotheke. Die Finanzierung erfolgt aus der Behandlungspauschale, es gibt keine gesonderte Genehmigung durch die gesetzliche Krankenversicherung (GKV). Der niedergelassene Arzt unterliegt hingegen einer strengen Budgetierung mit möglichen gesetzlich geregelten Sanktionen, d. h., die Kosten für die Verordnung von Verbandmitteln fließen in voller Höhe in das Richtgrößenvolumen der Praxis mit ein.

Der sogenannte **Verbotsvorbehalt** besagt, dass in der Klinik die Beschaffung und Verwendung von allen Produkten und Methoden erlaubt ist, die nicht explizit verboten sind. In der ambulanten Versorgung bzw. der stationären Altenpflege gilt dagegen der **Erlaubnisvorbehalt,** wonach nur erstattet wird, was gesetzlich erlaubt ist. Die Erstattungsfähigkeit von Verbandmitteln ist für den niedergelassenen Bereich pauschal, mit Einschränkungen oder in gesonderten Positivlisten geregelt.

14.1.1 Medizinprodukte und Arzneimittel

Sowohl Medizinprodukte (MP) als auch Arzneimittel dienen Diagnostik, Prävention, Beurteilung und Therapie sowie Linderung der Auswirkungen von Erkrankungen. Hierbei wirken Arzneimittel durch ihre Inhaltsstoffe pharmakologisch auf den menschlichen Körper ein, während Medizinprodukte ausschließlich physikalisch arbeiten. Lediglich Produkte der Risikoklasse III (➤ Tab. 14.1) dürfen Arzneistoffe enthalten, deren Anteil an der Gesamtwirkung muss aber untergeordnet sein.

Tab. 14.1 Risikoklassen für Medizinprodukte am Beispiel von Verbandmitteln

Risikoklasse	Eigenschaft und Beispiele
I – niedriges Risikopotenzial	Verbandmittel zur Versorgung oberflächlicher Wunden, die primär abheilen; dienen der Absorption von Exsudat, zur Kompression und als mechanische Barriere **Beispiele:** konventionelle Verbandmittel, z. B. elastische Binden, Mull-, Vlies- oder Saugkompressen, Fettgazen, Fixiermittel (z. B. Rollenpflaster, Fixiervliese)
IIa – mittleres Risikopotenzial	Verbandmittel, die die Umgebung und das Mikroklima einer oberflächlichen Wunde beeinflussen, z. B. ein idealfeuchtes Wundmilieu schaffen **Beispiele:** hydroaktive Verbandmittel für oberflächliche Wunden, z. B. einige dünne/transparente Hydrokolloidverbände, semipermeable Transparentfolienverbände

Tab. 14.1 Risikoklassen für Medizinprodukte am Beispiel von Verbandmitteln *(Forts.)*

Risikoklasse	Eigenschaft und Beispiele
IIb – erhöhtes Risikopotenzial	Verbandmittel, die bei Wunden in der Leder- oder Unterhaut (d. h., die Dermis ist durchtrennt = tiefere Wunde) bei der sekundären Wundheilung eingesetzt werden **Beispiele:** hydroaktive Verbandmittel, z. B. Alginate, Hydrofaser, Hydrogelkompressen, feinporige Polyurethanschaumverbände/Cavity-Schäume, Vlieskompressen mit Superabsorber
III – hohes Risikopotenzial	Verbandmittel, die bei sekundär heilenden Wunden, die bis in die Unterhaut reichen und meist infektionsgefährdet oder infiziert sind oder/sowie Wundheilungsstörungen aufweisen, zum Einsatz kommen. Sie enthalten oft ein Arzneimittel, das primär die physikalische Wirkung unterstützt. Hinzu kommen Verbandmittel mit tierischen Bestandteilen wie Kollagen, Hyaluronsäure, Fischhaut (vom Kabeljau) oder Gelatine **Beispiele:** z. B. silberhaltige Verbandmittel, Produkte mit Schmerzmitteln, polihexanidhaltige Verbandmittel (**Cave:** Einige polihexanidhaltige Produkte sind bereits als MP Klasse IIb zugeordnet), Wundgazen mit PVP-Jod/Silbersulfadiazin (Antibiotikum), Produkte aus oder mit Kollagen/Hyaluronsäure

Das **Medizinprodukterecht-Durchführungsgesetz** (MPDG, www.gesetze-im-internet.de/mpdg) dient der Durchführung und Ergänzung der Europäischen Medizinprodukteverordnung (EU) 2017/745 (Medical Device Regulation, MDR) und der EU-Verordnung für In-vitro-Diagnostika (EU) 2017/746 (In-vitro Diagnostics Regulation, IVDR). 2021 lösten die Medical Device Regulation (MDR) und das MPDG das Medizinproduktegesetz (MPG) für alle Produkte im Anwendungsbereich der MDR ab. Die **Medizinprodukte-Betreiberverordnung** (MPBetreibV, www.gesetze-im-internet.de/mpbetreibv_2025/index.html) ergänzt das MPDG und regelt das Betreiben, die Anwendung, die Instandhaltung und die regelmäßigen Kontrollen von Medizinprodukten in Deutschland, um Sicherheit und Fehlerfreiheit zu gewährleisten.

Medizinprodukte verfügen über ein CE-Kennzeichen und sind in jedem europäischen Land verkehrsfähig, wenn sie in einem EU-Land zugelassen wurden. Zu den Medizinprodukten gehören u. a. auch die meisten Verbandmittel. Die Zulassung von Medizinprodukten erfolgt durch bestimmte Institutionen, sogenannte benannte Stellen (z. B. TÜV), während alle Arzneimittel behördlich vom Bundesinstitut für Arzneimittel und Medizinprodukte (BfArM) zugelassen werden müssen.

Medizinprodukte werden in vier Risikoklassen unterteilt. ➤ Tab. 14.1 dient der Orientierung und listet einige Beispiele auf. Sie hat weder Anspruch auf Verbindlich- noch Vollständigkeit, d. h., einige Produkte können ggf. auch in eine höhere Risikoklasse eingruppiert sein.

CAVE!

Verbandmittel sind CE-geprüfte Medizinprodukte und keine Arzneimittel!

14.1.2 Was ist verordnungs- und erstattungsfähig?

Nachfolgend sind Rahmenbedingungen und Informationen zur Erstattungsfähigkeit von Produkten und Methoden der Wundversorgung aufgeführt. Diese Zusammenfassung bildet den Sachstand Januar 2026 ab und erhebt keinen Anspruch auf Vollständigkeit. Das Heil- und Hilfsmittelversorgungsgesetz (HHVG) leitete im Jahr 2018 eine Änderung der Verbandmitteldefinition laut § 31 SGB V ein. Diese Änderung wurde 2019 durch die Verabschiedung des Gesetzes für mehr Sicherheit in der Arzneimittelversorgung

(GSAV) vollzogen. Im Folgenden der aktuelle Gesetzestext im Wortlaut (§ 31 SGB V, Stand: Januar 2024):

„(1) Versicherte haben Anspruch auf Versorgung mit apothekenpflichtigen Arzneimitteln, soweit die Arzneimittel nicht nach § 34 oder durch Richtlinien nach § 92 Abs. 1 Satz 2 Nr. 6 ausgeschlossen sind, und auf Versorgung mit Verbandmitteln, Harn- und Blutteststreifen. […]

(1a) Verbandmittel sind Gegenstände einschließlich Fixiermaterial, deren Hauptwirkung darin besteht, oberflächengeschädigte Körperteile zu bedecken, Körperflüssigkeiten von oberflächengeschädigten Körperteilen aufzusaugen oder beides zu erfüllen. Die Eigenschaft als Verbandmittel entfällt nicht, wenn ein Gegenstand ergänzend weitere Wirkungen entfaltet, die ohne pharmakologische, immunologische oder metabolische Wirkungsweise im menschlichen Körper der Wundheilung dienen, beispielsweise, indem er eine Wunde feucht hält, reinigt, geruchsbindend, antimikrobiell oder metallbeschichtet ist. Erfasst sind auch Gegenstände, die zur individuellen Erstellung von einmaligen Verbänden an Körperteilen, die nicht oberflächengeschädigt sind, gegebenenfalls mehrfach verwendet werden, um Körperteile zu stabilisieren, zu immobilisieren oder zu komprimieren. […]"

Der Gemeinsame Bundesausschuss (G-BA) ist das oberste Beschlussgremium der gemeinsamen Selbstverwaltung von Ärzten, Zahnärzten, Psychotherapeuten, Krankenhäusern und Krankenkassen in Deutschland. Er hat die Aufgabe, zu definieren und zu spezifizieren, welche Produkte als Verbandmittel im Sinne dieses Gesetzes gelten und damit weiterhin unmittelbar zulasten der GKV erstattungsfähig sind. Produkte, die eine eigenständige therapeutische Wirkung entfalten, werden vom G-BA auf ihren medizinischen Nutzen hin überprüft. 2020 konkretisierte der G-BA den Begriff eines Verbandmittels, das auch weiterhin verordnungs- und erstattungsfähig ist, in Abgrenzung zu sonstigen Produkten in der Wundbehandlung, die durch pharmakologische, immunologische und metabolische Wirkung einen aktiven Einfluss auf die Wundheilung nehmen (Gruppe 3, s. u.). In der Anlage Va Teil 1 der Arzneimittel-Richtlinie werden die Produktgruppen – eindeutige Verbandmittel, Verbandmittel mit ergänzenden Eigenschaften und sonstige Produkte zur Wundbehandlung – aufgeführt. Als **eindeutige Verbandmittel (Gruppe 1)** gelten Produkte, die ausschließlich (Hauptwirkung) dazu dienen, Wunden zu bedecken, Wundexsudat aufzusaugen oder als individuell erstellte Verbände Körperteile zu stabilisieren, zu immobilisieren oder zu komprimieren. Zu den eindeutigen Verbandmitteln gehören z. B.:

- **Binden:** z. B. Augen-/Ohren-/Dauer-/Fixier-/Universal-/Zinkleim-/Gips-/Ideal-/Mull-/Papierbinden, Kompressionsbinden, Pflasterbinden, Schaumgummi-/Schaumstoffbinden
- **Kompressen:** z. B. Saug-/Schaum(-stoff)-/Schlitz-/Vliesstoff-/Zellstoff-Mull-/Zellstoff-Vlies-Kompressen
- **Pflaster:** z. B. Fixier-/Heft-/Klammer-/Sprüh-/Wundverschlusspflaster, Wundschnellverbände
- **Tupfer und Watte:** z. B. Mull-/Zellstofftupfer, Synthetik-/Verbandwatte
- **Sonstige Produktgruppen:** z. B. Cast-Verbände, Mull-/Netz-/Schlauch-/Stütz-/Zellstoffverbände, postoperative/posttraumatische Stütz-/Entlastungsverbände, Polstermaterial (zur individuellen Erstellung einmaliger Verbände)

Zu den **Verbandmitteln mit ergänzenden Eigenschaften (Gruppe 2)** gehören Produkte, die neben den oben genannten Hauptwirkungen zusätzliche Eigenschaften aufweisen aber ohne pharmakologische, immunologische oder metabolische Wirkweise der Wundheilung dienen:

- **Feucht haltend:** z. B. Alginate, Hydrofasern/Aquafasern, Hydrogele (in Platten-/Kompressenform), Hydrokolloide, feinporige Polyurethanschaumverbände/Hydropolymerverbände

- **Antiadhäsiv wirkend:** z. B. Salbenkompressen/-tamponaden/aluminiumbedampfte Kompressen/Pflaster, silikonbeschichtete Wunddistanzgitter
- **Gerüche bindend:** z. B. aktivkohlehaltige Wundauflagen, (Saugkompressen)/Vlieskompressen mit Polyacrylaten (Superabsorber)
- **Wundexsudat bindend/antimikrobiell:** z. B. DACC-beschichtet (hydrophobe Wundauflagen), (Saugkompressen)/Vlieskompressen mit Polyacrylaten (Superabsorber), aktivkohlehaltige Wundauflagen und Verbandmittel mit antimikrobiellen Stoffen – ohne direkten Wundkontakt und ohne Abgabe der jeweiligen antimikrobiellen Stoffe in die Wunde
- **Reinigend:** z. B. Alginate, Hydrofaser, Hydrogelkompressen, Saugspülkörper zur Nasstherapie

Alle Produkte zur Wundversorgung, die nicht zu Gruppe 1 oder 2 gehören und die, im Gegensatz zu diesen, einen aktiven Einfluss auf physiologische und pathophysiologische Abläufe der Wundheilung durch ihre pharmakologischen, immunologischen oder metabolischen Wirkungen haben, werden in **Gruppe 3 Sonstige Produkte zur Wundversorgung** zusammengefasst. Dies betrifft viele Verbandmittel mit Silber, PHMB, Ibuprofen, Honig, Proteasenhemmer, Fischhaut aus Kabeljau, alle Zubereitungen aus Stoffen, die in der Wunde keine feste Konsistenz annehmen, d. h. nicht formstabil sind (z. B. konservierte/unkonservierte Hydrogele in Gelform, Sprays, Pulver, Lösungen, Suspensionen) sowie resorbierbare Produkte, wie Kollagen und Hyaluronsäure. Um die Erstattungsfähigkeit für Produkte der Gruppe 3 zu behalten bzw. zu erlangen, muss ein Wirksamkeitsnachweis der Hersteller beim G-BA erfolgen. Die Bundesregierung hat im Rahmen eines Änderungsantrags zum Gesetz „Befugniserweiterung und Entbürokratisierung in der Pflege (BEEP)" eine Übergangsfrist für „sonstige Produkte zur Wundbehandlung“ bis zum 31.12.2026 eingesetzt. In diesem Zeitraum werden weiterhin alle bisher zugelassenen Verbandmittel erstattet.

Zudem soll ggf. die Verbandmitteldefinition in einem weiteren Gesetz angepasst werden, sodass die Versorgung mit erforderlichen Verbandmitteln weiterhin gesichert bleibt. Hierfür ist die aktuelle Rechtsprechung zu verfolgen.

CAVE!

Verbandmittel sind Teil des Arznei- und Verbandbudgets und damit budgetrelevant. Produkte, die gemäß aktueller Software als erstattungsfähig gekennzeichnet sind, können verordnet und abgerechnet werden. Für die Einstufung haftet ausschließlich der Hersteller. Weder der Arzt noch der Apotheker oder der Homecare-Mitarbeiter ist fachlich in der Lage, die Einstufung der Produkte zu hinterfragen oder zu ändern.

Die Hersteller sortieren ihre Produkte selbstständig in die oben genannte Systematik ein. Sie können über ein Nutzenbewertungsverfahren die Erstattungsfähigkeit ihrer **sonstigen Produkte zur Wundversorgung** beantragen. Hierfür hat das Institut für Qualität und Wirtschaftlichkeit im Gesundheitswesen (IQWiG) in seiner „Wissenschaftlichen Ausarbeitung zu klinischen Studien im Therapiegebiet Wundbehandlung“ Rahmenbedingungen formuliert (www.iqwig.de). Der G-BA entscheidet innerhalb von 90 Tagen über diese Anträge. Die **eindeutigen Verbandmittel** und die **Verbandmittel mit ergänzenden Eigenschaften** sind unmittelbar verordnungs- und erstattungsfähig. Näheres unter www.g-ba.de.

TIPP

Erstattungsfähigkeit bezeichnet die Situation, dass der niedergelassene Arzt ein Produkt auf einem Muster-16-Kassenrezept (rosa) verordnet und die Kosten von der gesetzlichen Krankenversicherung (GKV) übernommen werden.

Derzeit (Stand: Januar 2026) sind folgende Verbandmittelgruppen verordnungs- und erstattungsfähig:

- **Wundverbände/Verbandmittel:** z. B. Kompressen, Fixierbinden, Wundschnell- und Heftpflaster, hydroaktive Verbandmittel wie Alginate, Aktivkohlewundauflagen, Hydrofasern/Aquafasern, Hydrogelkompressen, Hydrokolloidverbände, feinporige Polyurethanschaum-/Hydroplymerverbände, (silikonbeschichtete) Wunddistanzgitter, Superabsorber, hydrophobe Wundauflagen mit DACC.
- **Verbandmittel zur Kompressionstherapie:** z. B. Kompressionsbinden, Mehrkomponentensysteme, Polsterwatte/-schaum, Pelotten.
- **Unkonservierte Wundspüllösungen:** NaCl-0,9 %-, Ringerlösung und Aqua von Fresenius und B. Braun sind für bestimmte Indikationen, wie Wundspülung, und in Abpackungen für die einmalige Anwendung (siehe Anlage 5 der Arzneimittel-Richtlinie: Übersicht der verordnungsfähigen Medizinprodukte) verordnungs- und erstattungsfähig.
- **Verschreibungspflichtige Arzneimittel zur Lokaltherapie:** z. B. enzymatische Produkte (Iruxol® N), Lokalantibiotika (z. B. Refobacin® Salbe).
- **Hilfsmittel:** z. B. Analtampons, Pflasterlöser, einige transparente Hautschutzmittel als Applikatorstab oder Spray (Cavilon®, Askina® Barrier Film, Cutimed® protect, Esenta™), An- und Ausziehhilfen, medizinische adaptive Kompressionssysteme, medizinische Kompressionsstrümpfe und zweiteilige Ulkus-Kompressionsstrumpfsysteme, Antidekubitusmatratzen/-systeme, Positionierungshilfsmittel, Sitzkissen.
- Namentlich in einer **OTC-Ausnahmeliste für Arzneimittel** aufgeführte Produkte, z. B. PVP-Jod bei Dekubitus und Ulcus cruris oder Octenisept® zur Selbstbehandlung schwerwiegender generalisierter blasenbildender Hauterkrankungen (z. B. Epidermolysis bullosa hereditaria, Pemphigus) und selbstkatheterisierender Patienten (z. B. Spina bifida) (siehe Anlage 1 Abschnitt F der Arzneimittel-Richtlinie, www.g-ba.de/downloads/83-691-1011/AM-RL-I-OTC-2025-05-09.pdf).
- **Ambulante Unterdrucktherapie (NPWT):** Seit 1.10.2020 ambulant erstattungsfähig, wenn durch eine Standardwundbehandlung keine ausreichende Heilung zu erwarten ist. Die Abrechnungsmodalitäten sind kompliziert. Die Honorare werden nur bezahlt, wenn der Arzt selbst den Verbandwechsel durchführt. Material muss von der Praxis erst eingekauft und später mit der Kassenärztlichen Vereinigung (KV) abgerechnet werden. Die Pauschalen hierfür wurden im März 2025 deutlich angehoben.

CAVE!

Verbandmittel gehören nicht zu den Hilfsmitteln; die Kennzeichnung der Ziffer 7 für Hilfsmittel auf dem Muster-16-Rezept (rosa) zulasten der GKV ist deshalb bei Verbandmitteln unzulässig!
Für Verbandmittel gilt nicht die sogenannte Aut-idem-Regelung, d. h., die Apotheke muss nicht wie bei Arzneimitteln (§ 73 Abs. 5 SGB V) ein wirkstoffgleiches preisgünstigeres Arzneimittel bzw. in diesem Fall günstigeres Verbandmittel aus einer gleichen Gruppe abgeben. Wenn ein Verbandmittel mit Produkt- und Herstellernamen oder PZN-Nummer verordnet wurde, ist ein Austausch seitens des Leitungserbringers oder der GKV nicht zulässig! Festbeträge, Austauschlisten oder Rabattverträge im Bereich der Verbandmittel existieren derzeit nicht.

Zulasten der GKV sind zur Wundbehandlung **nicht** erstattungsfähig (Stand: Januar 2026):

- **Wundantiseptika, konservierte Wundspüllösungen**
- **Lokalanästhetika:** z. B. Emla®-Creme, ANESDERM®
- **Larventherapie**
- **Sonstige nicht verschreibungspflichtige Rezepturen**

TIPP

Der G-BA hat die Erstattung der unkonservierten Wundspüllösungen Ringer- und NaCl-0,9 %-Lösung der Firmen B. Braun und Fresenius für bestimmte Indikationen (u. a. zur Wundspülung) seit 2009 zugelassen (➤ Kap. 2.1.1).

Zulasten der GKV ist aus der Gruppe der „Sonstigen Produkte zur Wundbehandlung" aktuell nur ein Produkt erstattungsfähig (Stand: Januar 2026): UrgoStart Tül und zwar zur Wundbehandlung von diabetischen Fußulzera, nach Ausschluss einer kritischen Ischämie, bei Erwachsenen, deren Wunden nicht infiziert sind und bei denen nach einer mindestens zweiwöchigen Behandlung mit Verbandmitteln nach § 53 der AM-RL ein Heilungsfortschritt ausblieb.

Produkte und Methoden, die nicht in den Erstattungsausschluss nach § 31 SGB V fallen und nicht auf der Ausnahmeliste der GKV gelistet sind, können im Rahmen einer Einzelfallentscheidung von der GKV genehmigt werden, z. B. der Einsatz von Kaltplasmaprodukten (➤ Kap. 2.3.3). Auch endständige Wassersterilfilter (➤ Kap. 2.1.1) zum Verwenden von Leitungswasser als steril filtrierte Spülflüssigkeit können so unter Vorlage von Privatrezept und Kaufbeleg von der GKV erstattet werden.

Grundlagen

„[…] Qualität und Wirksamkeit der Leistungen haben dem allgemein anerkannten Stand der medizinischen Erkenntnisse zu entsprechen und den medizinischen Fortschritt zu berücksichtigen" (§ 2 (1) SGB V).

„Die Leistungen müssen ausreichend, zweckmäßig und wirtschaftlich sein […]" (§ 12 (1) SGB V).

„Die Krankenkassen und die Leistungserbringer haben eine bedarfsgerechte und gleichmäßige, dem allgemein anerkannten Stand der medizinischen Erkenntnisse entsprechende Versorgung der Versicherten zu gewährleisten […]" (§ 70 (1) SGB V).

Gesetzliche Zuzahlungsregelung

- Versicherte ab 18 Jahren leisten produkt- und/oder mengenabhängig gesetzliche Zuzahlungen (Rezeptgebühren) von 10 % des Abgabepreises (mindestens 5 Euro, max. 10 Euro), allerdings nicht mehr als die tatsächlichen Kosten des Mittels (§ 61 SGB V). Dies gilt für jede verordnete Packung (Arzneimittel wie Verbandmittel).
- Versicherte leisten während eines Kalenderjahrs nur Zuzahlungen in Höhe von 2 % ihres jährlichen Bruttoeinkommens (= Belastungsgrenze).
- Für chronisch Kranke beträgt die Grenze 1 % der jährlichen Bruttoeinnahmen.
- Bei Überschreitung der Belastungsgrenze wird bei der GKV ein Antrag auf Zuzahlungsbefreiung gestellt. **Tipp:** Viele Patienten zahlen bereits zu Jahresbeginn den durch ihre individuelle Belastungsgrenze definierten Betrag an ihre GKV. Auf diese Weise erreichen sie eine zeitnahe Befreiung und vermeiden umständliches und zeitaufwendiges Belegesammeln.

Ärztliche Budgets

Diese Beträge werden jährlich von den Kassenärztlichen Vereinigungen (KV) und den Krankenkassen (KK) festgelegt. Das ärztliche Gesamtbudget umfasst:

- **Arznei- und Verbandmittelbudget:** Dieses Budget finanziert alle Arzneimittel, Verbandmittel, Kompressionsbinden/-systeme und verordnungsfähige Trink- und Sondennahrung. Es unterliegt einer starken Limitierung (Richtgröße). Richtgrößen differieren von Bundesland zu Bundesland, sie sind meist nach Patientenalter gestaffelt oder in Versicherten und Rentner getrennt.

- **Hilfsmittelbudget:** Hilfsmittel sind im Hilfsmittelverzeichnis aufgeführt und unterliegen keinem Budget. Die GKV entscheidet über die Bewilligung. Hilfsmittel sind sächliche medizinische Leistungen, z. B. Körperersatzstücke, Prothesen, Inhalationsgeräte, medizinische Kompressionsstrümpfe, An- und Ausziehhilfen, medizinische adaptive Kompressionssysteme, Rollstühle, orthopädische Einlagen, Lagerungs-/Positionierungskissen/-matratzen, Hörhilfen. Auch hierfür sind vom Patienten Zuzahlungen zu entrichten.
- **Heilmittelbudget:** Die Heilmittelverordnung regelt die Verordnungsfähigkeit von Heilmitteln, z. B. von Lymphdrainage, podologischer Komplexbehandlung, Physio-, Sprach- und Ergotherapie sowie podologischer Therapie. Vom Patienten sind im Regelfall Zuzahlungen zu entrichten. Heilmittel sind budgetiert. Der langfristige Heilmittelbedarf ist unbudgetiert und in einer abschließenden Liste geregelt. Darunter fällt auch die manuelle Lymphdrainage ab Lymphödem Grad II (➤ Kap. 5.3.4).
- **Sprechstundenbedarf (SSB):** Dieser definiert Produkte, die in einer Arztpraxis zur Sofortversorgung bei mehr als einem Patienten oder bei Notfällen im Rahmen der vertragsärztlichen Behandlung Verwendung finden, z. B. Desinfektionsmittel (ausschließlich zur Anwendung am Patienten), Monovetten und Tupfer zur Blutentnahme, physiologische Kochsalzlösung, Heftpflaster. Er orientiert sich am Durchschnitt der jeweiligen Facharztgruppe. Überschreitungen können zu Richtgrößenprüfungen führen. SSB wird bundeslandabhängig bzw. bezirksabhängig jährlich zwischen den Kostenträgern und der KV verhandelt. Die bundeslandabhängige Sprechstundenbedarfsregelung ist als Positivliste einschließlich möglicher Negativlisten bei der jeweiligen KV erhältlich. Die Verwendung von Produkten des Sprechstundenbedarfs ist für eine geplante Versorgung, z. B. Verbandwechsel, unzulässig! Die Aufnahme hydroaktiver Verbandmittel in die Positivliste ist in den KV-Bezirken sehr unterschiedlich geregelt.
- Der **Praxisbedarf** beschreibt die Grundausstattung einer medizinischen Praxis, die zulasten des Inhabers geht, z. B. Abdeckrollen, Händedesinfektionsmittel, Einmalhandschuhe, Einmalpapierhandtücher.

Bis auf das Hilfsmittelbudget sind diese Budgets limitiert. Die Verordnung von Hilfsmitteln belastet das ärztliche Budget also derzeit nicht. Das ärztliche Budget entspricht dem Betrag, den der Arzt pro Quartal und Patient für Verordnungen, z. B. von Arznei- und Verbandmitteln, vonseiten der Krankenkassen erstattet bekommt. Das rechnerische und übertragbare Einzelbudget pro Patient differiert nach Fachrichtung, KV-Bezirk und Versichertenstatus: Allgemeinversicherte (Mitglieder und Familienversicherte = MF, Alter < 65 Jahre) oder Rentner (= R, Alter > 65 Jahre). Diese Einzelbeträge werden als **Richtgrößen** bezeichnet, mit ihnen sind die Arzneimittel und alle Verbandmittel des Patienten zu bezahlen.

Wirtschaftlichkeitsprüfung

Die Leistungen, die Vertragsärzte zulasten der gesetzlichen Krankenversicherung erbringen dürfen, müssen ausreichend, zweckmäßig und wirtschaftlich sein und dürfen das Maß des Notwendigen nicht überschreiten. Diese Verpflichtung zur Wirtschaftlichkeit ergibt sich aus § 12 SGB V. Als **ausreichend** gelten Leistungen, deren Umfang und Qualität sich an den Chancen auf eine Heilung orientieren und die gleichzeitig einem Mindeststandard entsprechen. **Zweckmäßige** Leistungen sind hinreichend wirksam und geeignet, den Heilerfolg zu erzielen. Unentbehrliche, unverzichtbare und unvermeidliche Leistungen gelten als **notwendig.** Leistungen sind **wirtschaftlich,** wenn die gewählte Therapie im Vergleich mit anderen Methoden die geringsten Kosten beim gleichen oder besseren Nutzen aufweist. Die sogenannte Wirtschaftlichkeits- und Abrechnungsprüfung überprüft die Einhaltung dieser Grundsätze. Solche Prüfungen sind regional unterschiedlich ausgestaltet, denn sie obliegen den Vertragspartnern in den jeweiligen Regionen bzw. Landesverbänden. Die Einhaltung des Wirtschaftlichkeitsgebots unterliegt einer gesetzlich vorgeschriebenen Wirtschaftlichkeitsprüfung (§ 106b SGB V).

Überschreitungen der limitierten Budgets führen möglicherweise rückwirkend zu Richtgrößenprüfungen. Bei einer Überschreitung der Richtgröße um mehr als 25 % erfolgt zunächst eine Beratung, danach ggf. eine zweite Beratung und dann u. U. eine Regressandrohung bzw. eine Richtgrößenprüfung. Dies betrifft im Regelfall Budgets, die bis zu 2 Jahre zurückliegen können. Es wird überprüft, ob die Verordnungen notwendig, zweckmäßig, ausreichend und wirtschaftlich waren (Wirtschaftlichkeitsgebot nach § 12 SGB V). Hierfür ist, je nach KV-Bezirk, entweder die KV selbst oder eine externe Prüfstelle zuständig. Eine Richtgrößenprüfung bedeutet nicht automatisch, dass eine Regresszahlung erfolgt. Sind die Ausgaben plausibel zu begründen, wird die Forderung reduziert oder zurückgezogen.

Verordnung häuslicher Krankenpflege

Leistungen der häuslichen Krankenpflege werden erstattet, wenn der Patient erforderliche Pflegemaßnahmen nicht selbst leisten und auch keine andere im Haushalt lebende Person diese übernehmen kann (§ 37 Abs. 3 SGB V). Hierfür wird die Musterverordnung 12 genutzt. Der Medizinische Dienst (MD) ist zuständig für die Überprüfung der Notwendigkeit von Leistungen. Dies setzt voraus, dass die Verordnung korrekt ausgestellt ist. Hierzu gehören:

- Beschreibung der Einschränkungen, die eine häusliche Krankenpflege erforderlich machen
- Wundart, -größe, -lokalisation und aktueller Grad
- Kompressionsbehandlung: Seite (links/rechts/beidseitig), medizinische Kompressionsstrümpfe an-/ausziehen, Kompressionsverbände anlegen/abnehmen, stützende und stabilisierende Verbände und deren Art
- Präparate, Verbandmittel
- Wundversorgung akut/chronisch
- Sonstige Maßnahmen der Behandlungspflege
- Anleitung zur Behandlungspflege für Patient/Angehörige (z. B. Injektionen, Wundbehandlung) und Anzahl

Für Versicherte, die das 18. Lebensjahr vollendet haben, fällt die gesetzliche Zuzahlung in Höhe von 10 Euro je Verordnung und 10 % der Kosten in den ersten 28 Tagen des Kalenderjahrs bis zur Erreichung der individuellen Belastungsgrenze an.

Ambulante Pflegedienste erhalten für Leistungen/Leistungskomplexe bundesland- und anbieterabhängige Erstattungen. Folgende Eigenleistungen werden in vielen Bundesländern hierbei vorausgesetzt: Einmalschürzen, -handschuhe, Hände- und Flächendesinfektionsmittel, sterile Instrumente.

Eine Verbandkontrolle wird derzeit von der GKV nicht bezahlt. Ambulante Pflegedienste können bei besonderen Leistungen (aufwendiger Verband) – je nach Krankenkasse (KK) – individuell erhöhte Vergütungssätze verhandeln. Hat ein Patient mehr als eine Wunde, wird von einigen KK die Versorgungsleistung pro Wunde vergütet. Dies setzt voraus, dass für jede Wunde eine eigene Verordnung ausgestellt wird.

Der G-BA regelt in der Häuslichen Krankenpflege-Richtlinie (HKP-RL) die Verordnung und Erstattung ambulanter Krankenpflege. Diese definiert die Anforderungen an ambulante Leistungserbringer sowie an die Qualifikation des Personals hinsichtlich der Versorgung von Menschen mit chronischen und schwer heilenden Wunden. Dies ist durch spezialisierte Leistungserbringer möglich, also durch einen spezialisierten Pflegedienst oder eine spezialisierte Einrichtung, z. B. ein pflegerisch geführtes Wundzentrum. Wenn es keinen spezialisierten Leistungserbringer gibt, können auch weiterhin nicht spezialisierte Leistungserbringer die Versorgung weiterführen.

Spezialisierte Leistungserbringer sollten wie folgt qualifiziert sein:

- Die fachliche Leitung der Wundversorgung benötigt eine Zusatzqualifikation im Bereich Wundversorgung; der Umfang beträgt mind. 168 Unterrichtseinheiten (UE) à 45 Minuten.
- Wundversorgende Pflegefachpersonen benötigen eine Zusatzqualifikation im Umfang von 84 UE.
- Es besteht eine jährliche Fortbildungspflicht von 10 Zeitstunden pro Mitarbeiter.

Aktuelle Preisinformationen zu modernen Verbandmitteln

Die nachfolgenden Informationen wurden freundlicherweise von Werner Sellmer (Fachapotheker für klinische Pharmazie, Hamburg) zur Verfügung gestellt. In ausführlicher Form sind sie in den Online-Inhalten (*4_Produktübersichten, 04_Preise moderner Wundverbände)* und auf www.werner-sellmer.de nachzulesen.

Wichtige Vorbemerkungen:

- Die Preise basieren auf der Lauer-Taxe (Apotheke) zum angezeigten Stichtag (Stand: Mai 2025). Sanitätshauspreise können abweichen.
- Angegebene Stückpreise werden durch Packungseinheiten bestimmt und können somit nur kalkulatorisch und nicht absolut verwendet werden (Mindestabnahmemengen).
- **Die Preise gelten für die Abgaben zulasten der AOK Hamburg/Rheinland inkl. Mehrwertsteuer.**
- **Gesetzlich zu leistende Zuzahlungen werden nicht berücksichtigt.**
- Die Preise berücksichtigen **nicht** die Qualität des Produkts und dienen daher nicht zum absoluten Vergleich.
- Die Produkte sind nach aufsteigenden Preisen und Firmen sortiert.
- Diese Preisangaben sind das Ergebnis einer sehr aufwendigen Recherche durch Werner Sellmer. Fehler sind nicht zu 100 % vermeidbar. Deshalb sind Schadensersatzansprüche ausgeschlossen.

Cave: Diese Informationen sagen nichts über die Qualität der Produkte aus, sondern stellen nur eine Orientierungshilfe zur Information dar. Nachfolgend sind jeweils nur die Durchschnittspreise der jeweiligen Produktgruppe in der Größe 10 × 10 cm abgebildet.

Durchschnittspreise (Auszug) sortiert nach Produktgruppen, Größe jeweils 10 × 10 cm

Hydrokolloidverbände, normal	15,61 €
Hydrokolloidverbände, dünn/transparent	13,25 €
Feinporige Polyurethanschaumverbände, nicht klebend/nonadhäsiv	15,62 €
Feinporige Polyurethanschaumverbände, klebend, 12,5 x 12,5 cm (➤ Tab. 14.1)	24,67 €
Feinporige Silikonschaumverbände, ohne Haftrand (➤ Tab. 14.1)	18,31 €
Feinporige Silikonschaumverbände mit Haftrand, 12,5 x 12,5 cm (➤ Tab. 14.1)	30,39 €
Hydrogele als Tubengel, konserviert (Durchschnittspreis für 15 g)	13,98 €
Hydrogele als Tubengel, unkonserviert (Durchschnittspreis für 15 g)	21,32 €

Alginat-Kompressen, 10 x 10 cm	12,30 €
Alginat-Tamponaden	27,17 €
Hydrofaser-Kompressen, 10 x 10 cm	28,33 €
Hydrofaser-Tamponaden	35,33 €
Semipermeable Transparentfolien, steril, berechnet auf 10 x 10 cm	5,03 €
Semipermeable Transparentfolien, unsteril, 5 cm/10 m (Durchschnittspreis/Rolle)	60,34 €
Silberhaltige Wundauflagen (inkl. Kohleauflagen mit Silber)	49,16 €
Aktivkohle Wundauflagen	22,26 €
Vlieskompressen mit Superabsorber*	11,11 €
Saugkompressen, steril	1,24 €
Fettgaze neutral (ohne Wirkstoffe)	4,56 €
Wunddistanzgitter mit Silikon	13,03 €

In den Online-Inhalten finden sich Detailinformationen zu einzelnen Produkten innerhalb der Gruppen und weitere Preisinformationen (+ *4_Produktübersichten, 04_Preise moderner Wundverbände*).

* Vergleichbarkeit ist hier eingeschränkt, da die Größen z.T. etwas variieren (10 × 10 cm, 11 × 11 cm, 12,5 × 12,5 cm etc.).

14.2 Rechtssicheres Handeln

Rechtssicheres Handeln in der Wundversorgung unterstützt das Interesse und die Verpflichtung, den Patienten optimal zu versorgen, dies aussagekräftig und dauerhaft zu dokumentieren und dadurch Schadensersatz- und Schmerzensgeldforderungen vom Arbeitgeber und der eigenen Person fernzuhalten.

14.2.1 Verantwortlichkeiten

Der Arzt trägt für Diagnostik und Behandlung (z. B. Wundversorgung) die alleinige Verantwortung, die sogenannte **Therapieverantwortung.** Diese ist nicht übertragbar. Der Arzt kann allerdings Tätigkeiten der Behandlungspflege, z. B. Injektionen oder das An-/Ablegen von Verbänden, an Pflegefachpersonen delegieren. Dafür trägt er die **Anordnungsverantwortung.** Die Anordnung kann mündlich oder schriftlich erteilt werden und muss alle Detailinformationen wie Verordner, Dosis, Medikament, Applikationsort, Zeit und Verbandmaterial enthalten. Sie ist schriftlich in der Akte zu fixieren. Der Anweisende (also der Arzt) haftet für die Richtigkeit seiner Verordnung, für die Auswahl und die Expertise der geeigneten Pflegefachperson und die Kontrolle der sachgerechten Ausführung.

Pflegerische Beratungsleistungen, z. B. Wundkonsile, führen nicht zu einem Übergang der Therapieverantwortung auf die Pflegefachperson, sondern nur zu einer Verantwortung für die im speziellen Fall ausgesprochene Empfehlung. Der verantwortliche Arzt behält stets die Therapieverantwortung. Konsiliarische Empfehlungen müssen vom behandelnden Arzt in Therapieanordnungen umgewandelt werden.

Jeder Heilberufler bzw. Gesundheitsfachberufler, der die Durchführung von delegierten Tätigkeiten, beispielsweise die Wundversorgung, ausführt, trägt für die sach- und fachgerechte Ausführung dieser Tätigkeiten die umfassende Verantwortung, d. h. die **Durchführungsverantwortung.**

Die Leitung einer Einrichtung ist verantwortlich für die ausreichende Bereitstellung von Personal, Material und Geräten, z. B. Hilfsmittel zur Druckentlastung/-verteilung, zeitnahe Organisation der verordneten Verbandmittel und Lokaltherapeutika, Bereitstellung von Einmalschürzen, sterilen Pinzetten, sterilen Scheren, Einmalhandschuhen, Händedesinfektionsmittel, Dokumentationsmaterial, d. h., sie hat die **Organisationsverantwortung.**

Durchführungsverantwortung

Die vom Arzt angeordneten Therapiemaßnahmen sind grundsätzlich auszuführen und zu dokumentieren. In der Wundversorgung übernehmen Pflegefachpersonen auf Grundlage einer ärztlichen Verordnung die Verantwortung für die fachgerechte Durchführung der Maßnahmen. Fehlt der adressierten Pflegfachperson ihrer Ansicht nach der Wissenstand bzw. die praktische Fertigkeit, eine Therapieanordnung sachgerecht auszuführen, kann diese die angeordnete Maßnahme wegen fehlenden Know-hows ablehnen und auf einer entsprechenden Schulung bestehen, z. B. Verbandwechsel bei lokaler Unterdrucktherapie, Plasmatherapie, Ultraschall-assistierte Wundreinigung. Wenn die Pflegefachperson hingegen bemerkt, dass die Verordnung nicht dem aktuellen Wissensstand entspricht, ist sie verpflichtet, den Arzt darauf hinzuweisen.

Lediglich Anordnungen, die das Leben des Patienten gefährden, z. B. der Einsatz von unsterilen Materialien, der mehrfache Einsatz von Einmal- oder nicht zugelassenen Materialien, sind zu verweigern (Art. 2 GG). Der Verdacht oder die Gewissheit, dass es sich nicht um eine zeitgemäße Methode handelt, sollte dem Verordner vermittelt werden, rechtfertigt aber keine Leistungsverweigerung. Derartige Anweisungen sind schriftlich entgegenzunehmen. Ein Einwand muss dokumentiert und über den nächsten Vorgesetzten zur Klärung gebracht werden. Mündliche oder uneindeutige Anweisungen sollten ggf. erst nach Umwandlung in eine schriftliche Therapieanordnung ausgeführt werden.

14.2.2 Urteile und Gesetze

Sobald sich die juristischen Instanzen mit den tatsächlichen Gegebenheiten der Pflege beschäftigen, spiegeln ihre Urteile (z. B. in Bezug auf Pflege- oder Anwendungsfehler) die rechtliche Betrachtung der Pflegefachperson wider. Von den folgenden Urteilen sollte jeder Versorger Kenntnis haben.

BGH-Urteil vom 10.5.1986 (Auszug)

Die Verantwortlichkeit für das Erkennen eines Dekubitusrisikos liegt bei Pflegenden und Ärzten […]

Die Pflegekraft ist zur Krankenbeobachtung, Einschätzung der Dekubitusgefährdung und Mitteilung der Beobachtung an den Arzt verpflichtet […]

Der Arzt hat die Pflicht, den Patienten auf ein Dekubitusrisiko hin zu untersuchen, eine entsprechende Diagnose zu stellen und eigene und pflegerische Maßnahmen zu veranlassen […]

Alle Angaben sind schriftlich zu fixieren.

BGH-Urteil vom 2.6.1987 (Auszug)

Die eingeleiteten Maßnahmen müssen ständig auf ihre Wirksamkeit hin überprüft werden […]

Die Verantwortung für die Therapie eines Dekubitus liegt beim Arzt.

Kommentare

Nachstehende Kommentare treffen ebenfalls Aussagen über die Umsicht, die bei einer Versorgung zu gewährleisten ist.

Zit. n. Rieger, (NJW 1979, zit. n. Höfert 2011, S. 115): „Der Patientenanspruch auf eine sichere Versorgung nach den aktuellen

Erkenntnissen der Wissenschaft ist stets zu gewährleisten."

Zit. n. Jensen, Röhlig 1993, S. 65: Pflegekräfte müssen sich „über die Fortschritte der Heilkunde unterrichten und sich mit den neuesten Heilmitteln vertraut machen".

Zit. n. Tönnies 2000: „Die Delegation von Aufgaben an nachgeordnete Personen führt zur Anordnungs- und Durchführungsverantwortung. Diese beinhaltet die Übernahme einer beruflichen Verpflichtung. Die betroffene Pflegekraft kann ihre Verpflichtungen im arbeitsteiligen Berufsalltag nur erfüllen, wenn im Rahmen der internen Arbeitsorganisation klare Abgrenzungen zwischen pflegerischem und ärztlichem Handeln sowie zwischen den Aufgaben der Pflegeberufe und der Pflegehilfsberufe getroffen werden."

Zit. n. Höfert 2011, S. 307: „Ziel ist eine optimale, am aktuellen Stand der Wissenschaft orientierte Versorgung und die Vermeidung von Komplikationen. Insbesondere der Dekubitus stand in den letzten Jahren im Mittelpunkt der Medienberichterstattung, weil es in der Vorbeugung und Wundversorgung zu Pflegefehlern kam. Schadenersatzansprüche des Patienten/Bewohners entstehen, wenn

- die durchgeführte Prophylaxe und die Maßnahmen nicht nach aktuellem Stand der Wissenschaft erfolgen,
- die Dokumentation nicht zeitnah und umfangreich ausgeführt wurde,
- von bestehenden Standards abgewichen und dieses nicht begründet wurde,
- die Dekubitusgefahr nicht anhand einer Risikoskala erhoben und dokumentiert wurde,
- der Dekubitus erkannt, aber nicht dokumentiert wurde."

Gesetze

Die nachfolgenden Sachverhalte und Paragrafen behandeln Themen, die für pflegerische, medizinische und therapeutische Versorger relevant sein können.

Fotodokumentation

Die Wunddokumentation ist Bestandteil der Qualitätssicherung. Die Dokumentation des Wundverlaufs mit Fotos dient der Veranschaulichung der geleisteten Versorgung und unterstützt die schriftliche Wundbeurteilung. Der Vorteil der Fotodokumentation ist, dass sie den Befund auf kontaktarme Weise verdeutlicht und gleichzeitig den Heilungsverlauf visualisiert und nachvollziehbar darstellt. Grundvoraussetzung für die Fotodokumentation ist die Einwilligung des Patienten oder ggf. seiner Angehörigen bzw. seines Betreuers (➤ Kap. 10.4). Im Vorfeld wird der Patient entsprechend aufgeklärt. Hierbei erfährt er alles über Grund und Durchführung der Aufnahmen sowie deren Zweck und Verbleib (§ 201a StGB). Die Zustimmung ist schriftlich in der Patientenakte zu fixieren und jederzeit wiederrufbar. Im niedergelassenen ärztlichen Bereich sind für bestimmte Krankheitsbilder, z. B. Ulcus cruris venosum, aus abrechnungstechnischen Gründen Wundfotografien in bestimmten Abständen unerlässlich. Dies begründet sich auf Vorgaben der kassenärztlichen Bundesvereinigung (KBV, z. B. EBM 2025 Ziffer 02312).

§ 201a StGB: Verletzung des höchstpersönlichen Lebensbereichs und von Persönlichkeitsrechten durch Bildaufnahmen

(1) Mit Freiheitsstrafe bis zu zwei Jahren oder mit Geldstrafe wird bestraft, wer

1. von einer anderen Person, die sich in einer Wohnung […] befindet, unbefugt eine Bildaufnahme herstellt oder überträgt und dadurch den höchstpersönlichen Lebensbereich verletzt.

4. eine […] Bildaufnahme gebraucht oder einer dritten Person zugänglich macht.

Datenschutz

Das Recht des Einzelnen auf informationelle Selbstbestimmung, also auch die Veröffentlichung und Verwendung von personenbezogenen Daten, ist gesetzlich geregelt. Neben der europäischen Datenschutzgesetz-Grundverordnung (DSGVO) und dem Bundesdatenschutzgesetz (BDSG) ist hier das Urteil des Bundesverfassungsgerichts (BVerfGE) vom 15.12.1983 maßgeblich: „Das Grundrecht gewährleistet insoweit die Befugnis des Einzelnen, grundsätzlich selbst über die Preisgabe und Verwendung seiner persönlichen Daten zu bestimmen" (BVerfGE 65, 1–71). Das BVerfGE bezieht sich hier auf Art. 2 Abs. 1 in Verbindung mit Art. 1 Abs. 1 des Grundgesetzes (GG).

Schadensersatzansprüche und Verjährung

2002 wurde die Verjährungsfrist für Schadensersatzansprüche in § 199 Abs. 2 BGB auf 30 Jahre festgesetzt. Entsprechend lange sollten also alle Behandlungsunterlagen aufbewahrt werden. Die Ansprüche des Patienten gehen nach dessen Ableben auf seine Erben über.

§ 199 BGB: Beginn der regelmäßigen Verjährungsfrist und Höchstfristen

(2) Schadensersatzansprüche, die auf der Verletzung des Lebens, des Körpers, der Gesundheit oder der Freiheit beruhen, verjähren ohne Rücksicht auf ihre Entstehung und die Kenntnis oder grob fahrlässige Unkenntnis in 30 Jahren von der Begehung der Handlung, der Pflichtverletzung oder dem sonstigen, den Schaden auslösenden Ereignis an.

§ 630 f. des BGB verpflichtet in Absatz 3 den Arzt dazu, die Patientenunterlagen grundsätzlich 10 Jahre nach Abschluss der Behandlung aufzubewahren, soweit keine andere gesetzliche Aufbewahrungspflicht greift. Hierbei handelt es sich im eine Mindestaufbewahrungsfrist. Allerdings verjähren mögliche zivilrechtliche Haftungsansprüche des Patienten gegenüber seinem behandelnden Arzt gemäß § 199 Abs. 2 BGB endgültig erst nach 30 Jahren. Daher sollten die Unterlagen mindestens so lange aufgehoben werden, bis Schadensersatzansprüche aus der ärztlichen Behandlung nicht mehr zu erwarten sind.

§ 630 f. BGB: Dokumentation der Behandlung

(3) Der Behandelnde hat die Patientenakte für die Dauer von 10 Jahren nach Abschluss der Behandlung aufzubewahren, soweit nicht nach anderen Vorschriften andere Aufbewahrungsfristen bestehen.

Qualitätssicherung

Für die Ausführung der Wundversorgung besteht die **Pflicht zur Qualitätssicherung.**

§ 135a SGB V: Verpflichtung zur Qualitätssicherung

(1) Die Leistungserbringer sind zur Sicherung und Weiterentwicklung der Qualität der von ihnen erbrachten Leistungen verpflichtet. Die Leistungen müssen dem jeweiligen Stand der wissenschaftlichen Erkenntnisse entsprechen und in der fachlich gebotenen Qualität erbracht werden.

(2) Vertragsärzte, medizinische Versorgungszentren, zugelassene Krankenhäuser. Erbringer von Vorsorgeleistungen oder Rehabilitationsmaßnahmen und Einrichtungen, mit denen ein Versorgungsvertrag nach § 111a besteht, sind nach Maßgabe der §§ 136 bis 136b und 137d verpflichtet, 1. sich an einrichtungsübergreifenden Maßnahmen der Qualitätssicherung zu beteiligen, die insbesondere zum Ziel haben, die Ergebnisqualität zu verbessern, und 2. einrichtungsintern ein Qualitätsmanagement einzuführen und weiterzuentwickeln, wozu in Krankenhäusern auch die Verpflichtung

zur Durchführung eines patientenorientierten Beschwerdemanagements gehört.

Die Pflicht zur Qualitätssicherung beinhaltet, das Gefahrenpotenzial für den Patienten auf ein unvermeidbares Restrisiko zu reduzieren. Es stellt in der Regel einen Behandlungsfehler dar, wenn der Therapeut unter mehreren Alternativen eine risikoreichere wählt. Weder Wirtschaftlichkeitsgebot noch Negativlisten noch Budgetierungen können diese normative Regelung außer Kraft setzen. Wer von evidenzbasierten Methoden bzw. Leitlinien, z. B. der Arbeitsgemeinschaft der Wissenschaftlichen Medizinischen Fachgesellschaften (AWMF), des Robert Koch-Instituts (RKI), des Deutschen Netzwerks für Qualitätsentwicklung in der Pflege (DNQP, „DNQP-Expertenstandards“), abweicht, ohne dies im Einzelfall zu begründen, muss bei Vorliegen von Komplikationen Schadensersatzansprüche befürchten.

Patienten haben selbstverständlich das Recht, notwendige und sinnvolle Vorgehensweisen abzulehnen, z. B. die Maßnahmen einer Druckverteilung/-entlastung bei Dekubitusgefahr bzw. einem bereits bestehenden Dekubitus. Dies ist möglichst mit Zeugen zu dokumentieren und muss zu einer unverzüglichen Rücksprache mit dem behandelnden Arzt führen. Zudem ist die Pflegefachperson zu einer Risikoaufklärung des Patienten verpflichtet, die ebenfalls schriftlich in der Akte fixiert wird. Lehnt der Patient die notwendige Maßnahme anschließend weiterhin ab, ist dies ebenfalls dokumentarisch festzuhalten. Eine alleinige Ablehnung des Patienten ist nicht ausreichend. Eine Risikoaufklärung ist mindestens einmal pro Monat zu wiederholen.

Für alle Heil- und Gesundheitsfachberufe besteht die gesetzliche Verpflichtung, sich über „Fortschritte in der Heilkunst“ (hier: Neuerungen bezüglich der Wundversorgung) zu informieren (§ 95d SGB V, § 132a SGB V, § 135a SGB V).

Anhang

Literaturverzeichnis

Amsler F, Willenberg T, Blättler W. In search of optimal compression therapy for venous leg ulcers: A meta-analysis of studies comparing diverse bandages with specifically designed stockings. J Vasc Surg. 2009; 50(3): 668–674.

Arbeitskreis Instrumentenaufbereitung. Instrumente werterhaltend aufbereiten. 11. Ausgabe. Gütersloh: 2017.

Arndt S, et al. Cold atmospheric plasma (CAP) activates angiogenesis-related molecules in skin keratinocytes, fibroblasts and endothelial cells and improves wound angiogenesis in an autocrine and paracrine mode. J Dermatol. Sci. 2018; 89: 181–190.

Ausbildungs- und Prüfungsverordnung für die Berufe in der Krankenpflege (KrPflAPrV). Bundesgesetzblatt. 2003; Teil I Nr. 55, ausgegeben zu Bonn am 19. November 2003.

BÄK Bundesärztekammer, KBV Kassenärztliche Bundesvereinigung, AWMF Arbeitsgemeinschaft der Wissenschaftlichen Medizinischen Fachgesellschaften. Nationale Versorgungs-Leitlinie Typ-2-Diabetes – Langfassung. Version 3.0. AWMF-Registernummer: nvl-001. 2023.

Beeckman D, et al. A Systematic Review and Meta-Analysis of Incontinence-Associated Dermatitis, Incontinence, and Moisture as Risk Factors for Pressure Ulcer Development. Res Nurs Health. 2014; 37(3): 204–218.

Beeckman D, et al. Proceedings of the Global IAD Expert Panel. Incontinence associated dermatitis: moving prevention forward. Wounds International. 2015.

Behrendt CA, et al. Crurale Revaskularisationsmöglichkeiten und Ergebnisse bei kritischer Extremitätenischämie. WundManagement. 2018; 12(1): 21–26.

BGW Berufsgenossenschaft für Gesundheitsdienst und Wohlfahrtspflege. TRBA 250. Biologische Arbeitsstoffe im Gesundheitswesen und in der Wohlfahrtspflege. 4. Ausgabe. Hamburg: 2014. Aus: www.bgw-online.de/resource/blob/13696/f7d59061152e53c1b6a32ab254f6acd5/trba250-biologische-arbeitsstoffe-im-gesundheitswesen-und-in-der-wohlfahrtspflege-data.pdf (letzter Zugriff: 11.12.2025).

Bierther I. Die Pflegedokumentation: Wer hat das Einsichtsrecht? HARTMANN WundForum. 2011; 2: 5–6.

Bjarnsholt T, et al. Management of wound biofilm made easy. London: Wounds International 2017; 8(2).

Committee on Diet and Health, National Research Council. Diet and Health. Implications for Reducing Chronic Disease Risk. Washington: 1989.

DAK Gesundheit. Versorgungsreport 2024. Chronische Wunden – Versorgungssituation und Optimierungspotenziale. Beiträge zur Gesundheitsökonomie und Versorgungsforschung Band 51. Hamburg: 2024. Aus: https://caas.content.dak.de/caas/v1/media/86682/data/5420fe7fee043eb318f60327035197e9/versorgungsreport-2024-chronische-wunden-report.pdf (letzter Zugriff: 11.12.2025).

Daum H, Sellmer W, Bültemann A. Wundfibel – Wunden versorgen, behandeln, heilen, 4. A. Berlin: Medizinisch Wissenschaftliche Verlagsgesellschaft, 2023.

DDG Deutsche Diabetes Gesellschaft. Pressemitteilung April 2020: Diabetespatienten haben künftig Rechtsanspruch auf Zweitmeinung vor Amputation. DDG begrüßt aktuellen G-BA-Beschluss zur Versorgung des Diabetischen Fußsyndroms. Pressemitteilung. 2020. Aus: www.ddg.info/presse/diabetespatienten-haben-kuenftig-rechtsanspruch-auf-zweitmeinung-vor-amputation (letzter Zugriff: 11.12.2025).

DDG Deutsche Diabetes Gesellschaft, diabetesDE – Deutsche Diabetes-Hilfe. Deutscher Gesundheitsbericht Diabetes 2018. Die Bestandsaufnahme. Mainz: Kirchheim + Co, 2018.

DDG Deutsche Diabetes Gesellschaft, diabetesDE – Deutsche Diabetes-Hilfe. Deutscher Gesundheitsbericht Diabetes 2021. Die Bestandsaufnahme. Mainz: Kirchheim + Co, 2021.

DDG Deutsche Diabetes Gesellschaft. S3-Leitlinie Therapie des Typ-1-Diabetes. AWMF-Registernummer: 057/013. 2023a.

DDG Deutsche Diabetes Gesellschaft, diabetesDE – Deutsche Diabetes-Hilfe. Deutscher Gesundheitsbericht Diabetes 2023b. Die Bestandsaufnahme. Mainz: Kirchheim + Co, 2023.

DDG Deutsche Diabetes Gesellschaft, diabetesDE – Deutsche Diabetes-Hilfe. Deutscher Gesundheitsbericht Diabetes 2025. Die Bestandsaufnahme. Wiesbaden: MedTRiX, 2025.

DDG Deutsche Diabetes Gesellschaft, diabetesDE – Deutsche Diabetes-Hilfe. Deutscher Gesundheitsbericht Diabetes 2026. Die Bestandsaufnahme. Wiesbaden: MedTRiX, 2026.

Deutsche Gesellschaft für Palliativmedizin. Leitlinienprogramm Onkologie (Deutsche Krebsgesellschaft, Deutsche Krebshilfe, AWMF). Erweiterte AWMF S3-Leitlinie Palliativmedizin

für Patienten mit einer nicht-heilbaren Krebserkrankung. Langversion 2.2. AWMF-Registernummer: 128/001OL. 2026.
Defloor T, et al. Statement of the European Pressure Ulcer Advisory Panel – Pressure Ulcer Classification: Differentiation Between Pressure Ulcers and Moisture Lesions. Journal of Wound Ostomy & Continence Nursing. 2005; 32(9/10): 302–306.
DGA Deutsche Gesellschaft für Angiologie – Gesellschaft für Gefäßmedizin. S3-Leitlinie zur Diagnostik, Therapie und Nachsorge der peripheren arteriellen Verschlusskrankheit. AWMF-Registernummer: 065/003. Version 4.3. 2024.
DGE Deutsche Gesellschaft für Ernährung, ÖGE Österreichische Gesellschaft für Ernährung. Referenzwerte für die Nährstoffzufuhr. 3. A., 1. Ausgabe. Bonn: 2025.
DGE Deutsche Gesellschaft für Ernährung, ÖGE Österreichische Gesellschaft für Ernährung, SGE Schweizerische Gesellschaft für Ernährungsforschung, Schweizerische Vereinigung für Ernährung D-A-CH. Referenzwerte für die Nährstoffzufuhr. Loseblattsammlung. 2. A., 6. aktualisierte Ausgabe. 2020.
DGfW Deutsche Gesellschaft für Wundheilung und Wundbehandlung e.V. S3-Leitline: Lokaltherapie schwerheilender und/oder chronischer Wunden aufgrund von peripherer arterieller Verschlusskrankheit, Diabetes mellitus oder chronischer venöser Insuffizienz. AWMF-Register Nr. 091/001, Entwicklungsstufe 3, Version 2.2. 2023.
DGKH Deutsche Gesellschaft für Krankenhaushygiene, Sektion Hygiene in der ambulanten und stationären Altenpflege/Rehabilitation. Kleidung und Schutzausrüstung für Pflegeberufe aus hygienischer Sicht. Berlin: 2016.
DGKH Deutsche Gesellschaft für Krankenhaushygiene. S2k-Leitlinie Händedesinfektion und Händehygiene. AWMF-Registernummer: 075-004. 2023.
DGPL Deutsche Gesellschaft für Phlebologie und Lymphologie. S2k-Leitlinie Diagnostik und Therapie des Ulcus cruris venosum. Version 4.1. AWMF-Registernummer: 037-009. 2024.
DGPL Deutsche Gesellschaft für Phlebologie und Lymphologie. S1-Leitlinie: Intermittierende pneumatische Kompression (IPK, AIK). AWMF-Registernummer: 037/007. 2025.
DGPL Deutsche Gesellschaft für Phlebologie und Lymphologie. S2k-Leitlinie: Medizinische Kompressionstherapie der Extremitäten mit Medizinischem Kompressionsstrumpf (MKS), Phlebologischem Kompressionsverband (PKV) und Medizinischen adaptiven Kompressionssystemen (MAK). AWMF-Registernummer: 037-005. 2026.
DGV Deutsche Gesellschaft für Verbrennungsmedizin. S2k-Leitlinie Behandlung thermischer Verletzungen des Erwachsenen. AWMF-Registernummer: 044-001. 2021.
Dissemond J. ABCDE-Regel der Diagnostik chronischer Wunden. J Dtsch Dermatol Ges. 2017a; 15(7): 732–733.
Dissemond J. Chronisches Ulcus cruris. Hautarzt. 2017b; 68(8): 614–20.
Dissemond J, et al. Einstufung von Risikowunden (Wounds at risk; W.A.R. Score) und deren antimikrobielle Behandlung mit Polihexanid – eine praxisorientierte Expertenempfehlung. WUNDManagement. 2011; 5(2): 76–85.
Dissemond J, et al. Standards des ICW e.V. für die Diagnostik und Therapie chronischer Wunden. WUNDManagement. 2017; 11(2): 81–86.
Dissemond J, et al. Klärung von Begriffen für die Wundbehandlung. Empfehlungen der Initiative Chronische Wunde (ICW) e.V. Hautarzt. 2018a; 69(9): 780–782.
Dissemond J, et al. Praxisrelevante Aspekte der Kompressionstherapie für Patienten mit chronischem Ulcus cruris unter besonderer Berücksichtigung der Wirtschaftlichkeit. WundManagement. 2018b; 12(2): 77–84.
Dissemond J, et al. Kompressionstherapie bei Patienten mit Ulcus cruris – welche Kosten entstehen wirklich? Phlebologie. 2020; 49(2): 79–86.
Dissemond J, et al. **T**herapeutischer **I**ndex für **L**okale **I**nfektionen – TILI-Score Version 2.0. WundManagement. 2021a; 15(3): 123–130.
Dissemond J, et al. Flüssigkeits-assoziierte Hautschäden (FAH): Eine Best Practice Empfehlung von Wund-D.A.CH. J Dtsch Dermatol. Ges. 2021b; 19(6): 815–827.
Dissemond J, et al. Wundbehandlung ohne kurative Zielsetzung: Ein Positionspapier der Initiative Chronische Wunden (ICW) e.V. Dermatologie. 2022a; 73: 550–555.
Dissemond J, et al. Lokaltherapeutisches Vorgehen bei Blasen der Haut: Ein Positionspapier der Initiative Chronische Wunden (ICW) e.V. Dermatologie 2022b; 73: 795–800.
Dissemond J, et al. Update der Standards der ICW für die Diagnostik und Therapie chronischer Wunden. WUNDmanagement. 2022c; 16(5): 274–280.
Dissemond J, et al. Positionspapier der Initiative Chronische Wunde (ICW) e.V. zur Nomenklatur des Débridements chronischer Wunden. Hautarzt. 2022d. 73:369–375.
Dissemond J, et al. Débridement chronischer Wunden – wer darf was? Ein Positionspapier

der Initiative Chronische Wunden e.V. WUNDmanagement. 2024a; 2(18): 90–92.

Dissemond J, et al. Beschreibung von Wundrand und Wundumgebung – neue Empfehlungen der Initiative Chronische Wunden e.V. (ICW) als Grundlage einer einheitlichen Dokumentation. WUNDmanagement. 2024b; 18(5): 241–244.

Dissemond J, et al. Systematics, diagnosis and treatment of wound infections in chronic wounds: A position paper from WundDACH. J Dtsch Dermatol Ges. 2025a; 23(5): 565–574.

Dissemond J, et al. Was sind Wundbeläge? Ein Positionspapier der Initiative Chronische Wunden (ICW) e.V. 2025b. Aus: https://link.springer.com/article/10.1007/s00105-025-05571-4 (letzter Zugriff: 11.12.2025).

DKG Deutsche Kontinenz Gesellschaft. 16. Welt Kontinenz Woche 2024 startet: Deutsche Kontinenz Gesellschaft sieht Versorgung von Betroffenen mit Inkontinenz gefährdet. Pressemeldung Juni 2024. Aus: www.kontinenz-gesellschaft.de/16-welt-kontinenz-woche-2024-startet-deutsche-kontinenz-gesellschaft-sieht-versorgung-von-betroffenen-mit-inkontinenz-gefaehrdet (letzter Zugriff: 11.12.2025).

DNQP Deutsches Netzwerk für Qualitätsentwicklung in der Pflege. Expertenstandard Dekubitusprophylaxe in der Pflege. 2. Aktualisierung. Osnabrück: 2017a.

DNQP Deutsches Netzwerk für Qualitätsentwicklung in der Pflege. Expertenstandard Ernährungsmanagement zur Sicherstellung und Förderung der oralen Ernährung in der Pflege. 1. Aktualisierung. Osnabrück: 2017b.

DNQP Deutsches Netzwerk für Qualitätsentwicklung in der Pflege. Expertenstandard Schmerzmanagement in der Pflege. Aktualisierung. Osnabrück: 2020.

DNQP Deutsches Netzwerk für Qualitätsentwicklung in der Pflege. Expertenstandard Erhaltung und Förderung der Hautintegrität in der Pflege. Osnabrück: 2024.

DNQP Deutsches Netzwerk für Qualitätsentwicklung in der Pflege. Expertenstandard Pflege von Menschen mit chronischen Wunden. 2. Aktualisierung. Osnabrück: 2025.

Doughty D. et al. Incontinence-associated dermatitis: consensus statements, evidence-based guidelines for prevention and treatment, and current challenges. J Wound Ostomy Continence Nurs. 2012; 39(3): 303–315.

Eckard M. Das diabetische Fußsyndrom – mehr als nur eine Wunde am Fuß. Info Diabetol 2019; 13:26–37.

Eckard M, Engels G. (Wund-)Management beim diabetischen Fußsyndrom (DFS). Diabetologie 2023; 19: 907–930.

Eder S, et al. Ist die Kompressionstherapie bei Erysipel des Unterschenkels kontraindiziert? Resultate einer retrospektiven Analyse. Hautarzt. 2021; 72(1): 34–41.

EONS European Oncology Nursing Society. Recommendations for the Care of Patients with Malignant Fungating Wounds. Dublin: 2015.

EPUAP European Pressure Ulcer Advisory Panel, NPIAP National Pressure Injury Advisory Panel and PPPIA Pan Pacific Pressure Injury Alliance. Emily Haesler (ed.). Prevention and Treatment of Pressure Ulcers/Injuries: Quick Reference Guide. 2019.

Exner M, et al. Infektionsrisiken im häuslichen Umfeld. Bundesgesundheitsbl – Gesundheitsforsch – Gesundheitsschutz. 2008; 51: 1247–1257.

G-BA Gemeinsamer Bundesausschuss. Richtlinie des gemeinsamen Bundesausschusses über die Verordnung von Arzneimitteln in der vertragsärztlichen Versorgung (Arzneimittel-Richtlinie/AM-RL). 2021. Aus: www.g-ba.de/downloads/62-492-2616/AM-RL-2021-08-19_iK-2021-09-16_AT-15-09-2021-B1.pdf (letzter Zugriff: 11.12.2025).

G-BA Gemeinsamer Bundesausschuss. Arzneimittel-Richtlinie: Anlage Va zum Abschnitt P der Arzneimittel-Richtlinie Verbandmittel und sonstige Produkte zur Wundbehandlung. 2023. Aus: www.g-ba.de/downloads/83-691-824/AM-RL-Va-Verbandmittel_2023-09-07.pdf (letzter Zugriff: 11.12.2025).

G-BA Gemeinsamer Bundesausschuss. Verbandmittel und sonstige Produkte zur Wundbehandlung, 2023. Aus: www.g-ba.de/themen/arzneimittel/arzneimittel-richtlinie-anlagen/verbandmittel-wundbehandlung (letzter Zugriff f: 11.12.2025).

G-BA Gemeinsamer Bundesausschuss. Richtlinie des Gemeinsamen Bundesausschusses über die Verordnung von häuslicher Krankenpflege (Häusliche Krankenpflege-Richtlinie). 2009/2025. Aus: www.g-ba.de/downloads/62-492-3866/HKP-RL_2025-05-15_iK-2025-08-05.pdf (letzter Zugriff: 11.12.2025).

GDL Gesellschaft Deutschsprachiger Lymphologen. S2k-Leitlinie Diagnostik und Therapie der Lymphödeme. AWMF-Leitlinien-Register Nr. 058/001. 2017.

Gesetz zur Reform der Pflegeberufe (Pflegeberufereformgesetz–PflBRefG). Bundesgesetzblatt. 2017; Teil I Nr. 49, ausgegeben zu Bonn am 24. Juli 2017.

Göpel L, Protz K. Pflegelexikon: Inkontinenz Assoziierte Dermatitis (IAD). WundManagement. 2015; 9(1): 19–21.

Graue N, et al. Malnutrition in patients with leg ulcers. Results of a clinical trial. Hautarzt. 2008; 59(3): 212–219.

Greenberg J, et al. The effect of electrical stimulation (RPES) on wound healing and angiogenesis in second degree burns. Procedings of the 13th Annual Symposium on Advanced Wound Care. 2000 Apr 1–4.

Guigoz Y. The Mini-Nutritional Assessment (MNA©) Review of the Literature – What does it tell us? J Nutr Health Aging. 2006; 10(6): 466–487.

Heller G, Günster C, Schellschmidt H. Wie häufig sind Diabetes-bedingte Amputationen unterer Extremitäten in Deutschland? Eine Analyse auf Basis von Routinedaten. Deutsche Medizinische Wochenschrift. 2004; 129(9): 429–433.

Herberger K, et al. Nutritional status and quality of nutrition in chronic wound patients. Int Wound J. 2020; 17(5): 1246–1254.

Herpertz U. Ödeme und Lymphdrainage. Diagnose und Therapie. 6. A. Stuttgart: Thieme, 2020.

Heyer K, et al. Epidemiology of Chronic Wounds in Germany: Analysis of Statutory Health Insurance Data. Wound Repair Regen. 2016; 24(2): 434–442.

Heyer K, Protz K, Augustin M. Compression therapy – cross-sectional observational survey about knowledge and practical treatment of specialised and non-specialised nurses and therapists. Int Wound J 2017; 14(6): 1148–1153.

Hirschmann H, Aschenbrenner N, Conrad C. Künstliche Fingernägel aus krankenhaushygienischer Sicht. Krankenhaus-Hygiene + Infektionsverhütung. 2008; 30(5): 174–175.

Hochlenert D, et al. (Hrsg.). Das Diabetische Fußsyndrom. Über die Entität zur Therapie. 2. A. Berlin: Springer, 2022.

Höfert R. Von Fall zu Fall – Pflege im Recht. 3. A. Berlin: Springer, 2011.

IASP International Association for the Study of Pain Pain terms. A current list with definitions and notes on usage. Pain Suppl. 1986; 3: 215–221.

ICW Initiative Chronische Wunden e.V. Informationsleitfaden Infektionsprävention und Hygiene in der Wundversorgung, Konsensusempfehlung. 5. A. Quedlinburg: 2021.

Inkontinenz-assoziierte Dermatitis Intervention Tool (IADIT-D). Englische Originalfassung Junkin 2008. Deutsche Originalfassung (modifiziert): Steininger, Jukic-Puntigam. Stand: Mai 2015. Aus: www.facultas.at/zinfo/9783708913919/IADIT-D_final.pdf (letzter Zugriff: 11.12.2025).

IWGDF International Working Group on the Diabetic Foot. IWGDF Guidelines on the prevention and management of diabetes-related foot disease. Deutsche Übersetzung in Auftrag und Verantwortung der AG Fuß in der DDG. 2023.

Jensen R, Röhlig HW. Das neue Betreuungsrecht. Hannover: Schlütersche Verlagsanstalt, 1993.

Jockenhöfer F, et al. Aetiology, comorbidities and cofactors of chronic leg ulcers: retrospective evaluation of 1 000 patients from 10 specialised dermatological wound care centers in Germany. Int Wound J. 2016; 13(5): 821–828.

Jünger M, et al. Comparison of interface pressures of three compression bandaging systems used on heathy volunteers. J of Wound C. 2009; 18(11): 476–480.

Jull A, Slark J, Parsons J. Prescribed exercise with compression vs compression alone in treating patients with venous leg ulcers a systematic review and meta-analysis. JAMA Dermatol. 2018; 154(11): 1304–1311.

Keller A, et al. Bandage pressure measurement and training: simple interventions to improve efficacy in compression bandaging. Int Wound J. 2009; 6(5): 324–330.

Kelly-O'Flynn S, Mohamud L, Copson D. Medical adhesive-related skin injury. Br J Nurs. 2020; 29(6): 20–26.

Kottner J, et al. Associations between individual characteristics and incontinence associated dermatitis: A secondary data analysis of a multi-centre prevalence study. Int. J. Nurs. Stud. 2014; 51(10): 1373–1380.

Kottner J, et al. Inkontinenzassoziierte Dermatitis: ein Positionspapier. Hautarzt. 2020; 71(1): 46–52.

Kramer A, et al. Consensus on Wound Antisepsis: Update 2018. Skin Pharmacol Physiol. 2018; 31(1): 28–58.

Kröger K, Engels P, Dissemond J. Lokale Therapieoptionen für die Verbesserung der Sauerstoffversorgung in Wunden. WundManagement. 2016; 10(1): 7–12.

Kröger K, et al. Ankle-Brachial-Index (ABI) – Knöchelarteriendruckmessung. Stellungnahme des Vorstandes der ICW e.V. zu der praktischen Durchführung und dem klinischen Nutzen. WundManagement. 2017a; 11(1): 26–30.

Kröger et al. Amputationen der unteren Extremität in Deutschland. Dtsch Arztebl Int. 2017b; 114(7): 130–136.

Kröger K, et al. Diagnostik und Therapie des Erysipels: Ein Positionspapier der Initiative Chronische Wunden (ICW) e.V. Dtsch Med Wochenschr 2021; 146(12): 822–830.

Krohwinkel M. Der pflegerische Beitrag zur Gesundheit in Forschung und Praxis. Agnes-Karll-Institut für Pflegeforschung (DBfK). Baden-Baden: Schriftenreihe des Bundesministeriums für Gesundheit, 1992.

Kuckerland H, Scherpe M, Schneider K. Beratung in der Pflege – zukunftsorientierte Aufgaben für Pflegefachkräfte. Unterricht Pflege 2008; 13(3): 2–11.

Larsen AM, Futtrup I. Watch the pressure – it drops. EWMA Journal. 2004; 4(2): 8–12.

LeBlanc K, et al. State of the science: Consensus statements for the prevention, prediction, assessment and treatment of skin tears. Adv Skin Wound Care. 2011; 24(9): 2–15.

Lurie F, et al. The 2020 update of the CEAP classification system and reporting standards. J Vasc Endovasc Surg Venous and Lymphat Disord. 2020; 8(3): 342–352.

Malone M, et al. The prevalence of biofilms in chronic wounds: a systematic review and meta-analysis of published data. J Wound Care. 2017; 26(1): 20–25.

MDS Medizinischer Dienst der Spitzenverbände der Krankenkassen e.V. Grundsatzstellungnahme Dekubitus. Essen: 2001.

MDS Medizinischer Dienst des Spitzenverbandes Bund der Krankenkassen e.V. Grundsatzstellungnahme Essen und Trinken im Alter. Ernährung und Flüssigkeitsversorgung älterer Menschen. Essen: unveränderter Nachdruck 2020.

Mills JL Sr. Update and validation of the Society for Vascular Surgery wound, ischemia, and foot infection threatened limb classification system. Semin Vasc Surg. 2014; 27(1): 16–22.

Morbach S, et al. Diabetisches Fußsyndrom. Diabetologie 2018; 13(Suppl 2): S244–S252.

Mosti G, et al. Adjustable Velcro Compression Devices are more effective than inelastic bandages in reducing venous edema in the initial treatment phase: a randomized controlled trial. Eur J Vasc Endovasc Surg. 2015; 50: 358–374.

Mosti G, et al. Adjustable compression wrap devices are cheaper and more effective than inelastic bandages for venous leg ulcer healing. A multicentric Italian randomized clinical experience. Phlebology. 2020; 35(2):124–33.

Mosti G, Partsch H. Druckmessungen unter Klettverschluss-Kompression. Selbstbehandlung durch feste, unelastische Beinwickelung. Vasomed. 2017; 29(5): 212–216.

Nestlé Nutrition Services. Anamnesebogen zur Bestimmung des Ernährungszustandes älterer Menschen. Mini Nutritional Assessment MNA™. Vevey: 1998. Aus: www.kcgeriatrie.de/fileadmin/Kcgeriatrie/Assessments/mna.pdf (letzter Zugriff: 11.12.2025).

NPIAP National Pressure Injury Advisory Panel, EPUAP European Pressure Ulcer Advisory Panel, PPIA Pan Pacific Pressure Injury Alliance. Prevention and Treatment of Pressure Ulcers/Injuries: Quick Reference Guide. The International Guideline 4th ed. Emily Haesler (Ed.). 2025. https://internationalguideline.com (letzter Zugriff: 11.12.2025).

NPUAP National Pressure Ulcer Advisory Panel, EPUAP European Pressure Ulcer Advisory Panel, PPPIA Pan Pacific Pressure Injury Alliance. Prevention and Treatment of Pressure Ulcers. Quick Reference Guide. 2nd ed. Osborne Park: Cambridge Media, 2014.

NRZ Nationales Referenzzentrum für Surveillance von nosokomialen Infektionen. Deutsche nationale Punkt-Prävalenzerhebung zu nosokomialen Infektionen und Antibiotika-Anwendung 2022. Abschlussbericht. 2023. Aus: www.nrz-hygiene.de/files/Projekte/PPS 2022/PPS_2022_Abschlussbericht_Final_Upload.pdf (letzter Zugriff: 11.12.2025).

Österreichische Arbeitsgemeinschaft für Klinische Ernährung (AKE). Empfehlungen für die parenterale und enterale Ernährungstherapie des Erwachsenen. Wien: 2008/2010.

O'Brien J, et al. Evaluating the effectiveness of a selfmanagement exercise intervention on wound healing, functional ability and health-related quality of life outcomes in adults with venous leg ulcers: a randomised controlled trial. Int Wound J. 2017;14(1): 130–137.

O'Meara S, et al. Compression for venous leg ulcers. Cochrane Database Syst Rev. 2012; 11: CD000265.

Panfil E, Mayer H, Evers GCM. Entwicklung des „Wittener Aktivitätenkatalogs der Selbstpflege bei venös bedingten offenen Beinen (WasVOB)". Pflege. 2004; 17(1): 28–35.

Partsch H. Review Compression therapy in leg ulcers. Reviews in Vascular Medicine. 2013; 1: 9–14.

Partsch H, et al. Classification of compression bandages: practical aspects. Dermatol Surg. 2008; 34(5): 600–609.

Popp W, Zastrow K-D. Verbandswechsel und Wundversorgung. Deutsche Gesellschaft für Krankenhaushygiene (DGKH). 2019. Aus: www.krankenhaushygiene.de/informationen/hygiene-tipp/hygienetipp-archiv/715, (letzter Zugriff: 11.12.2025).

Probst S, et al. Venous leg ulcer recurrences – the relationship to self-efficacy, social support and quality of life – a mixed method study. J Adv Nurs. 2021; 77(1): 367–375.

Protz K. Richtig schulen. Pflegezeitschrift. 2014a; 67(6): 342–347.

Protz K. Débridement mit medizinischen Larven – ein Update. WundManagement. 2014b; 6: 289–295.

Protz K. Wundheilung und Ernährung – Proteine, Vitamine & Co. Heilberufe Spezial Gesund ernähren. 2018a; 70: 36–38.

Protz K. Pflegelexikon – Die Serie zum Sammeln. Wundbehandlung unter rechtlichen Aspekten. WundManagement. 2018b; 12(2): 110–112.

Protz K. Exsudat professionell einschätzen und regulieren. Die Schwester Der Pfleger. 2020a; 59(8): 24–28.

Protz K. Maligne Wunden professionell versorgen. Die Schwester Der Pfleger 2020b; 59(11): 36–40.

Protz K. Gut gepflegte Haut bei Kompressionstherapie. Der niedergelassene Arzt. 2020c; 69(7): 46–47.

Protz K. Angepasster Druck führt zum Erfolg. Der Hausarzt. 2020d; 57(5): 34–38.

Protz K. Diabetisches Fußsyndrom. Der Druck muss weg. Altenpflege. 2020e; 45(8): 34–37.

Protz K. Pflegelexikon – Die Serie zum Sammeln. Biofilm – eine Lebensgemeinschaft im Schleim. WundManagement 2021; 15(3): 132–133.

Protz K. Diabetisches Fußulkus: Risikofaktoren und Prävention. Die Schwester Der Pfleger 2022; 1(61): 40–44.

Protz K. Pflegelexikon – Die Serie zum Sammeln. Schmerzen bei Menschen mit chronischen Wunden – Definition, Erhebung und weiterführende Maßnahmen. WundManagement 2023a; 17(1): 34–36.

Protz K. Worauf es bei der Wundreinigung ankommt. Die Schwester Der Pfleger 2023b; 62(1): 32–37.

Protz K. Pflegelexikon – Die Serie zum Sammeln. Intermittierende pneumatische Kompression. WundManagement 2024; 18(1): 42–45.

Protz K, Dissemond J, Kröger K. Kompressionstherapie. Ein Überblick für die Praxis. Berlin, Heidelberg: Springer, 2016.

Protz K, Dissemond J, Kröger K. Kompressionstherapie – Grundlagen, Hürden und Kosten. Pflegezeitschrift. 2017; 70(8): 18–23.

Protz K, et al. Loss of interface pressure in various compression bandage systems over seven days. Dermatology. 2014a; 229 (4): 343–352.

Protz K, et al. Kompressionstherapie – Kenntnisse und Anwendungspraxis. J Dtsch Dermatol Ges. 2014b; 12: 794–802.

Protz K, et al. Praxisprobleme und Therapiehürden – Kompressionstherapie bei Ulcus cruris venosum. Pflegezeitschrift. 2016a; 69(6): 335–340.

Protz K, et al. Kompressionstherapie – Versorgungspraxis. Informationsstand von Patienten mit Ulcus cruris venosum. Journal der Deutschen Dermatologischen Gesellschaft. 2016b; 14(12): 1273–1283.

Protz K, et al. Kompressionsmittel für die Entstauungstherapie. Vergleichende Erhebung im Querschnitt zu Handhabung, Anpressdruck und Tragegefühl. Hautarzt. 2018; 69(3): 232–241.

Protz K, et al. Increasing competence in compression therapy for venous leg ulcers through training and exercise measured by a newly developed score – Results of a randomised controlled intervention study. Wound Rep Reg. 2021; 29: 261–269.

Protz K, et al. Befragung zum Verordnungsverhalten in der Kompressionstherapie in Deutschland. Querschnittsstudie bei Anwendern von phlebologischen Kompressionsversorgungen. Phlebologie. 2024; 53(2): 59–65.

Protz et al. Stellenwert der sachgerechten und zeitgemäßen phlebologischen Kompressionstherapie in der pflegerischen Ausbildung – Mixed-Methods-Studie bei Pflegeschulen. Phlebologie. 2025; 54(3): 104–113.

Protz K, Heyer K. Praktische Aspekte der Kompressionstherapie – Update 2016. Phlebologie. 2016; 45: 224–228.

Protz K, Sellmer W. Einsatz von endständigen Wassersterilfiltern in der modernen Wundversorgung. WundManagement. 2018; 12(2): 106–109.

Protz K, Verheyen-Cronau I, Heyer K. Broschüren zur Unterstützung der Patientenedukation in den Themenbereichen MRSA, Kompression und Wundwissen. Eine Untersuchung anhand der Veröffentlichungen des Wundzentrum Hamburg e.V. Pflegewissenschaft. 2013; 15(12): 658–678.

Qiu Y, et al. Effects of physical activity as an adjunct treatment on healing outcomes and recurrence of venous leg ulcers: a scoping review. Wound Repair Regen. 2022; 30(2): 172–185.

Raffetto JD, et al. Why venous leg ulcers have difficulty healing: overview on pathophysiology, clinical consequences, and treatment. J Clin Med. 2020; 10(1): 29.

Reich-Schupke S, et al. Erhebung zur Kompressionstherapie bei Ärzten, Therapeuten und medizinischem sowie pflegerischem Fachpersonal. Vasomed. 2017; 29(1): 6–12.

Renner R, Gebhardt C, Simon JC. Compliance to compression therapy in patients with existing venous leg ulcers. Results of a cross-sectional study. Med Klin. 2010; 105(1): 1–6.

RKI Empfehlung der Kommission für Krankenhaushygiene und Infektionsprävention beim Robert Koch-Institut. Infektionsprävention in Heimen. Bundesgesundheitsblatt – Gesundheitsforschung – Gesundheitsschutz. 2005; 48: 9.

RKI Empfehlung der Kommission für Krankenhaushygiene und Infektionsprävention (KRINKO) beim Robert Koch-Institut. Händehygiene in Einrichtungen des Gesundheitswesens. Bundesgesundheitsblatt – Gesundheitsforschung – Gesundheitsschutz. 2016; 59: 1189–1220.

RKI Empfehlung der Kommission für Krankenhaushygiene und Infektionsprävention (KRINKO) beim Robert Koch-Institut. Prävention postoperativer Wundinfektionen. Bundesgesundheitsblatt – Gesundheitsforschung – Gesundheitsschutz. 2018; 61: 448–473.

RKI Pressemitteilung. Neue Schätzung zur Krankheitslast durch Krankenhaus-Infektionen. 11/2019.

Rubenstein LZ. Screening for Undernutrition in Geriatric Practice: Developing the Short-Form Mini Nutritional Assessment (MNA-SF). J. Geront. 2001; 56A: M366–377.

Schieron M, Büker C, Zegelin A (Hrsg.). Patientenedukation und Familienedukation in der Pflege. Bern: Hogrefe, 2021.

Schütz T, Plaut M. Subjective Global Assessment– eine Methode zur Erfassung des Ernährungszustandes. Aktuel Ernaehr Med. 2005; 30(1): 43–48.

Schütz T, Valentini L, Plauth M. Screening auf Mangelernährung nach den ESPEN Leitlinien 2002. Aktuel Ernaehr Med. 2005; 30(2): 99–103.

Schwarzkopf A. Wunde auswischen – aber wie? Stellungnahme aus der Sicht eines medizinischen Mikrobiologen. WUNDmanagement. 2017; 11(6): 304–305.

Schwarzkopf A. „Innen leben" – Biofilmbildung aus der Sicht eines Bakteriums, WUNDmanagement 2023; 17(1): 31–33.

Schwarzkopf A, Dissemond J. Indikation und praktische Durchführung mikrobiologischer Diagnostik bei Patienten mit chronischen Wunden. JDDG. 2015; 13(3): 203–210.

Sepúlveda C, et al. Palliative care: the World Health Organization's global perspective. J Pain Symptom Manage. 2002; 24(2): 91–96.

SKINT Skin Integrity Research Group. GLOBIAD. Ghent Global IAD Categorisation Tool. Version 1.0. Ghent: 2017.

Stücker M, et al. Compression and venous ulcers. Phlebology. 2013; 28: 1. 68–72.

Stücker M. Unterversorgung des Ulcus cruris venosum und der chronischen venösen Erkrankungen: eine retrospektive Analyse von anonymisierten Krankenkassendaten aus Deutschland. WUNDManagement Kongressbegleiter DEWU, 2025.

Stürmer EK. Wundbiofilm: Therapie-Optionen und Limitationen. WUNDmanagement. 2022; 16(Suppl.): 6–9.

Tilley CP, et al. Symptoms of Malignant Fungating Wounds and Functional Performance among Patients with Advanced Cancer: An Integrative Review from 2000 to 2019. J Palliat Med. 2020; 23(6): 848–862.

Tomova-Simitchieva T, et al. Die Epidemiologie des Dekubitus in Deutschland: eine systematische Übersicht. Das Gesundheitswesen. 2019; 81: 6. 505–512.

Tönnies M. Delegation und Durchführungsverantwortung – Rechtliche Grundlagen und berufliche Verpflichtung. Pflege aktuell. 2000; 54: 5. 290–292.

Vellas B, et al. Overview of the MNA® – Its History and Challenges. J Nutr Health Aging. 2006; 10(6): 456–465.

Walger P, Popp W, Exner M. Stellungnahme der DGKH zur Prävalenz, Letalität und Präventionspotenzial nosokomialer Infektionen in Deutschland 2013. Hyg Med. 2013; 38(7/8): 329–337.

Weindorf M, et al. Einfluss visueller Kontrollsysteme auf den Druck von Kompressionsverbänden. Erste Resultate einer prospektiven klinischen Untersuchung verschiedener Anwenderkollektive. Phlebologie 2012; 41: 18–24.

Wiener-Well Y, et al. Nursing and physician attire as possible source of nosocomial infections. Am J Infect Control. 2011; 39: 555–559.

WundDACH Dachverband für Wund Management. Informationsleitfaden für Fachpersonal Flüssigkeit-assoziierte Hautschäden (FAH). Wien: 2021.

WundDACH Dachverband für Wundmanagement. Informationsleitfaden für Fachpersonal. Wundinfektionen chronischer Wunden. Wien: 2026.

Wundzentrum, Wundzentrum Hamburg e.V. Unsere Standards. Aus: www.wundzentrum-hamburg.de/standards (letzter Zugriff: 11.12.2025).

Zacher B, et al. Application of a new methodology and R package reveals a high burden of healthcare-associated infections (HAI) in Germany compared to the average in the European Union/European Economic Area, 2011 to 2012. Euro Surveill. 2019; 24(46): 1900135.

Abbildungsnachweis

Der Verweis auf die jeweilige Abbildungsquelle befindet sich bei allen Abbildungen im Werk am Ende des Legendentextes in eckigen Klammern. Alle nicht besonders gekennzeichneten Grafiken und Abbildungen © Elsevier GmbH, München.

L143	Heike Hübner, Berlin
L190	Gerda Raichle, Ulm
M291	Kerstin Protz, Hamburg
M935	Anke Bültemann, Hamburg
O453	Jan Hinnerk Timm, Hamburg
O1014	Bernd von Hallern, Stade
O1015	Britta Steenfatt, Kollmar
O1016	Stephanie Tams, Hamburg
O1017	Barbara Temme, Berlin
O1018	Kathrin Windel, Bad Sooden-Allendorf
O1034	Astrid Probst, Reutlingen
O1087	Annedore Winter, Kiel
O1088	Liane Beyer, Lübeck
O1089	Prof. Dr. Knut Kröger, Krefeld
T1012	CWC Comprehensive Wound Center Universitätsklinikum Hamburg-Eppendorf
V492	abavo GmbH, Buchloe

Informative Websites

- Initiative Chronische Wunden e. V. (ICW): www.icwunden.de
- Deutsche Gesellschaft für Wundheilung und Wundbehandlung e. V. (DGfW): www.dgfw.de
- Schweizerische Gesellschaft für Wundbehandlung (SafW): www.safw.ch
- Austrian Wound Association (AWA): www.a-w-a.co.at
- European Wound Management Association (EWMA): ewma.org
- Wundzentrum Hamburg e. V.: www.wundzentrum-hamburg.de
- Deutsche Diabetes Gesellschaft e. V. (DDG): www.ddg.info
- Deutsche Kontinenz Gesellschaft e. V. (DKG): www.kontinenz-gesellschaft.de
- Deutsche Gesellschaft für Ernährung e. V. (DGE): www.dge.de
- Robert Koch-Institut (RKI): www.rki.de
- European Pressure Ulcer Advisory Panel (EPUAP): www.epuap.org
- International Skin Tear Advisory Panel (ISTAP): www.skintears.org
- Arbeitsgemeinschaft der Wissenschaftlichen Medizinischen Fachgesellschaften (AWMF), Informationssystem für wissensbasierte Leitlinien zu Diagnostik und Therapie der Wissenschaftlichen Medizinischen Fachgesellschaften in der AWMF: www.awmf.org
- Deutsche Venen-Liga e. V. (DVL): www.venenliga.de
- Deutsche Gesellschaft für Phlebologie und Lymphologie e. V. (DGPL): www.phlebology.de
- Bundesverband Medizintechnologie e. V. (BVMed): www.bvmed.de
- Bundesinstitut für Arzneimittel und Medizinprodukte (BFArM): www.bfarm.de
- World Union of Wound Healing Societies (WUWHS): www.wuwhs.org
- Kassenärztliche Bundesvereinigung (KBV): www.kbv.de
- Medizinischer Dienst Bund: https://md-bund.de
- Weltgesundheitsorganisation (WHO): www.who.int, www.who.int/europe/de

Private Website

- Werner Sellmer: www.werner-sellmer.de

Register